의과대학
통합교재

소아성장과 발달의학

순천향대학교
의과대학 편

SCH 순천향대학교 출판부

머 리 말

소아과학은 임신부터 영유아기, 소아기, 청소년기를 거쳐 성인에 이르기까지의 성장과 발달, 건강에 대한 문제를 전반적으로 다루고 있으며, 특히 성장과 발달 과정을 통해서 신체적, 정신적 발달과 정서적, 사회적 능력을 발전시키는 중요한 시기를 다루는 학문입니다. 따라서 소아청소년과의 고유의 영역인 '성장과 발달' 에 대한 교과서를 발간하게 되어 대단히 기쁘게 생각합니다.

'소아는 성인의 축소판이 아니다(The child is not a little man)' 이라는 말이 있습니다. 즉 성장과 발달을 계속하고 있는 소아를 제대로 평가하여 육체적, 정신적으로 건강한 성인이 될 수 있도록 하려면 소아의 각 성장과 발달 단계를 정확히 이해하고 있어야 합니다.

이번에 새로 발간된 '소아성장과 발달' 교과서는 여러 교수님들이 그 동안 각 분야에서 강의하셨던 통합 강의록 교재를 기초로 하여, 소아청소년과, 영상의학과, 안과, 피부과, 성형외과, 응급의학과, 진단검사의학과, 해부학교실의 모두 24분의 교수님들이 최신 지견을 추가하여 편찬하였습니다. 따라서 이번 '소아성장과 발달' 교과서는 의학을 공부하는 모든 학생들에게 보다 체계적이고 실질적인 교육을 제공할 수 있을 것으로 생각됩니다.

교과서 발간을 위해 수고해 주신 서은숙, 이우령, 진장용 교수님을 비롯하여 좋은 원고를 써주신 모든 집필진 교수님들과, 교정작업을 위해 많은 수고를 해준 소아과학교실의 전공의 선생님들에게 진심으로 감사를 드리며, 이 교과서가 의학을 공부하는 모든 후배들에게 소아과학을 이해하는데 큰 역할을 할 것으로 기대합니다.

순천향대학교 의과대학 소아과학교실
주임교수 편 복 양

집 필 진

고 정 식 순천향대학교 의과대학 해부학교실(태아의 형태적 기능적 발달)

김 성 수 순천향대학교 의과대학 소아과학교실(약물 요법)

김 성 신 순천향대학교 의과대학 소아과학교실(신생아질환 I)

김 용 배 순천향대학교 의과대학 성형외과학교실(두경부 및 사지의 선천성 기형)

김 창 휘 순천향대학교 의과대학 소아과학교실(감염 I 총론 · 예방접종)

박 성 희 순천향대학교 의과대학 안과학교실(안질환)

박 일 성 순천향대학교 의과대학 소아과학교실(출생 전 관리)

박 일 성 순천향대학교 의과대학 소아과학교실(신생아질환 II)

박 재 옥 순천향대학교 의과대학 소아과학교실(소아의 영양 I)

박 준 수 순천향대학교 의과대학 소아과학교실(감염 II 세균성감염질환)

서 은 숙 순천향대학교 의과대학 소아과학교실(총론)

서 은 숙 순천향대학교 의과대학 소아과학교실(성장과 발달)

신 미 용 순천향대학교 의과대학 소아과학교실(감염 III 바이러스성 감염질환)

신 영 림 순천향대학교 의과대학 소아과학교실(유전성 질환)

이 동 환 순천향대학교 의과대학 소아과학교실(유전성 질환)

이 유 경 순천향대학교 의과대학 진단검사의학과교실(진단유전학)

이 우 령 순천향대학교 의과대학 소아과학교실(정상신생아)

이 희 경 순천향대학교 의과대학 소아과학교실(소아의 영양 II)

이 종 현 순천향대학교 의과대학 소아과학교실(수분 및 전해질 평형)

임 정 우 가톨릭대학교 의과대학 소아과학교실(결체조직질환)

장 윤 우 순천향대학교 의과대학 영상의학과학교실(소아영상의학 II 흉부 질환)

장 윤 우 순천향대학교 의과대학 영상의학과학교실(소아영상의학 III 복부 및 비뇨기 질환)

장 혜 영 순천향대학교 의과대학 응급의학과학교실(사고와 중독 · 심폐소생술)

진 장 용 순천향대학교 의과대학 소아과학교실(정상신생아)

편 복 양 순천향대학교 의과대학 소아과학교실(피부질환 II 아토피피부염)

황 규 왕 순천향대학교 의과대학 피부과학교실(피부질환 I)

홍 현 숙 순천향대학교 의과대학 영상의학과학교실(소아 영상의학 I 뇌 신경계 질환)

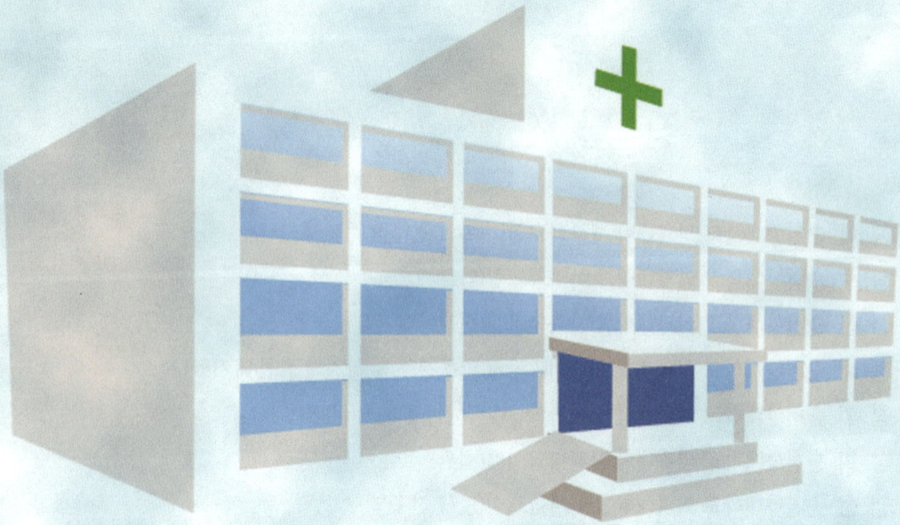

Contents

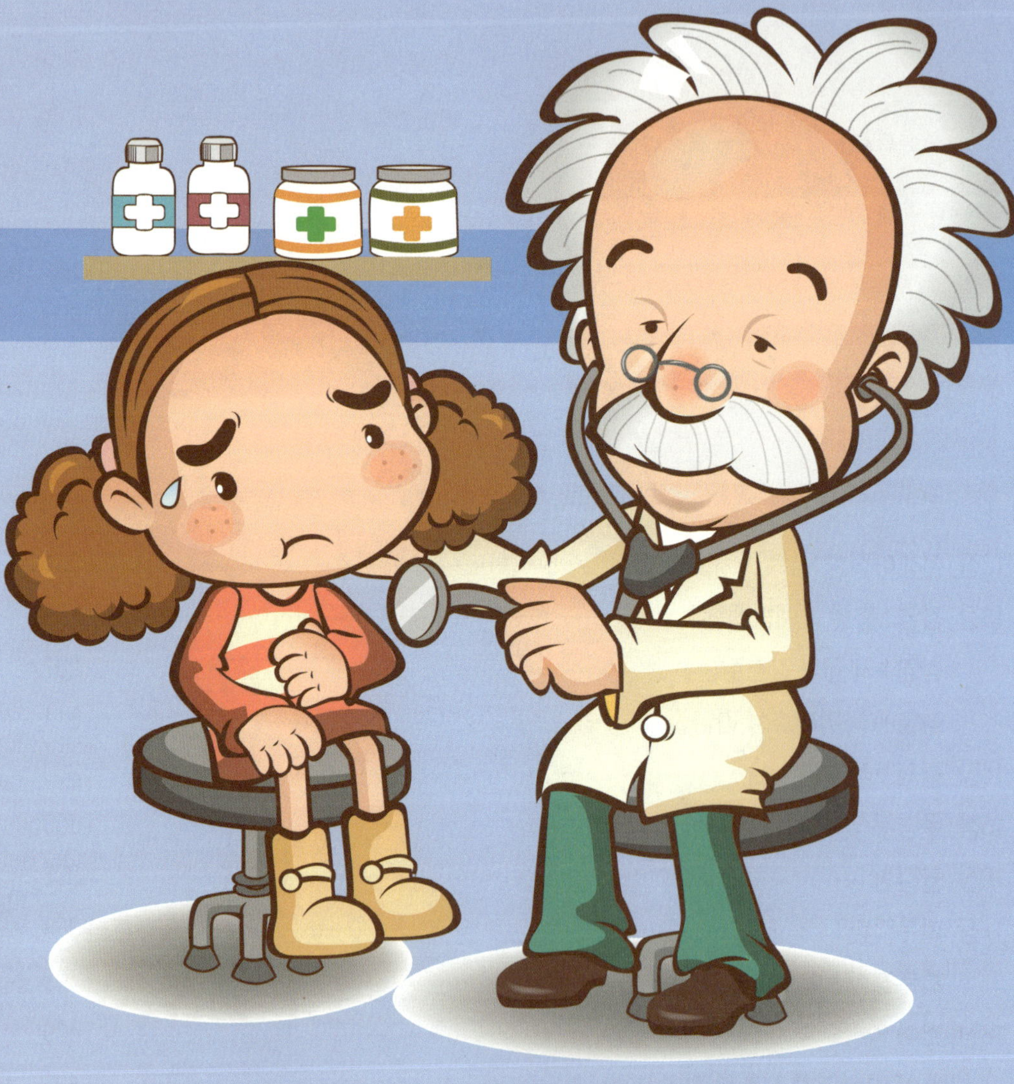

소아성장과 발달의학

1 장. 총론

서 은 숙

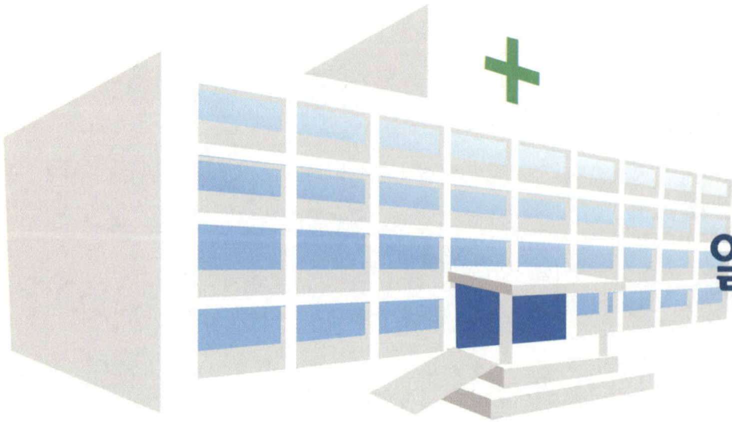

I 일반적 고찰

1. 소아과학의 특징

소아과학(pediatrics)은 임신부터 청소년기에 이르기까지 어린이의 성장과 발달을 비롯하여 소아를 인간 전체로서 다루는 의학의 한 분야로서, 그 모든 발육 과정을 통하여 어린이로 하여금 그가 가진 신체, 지능, 정서 및 사회적 능력을 충분히 발전시켜 훌륭한 인간이 되도록 하는데 목적이 있다. "소아는 작은 어른이 아니다" (The child is not a little man)라는 말은 옛날부터 강조되어 왔지만 항상 성장과 발달을 계속 하고 있는 소아를 제대로 평가하려면 소아의 각 발육 단계에 따른 특징을 이해하고 있어야 한다. 또한 각 성장과정에서 당면하기 쉬운 신체적, 정서적 문제점을 파악하여 이에 대한 예방과 치료 및 육아상담(anticipatory guidance)을 할 줄 알아야 한다.

2. 소아과학의 역사

소아과학이 의학의 한 특수 분야로 분과 된지는 100여 년이 넘고, 최근에는 교통, 통신의 발달로 모든 분야가 세계화 추세에 있으나 아직도 인종적, 문화적, 사회경제적인 차이에 따라 세계의 각 지역에 따른 소아 건강 문제는 다양하고 해결해야 할 숙제가 많은 실정이다.

지난 20여 년 사이에 분자생물학, 유전학, 그리고 면역학의 괄목할 만한 발전으로 질병의 예방과 치료에 도움이 되었고 격변하는 사회적 환경의 변화에 따른 소아 건강의 정신적, 사회적 측면에도 관심을 더 많이 가지게 되었다. 따라서 소아과 의사는 사회적, 환경적 요인으로 발생하는 위험으로부터 소아를 보호하여야 하는 책임도 지게 되었다.

3. 소아기의 구분

소아기는 다음과 같이 몇 단계로 구분할 수 있다.

1) 출생 전기(Prenatal period)

(1) 배아기(Embryonic period): 수정으로부터 8주간

(2) 태아기(Fetal period): 임신 9주부터 출생까지

2) 신생아기(Neonatal period)

생후 4주간을 말하며, 좁은 의미에서는 생후 1주간을 신생아기로 보는 경우도 있다. 재태 22주부터 생후 1주까지를 출생 전후기(perinatal period)라고 한다.

3) 영아기(Infancy)

1개월에서 1년까지를 말하는데, 생후 2년까지를 영아기로 잡는 경우도 있다.

4) 유아기(Preschool period or early childhood)

2세부터 5세 사이를 유아기 또는 학령 전기라고 한다.

5) 학령기(Prepubertal period or late childhood)

6세와 10세 사이를 학령기라고 한다.

6) 사춘기(Puberty), 청소년기(Adolescence)

11세에서 20세까지를 청소년기라고 한다. 성별로는 남자는 12세에서 20세, 여자는 10세에서 18세까지로 구분한다.

이와 같은 분류에는 예외가 있을 수 있고, 한 단계와 다음 단계 사이에 특징이 모호한 점도 있다.

그림 1-1. 소아기의 구분

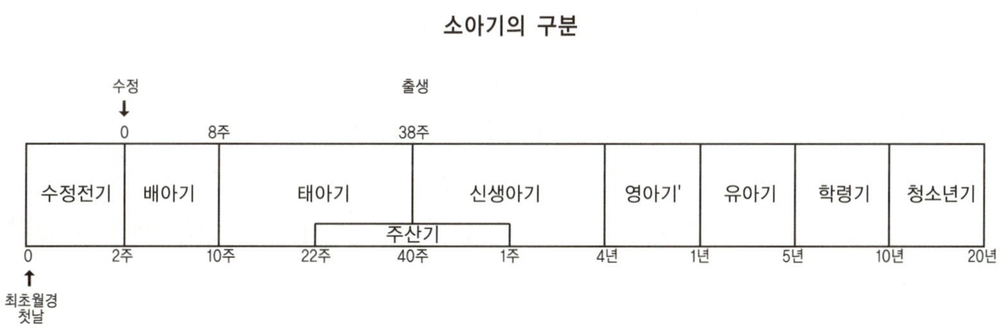

4. 소아 인구의 동태

2005년 기준 우리 나라의 출생률(crude birth rate)은 약 9.8(인구 1,000명당)으로 1년에 약 44만 명의 신생아가 출생하였으며(표 1-1), 최근 2009년 기준 출생률은 9.0(인구 1,000명당)으로 발표되었다. 이전에 남아 선호 사상의 영향으로 남녀 출생 성비가 약 110을 보였으나, 2009년 기준은 약 106.4로 정상 성비(103~107)를 보이고 있다. 이전의 남녀 출생 성비는 출생 순위가 늦어질수록 많아지고 있고, 이는 최근 2009년까지도 셋째아 이상의 성비가 114.0 이상으로 여전히 남아 선호 사상으로 인하여 정상 성비보다 높다. 15세 미만의 소아가 전체 인구에 대해 차지하는 비율은 1960년에는 전체 인구의 42%이었으나, 2004년에는 20%, 2009년에는 16%로 점차 감소하였다(표 1-1).

표 1-1. 우리 나라 소아 인구의 동태

연도	전체 인구 (천 명)	출생아 수 (천 명)	조 출생률 (천 명당)	전체 인구에 대한 소아 %*
1960	25,012	1,053	42.1	42.3
1970	32,241	1,006	31.2	42.5
1980	38,124	865	22.7	34.0
1990	42,869	658	15.4	25.6
2004	48,583	476	9.8	20.0
2009	49,773	445	9.0	16.6

*15세 미만

통계청 : 인구 동태 통계 결과(2010.8.)
http://www.nso.go.kr

5. 소아의 사망률 및 사망 원인

1) 영아 사망률(Infant mortality rates)

영아 사망률은 예방의학적 측면에서 그 나라의 보건 상태를 나타내는 지표로 중요시 되고 있다.

$$\text{영아 사망률} = \frac{\text{1년간의 1세 미만의 사망수}}{\text{1년간의 출생 수}} \times 1{,}000$$

생후 1년 내에 사망하는 영아 중 약 40~50%가 생후 1주 내에 사망하고, 50~70%가 생후 4주 내에 사망한다. 우리 나라의 영아 사망률은 최근 인구보건복지협회 자료에 따르면 2010년 현재 우리나라의 영아사망률은 4.0으로 보고되고 있다. 이것은 30년 전에 60 정도였던 것에 비하면 현저히 줄어든 것이다(표 1-2).

표 1-2. 우리 나라의 연도별 영아 사망률 (출생 1,000명당)

연도	영아 사망률
1965	61.8
1970	45.0
1975	38.0
1980	32.0
1985	13.0
1990	12.8
1996	7.7
2002	5.1
2010	4.0

출처 : 인구보건복지협회

다른 선진국과 비교해 보면 표 1-3과 같다. 저개발국에서는 아직 100을 훨씬 넘고 있다.

표 1-3. 선진국의 영아 사망률 비교(2002년) (출생 1,000명당)

국명	영아 사망률
홍콩	2.3
일본	3.0
스웨덴	3.3
프랑스	4.1
독일	4.2
덴마크	4.4
스위스	4.5
호주	5.0
영국	5.2
캐나다	5.4
뉴질랜드	5.6
미국	7.0
한국	5.1

Pediatrics 2006;117:168-83

2) 소아의 주요 사망 원인

우리 나라의 사망 원인의 자료는 불확실한 점이 많고, 특히 신생아 사망은 신고되지 않은 것이 많아서 정확한 사망 원인을 알아볼 수 없다. 다음에 2004년 우리 나라 통계청에서 발표한 소아기의 5대 사망 원인을 보면 표 1-4와 같다. 이상과 같은 통계를 볼 때 우리 나라의 소아 사망률을 감소시키려면 무엇보다도 신생아 사망률과 불의의 사고에 의한 사망을 줄이는 것이 중요하다는 것을 알 수 있다.

표 1-4. 우리나라 소아의 연령별 주요 사망 원인(2004년)

순위 \ 연령	1세 미만	1~4세	5~9세	10~14세	15~19세
1	주산기 질환 (1,195)	불의의 사고+ (285)	불의의 사고+ (310)	불의의 사고+ (180)	불의의 사고+ (625)
2	선천 기형 (456)	신생물 (89)	신생물 (106)	신생물 (104)	자살 (205)
3	미분류* (197)	선천기형 (86)	신경계 질환 (80)	신경계 질환 (64)	신생물 (148)
4	신경계 질환 (54)	신경계 질환 (79)	타살 (42)	자살 (41)	신경계 질환 (69)
5	호흡기계 질환 (33)	호흡기계 질환 (45)	선천 기형 (24)	선천 기형 (26)	순환기 질환 (53)

( )안은 사망자수

* 미분류 : 달리 분류되지 않은 증상, 징후와 임상 및 검사의 이상 소견

+ 불의의 사고 : 운수 사고, 익수 사고, 추락 사고, 연기, 불 및 화염에 노출, 유독 물질에 의한 중독사고

6. 소아 질병의 변천

광복 전만 해도 소아에 있어서의 주요한 질병은 감염증과 영양 장애였다. 경제 상태가 개선되고, 여러 가지 항생제의 출현, 예방 접종의 보편화에 따라 감염증과 영양 실조증은 급격한 감소를 보였다. 그러나 최근에는 결핵 등 고전적 전염병과 새로운 전염병 및 면역학적 질환이 발생하는 경향이 있다. 특히 디프테리아, 소아 마비, 홍역, 백일해, 파상풍, 세균성 이질, 장티푸스, 장내 기생충이 감소하였다(표 1-5). 이에 대하여 바이러스성 감염, 알레르기성 질환, 악성 종양, 선천성 기형, 불의의 사고, 중독 등은 변화가 없거나 증가하고 있다. 영양 실조 대신에 오히려 비만증이 차차 문제가 되고 있다. 선천 이상, 뇌성 마비 등에 의한 심신 장애아가 상대적으로 중요한 사회적인 문제가 되고 있다. 또한 선진 국가에서 문제가 되어 있는 학습 부진아, 가출, 청소년 비행, 약물 남용, 혼전 임신 등도 중요한 문제로 대두되고 있다.

표 1-5. 급성 전염병의 연도별 발생 수

연도 \ 병명	디프테리아	소아마비	백일해	일본뇌염	홍 역
1960	826	1,178	8,711	1,248	16,028
1965	1,079	174	2,676	752	6,748
1970	568	176	3,818	27	3,625
1975	337	23	1,182	117	5,097
1980	51	14	1,554	107	3,415
1985	2	-	479	-	1,283
1990	-	-	174	1	3,415
1995	-	-	3	-	71
2000	-	-	28	-	32,088
2004	-	-	6	-	16

보건 복지부 통계 연보 및 감염병 발생 정보

7. 소아과의 윤리 문제

소아는 성인과 달리 자기 의사 표현 능력이 없을 수 있어 부모나 보호자가 대리하는 경우가 많다.

1) 소아과 의사의 결정 : 치료 계속 여부, 치료 방법의 결정, 선별 검사, 임상 연구 등

2) 결단의 문제점 : 선, 악 구별이 애매하여 혼선에 빠지기 쉬우나 선 또는 악만을 고려하는 것보다 선

또는 악이 공존할 때 이를 절충하여 선택하여야 한다. 이 때 윤리적인 문제와 법적인 문제가 상충할 수 있다.

3) 소아 윤리 위원회 : 소아에 있어서 태아, 미숙아, 기형아, 유전 등 소아에 있어서의 특이한 문제가 많으므로 소아 윤리 위원회를 별도로 구성할 수도 있다. 이 때 의사(신생아 분야, 혈액 종양 분야, 심장 분야, 중환자실 및 응급실), 간호사(행정실, 신생아중환자실), 사회 복지사, 종교인, 의료 윤리 전문가, 법조인 등이 포함될 수 있다. 환아의 중요한 치료 방침에 대하여 보호자와 의사 간 의견의 상충이나 의사와 의사 간 의견의 불일치가 있는 경우 함께 의논하여 환아에게 최선의 이익을 제시하는 역할을 소아 윤리 위원회가 제시할 수 있다. 또한 소아 의료 윤리의 제고를 위한 교육 프로그램을 개발하는 역할을 한다.

■ 참고문헌

1. 안효섭 : 홍창의 소아과학. 제 9판, 대한교과서㈜, 2007.

2. Kliegman : Nelson Textbook of Pediatrics. 18th ed, Saunder, 2007

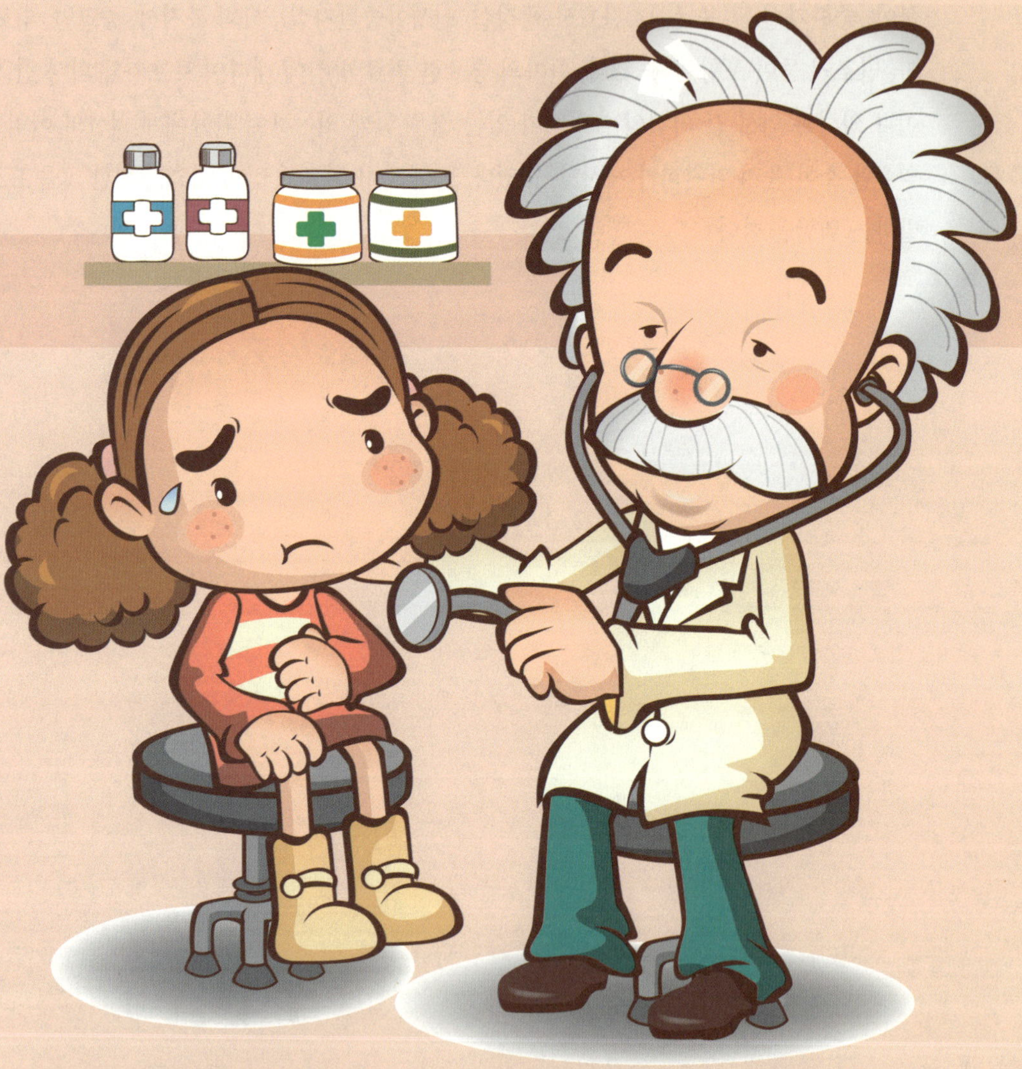

소아성장과 발달의학

2 장. 성장과 발달

서 은 숙

소아의 정상 성장 여부를 알고 이상을 조기에 발견하기 위해서, 또한 부모들이 자녀를 지도할 때 도움을 줄 수 있기 위해서는 성장과 발달의 이해가 매우 중요하다.

I. 성장과 발달의 정의

1. 성장: 양적으로 증가해 나가는 과정으로 신장과 체중 등이 그 예이다.
2. 발달: 성장에 따르는 기능적인 과정으로 운동 기능이나 정신 기능이 발달해 가는 것이 그 예이다.

II. 성장과 발달에 영향을 주는 요인

정상적인 소아는 정상 범위 내에서 각자의 성장과 발달을 한다. 개별적인 발육 과정은 유전과 환경적 요인에 의해서 영향을 받을 수 있다.

1. 유전

1) 인종 : 황인종은 백인종보다 대체로 키가 작다.
2) 민족 : 스칸디나비아 반도 사람들은 이탈리아 사람들보다 대체로 키가 크다.
3) 가계 : 어떤 집안은 키가 크고 어떤 집안은 키가 작다.
4) 연령 : 일생 중 가장 빠른 속도로 성장하는 시기는 태아기, 영아기 및 사춘기이다.
5) 성별 : 여자는 남자보다 일찍 성숙하며 여아는 10세 경에 사춘기가 시작되는 반면에 남아는 12세 경에 시작된다.
6) 염색체 이상 : 다운 증후군 및 터너 증후군은 키가 작고, 클라인펠터 증후군은 키가 크다.
7) 선천성 대사 이상 : 페닐케톤뇨증과 갈락토스혈증 같은 선천성 대사 이상 질환은 성장에 좋지 않은 영향을 준다.

2. 환경적 요인

1) 영양 : 영양 상태의 개선으로 과거보다 현재의 소아에서 체중 증가와 키가 많이 증가하였다.
2) 사회 · 경제적 요인 : 영양이나 위생 상태가 좋지 못한 경우나 열악한 주거 환경은 성장과 발달에 좋

지 않은 영향을 줄 수 있다.

3) 질병 : 만성 질환이나 선천 기형이 있는 경우에는 성장과 발달이 지연될 수 있다. 또한 호르몬 결핍 질환도 소아의 성장 지연을 초래할 수 있다.

4) 계절 : 키는 봄철에 가장 많이 크고 가을철에 가장 적게 크며, 체중은 가을철에 가장 많이 늘고 봄철에 가장 적게 증가한다.

5) 심리적 요인 : 부모, 교사 또는 타인과의 애정 관계나 대인 관계가 성장과 발달에 영향을 줄 수 있다.

III. 성장 (Growth)

소아기의 성장은 정지 상태가 아닌 진행하는 과정으로, 성장 변화의 추이는 어린이의 건강 상태를 잘 반영한다. 성장은 발달과도 상호 영향을 주므로 소아과 의사는 어린이의 성장에 관한 충분한 지식이 있어야 한다.

1. 성장 속도

사람의 성장 속도는 다음과 같이 4시기로 구분할 수 있다.

1) 제 1 성장 급진기(growth spurt): 태아기부터 2세까지 급속히 성장하는 시기를 의미한다.

2) 2세에서 사춘기까지 서서히 성장하는 시기

3) 제 2 성장 급증기(adolescent growth spurt): 사춘기부터 15~16세까지 빨리 성장하는 시기를 의미한다. 제 2성장 급증기가 나타나는 시기는 개인차가 있으며 성별에 따라 차이가 생기는데, 보통 여아가 남아보다 빨리 나타난다.

4) 15~16세부터 성숙기까지 성장 속도가 감소되는 시기

2. 장기별 성장 양상

Scammon은 신체 조직 또는 장기의 성장을 다음과 같은 네 가지 양상으로 분류하였다.

1) 일반형 : 신장, 체중, 호흡기, 소화기, 심장, 비장, 근육 및 골 전체 무게, 혈액량 등이 속하며 S자형의 양상으로 영아기와 사춘기에 성장이 급증한다.

2) 신경형 : 뇌, 척수, 두위 등이 속하며 4세 경에 성인의 80%에 도달한다.

3) 림프형 : 흉선, 림프절, 편도 등이 속하며 10~12세 경에 성인의 2배에 도달하였다가 이후 점차 위축하여 18세 경에 성인 수준이 된다.

4) 생식형 : 생식기, 유방, 음모, 자궁, 전립선 등이 속하며, 사춘기부터 급속히 커져 16~18세 경에 성인 치에 도달한다.

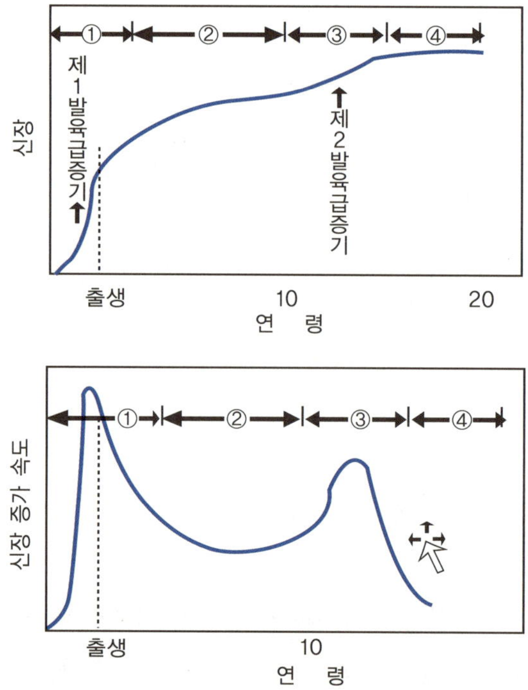

그림 2-1. 성장 곡선 및 성장 속도 곡선

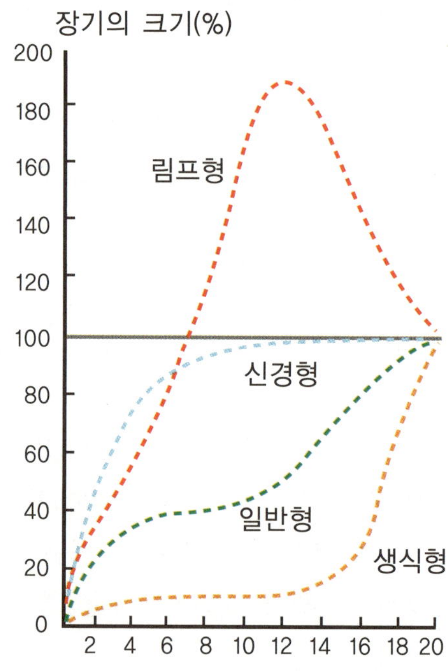

그림 2-2. 장기별 성장 곡선

3. 신장(Height)

1) 성장 속도(Growth rate)

출생 시의 키는 약 50 ㎝이며, 생후 6개월간 약 17 ㎝ 자라고 다음 6개월간에는 약 8 ㎝ 정도 자라서 생후 1년이 되면 키가 75 ㎝ 정도 된다. 2년째 10 ㎝, 3년째로 8 ㎝, 4년째로 7㎝ 정도 자란다. 사춘기가 되면 연간 6~7 ㎝ 정도 자란다.

표 2-1. 우리 나라 소아의 신장 증가 배수

연령	출생 시	1세	4세	12세
신장(cm)	50	75	100	150
출생 신장에 대한 배수	1	1.5	2	3

2) 신체 비례(Body proportions)

출생 시에는 머리가 크고, 몸통이 길며, 하지는 비교적 짧다. 성장은 머리에서 다리 방향으로 진행된다. 신체의 비례는 상절과 하절의 길이를 측정하여 평가하는데 머리부터 치골 결합까지를 상절, 치골 결합부터 다리 끝까지를 하절이라고 한다. 사지가 짧은 왜소증이나 구릇병과 같은 뼈 질환, 갑상샘 저하증 등에서는 상절/하절 비가 크고, 성장 호르몬 결핍에 의한 왜소증은 상절/하절 비가 정상이다.

몸의 중심점은 출생 시에는 배꼽보다 2 ㎝ 가량 위쪽에 있다가 2세가 되면, 배꼽보다 약간 아래쪽에 있게 된다. 16세에는 몸의 중앙점이 치골 결합 부근으로 이동하게 된다.

표 2-2. 우리 나라 소아의 상절 대 하절의 비

연령	상절 대 하절의 비
출생 시	약 1.7
6개월	1.6
1년	1.5
2년	1.4
4년	1.3
7년	1.2
10년	1.1
12~15년	1.0

3) 성장 유형

정상적으로 성장을 하는 소아는 유전적으로 정해진 백분위수 곡선을 따라 자라며, 2세경의 키는 부모의 평균 키 수준이 반영된다. 거대아나 부당경량아로 출생한 신생아는 생후 18개월경까지는 출생시 백분위수 곡선에서 벗어난 성장 유형을 보일 수 있다. 성장 장애가 있는 소아에서 나타나는 네 종류의 특징적인 성장 유형은 그림 2-2와 같다.

(1) 선천성 원인 : 출생 시부터 작고 출생 후에도 점차 해당 연령의 평균치보다 더 떨어진다. 터너 증후군이나 다운 증후군 등의 염색체 이상, TORCH, 약물 복용, 심한 미숙아 등에서 관찰된다.

(2) 체질성 성장 지연(Constitutional growth delay) : 출생 시의 체중과 신장은 정상이나 1세 말에 성장 속도가 저하되고, 이후 표준 성장 곡선의 하단을 따라 성장하다가 사춘기 말기에 급속 성장을 보인다. 정상 성인의 체중과 신장을 나타낸다. 대부분 유전적이며 가족력이 있고, 제 2차 성징의 출현도 늦어 골 연령이 역 연령에 비하여 낮다.

(3) 가족성 저신장(Familial short stature) : 소아와 부모 모두 작고 정상 범위의 바로 아래 수준에서 정상 성장 곡선에 평행하는 성장 유형을 나타낸다.

그림 2-3. 소아의 성장 곡선 유형

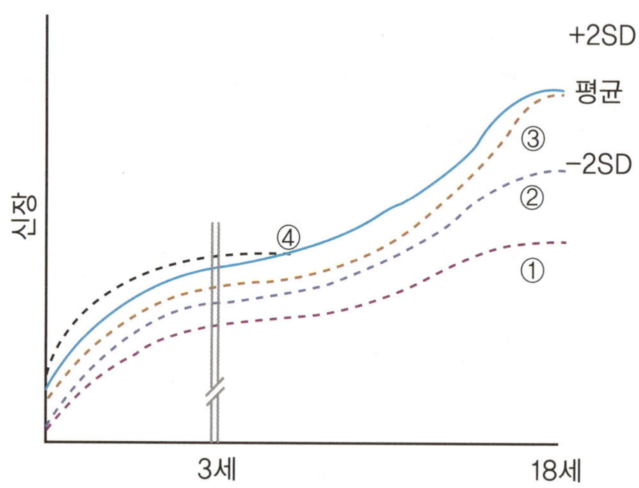

● : ④ 출생후 원인에 의한 성장 저하

○ : ③ 체질적 성장 지연

■ : ② 가족성 저신장

□ : ① 출생전 원인에 의한 성장 장애

4) 체중(Weight) : 소아의 출생 시 평균 체중은 3.3 kg(2.6~4.4 kg)으로 처음 3~4일 동안은 5~10%의 초기 체중 감소를 보인다. 이는 태변 및 소변의 배설, 폐 및 피부로부터의 수분 소실, 수유량의 부족 등

에 기인하고 생후 7~10일째 회복한다. 생후 5~6개월 동안은 하루에 20~30 g의 체중 증가를 보이고 후반기 6개월 동안은 하루에 15~20 g의 체중 증가를 보인다.

표 2-3. 우리 나라 소아의 체중 증가 배수

연령	체중(kg)	출생 시 체중에 대한 배수
출생 시	3.3	1
3개월	6.6	2
1년	10	3
2년	13	4
4년	16	5
6년	20	6
10년	30	10
12년	40	12

5) 두위 : 두위는 플라스틱 줄자로 전두 결절과 후두 결절을 지나는 최대 둘레를 측정하면 된다. 뇌 발육과 밀접한 관계가 있어 정기적 측정이 중요하다. 두위는 출생 시에는 약 34 cm으로 흉위보다 약간 크다. 1세가 되면 46 cm, 4세가 되면 50 cm으로 성장이 완료 되었을 때의 약 90%에 도달한다.

6) 숫구멍 : 뒤숫구멍(posterior fontanel)은 생후 6~8주까지는 닫히고, 앞숫구멍(anterior fontanel)은 14~18개월 경에 닫힌다. 봉합선은 임상적으로는 대개 생후 6~8개월이면 닫히나, X 선상으로는 성숙할 때까지 화골이 되지 않는다. 숫구멍의 크기는 대변의 중점 간의 거리를 합한 것을 2등분 한 값으로 표현된다.

표 2-4. 앞숫 구멍의 크기

월령(개월)	1~3	4~6	7~9	10~12	13~15
앞숫 구멍의 크기(cm)	2	2.5	1.5	1.0	0.4

7) 흉위 : 출생 시에는 약 33 cm으로 두위보다 약 1 cm 작다. 생후 1세에 두위와 흉위는 비슷해지고 그 이후로는 흉위가 커지게 된다. 10~11세가 되면 흉위는 출생 시의 약 2배가 된다.

8) 체표면적 : 체중은 성인이 되면 신생아의 약 20배가 되지만, 체표면적은 약 8배가 된다. 즉, 체표면적이 체중에 비하여 성인보다 넓다. 생리 현상이나 대사 과정은 연령이나 체중에 비례하는 것보다

는 체표면적에 비례하기 때문에 수분 필요량이나 약 용량을 구할 경우 체표면적을 사용하는 수가 많다. 체표면적을 구하는 방법을 크게 다음 3가지를 사용한다.

(1) Nomogram을 사용하는 법

(2) 체표면적(㎡) = $\sqrt{\text{키(cm)} \times \text{체중(kg)}/3{,}600}$ (Mosteller식)

(3) 체표면적(㎡) = 0.1 + 체중(kg)/30 (30 kg 미만인 경우)

9) 생치(dentition) : 유치는 모두 20개가 나오며 생후 2세 반이 되면 다 나오게 된다. 일반적으로 유치의 수는 월령에서 6을 제하면 된다. 영구치는 총 32개로서 제 1 영구 대구치가 치주 모형의 기본이 되므로 매우 중요하다. 생치가 나오는 증상으로는 보채고, 침을 흘리고, 몹시 빨거나 씹으려고 하는 것이다. 생후 13개월이 되어도 치아가 나오지 않는 경우에는 치아 발육 장애를 의심해 볼 수 있고 , 영양 장애나 내분비 장애 또는 골 형성 저하증과 같은 전신 질환이 원인일 수 있다.

10) 침 분비 : 입안의 습기를 유지할 만큼의 침 분비는 신생아 시기에도 충분히 이루어지고 있으며 3개월이 되면 분비가 더욱 활발해진다. 유타증(drooling)은 생치, 입병(구내염 등), 당뇨병, 말단통증(acrodynia), 또는 어떤 약물을 사용했을 경우에 올 수 있다.

11) 심장 및 폐

(1) 심흉 비 : 1세 미만의 심흉 비는 55%까지를 정상으로 볼 수 있으나 1세 이후에는 심흉 비가 50% 이내이어야 한다.

(2) 소아 호흡의 특징 : 흉벽이 성인에 비하여 얇고 기관지가 상대적으로 크기 때문에 흉벽을 통한 음의 진동이 잘 느껴진다. 일반적으로 호흡음이 크고 고음이다. 신생아나 영아는 복식 호흡을 하는 것이 특징이나, 7세 이후에는 흉식 호흡이 주가 된다.

표 2-5. 정상 소아의 심박 수와 호흡수(분당)

연령	심박 수	호흡 수
출생 시	140	40
1세	100	28
3~4세	95	25
5~10세	90	24
10~15세	85	20
15세 이상	75~80	16~18

12) 흉선 : 세포 면역에 주동적인 역할을 하며, 신생아기에 체중에 비해 상대적으로 크다. 흉선은 12세

이후에 점차 줄어든다. X선으로 흉선의 크기를 판독할 때는 호흡 상태, 위치, 찍는 방향, 건강 상태를 고려하여야 한다.

(1) 호흡 상태 : 호기 시에 흉선의 음영이 더 커진다.

(2) 위치 : 누워서 찍으면 흉선의 음영이 더 넓어진다.

(3) 찍는 방향 : 넓은 흉선이 반드시 두꺼운 흉선은 아니기 때문에 정면 사진과 측면 사진이 모두 필요하다.

(4) 건강 상태 : 자극(stress)이 있거나 감염 또는 스테로이드 치료 시에는 흉선이 작아진다.

13) 골 발육 : 골 발육은 역 연령과 비례한다. 왼쪽 손과 손목의 X선 사진으로 골 연령을 판정하는 방법(Greulich-Pyle 방법)이 가장 흔히 사용되고 있으며, 2~10세 사이에는 연령 수보다 화골핵이 하나 더 많거나 같다. 골 발육은 성별, 종족, 영양 상태, 질병에 따라 영향을 받게 되며 여아가 남아보다 2년 가량 빠르고, 사춘기의 골 연령은 성인 신장을 예측하는 데 도움이 된다.

14) 성장의 평가 : 성장의 평가는 소아의 건강 상태를 관찰하는데 매우 중요하다. 신장, 체중, 두위, 흉위, 골 연령, 치아 발육 상태를 주로 측정하며, 연속적인 측정이 가장 좋은 방법이다. 출생 후부터 18개월까지는 성장 곡선에 이동이 있을 수 있다. 즉, 출생 시 측정치는 자궁 내 환경에 영향을 받고, 2세 경의 신장은 부모 신장과 연관이 있기 때문에 부모가 작은 소아는 처음에는 크다고 하더라도 점차 작을 수 있고 반대 현상도 일어날 수 있다. 미숙아인 경우에는 정상아와 같은 기준으로 평가할 수 없으며, 두위는 18개월까지, 체중은 24개월까지, 신장은 40개월까지 교정나이를 이용하여 평가한다. 통계학적으로 우선 연령과 성별이 같은 군의 정상 범위를 알고 이것을 기준으로 한다. 신체의 측정치는 백분위 수(percentile)로서 나타낸다. 즉, 측정치를 작은 순서나 큰 순서의 차례로 나열할 때 가장 작은 것이 1 백분위에 해당하고, 가장 큰 것이 100 백분위에 해당한다. 일반적으로 3백분위 수에서 97백분위 수까지 또는 평균치에서 ±2 표준 편차 범위 안에 드는 경우를 정상 범위라고 한다. 정상적인 경우는 유전적으로 정해진 백분위 수 곡선을 따라 성장한다. 체중이 5백분위 수 미만이거나 일정 기간 동안 백분위 수 곡선이 2개 이상 밑으로 하강하면 성장 장애(growth failure)로 진단할 수 있다. 급성 영양 결핍은 키별 체중(weight-for-height)백분위 수가 5백분위 수 미만이면 진단할 수 있으며, 만성 영양 결핍은 체중과 키의 성장이 모두 저하되므로 키별 체중 백분위 수는 정상 범위이고, 성장 장애가 선천성, 가족성, 내분비성 원인에 의한 경우에는 키별 체중 백분위 수가 정상이거나 높다. 비만은 키별 체중이 평균치의 120%를 초과하거나, 체질량 지수가 95백분위 수를 넘으면 진단할 수 있다.

IV. 발달(Development)

1. 감각 기능

1) 시각(Vision) : 시각은 신생아의 감각 중 가장 늦게 발달한다. 만삭 신생아는 빛을 비추면 눈을 감는 반응을 보인다. 신생아는 20~30 cm 거리의 물체를 가장 잘 볼 수 있으며, 5~6 m 내에서 사물을 지각한다. 천천히 움직이는 물체에 시선을 고정할 수 있고 45~90° 내에서 따라 볼 수 있다. 생후 2개월이 되면 영아들은 모든 색깔을 구별할 수 있다. 어린이가 성인의 정상 시력인 20/20에 도달하는 것은 5~6세 경이다. 생후 수개월 동안은 정상아에서 가성 사시가 나타날 수 있다.

2) 후각(Smell), 미각(Taste) 및 촉각(Touch) : 후각은 출생 시에 존재하며, 미각은 출생 시 신맛에 대하여 존재하고 짠맛과 쓴맛은 4~6개월에 발달하게 된다. 촉각은 입술과 혀를 제외하고는 발달이 덜 되어 있다.

3) 청각(Hearing) : 출생 시 청각은 발달 되어 있으며, 4개월이 되면 소리 나는 방향으로 고개를 돌릴 수 있게 된다. 언어 발달에 영향을 줄 수 있으며, 생후 3개월 이내에 청력 선별 검사를 시행하여 조기에 발견할 수 있도록 한다. 이런 청력 검사는 뇌간 청성 반응(brain stem evoked potential) 검사로 시행 할 수 있다.

2. 운동 기능

자발적 운동은 원시 반사가 소실된 후에 나타나고, 머리에서 다리쪽으로 체간부에서 말단부로 발달된다. 또한 수행 능력이 먼저 나타나며, 나중에 억제 운동이 발달하게 된다.

1) 조대 운동 발달 : 조대 운동 발달이란 자세, 평형, 이동 등 전체적인 신체 움직임의 발달을 의미하며, 정상적으로 출현하는 시기를 이해하고 운동 발달 지연의 평가를 할 줄 알아야 한다. (표 2-6)

2) 미세 운동 발달 : 손이나 손가락을 사용하는 운동을 말하며, 정상적으로 출현하는 시기를 이해하고 운동 발달 지연의 평가를 할 줄 알아야 한다. 일반적으로 손으로 물건을 쥐는 모습, 입방체 쌓아올리기, 그림 보고 그리기 등으로 평가하게 된다(그림 2-3, 2-4, 2-5).

표 2-6. 조대 운동의 발달 순서

발달	개월 수
목을 가눈다	3~4
뒤집는다(P→S)	4
뒤집는다(S→P)	5
혼자서 앉는다	7
긴다	8
붙잡고 선다	9~10
혼자서 선다	11
혼자서 걷는다	12
공을 발로 찬다	15
잡고 층계를 오른다	18
잘 뛴다. 혼자 층계를 오른다	2년
세발자전거를 탄다	3년
한쪽 발로 뛴다	4년
줄넘기를 한다	5년

그림 2-4. 손으로 붙잡기

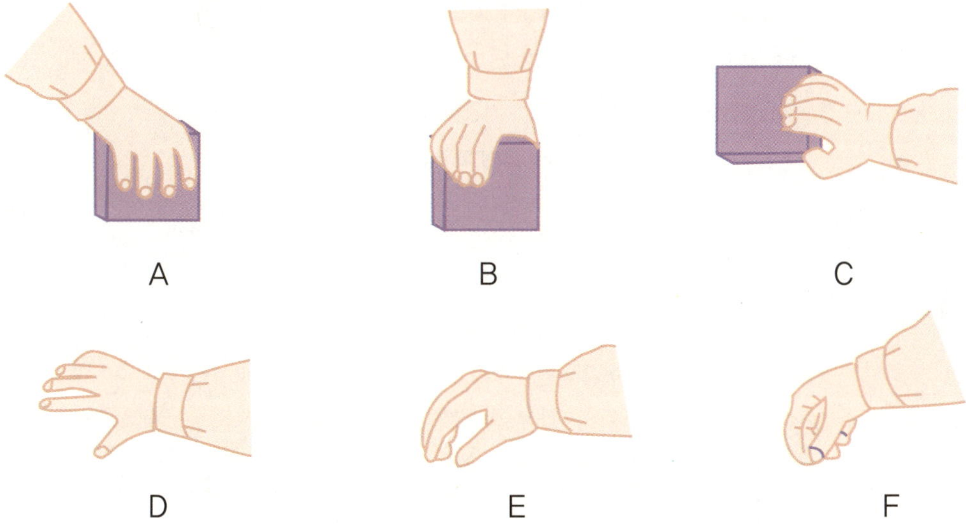

A. 생후 4~5개월 : 손바닥과 척골 측 손가락을 사용하여 잡는다(ulnar-palmar grasp).

B. 생후 6~7개월 : 손바닥과 요골 측 손가락을 사용하여 잡는다(radial-palmar grasp).

C. 생후 7~8개월 : 손바닥에 닿지 않고 요골 측 손가락들로 잡는다(radial-digital grasp).

D. 생후 6~7개월 : 손가락들로 바닥을 긁어 움켜쥔다(rake).

E. 생후 7~9개월 : 엄지와 집게손가락 또는 다른 손가락의 일부로 집는다(scissor grasp).

F. 생후 9~10개월 : 엄지와 집게손가락의 끝 부분으로만 집는다(mature pincer grasp).

그림 2-5. 입방체 쌓아올리기(building)

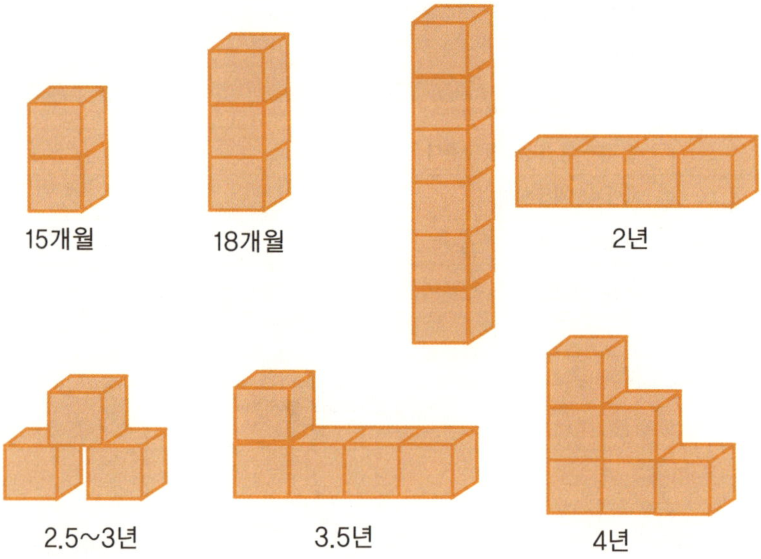

그림 2-6. 그림 보고 그리기(copying)

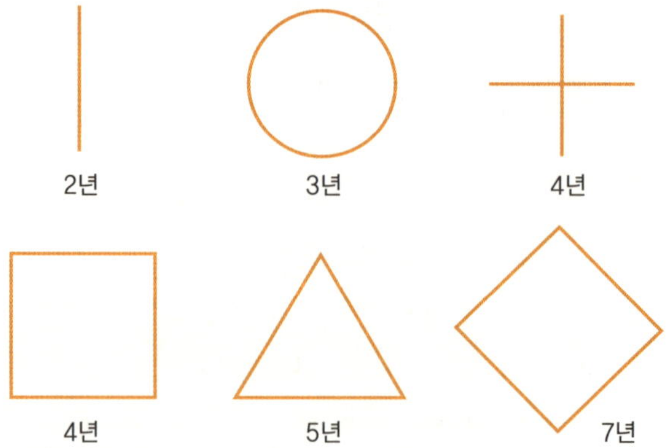

3. 언어

언어 발달 정도는 지능 발달과 가장 밀접한 관계가 있다. 대개 2세 이후에 관심을 갖게 되는데, 개인 차이가 많아 이상 여부를 판단하기 어려운 경우가 많으나 일반적으로 18개월이 되어도 의미 있는 단어를 하나도 말하지 못하거나, 만 3세가 되어도 의사 표현을 위한 문장을 하지 못할 때는 언어 발달 이상을 의심해야 한다. 말을 배우는 속도에 관여하는 요인으로는 정서 장애, 적당한 사회 경험의 부족, 부모의 과잉 보호, 신체적 질병(만성 질환, 급성 스트레스)등이 있다. 언어 선별 검사는 한국형 영・유아 발달 검사나 조기 언어 선별 검사가 있으며, 이것을 통하여 언어 발달에 이상이 의심되면 전문가에게 의뢰하여야 한다.

4. 수면

연령 증가에 따라 수면 시간은 짧아지게 되며, 3개월까지는 낮에 3~4회, 이후 1세까지는 2회, 이후 3세까지는 1회의 낮잠을 잔다. 수면은 REM 수면(rapid eye movement sleep)과 non-REM 수면으로 이루어진다. 정상적으로 stage I에서 IV로 진행하는 non-REM 수면 이후에 REM 수면이 따라오는 주기가 반복되고, 영아에서는 성인에 비하여 REM 수면의 비율이 높다.

표 2-7. 소아의 수면 시간

연령	신생아	영아	2년	5~6년	10년	사춘기
수면 시간	15~20	14~16	13	11	10	8~9

표 2-8. REM 수면과 non-REM 수면의 비교

	REM 수면	non-REM 수면
눈 운동	빠름	없음
호흡 및 맥박	불규칙	규칙
몸 움직임	연관된 수면 장애	있음
꿈, 악몽	거의 없다.	야경증, 몽유증

5. 대소변 가리기(Sphincter control)

대소변 가리기는 대부분의 소아에서 18개월에서 24개월 사이에 시작할 수 있다. 생후 3년 말까지는 대변을 가리고, 여아는 5년, 남아는 6년까지 밤에 소변을 가릴 수 있는 것으로 기준 시기를 정한다.

V. 정상 발달 및 원칙

발달이란 일정한 순서에 따라 새로운 기능을 획득해 가는 과정으로 발달 이상의 평가를 위해서는 정상 발달에 대한 이해가 필수적이다.

1. 정상 발달의 원칙

1) 어느 단계의 발달이 되려면 그 이전의 발달이 충분히 이루어져야 한다.
2) 신경계의 성숙 없이는 적절한 기능의 습득은 불가능하다.
3) 발달의 순서는 동일하나 속도에는 개인차가 있다.
4) 원시 반사가 소실되어야 수의 운동이 발달한다.
5) 영아의 운동성취에는 조직화된 방향이 있다. 머리에서 하반신으로 그 순서가 명백하다. 머리의 조절은 팔과 몸통을 조절하기 전에 할 수 있게 되고 팔과 몸통 조절은 다리를 조절하기 전에 한다. 신체 중심에서 바깥쪽으로 향하는 머리, 몸통, 팔의 조절은 손과 손가락의 협응에 비해 앞선다.
6) 몸 전체를 사용하는 운동으로부터 세분화된 개별 운동으로 발달한다.

표 2-9. 원시 반사의 소실 시기

반사	소실 시기(개월)
Stepping	1
Trunk incurvation/Cross extension	1~2
Rooting/Sucking/Moro	3
Grasp	3
Placing	3~4
Tonic neck	3~4
Landau	1~2년

2. 발달의 평가 방법

1) 발달력 및 병력 청취 : 일반적으로 발달 지연이란 나이에 합당한 발달이 이루어져 있지 않은 상태를 말하며, 원인으로 생물적(biologic), 환경적 요인들이 있다. 자세한 병력 청취를 통해서 염색체 이상, 미숙아, 주산기 이상 등과 같은 생물적 요인과 부모의 약물 중독, 부모와의 격리 등의 환경적 요인들과 같은 위험 인자의 유무를 확인해야 한다. 평가에서 제일 먼저 해야 할 일은 현재의 발달 상태를 파악하는 것으로 다음을 고려해야 한다. 첫째, 발달 순서는 동일하나 속도는 개인에 따라 차이가 난다. 발달 연령은 다음 세 종류로 구분되는데, 소수의 소아가 특정 행동을 처음으로 나타내는 초기 연령, 50%의 소아가 나타내는 평균 연령, 대부분의 소아가 나타내는 한계 연령이다. 발달의 선별 검사에는 한계 연령을 사용하므로 선별 검사상 해당 연령에 상당하는 행동이 안 보이는 경우 정밀 검사를 해야 하고 정상 기대치보다 25%가 뒤져 있으면 발달 지연이 있다고 볼 수 있다. 둘째, 소아에 따라 정상 순서를 따르지 않고 한 단계를 건너 뛰는 경우도 있다. 즉, 누운 자세에서 회전을 하고, 기는 자세에서 잡아당기고 기기를 하고, 서는 자세로부터 붙들고 걷기, 혼자 걷기가 발달하는데, 소아에 따라서는 기는 자세에서 곧바로 걷는 경우도 있다. 발달의 평가는 조대 운동, 미세 운동, 언어, 인지 및 사회성 분야로 나누어야 한다.

(1) 조대 운동 발달(gross motor development) : 영아기는 운동 발달이 주로 이루어지는 시기이므로 이 분야의 발달 지연 증상이 문제가 된다. 대부분의 소아는 발달표에 있는 운동 양상을 따라 발달하고 뒤집기, 앉기, 서기, 걷기 등이 흔한 지표가 된다. 전체 운동 능력의 평가는 한계점을 갖고 있는데, 전체 운동 능력이 좋다 해서 반드시 지적 능력이 좋다고 할 수 없다. 왜냐면, 정신 지체 소아도 전체 운동 능력에서 늦지 않은 경우가 있기 때문이다. 15개월 이전의 어린이가 한 쪽 손만을 사용하는 경우는 반대 쪽 손 마비를 의미하는 운동 장애의 소견일 수 있다.

(2) 미세 운동 발달(fine motor development) : 이것은 운동 장애와 지능을 평가하는데 조대 운동 발달보다 더 도움이 된다. 미세 운동의 평가는 작은 물체나 입방체를 이용하여 검사가 가능하지만, 영아 초기에도 평가가 가능하다. 3개월 된 영아가 주먹을 꽉 쥐고 있는 경우는 뇌성 마비의 가능성이 있음을 시사한다.

(3) 언어 발달(language development) : 언어 발달 정도는 지능 발달과 가장 밀접한 관계가 있다. 대개 2세 이후에 관심을 갖게 되는데, 개인 차이가 많아 이상 여부를 판단하기가 어려운 경우가 많으나 일반적으로 18개월이 되어도 의미 있는 단어를 하나도 말하지 못하거나 만 3세가

되어도 의사 표현을 위한 문장을 하지 못할 때는 언어 발달의 이상을 의심해야 한다. 3세에서 5세 사이는 언어 발달에 있어 매우 중요한 시기로 가능하면 소아와 대화를 하면서 이해력, 발표력, 어휘력, 문법 등을 관찰해야 하며, 씹는 동작, 혀를 내미는 동작, 단어를 반복하게 하여 구강 내 이상 여부를 확인해야 한다. 특히, 3세 미만인 경우는 객관적인 조기 언어 선별 검사가 도움이 된다.

(4) 사회 심리적(psychosocial) 발달 : 사회 심리적 발달은 감정 발달 장애의 한 척도가 되기도 한다. 이러한 행동의 이상은 나타나는 정도의 차이에 따라 문제가 된다.

2) 발달 선별 검사 : 현재 발달 선별 검사로 사용되는 검사법은 덴버 발달 선별 검사(DDST), Griffith mental developmental scale, Bayley 발달 검사, Gessell developmental scale 등이 있으며, 그 중 DDST가 적은 시간과 특별한 훈련 없이도 할 수 있다는 장점이 있어 널리 사용되고 있다.

3) 미숙아의 발달 평가 : 신생아 집중 치료술의 발달로 저체중 또는 극소체중 미숙아의 생존율이 현저히 향상되었다. 미숙아는 정상아에 비해 발달 장애 발생 빈도가 높기 때문에 장애 발생 여부를 조기에 발견하여 적절한 조치를 하는 것이 중요하다. 지금까지 연구에 의하면 미숙아의 발달을 평가하는데 출생 나이를 기준한 경우는 정상아에 비해 2~3개월 정도 발달 정도가 떨어지는 소견을 보이나 교정나이(분만 예정일을 기준으로 환산한 나이)를 기준으로 한 경우 해당 연령의 정상아와 비슷하다. 교정나이 18~24개월이 되면 신체적 성장의 catch-up은 완료되고 일과성 신경적 이상이 회복되는 시기이므로 대부분의 연구자들은 maturation설을 기준으로 미숙아의 발달 평가 시 첫 2~3년 동안은 교정나이를 기준으로 할 것을 권한다. 특히, 인지 기능 평가 시 교정나이가 중요하다. 발달 평가 시 고려해야 될 인자로는 소아의 사회경제적 환경과 출생 후 신생아실에서 집중 치료 시 위험 인자가 있는데, 어린이의 사회경제적 환경이 나쁘고 위험 인자가 많았던 경우 발달에 부정적인 영향을 끼친다.

발달 지연은 비교적 흔한 증상이나 발달은 개인차가 있기도 하고 경미한 경우는 임상적으로 발견하기 어렵기도 하지만, 조기 발견하여 적절한 치료를 하면 장애를 줄일 수 있고 예방할 수 있기 때문에 정기적인 관찰이 중요하다. 이러한 관점에서 부모가 발달 지연을 호소하는 경우는 물론이고, 예방 접종을 위해 내원하는 모든 영유아를 대상으로 또는 key 월령인 4, 7, 10, 18개월 및 2세에 가능한 선별 검사를 시행하는 것이 바람직하다.

표 2-10. 소아의 정상 행동 발달표

연령	운동 (Motor behavior)	적응 (Adaptive behavior)	언어 (Language)	사회적 행동 (Social behavior)
4주	엎어 놓으면 턱을 들고, 머리를 좌우로 돌린다. 긴장성 경반사의 자세로 누워 있는다.	사람을 쳐다본다. 움직이는 물체를 따라 본다.	미소 짓기 시작한다.	목소리에 반응하여 몸을 움찔거린다.
8주	엎어 배를 받쳐 들어올리면 머리를 몸과 수평이 되도록 든다. 긴장성 경반사의 자세로 누워 있는다.	움직이는 물체를 180° 까지 따라 본다.	다른 사람의 목소리를 듣고, 자신의 목소리를 낸다.	주위의 자극에 반응하여 미소 짓는다.(social smile)
16주	엎어 놓으면 머리와 가슴을 들어 머리를 수직으로 든다. 머리를 가운데로 하고 대칭 자세로 누워 있는다. 바로 누운 자세에서 붙잡아 일으켜 앉히면 머리를 가눈다.	물체에 손을 뻗어 잡고, 입으로 가져간다. 작은 물체를 보기는 하나 잡으려 하지는 않는다.	크게 소리 내어 웃는다.	먹을 것을 보면 좋아한다.
28주	뒤집는다. 앉혀 놓으면 혼자 앉아 있는다. 배밀이 또는 네 발로 긴다. 세우면 다리를 뻗어 몸을 지탱한다.	다른 손으로 물건을 옮겨 쥔다. 작은 물체를 보면 갈고리 모양으로 손에 움켜쥔다.	여러 음절의 모음 소리를 낸다. 의미 없이 재잘거린다.	엄마를 더 좋아한다. 거울을 좋아한다. 상대방의 감정 변화에 반응한다.
40주	혼자 일어나 앉는다. 기어 다닌다. 붙잡고 일어선다. 가구 등을 붙잡고 걷는다.	엄지손가락과 집게손가락을 사용한다. 손수건 밑에 장난감을 감추면 찾아낸다.	반복되는 자음 발음을 한다(마마, 빠빠). 이름을 부르면 반응한다.	"까꿍". "짝짜꿍". "바이바이" 놀이를 한다.
12개월	혼자 일어선다. 손잡고 걷는다.	알약 크기의 작은 물건을 엄지와 집게손가락만으로 집어 든다. 달라고 하면 손에 쥐고 있던 물건을 손을 펴서 놔 준다.	"마마". "빠빠" 말고 다른 말을 몇 개 정도 말한다.	간단한 공 놀이를 한다. 옷을 입힐 때 자세를 맞춘다.
15개월	혼자 걷는다. 층계를 기어 올라간다.	종이에 그리는 시늉을 한다. 입방체를 2개 쌓아 올린다.	친숙한 물건의 이름을 말한다. (예 : 공) 뜻을 알 수 없는 말을 지껄인다. 간단한 것으로 한 가지를 지시하면 맞게 수행한다.	원하는 것을 손가락으로 가리키며 달라고 한다.
18개월	한 손 잡고 층계를 올라간다. 서툴게 뛴다.	입방체를 3~4개 쌓아 올린다. 휘갈기는 것을 흉내 내어 그린다. 병을 거꾸로 하여 작은 물체를 꺼낸다.	신체 부위를 1개 이상 알고 말한다. 10개 정도의 단어를 말한다.	혼자 먹는다. 소변을 보고 알려 준다. 문제가 있으면 도움을 청한다. 부모에게 입을 오므려 뽀뽀한다.
2년	잘 뛴다. 층계를 오르내린다.	입방체를 6~7개 쌓아 올린다. 직선을 흉내 내어 그린다.	간단한 문장을 말한다. 그림 이야기책을 읽어 주면 귀 기울여 듣는다.	숟가락질을 한다. 간단한 옷을 혼자 벗는다.
3년	세발 자전거를 탄다. 한 발로 잠깐 선다.	입방체 3개로 다리 모형을 만든다. 원을 보고 그린다.	이름, 성별, 나이를 말한다. 물건 수를 셋까지 맞게 센다.	혼자 옷을 입는다.(단추를 풀고, 신발을 신는다.) 손을 씻는다.
4년	한 발로 뛴다. 가위질하여 그림을 오려 낸다.	십자형과 사각형을 보고 그린다. 머리 외에 몸의 2~4 부분을 그린다.	줄거리가 있는 말을 한다. 반대말을 안다. 전치사를 안다.	혼자 용변을 해결한다. 양치질, 세수를 한다. 다른 아이들과 협조적으로 논다.
5년	한 발씩 번갈아 들고 뛴다. 줄넘기를 한다. 삼각형을 보고 그린다.	머리 외에 몸의 여섯 부분을 그린다. 둘 중 더 무거운 것을 가려 낸다. 열까지 센다.	4가지 색깔을 알고 말한다. 단어의 의미를 묻는다. 혼자 옷을 입고 벗는다.	소꿉놀이를 한다. 다른 아이들과 경쟁적 놀이를 한다.

VI. 정서(emotion)와 인지(cognition) 발달에 관한 학설

1. Freud의 정신분석학설

성적 충동이 발달 단계에서 사회와 갈등을 빚게 되는데, 이것을 얼마나 적절하게 해결하느냐에 소아의 정신 건강 상태가 달렸다.

2. Erikson 학설

개성을 기준으로 Freud의 학설을 재조명하였다.

3. Piaget 학설

발달 단계마다 인지의 질이 다르다는 학설로 생후 첫 2~3세까지는 만져보고 느끼다가 언어가 시작되면 직접 만져보고 느끼는 것에서 상징적인 것으로 바뀐다.

표 2-11. 정서와 인지 발달 단계

	0~1세	2~3세	3~6세	6~12세	12~20세
Freud	구강기	항문기	오이디푸스기	잠복기	사춘기
Erikson	기본신뢰	자율 수치와 의심	솔선/죄의식	근면/열등감	동일성 동일성 확산
Piaget	감각운동시기	감각운동시기	조작 전기	구체적 조작	형식적 조작

VII. 신경, 정신 사회적 발달

사람의 발달은 단계적으로 이루어지기 때문에 단계에 따라서 이루어야 할 발달 과제가 있다. 각 개인에게 주어진 환경과 심리적 적응 과정에 따라서 다양하고 복잡한 인격의 변화가 초래된다. 이런 신체적 발육은 정신적, 감정적 발달에 큰 영향을 미친다.

1. 출생 ~ 생후 6개월

감정을 표현하기도 하는 시기이며, 아기가 불안해하는 경우 부모와의 관계가 어떤지 고려해야 한다. 울고 보채는데 원인으로는 배고픔, 공포, 통증, 지루함, 불쾌 등이 있으므로 몸이 아픈지 확인하고 기저귀를 살펴 본 후 안아주고 노래를 들려주거나 젖을 준다. 이 시기에는 버릇 들이거나 벌주는 것은 의미가 없고 가능하면 애기 뜻대로 해주고 달래주는 것이 좋다. 이 시기에 발달을 돕는 놀이로는 아기의 팔다리를 움직이고 손가락, 발가락을 만지거나 가볍게 찌르기, 화려한 색깔이나 소리가 나는 장난감을 이용할 수 있다.

1) 생후 2개월 : 아기의 배를 받치고 들어올리는 ventral suspension을 시행하면 신생아 시기에는 머리와 팔, 다리가 아래로 쳐지지만, 생후 2개월이 되면 몸과 수평이 되도록 할 수 있게 된다. 이 시기에 누운 자세에서 천천히 좌우로 움직이는 물체를 180° 까지 따라 볼 수 있다. 생후 4주에 짧은 소리를 내게 되고, 2개월이 되면 모음소리를 낸다. 신생아 시기에 짧게 미소 짓는(배내 짓) 것과 달리, 생후 3~5주가 되면 사회적 미소(social smile)가 나타나는 데 생후 2~3개월이 되어도 사회적 미소가 나타나지 않는다면 발달 이상이나 환경적 요인에 의한 영향을 고려해야 한다.

2) 생후 3개월 : 엎어놓으면 고개를 좌우로 돌린다. 엄마와 아기간에 감정적 애착 관계가 이루어지는 과정으로 부모의 말과 어루만지거나 안아주거나 때리거나 하는 행동의 의미를 알고 신체적 접촉을 통해 안도감과 기쁨을 느끼므로 엄마는 즉각적이고 일관성 있는 대응이 중요하다. 이로서 아기는 기본적 안정감(basic trust)을 가지게 되는데, 그렇지 못하는 경우에는 아기는 안정감을 잃고 좌절감을 느껴 대인 관계 형성에 나쁜 영향을 미칠 수 있다.

3) 생후 4개월 : 엎드린 자세에서 머리를 수직으로 들고 좌우로 돌린다. 큰소리로 웃고 기분이 좋지 않을 때는 울거나 보채는 행동을 보인다. 생후 3~4개월에는 원시 반사들이 사라지면서 자발적 운동이 나타나는데, 비대칭 긴장성 경반사가 소실되어 양 손을 모아 몸 가운데서 물체를 다룰 수 있게 된다.

4) 생후 5개월 : 뒤집기를 하고 물건을 잡는다. 엎드린 자세에서 바로 누운 자세로 뒤집기가 먼저 발달하고, 이후에 바로 누운 자세에서 엎드린 자세로 뒤집는다.

5) 생후 6개월 : 작은 물체를 갈고리 같은 손으로 움켜 쥐게 되고, 엄마나 가족에게 애착을 보이고 분리불안(separation anxiety)이나 낯선 사람에 대해 불안감(stranger anxiety)을 보인다.

2. 생후 6 ~ 12개월

감정 반응이 외부 자극에 관련되어 나타나게 된다. 또한 엄마에 대한 애착이 형성되고 충족되면 아기는 편안한 행복감을 느낀다. 이 시기의 아기는 싫음이 분명하고 감정의 기복이 크고 일관성이 없지만 이해해야 한다. 발달을 돕는 놀이로는 다양한 크기의 깨지지 않는 장난감을 선택해야 하고 까꿍 놀이가 격리 공포를 더는데 도움이 된다.

1) 생후 7개월 : 혼자 앉고 작은 물건을 잡을 수 있으며 물건을 다른 손으로 옮겨 쥘 수 있다. '마-마-', '바-바-'같은 자음 소리를 반복해서 낸다.

2) 생후 8~9개월 : 8개월 경에 배밀이를 하거나 기어 다닐 수 있고, 9개월에는 앉은 자세에서 허리를 돌릴 수 있다. '바-다-마' 와 같이 여러 음절의 소리를 낼 수 있으며, 8개월에는 분리 불안이 심해지게 되어 엄마와 잠시도 떨어져 있으려 하지 않는다. 9개월에는 눈에 사물이 보이지 않더라도 존재한다는 것을 알게 된다

3) 생후 9~10개월 : 10개월에는 양 손을 잡아주면 한두 발자국을 뗄 수 있다. 10개월에 '마마', '빠빠' 같은 반복되는 자음 발음을 할 수 있고, 이름을 부르면 반응을 한다. 또한 이 시기에 '까꿍', '바이바이' 놀이를 할 수 있다. 체중 증가가 별로 없어 부모가 불안해 할 수 있다.

4) 생후 12개월: 보통 혼자 걸을 수 있게 되고 간단한 공놀이를 할 수 있게 된다. '엄마', '아빠' 외의 한두 단어를 더 사용할 수 있다.

3. 생후 1 ~ 2년

혼자 힘으로 자유롭게 움직이게 되는데, 보통 15개월에 혼자 걷고 18개월에는 뛸 수 있으며, 잡고 층계를 오를 수 있다.

1) 18개월 : 10개 이상의 어휘를 사용하게 되나 개인차가 많다. 배뇨나 배변 의사를 언어로 표현할 수 있다. 이전보다 더 엄마에게서 떨어지려 하지 않고 떼를 쓰는 수가 많으며, 특정 물건에 집착하는 경향을 나타내기도 한다.

2) 24개월 : 출생 시의 반사 운동을 자의적 행동으로 바꿀 수 있고 불완전한 원과 수평선을 그린다. 또한 환경과 상호 작용이 가능해 진다. 미운 두 살로 '싫어' 를 남발하는 시기로 자립심이 강해져 제멋대로가 되며 부정적이 된다. 주변 환경에 관심이 많아 활발히 돌아다니고 약물, 화학 물질에 의한 사고 가능성 때문에 위험한 물건은 치운다. 신체적 활동이 왕성해서 물리적으로 활동을 제한하는 것은 효과가 없고 대신 말로 조절해야 한다. 또한 언어 능력이 발달하여 24개월에는 사용하는 어휘가

100개 이상으로 늘어나고 단어를 조합하여 간단한 문장을 만들기 시작한다. 따라서 책을 읽어 주거나, 그림을 자주 보여주는 것이 좋다. 분리 불안이 있기 때문에 애착이 있는 인형이나 물건을 꼭 필요하다고 고집하기도 한다. 소리에 대한 감각을 키울 수 있는 장난감이 도움이 되며, 장난감 정리함을 만들어 주면 재미를 느끼며 정리를 잘 할 수 있다. 좋아하는 장난감에는 성의 구별이 보통 없다. 버릇들이기 시기로 잘 하면 칭찬해 주는 것이 필요하다.

4. 학령 전기(2~5세)

신체적 감정적 발달이 매우 왕성한 시기로 '왜' 라는 질문을 끊임없이 하고 창의력이 생겨 학습에 대한 의욕이 왕성해서 자기 아이가 천재가 아닐까라고 생각하기도 한다. 신체 통제 능력을 완료하고, 동시에 분노나 눈물 등 감정의 억제를 배우면서 사회화의 첫걸음을 시작한다. 이 때 과도한 교육은 스트레스가 되어 도리어 해로울 수 있다. 다소 복잡한 감정을 언어적으로 또는 비언어적으로 표현하기 시작해서 아프다, 피곤하다, 배고프다 등 신체화하여 표현한다. 점차 자신이 원하는 것과 해야 할 일을 구분하기 시작하는데, 이는 부모가 가르치는 바에 따라서 순종, 자기 통제, 자책 등의 행동 양식을 갖게 된다. 벌은 잘못한 즉시 주고 아이가 감당할 수 있는 정도로 한다. 체벌이 유해하다는 증거는 없으나 자주 사용을 하면 부모는 체벌의 강도를 높여야 할 때가 생긴다. 그러므로, 야단을 칠 때는 처음에는 체벌이 아닌 방에 혼자 있게 한다던가 하는 방법이 좋다. 또한 부모의 언행을 흉내내기 때문에 부모들은 감정 처리하는데 조심을 해야 한다. 오이디푸스기로 자위행위, 성기과시, 노출 행동을 하게 된다. 형제간 경쟁이 있어 동생의 출현으로 퇴행 행동이나 동생 학대 행동이 나타날 수 있다. 역할 놀이가 특징으로 부모 역할, 힘센 어른이나 의사 역할, 혹은 무서운 괴물 흉내를 내는데 이는 권위자에게 익숙해지고 극복하려는 의미가 있다. 놀이터에서 같이 노는 등의 협동 놀이를 한다.

1) 3세 : 붙잡지 않고 한 발씩 번갈아 내딛으며 층계를 오를 수 있으며, 세발 자전거를 타게 된다. 오른손잡이 또는 왼손잡이는 대개 3세까지 결정된다. 또한 십자가를 그리고 이름, 나이, 성별을 표현할 수 있다. 3개의 단어로 된 문장을 말할 수 있게 된다. 부모로부터 분리되려는 욕구가 있어 식사, 잠자기 등을 맘대로 하려고 하고 자신의 욕구가 즉시 충족되길 원하며 그렇게 되지 못하면, 분노 발작이 나타나기도 한다.

2) 4~5세 : 4세에는 한 쪽 발을 들고 뛸 수 있고 5세에는 한 발을 번갈아 들고 뛰거나 줄넘기를 할 수 있다. 4세에는 사각형, 5세에는 삼각형을 보고 그릴 수 있게 된다. 4세가 되면 숫자를 4까지 셀 수 있고 과거형을 말할 수 있다. 5세경에는 미래형을 말할 수 있게 된다. 반대편 성별의 부모에 애착을 느끼

며, 형제간에는 친한 감정과 경쟁심의 상반된 감정을 갖는다.

5. 학령기(6~12세)

생활의 많은 부분이 학교나 외부 세계에서 보내므로 가정에서와 다른 행동의 기준과 목표가 생긴다. 학업이 중요한 기능이 되므로, 학습 장애나 지능 발육 지연이 있는 경우에는 조기 발견해 적절한 조치가 필요하다. 논리적 탐구가 공상을 능가하기 시작하고 점차 추상적 사고가 가능해지는 시기이다. 자기중심성에서 탈피하여 자율적 도덕성이 생긴다. 독립적이 되고, 배우는 능력이 증가하며 사회화 과정도 활발해 진다. 부모 이외에 교사, 동네 어른 등 여러 성인을 동일시 하여 역할을 획득한다. 성에 대한 관심은 떨어지고 동성과 어울리게 된다. 놀이에 있어 집단 놀이에 참여하여 운동 기능 발달, 자신감 발달 및 친구 관계 형성 능력을 통해 선의의 승화된 경쟁을 경험하는 과정에서 이기고 지는 것에 대한 불안에 익숙해지며 극복하게 되어 장차 어른으로서의 역할을 배운다.

6. 청소년기

청소년기는 홀로 서기를 준비하고 연습하는 시기로 인생에서 중요한 시기이나, 대학 입학 위주의 교육, 적절한 가정 교육의 부재, 무방비적인 유해 환경 노출 등으로 여러 가지 사회 문제가 발생한다. 이 시기의 변화는 각 개인마다 차이가 있으며 10세에서 20세 미만으로 정의하고, 세 가지 뚜렷한 현상이 발생한다. 첫째는 키의 급성장과 2차 성징이 나타나는 생물학적인 성장 또는 사춘기로 특징지어 지고, 둘째는 추상적인 생각을 할 수 있는 인지 발달의 성숙, 셋째는 독립적인 성인으로 변화하는 정신 사회적 변화를 특징으로 한다.

1) 고전적 정의: 이차적 성징이 나타나면서 신체적 성장이 끝나는 시기로 신체적 변화 뿐만 아니라, 정신적 사회적으로 성숙하는 시기이다. WHO 기준은 나이가 10~19세이다. 이 시기에서 사춘기는 생식기가 성숙하는 시기로 청소년기의 일부분이다. 사춘기는 남아에서는 일반적으로 11~12세에 시작하고 여아는 10~11세에 시작한다.

2) 사춘기의 특징

(1) 모든 청소년에서 항상 같은 변화가 일어난다.

(2) 사람마다 시작, 속도, 완료 시기의 차이는 있다.

(3) 정해진 순서대로 변한다.

(4) 이차 성징의 출현은 성선의 활동으로 분류한다.

(5) 신체 크기가 커지고 연령이 점차 빨라지고 있다.

표 2-12. 이차 성징 발현의 순서

남	여
고환(Testcles) 크기 증가	유방돌출(Breast budding)
음모(Pubic hair)	음모
액모(Axillary hair)	액모
사정(Ejaculation)	음모 성숙
신장 급증(Growth spurt)	유방 발달
안면 수염(Facial hair)	초경(menarche)

3) 호르몬의 변화 : 시상하부-뇌하수체-고환과 난소 축의 활동이 활발해 진다. 에스트로겐과 안드로겐에 대한 시상하부의 'gonadostat'의 감수성이 감소하면서 gonadotropin releasing hormone(GnRH)의 분비로 뇌하수체의 gonadotropin이 분비된다. 뇌하수체에서는 luteinizng hormone(LH)과 follicular-stimulating hormone(FSH)이 분비된다. 고환에서 LH는 Leydig cell에 작용하여 testosterone의 생산을 자극하고, FSH는 정충 생성을 자극하게 된다. 난소에서 LH는 성숙된 난자를 배란시키며, progesterone 분비에 관여한다. FSH는 난자의 성숙과 estradiol의 분비에 관여한다.

4) 신체 변화

(1) 성장의 급증(Growth spurt): 성장 호르몬과 안드로젠의 작용에 의해 일어나나, 신체의 모든 부분이 동시에 시작되지는 않는다. 일반적으로 신체의 말단부터 시작하여 손, 발에서 팔과 다리 그리고 몸통과 가슴의 순서로 시작된다. 보통 여아가 남아보다 2년 정도 빨리 시작되며 남아는 평균 14세(12.5~15세)에 10 cm(7~12 cm) 성장이 이루어지고, 여아는 평균 12세(10~13세)에 9 cm(6~11 cm)의 성장이 이루어진다.

(2) 초경 및 정자 형성 시기 : 보통 정자 형성은 13~14세에 이루어지고 초경은 12~13세에 시작된다. 유방 발달이 있은 2~3년 후에 발현되고, 신장 급증기 후에 나타나며 건강이 나쁘거나, 심한 운동, 저 체중, 심리적 스트레스 및 영양 결핍 등에 의해 늦어질 수 있다.

그림 2-7. 사춘기의 신체적 변화

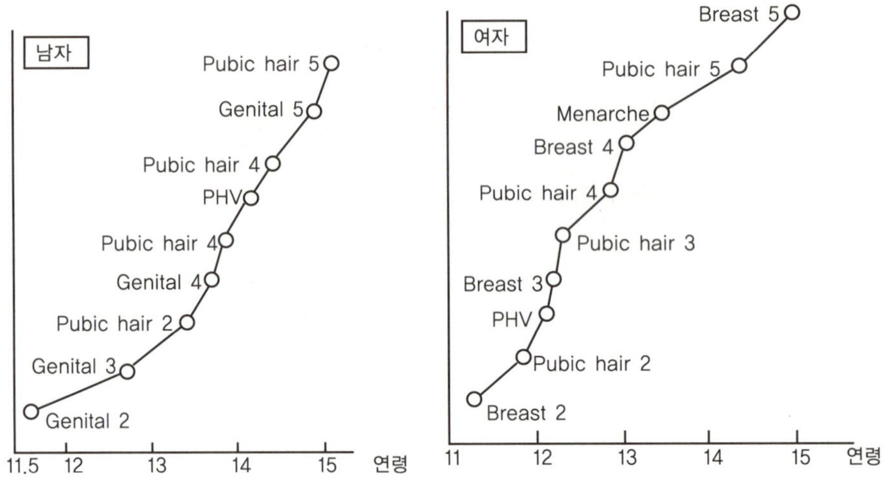

PHV : peak height velocity

표 2-13. 청소년기의 신체 변화

초기	중기	말기
성호르몬 분비로 인한 이차 성징의 발현 유방 비대(40~60%) 성장 급증	체중 증가(성인 체중의 40%) 근육량 증가 심장 크기, 폐활량 2배 증가 혈압, 혈액량, 혈색소치 증가 수면 증가	성인의 95% 완성

5) 성 성숙도 : 같은 연령의 청소년이라도 체중, 신장에 차이가 있어 이차 성징의 성숙 정도로 신체의 성장을 평가하는 것이 바람직하다. 성 성숙도는 골 연령과 잘 일치되고 남아는 성기의 변화와 음모를, 여아는 유방의 발달과 음모를 이용한다.

표 2-14. 남아에서의 성 성숙도

단계	고환	음낭	음모
1	변화 없다.(〈2.5 cm)	사춘기 전	없다.
2	커진다. 음낭 착색	약간 커지나 그대로	음경 기부에 긴 솜털
3	더 커진다.	커지고 길어짐	수가 많아지고 곱슬
4*	더 커지고 음낭은 검게 됨	더 커지고 굵어짐	좁은 범위의 성인형
5	어른	어른	어른

*: 최대 신장 증가 시기

표 2-15. 여아에서의 성 성숙도

단계	유방	음모
1	사춘기 전	없다.
2*	젖꼭지와 유방이 약간 불어 나옴	음순 주위에 긴 솜털
3	더 커진다	털이 많아지고 착색됨
4**	유방 위에 유두가 더 나옴 (이중 융기)	좁은 범위의 성인형
5	유방이 더 커지고 유두와 동일선상	어른

*: 최대 신장 증가 시기, **: 초경

그림 2-8. 사춘기의 성 성숙도

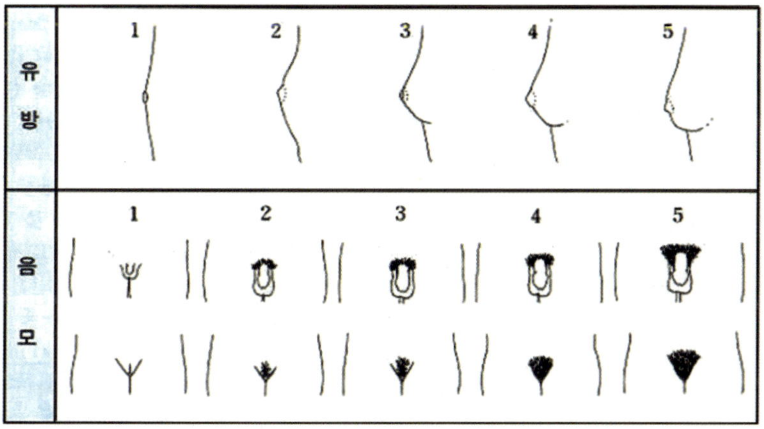

6) 영양 : 급격한 신체적 성장이 이루어지는 시기이다. 생활 태도와 식사 습관이 변화되고 운동량이 증가되나 음주와 흡연의 문제가 발생될 수 있어 영양에 대한 평가가 중요한 시기이다. 평가를 위한 신체 계측 방법으로는 체중, 신장, 신장에 대한 체중, 체질량지수(Body mass index, BMI), 피하지방 조직 두께(skin fold) 측정, 상완 둘레 측정이 있다.

7) 건강 문제

(1) 비만증, 신경성 식욕 부진 및 폭식증이 발생할 수 있다.

(2) 저신장(short stature) : 같은 연령, 성의 어린이의 평균 신장보다 2SD보다 작거나 3백분위 수 미만인 경우로 일반적으로 소아의 신장 성장률은 1년에 평균 4 cm으로 6개월 간격을 두고 측정해서 판정한다.

(3) 남자의 여성형 유방(gynecomastia) : 에스트로젠에 민감하거나, 다른 호르몬들이 에스트로젠

으로 변하거나, 에스트로젠을 과잉 분비하는 병이 있을 때 나타난다. 클라인펠터 증후군, 갑상선중독증(thyrotoxicosis), 간경화증, 약물, 부신과 고환의 종양, 영양 실조 등의 병적 원인에 의해 발생한다. 남자의 성 성숙도 2~3시기에 잘 발생하며 주로 일과성이다. 왼쪽에서 많이 발생하며, 77~95%에서 양측성이다. 여성형 유방은 40~65%에서 나타날 수 있으며, 크기가 4cm 이하는 90%가 3년 이내에 소실되는 경향을 보인다.

(4) 월경 장애 : 무월경(amenorrhea), 월경 곤란(dysmenorrheal), 월경 전 증후군(premenstrual syndrome)이 발생할 수 있으며, 청소년기 여자의 50%에서 앓고 있다. 초경은 청소년기 여자의 성장과 발달에서 중요한 사건으로 대부분의 청소년기 여자들은 다양한 감정으로 인하여 월경으로 발생된 문제들에 있어서 당혹감을 가지게 되고 감추려 하게 된다. 따라서 소아과 의사는 이 시기의 여자를 진찰할 때 이런 여성과 관련된 생리 문제를 이해하고 있어야 한다.

(5) 우울증

(6) 십대 임신 및 성병

(7) 약물 남용

(8) 척추 만곡증, 대퇴 골두 분리, 골연골증

(9) 여드름, 근시, 치열 변화 등

8) 청소년기 심리적 특징

급격한 신체 변화에 따른 충동의 조절과 억제가 힘들며 남과 비교해서 열등감을 갖기 쉬운 시기이므로, 성적 충동의 적절한 승화가 필요하다. 청소년기는 부모로부터 심리적 해방과 독립을 추구하고자 하여 어른 대접을 받기를 원하고, 반항적 행동을 하게 되거나 부모의 대체물을 찾게 된다. 가수, 배우, 운동 선수에 몰입하고 이상적인 친구 관계를 형성하게 된다. 또한 의존과 피보호 사이의 갈등으로 부모의 관심에 반항을 하면서도 이전의 의존성을 못 버리며, 자신의 내부와 외부로부터의 압력이 있어 남들과 같이 행동하고 싶으면서도 남보다 뛰어나고 인정받고 싶은 욕구가 공존한다. 이 시기는 장래 문제 및 성적인 역할에 대하여 정체성 확립이 필요한 시기이며, 성, 신체 발달에 대한 문제, 이성 관계나 약에 대한 문제에 있어서 공개를 꺼리는 비밀이 많다.

표 2-16. 청소년기의 심리적 특징

초기(10~13세)	추상적 사고에서 논리적 사고로 변화, 성적 호기심 증가 외모(body image)에 신경, 동년, 동성에 대한 친구 관계 증가 스포츠 선수, 연예인, 역사적 인물 등에 관심 정체성에 대한 정보 수집 단계
중기(14~17세)	90~95%의 신체 발달이 완성되어 성인의 신체 이미지의 개념을 갖는다. 외모보다는 내면적인 고민, 이성 만남 증가 부모로부터의 독립심 최고조, 가정의 역할은 줄어들고 또래가 중심적인 역할을 해서 외모나 행위의 기준을 결정
말기(18~20세)	성인의 95%가 완성됨 성인으로서의 직업, 역할 등을 생각함

9) 청소년기에 흔한 문제 행동으로는 등교 거부, 비행과 약물 남용 및 자살 등이 있을 수 있다.

■ 참고문헌

1. 안효섭 : 홍창의 소아과학. 제 9판, 대한교과서㈜, 2007.

2. Kliegman : Nelson Textbook of Pediatrics. 18th ed, Saunder, 2007

3. Laura E. Berk : 아동 발달. 제 7판 시그마프레스㈜,2009

4. William B. Carey : Developmental-Behavioral PEDIATRICS. 4th ed, 2009

소아성장과 발달의학

3 장. 태아의 형태적 기능적 발달

고 정 식

I. 배아기의 발생

1. 발생 1주일의 발생과정

사정된 정자가 난자의 부챗살관을 통과하기 위하여는 첨단체반응(acrosomal reaction)이 필요하고 투명층을 통과하기 위해서는 투명층반응(zona reaction)이 필요하다(그림 3-1). 정자와 난자가 결합하여 접합자(zygote)가 된 후에는 세포들이 분할하는데 전체적인 크기는 커지지 않기 때문에 분할된 세포들의 크기가 작은 분할알갱이(blastomer)가 된다. 수정 3일경에는 분할알갱이가 오디모양으로 보여 오디배(morula)라 하며 이들 세포가 한쪽으로 모여 주머니배(blastocyst)가 된다. 주머니배는 속세포덩이(inner cell mass), 주머니배공간(blastocystic cavity) 및 영양막(trophoblast)으로 구성되었으며, 영양막은 융합영양막 (syncytiotrophoblast) 과 세포영양막(cytotrophoblast)으로 구성되어 있다(그림 3-2). 주머니배는 수정 후 1주일경에 자궁속막에 착상(implantation)한다. 1주일 말에 속세포덩이 아래표면에 원시내배엽이 될 배아덩이 아래판(hypoblast)이 나타난다. 융합영양막은 사람융모성샘 자극호르몬(human chorionic gonadotrophin; hCG)을 생산한다.

그림 3-1. 수정과정(첨단체반응, 투명층반응)

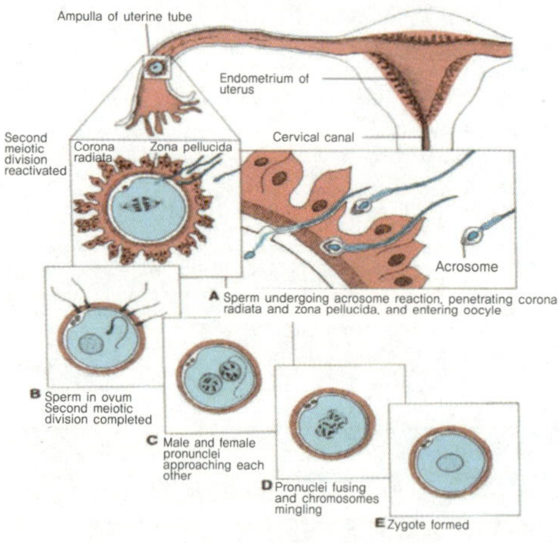

그림 3-2. 접합자의 분할 및 주머니배 형성

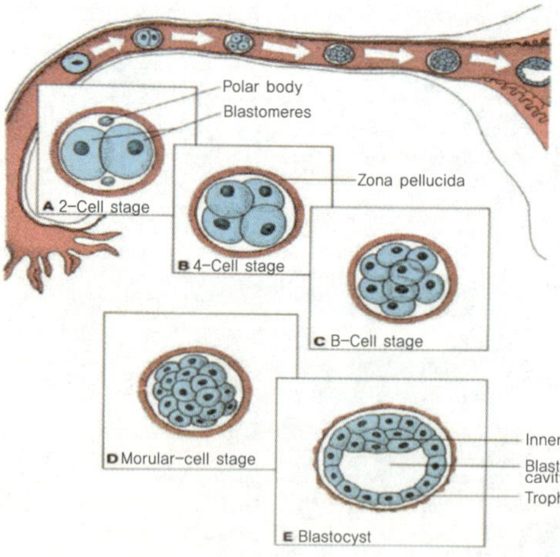

2. 발생 2주일의 발생과정

속세포덩이가 납작하고 둥근 두 층의 판모양인 두겹배아원반(bilaminar germ disc)이 되고, 두겹배아원반은 위판(epiblast)과 아래판(hypoblast)으로 구성되어 있으며, 이 배아원반에서 배아의 모든 장기와 조직이 만들어지는 종자층(외배엽, 중배엽, 내배엽)이 발생한다. 배자밖 구조로는 양막공간(amnionic cavity), 양막(amnion), 난황주머니(york sac), 연결줄기(connecting stalk) 및 융모막주머니(chorionic sac)가 있다. (그림 1-3) 주머니배가 자궁속막에 착상하면 자궁속막에 탈락막반응(decidual reaction)이 나타난다. 난황주머니바깥의 배아밖중배엽조직에 작은 공간들이 생긴 후에 융합하여 배아밖체강(extraembryonic celom)이 형성되어 융모막공간(chorionic cavity) 이 되며, 일차난황주머니(primary york sac)는 퇴축되고 이차난황주머니(secondary york sac)가 발생한다. 세포영양막과 속세포덩이 사이에는 양막공간(amnionic cavity)이 형성된다.

융합영양막 속에 작은 방(lacunae)이 형성되며 이 공간에 파괴된 자궁속막의 혈관에서 나온 혈액과 침식된 자궁속막샘의 분비물이 가득 차며, 이들 작은 방들이 서로 연결되어 자궁태반순환(uteroplacental circulation)이 시작된다(그림 3-3). 2주말에 세포영양막이 증식된 세포들로 이루어진 돌출물이 일차융모막융모(primary chorionic villi)를 이루는데, 이것이 태반의 융모막융모발생의 첫번째 단계이다. 융모막(chorion)은 배아밖몸쪽중배엽과 두층의 영양막으로 이루어 졌는데 융모막은 배아, 양막공간 및 난황주머니가 연결줄기에 의해 매달려 있는 융모막공간의 벽을 이룬다. 양막공간과 난황주머니는 두 개의 풍선이 배아원반을 서로 눌러 놓은 것 같은 모습이며 두 개의 작은 풍선이 줄(연결줄기)에 의해 큰 풍선(chorionic cavity)속에 매달려 있는 모습이다(그림 3-4).

2주말에 배아원반 앞부분의 아래판세포(hypoblast)들이 원주세포로 되어 두꺼워지는데 이부위를 척삭앞판(prochordal plate)이라 하며, 이 부분은 나중에 입이 될 부분이다(그림 3-4).

그림 3-3. 주머니배의 착상과정 (양막공간과 난황주머니 형성)

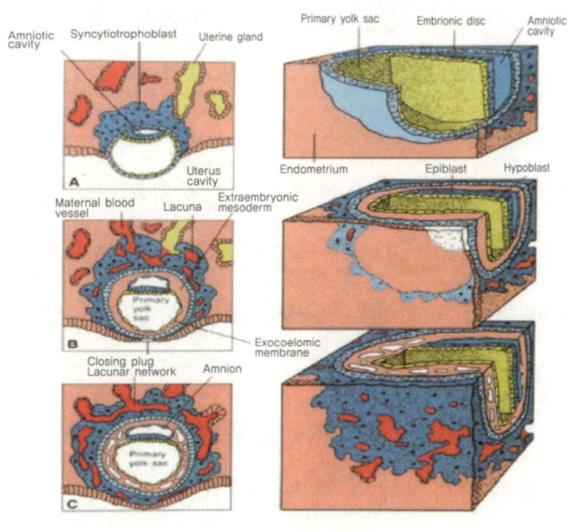

그림 3-4. 발생 2주말의 착상된 주머니배의 모습

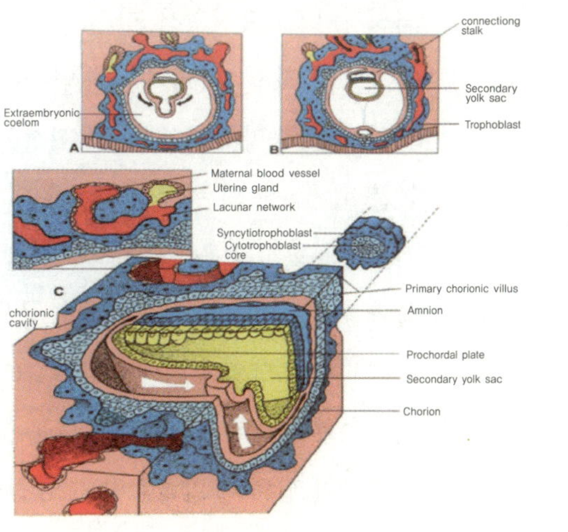

3. 발생 3주일의 발생과정

배자원반은 3주초에 빠른 속도로 발생하여 세층으로 종자층이 분화하며, 이로부터 모든 배아조직과 기관들이 발생한다. 발생 3주에는 아래와 같은 구조들이 발생한다.

1) 창자배형성(gastrulation): 두겹배아원반이 세겹배아원반으로 바뀌는 과정으로서 원시선과 척삭이 발생한다.

(1) 원시선(primitive streak)의 형성 : 위판의 세포들이 원시선 속으로 함입되어 중간엽세포가 되어 배아중배엽과 배아내배엽세포가 되며 위판세포는 배아외배엽세포가 된다. 원시선의 머리쪽에 돌출된 부분과 오목한 부분을 원시결절(primitive node)과 원시오목(primitive pit)이라 하고, 위판의 세포들이 원시선 속으로 함입되어 생긴고랑을 원시고랑(primitive groove)이라 한다. 원시선은 4주말까지 활발하게 중배엽조직을 만들며 4주말에는 퇴화되어 사라진다(그림 3-5).

(2) 척삭의 형성 : 외배엽과 내배엽사이에 척삭돌기(notochordal process)가 형성되며 돌기속에 형성된 척삭관(notochordal canal) 밑에 생긴 구멍들이 융합하여 바닥이 떨어져나가서 척삭판(notochordal plate)이 되며, 척삭판이 둥글게 말려서 척삭(notochord)이 된다. 발생중인 척삭은 배아를 덮고 있는 외배엽을 두꺼워지게 하고 중추신경계통의 원기가 되는 신경판(neural plate)의 형성을 유도한다(그림 3-5,6).

(3) 신경배형성(neurulation) : 배아외배엽이 두꺼워져서 신경판(neural plate)이 형성되면 곧 신경고랑(neural groove)과 신경주름(neural fold)이 형성되며 주름의 위쪽이 서로 융합하여 신경관(neural canal)을 형성한다. 신경주름의 윗부분이 융합하여 신경관을 형성할 때 표면상피와 신경관사이에 신경능선이 형성된다. 신경능선세포들은 척수신경절, 뇌신경절 일부(V, VII, IX, X 뇌신경) 및 자율신경절, 말초신경계통의 신경집, 진피의 색소상피, 인두굽이에서 기원하는 근육, 결합조직 및 뼈(씹기근육, 얼굴표정근, 망치뼈, 모루뼈, 등자뼈, 목뿔뼈, 후두연골(갑상연골 제외), 뇌척수막(meninges)을 형성한다(그림 3-7).

(4) 몸분절(somite)의 형성 : 척삭 양 옆의 중배엽조직이 축엽중배엽기둥을 형성하며 축엽중배엽기둥은 분화하고 응집하여 몸분절을 형성한다. 몸분절은 대부분 몸통뼈와 몸통에 부착하는 근육과 피부(진피)의 기원이 된다. 몸분절은 발생 20일-30일에는 38쌍, 5주말까지 42-44쌍 존재하며 배아의 연령 감정에 이용한다(그림 3-6,7).

(5) 배아속체강(intraembryonic coelom)의 형성 : 가쪽중배엽과 심장발생중배엽 속에 생긴 작은 공간들이 합하여 말굽모양의 공간이 되며, 발생 2개월에는 세 개의 체강, 즉 심장막공간

(pericardial cavity), 가슴막공간(pleural cavity) 및 복막안(peritoneal cavity)이 된다(그림 3-7).

(6) 혈액과 혈관의 발생 : 3주초에 난황주머니, 요막의 벽 및 융모막에 중간엽세포인 혈관모세포(angioblast)가 모여서 이루어진 혈액섬(blood islands)에서 혈관이 발생하며 배아 속의 혈관은 이보다 2일 후에 발생한다. 세포사이의 작은 공간들이 합하여 혈관의 내강이 되고 혈관모세포가 납작해져서 내피세포가 된다. 혈관들은 싹이 트듯이 주변으로 뻗어나가서 다른 혈관들과 융합한다. 혈액세포는 처음에는 내피세포에서 발생하며 5주 이후 12주까지는 간에서, 12주에서 27주까지는 지라에서, 28주 이후는 골수에서 생산한다. 3주말에 한 쌍의 내피관심장(endothelial heart tube)이 배아와 배아밖 막구조에 있는 혈관들과 연결되며, 내피관심장은 융합하여 한 개가 심장관(heart tube)이 되어 원시심장혈관계통(primordial cardiovascular system)을 형성한다(그림 3-8).

(7) 융모막융모(chorionic villi)의 형성 : 2주말에 융합영양막 속에 세포영양막세포들이 차 있는 제일차융모막융모가 출현하며 3주초에는 융모의 중심부가 중간엽조직으로 차 있는 이차융모막융모가 출현하고 3주말에는 융모의 중심부에 모세혈관이 들어있는 삼차융모막 융모가 출현한다. 세포영양막세포들이 증식되어 융합영양막층을 뚫고 뻗어나간 세포조직을 세포영양막외피(cytotrophoblastic shell)라고 하며, 융모막주머니를 자궁속막에 부착시키는 역할을 한다. 이때 자궁속막에 부착된 융모를 부착융모 또는 줄기융모(stem villi)라고 하며, 부착융모의 옆에서 나온 융모를 자유융모(free villi) 또는 분지융모 라고 한다(그림 3-8).

그림 3-5. 발생 3주의 배아원반 (원시선, 척삭형성)

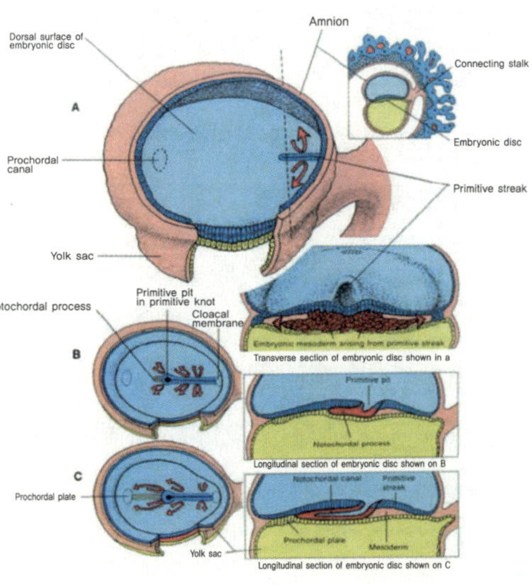

그림 3-6. 발생 3주 중반의 배아원반 (척삭, 몸분절형성)

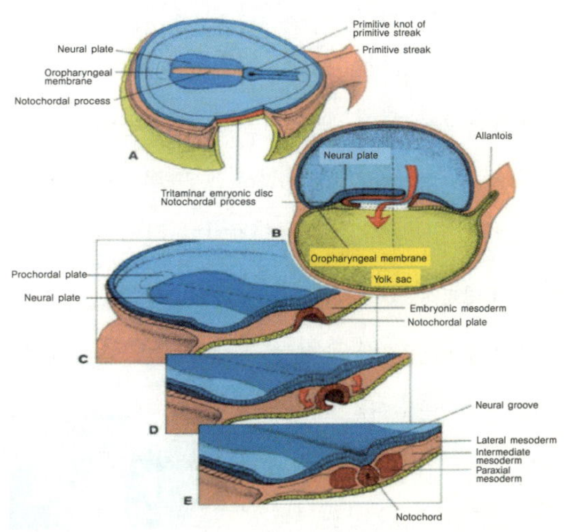

그림 3-7. 발생3주~4주 사이의 배아 (신경배, 몸분절, 배아속체강 형성)

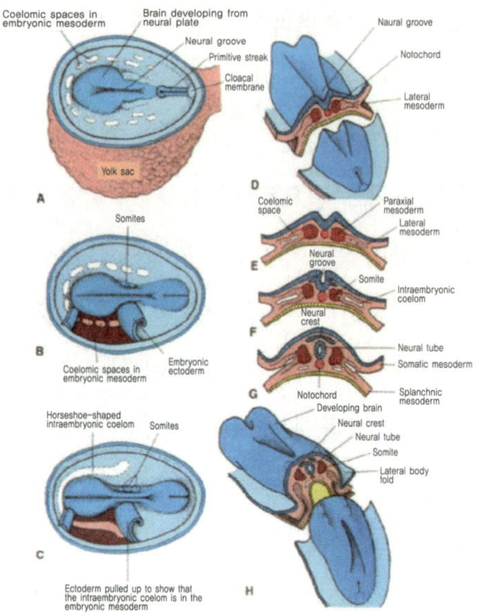

그림 3-8. 발생 3주말의 배아 (혈액과 혈관형성)

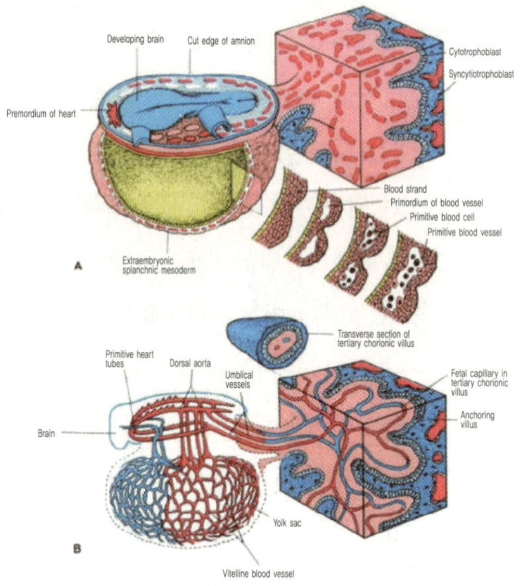

4. 발생 4주-8주일의 발생 (몸의 주요기관과 계통 형성)

발생 4주초에 배아의 정중면 및 수평면에 주름이 형성되어 편평한 모습의 세층배아원반이 원통모양의 C자 모양으로 변한다. 주름이 형성될 때 내배엽으로 덮인 난황주머니의 등쪽 부분은 원시창자(앞창자, 중간창자, 뒤창자)를 형성하며, 머리부분에 주름이 형성될 때 입인두막(oropharyngeal membrane)과 심장이 배쪽으로 이동되며, 발생중인 뇌가 배아의 머리쪽에 위치한다. 꼬리쪽주름이 형성될 때 배설강막(cloacal membrane), 요막(allantois) 및 연결줄기(connecting stalk)는 배아의 배쪽 표면으로 이동하며, 뒤창자의 끝부분은 확장되어 배설강(cloaca)이 된다. 수평면에서 배아주름이 형성될 때 난황주머니의 일부와 배아의 일부는 중간창자를 형성하고, 좁은 난황줄기로 난황주머니와 중간창자가 연결된다. 주름이 형성되는 동안 가쪽 및 배쪽몸통벽의 원기가 형성되며, 양막이 확장되면서 연결줄기, 난황줄기 및 요막으로 형성된 탯줄(umbilical cord)을 상피모양으로 둘러싼다(그림 3-9,10).

세배엽층은 여러 가지 조직과 기관으로 분화하여 배아 말기(발생 8주)까지 모든 주요장기의 원기가 형성된다. 즉 필수적인 배아의 바깥 및 속구조들이 발생 4주에서 8주 사이에 형성되기 때문에 발생과정에 가장 중요한 시기이다(그림 3-11). 이 시기 동안에 발생과정이 방해를 받으면 선천성 기형이 된다.

*** 배엽층에서 발생하는 파생물**

1) 외배엽: 눈, 귀, 코의 감각상피, 중추 및 말초신경계통, 표피와 그 부속기(털, 손발톱, 땀샘, 기름샘), 젖샘, 뇌하수체, 치아의 사기질.

* 신경능선세포: 척수신경절, 뇌신경절일부(V, VII, IX, X 뇌신경) 및 자율신경절, 말초신경계통의 신경집, 진피의 색소상피, 인두굽이에서 기원하는 근육, 결합조직 및 뼈(씹기근육, 얼굴표정근, 망치뼈, 모루뼈, 등자뼈, 목뿔뼈 및 후두연골(갑상연 골제외) , 뇌척수막(meninges).

2) 중배엽: 결합조직, 생식관, 체강을 덮는 장막, 연골, 뼈, 가로무늬근육, 민무늬근육, 심장, 혈관 및 림프관, 콩팥, 난소, 고환, 지라, 부신의 겉질.

3) 내배엽: 위창자관과 호흡기관의 상피, 편도, 갑상샘, 부갑상샘, 가슴샘, 간, 이자, 방광과 요도 대부분의 상피, 귀인두관의 상피.

그림 3-9. 발생 4주의 배아 (머리, 꼬리접힘)

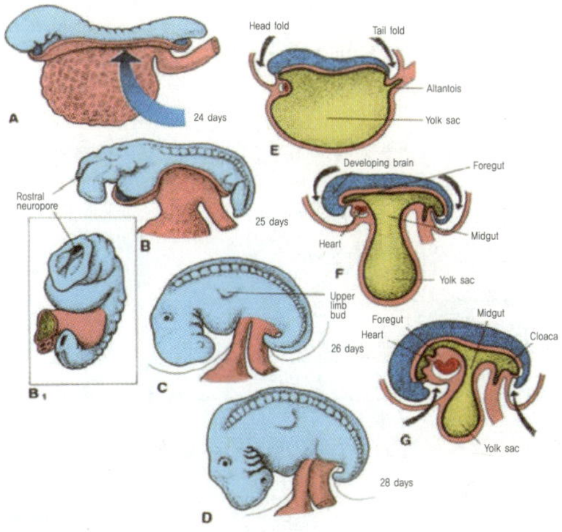

그림 3-10. 발생 4주의 배아 (창자, 신경관 발생)

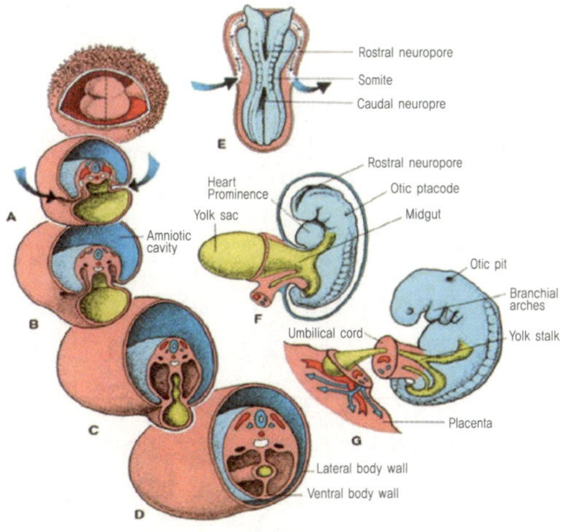

그림 3-11. 배아시기 배아의 발달과정 (28일~56일)

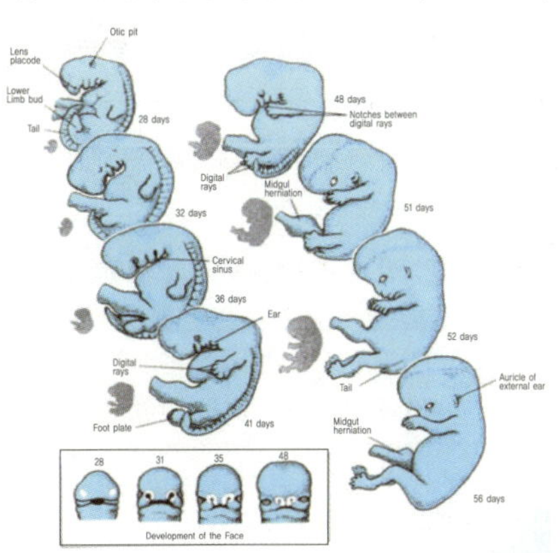

표 3-1. 사람배아의 발생단계를 추정하는 기준점

나이(주일)	나이(일)	몸분절의 수	길이(mm)	외형상 특징
3주일	20-21	1-3	1.5-3.0	편평한 배아원반, 신경고랑, 신경주름
4주일	22-23	4-12	2.0-3.5	신경관형성(앞,뒤신경 구멍 열림), 첫째, 둘째 인두굽이 보임
4주일	24-25	13-20	2.4-4.5	머리, 꼬리주름으로 배아 굽어짐. 귀원기판과 눈소포 형성
4주일	26-27	21-29	3.0-5.0	팔싹 출현. 앞신경구멍 닫힘. 인두굽이(세쌍). 심장융기 구별. 귀오목 관찰
5주일	28-30	30-35	4.0-6.0	배아 C자모양. 뒤신경구멍 닫힘. 인두굽이(네쌍). 팔싹(물갈퀴모양). 다리싹 출현
5주일	31-32		5.0-7.0	팔(주걱모양). 수정체오목과 코오목 보임. 눈술잔 관찰
5주일	33-36		7.0-9.0	손판 형성(손가락선 보임). 수정체소포 출현. 다리(주걱모양). 목동굴 관찰
6주일	37-40		8.0-11.0	발판형성. 망막(색소 보임). 귓바퀴결절 출현
6주일	41-43		11.0-14.	손가락선 뚜렷. 몸통 곧게 됨. 귓바퀴결절 뚜렷. 뇌소포 뚜렷
7주일	44-46		13.0-17.0	발가락선 뚜렷. 팔꿈치 구별. 눈꺼풀 형성. 손가락패임과 젖꼭지 관찰
7주일	47-48		16.0-18.0	팔다리가 배쪽으로 굽어짐. 몸통 길어지고 곧아짐. 중간창자 탈출 뚜렷
8주일	49-51		18.0-22.0	팔꿈치가 굽어짐. 손가락 구별(물갈퀴). 발가락패임 관찰. 머리피부맥관얼기 관찰
8주일	52-53		22.0-24.0	양쪽 손과 발이 서로 모인다. 손가락 완전 구별. 발가락 구별(물갈퀴). 뭉툭한 꼬리
8주일	54-55		23.0-28.0	발가락 완전 구별. 눈꺼풀과 귓바퀴 발달
8주일	56		27.0-31.0	사람얼굴 형태. 바깥생식기 남녀구분 안됨. 탯줄 속 창자 관찰. 꼬리 없어짐

* 31일 이후는 몸분절의 수를 헤아리기가 어렵다.
** 태아의 길이는 20-23일까지는 최대길이(GL)이고, 그 이후는 머리-엉덩이길이(CRL)이다.

II. 태아기(제 9주-출생)

태아기는 수정이후 9주(최종정상월경기 후 11주)부터 출생할 때 까지를 말한다. 이 시기는 신체가 급속히 성장하고 조직과 기관계통이 분화하는 시기이다. 가장 뚜렷한 변화로는 머리의 성장속도가 다른 부위에 비하여 상대적으로 느려진다(그림 3-12). 발생 20주초에는 배냇솜털(lanugo)과 머리털이 나타나고 피부는 태아기름막(vernix caseosa)으로 덮인다. 눈꺼풀은 태아기 동안 감겨 있지만 발생 26주째에 다시 뜬다. 이 시기에는 호흡계통이 성숙되었기 때문에 자궁밖 생존이 가능하다. 발생 30주까지는 상대적으로 피부밑지방이 적고 피부가 얇아서 태아는 붉고 쭈글쭈글하게 보인다. 지방조직은 마지막 6-8주에 급격히 발달하여 출생시에는 체중의 약 16%에 이르게 되므로 출생시 태아가 매끈하고 통통하게 보인다(그림 3-13). 태아기의 변화는 배아기에 일어나는 변화에 비하여는 미약하지만 중요한 기능적 변화가 일어난다. 태아는 약물, 바이러스 및 방사선 등, 기형유발인자의 영향을 배아기 때에 비하여는 덜 받지만 이들 요인에 의해 성장 및 정상기능발달의 장애를 받을 수 있다.

출생시 체중이 500 g이하인 태아는 생존이 거의 불가능하고, 500-1,000 g인 태아(미숙아, immature infant)는 전문적인 처치를 받으면 생존이 가능하다. 1,500-2,500 g인 태아(조숙아, premature infant)는 생존이 가능하나 분만시 사망의 주 요인이 된다.

그림 3-12. 발생 9, 13, 17주 태아의 모습

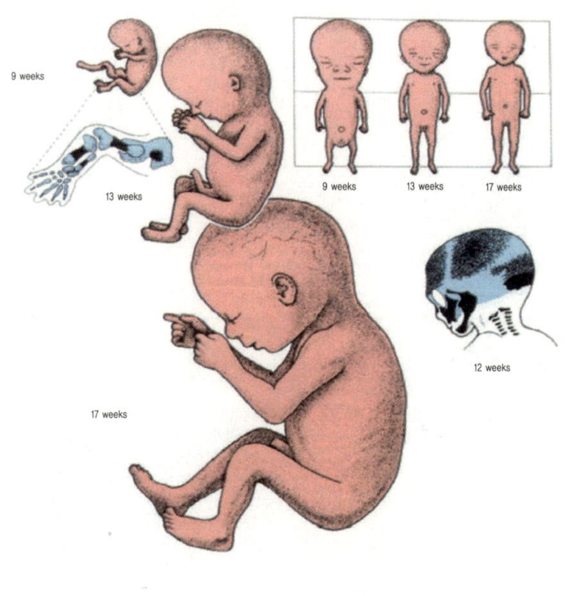

그림 3-13. 발생 20~38주 태아의 모습

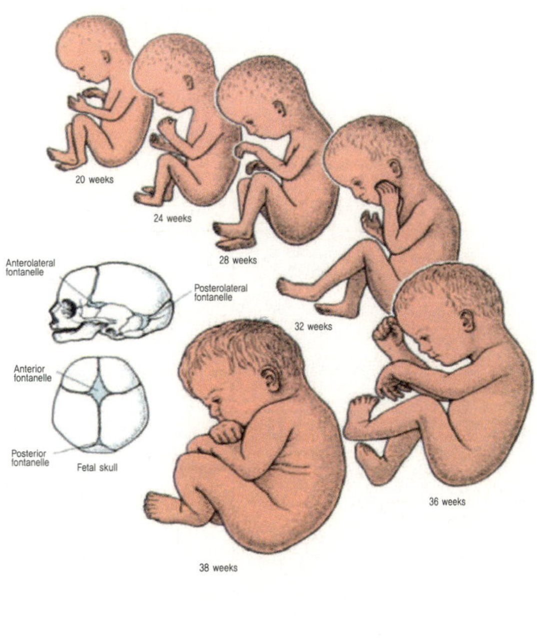

표 3-2. 태아기의 나이를 추정하는 기준점

나이(주)	길이(CRL)mm	체중(gm)	외형상 특징
9	50	8	눈 감고 있다. 바깥생식기 남녀 구분 안됨. 몸쪽 탯줄에 창자 보임. 귀는 본래보다 아래쪽에 위치
10	61	14	손톱 발생 시작.
12	87	45	바깥생식기 남녀 구분됨. 목부분이 구별됨
14	120	110	발톱 발생 시작. 눈이 앞으로 향하고 귀도 본래의 위치에 있음.
16	140	200	바깥귀가 뚜렷하게 구분됨.
18	160	320	태동 느낌. 태아기름막으로 덮힘.
20	190	460	배냇솜털 관찰
22	210	630	피부주름 보이고 핑크색 내지 붉은색을 띤다.
24	230	820	몸은 여위고 손톱이 보인다.
26	250	1,000	눈은 약간 뜬 상태이고 속눈썹이 보임.
28	270	1,300	눈을 크게 뜨고 피부는 약간 주름이 있음.
30	280	1,700	발톱이 보임. 고환하강 시작. 몸에 살이 붙었음.
32	300	2,100	손톱이 손가락끝까지 자람. 피부는 핑크색이고 매끄럽다.
36	340	2,900	발톱이 발가락끝까지 자람. 배냇솜털 거의 없음. 사지는 오그리고 주먹을 쥐고 있음. 몸은 통통한 편임.
38	360	3,400	가슴과 유방 돌출. 손톱이 손가락끝보다 더 자람. 고환이 음낭 또는 샅굴에서 만져짐.

1. 태아의 월별에 따른 주요변화

3월 머리가 몸길이의 1/2이고 상지는 몸과의 비율이 성인과 유사하나 하지는 짧다. 창자가 배꼽에서 복강 속으로 들어간다. 조혈기능이 간(6주)에서 지라로 옮긴다(12주)

4~5월 눈이 앞가쪽에서 앞쪽으로 이동하고 뼈가 초음파 영상에 보임(16주). 18주에 태동(quickening)이 느껴지며 태동감을 느낀 후 147±15일에 출산한다. CRL은 신생아의 1/2 (190 mm)이고 체중은 신생아의 1/7(460 g)정도이다. 배냇솜털(lanugo)와 태아기름막(vernix caseosa)이 보인다(20주).

6월 손톱이 보이고 진동과 소음에 태아가 반응을 보인다. 표면활성제(surfactant)가 생산되기 시작한다(type II pneumocyte)(24주)

7월 허파에서 가스교환이 가능하기 때문에 생존이 가능하다. 중추신경계통도 발달하여 호흡, 체온조절이 가능하다. 26주에 눈을 뜨며, 백색지방이 체중의 3.5%를 차지하고 조혈기능이 지라에서 골수로 옮긴다(28주).

8월 백색지방이 체중의 7-8%를 차지하며, pupillary-light reflex가 나타나고 손톱이 손가락 끝까지 자란다.

9월 백색지방이 체중의 16%를 차지하며, 고환이 음낭에 위치한다. 36주에는 머리와 복부둘레가 비슷하며 그 이후는 복부가 더 굵어진다. CRL은 360 mm, CHL은 500 mm이고 체중은 3,000-3,400 g이다.

III. 태반과 태아막(placenta and fetal membranes)

태반과 태아막은 태아를 자궁속막으로부터 분리해 준다. 태반을 통하여 모체쪽과 태아쪽 혈류 사이에 영양소와 산소와 같은 물질의 교환이 이루어 진다. 탯줄에 있는 혈관은 태반 순환과 태아순환을 연결시켜주며, 태아막은 융모막, 양막, 난황주머니 및 요막(allantois)으로 구성되어 있다. 태반은 융모막주머니로부터 발생한 태아부분과 자궁속막으로부터 유래한 모체부분으로 나눌 수 있다. 융모막은 융모가 발달한 태반쪽의 번성융모막과 태아를 덮고 있으며 융모가 평편한 평활융모막으로 구분할 수 있다. 임신된 자궁속막의 기능층을 탈락막이라 하는데 출산시 자궁의 나머지 부분으로부터 분리된다. 탈락막은 태반의 모체쪽

부분인 바닥탈락막, 수태물을 덮고 있는 표면부위인 피막탈락막 및 나머지 자궁속막부분인 벽쪽탈락막으로 구분된다. 탈락막조직이 융모막판을 향하여 여러 개의 쐐기모양으로 돌출된 것을 태반사이막이라 하는데, 이와 같은 태아사이막은 태반를 10-38개의 불규칙한 구역인 태반엽(cotyledons)으로 나누는데 태반엽을 모체쪽에서 보면 볼록하게 보인다(그림 3-14). 만삭 태반은 지름 20 cm, 두께 3 cm, 무게 500 mg (태아무게의 1/6)정도 이다. 태반의 융모사이공간으로 유입되는 동맥은 압력 (70 mmHg)이 융모사이공간 압력 (10 mmHg) 보다 높아서, 뿜어져 나온 혈액 속에 융모가 잠긴 후 자궁속막정맥으로 유입된다(그림 3-15). 태반막은 발생 20주전에는 4층, 즉 태아모세혈관 내피, 융모속결합조직 , 세포영양막 및 융합영양막으로 이루어 졌으나 그 이후에는 세포영양막세포들이 대부분 사라져서 3층이 된다. 태반은 임신을 유지시키고 태아의 정상적인 발달을 촉진 시키는데 필요한 대사작용(글리코겐 합성 등), 가스와 영양소 운반 및 호르몬 분비작용(사람융모생색샘자극호르몬(hCG))을 한다.

그림 3-14. 태반과 태아막의 모습 (A-C 4주~22주 자궁, A2 8주이전 융모막융모, B2 8주이후 융모막융모, D 만삭 태반

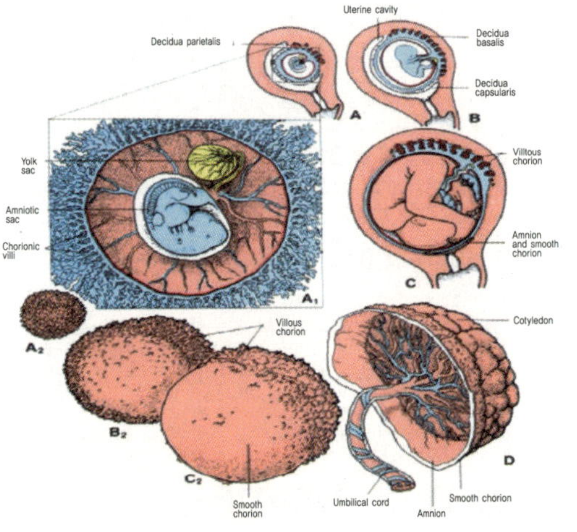

그림 3-15. 태아와 태반의 모습 (혈액순환)

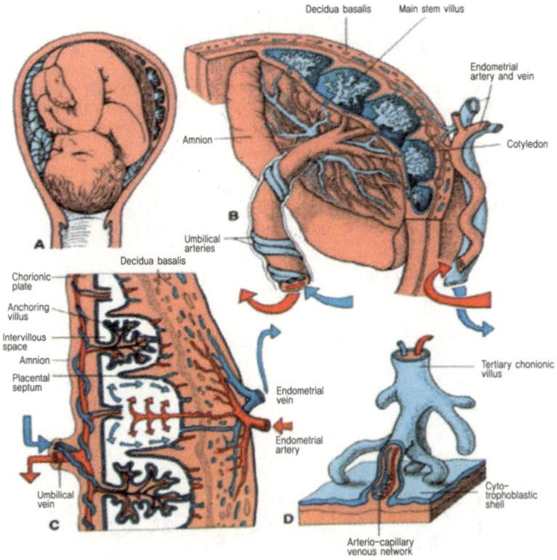

IV. 일란성 및 이란성 쌍둥이

뭇임신(multiple gestation)은 홑임신(single gestation)에 비해 염색체이상과 태아의 질병 이환율과 사망률이 높다. 북미주에서 정상적인 쌍둥이의 출생빈도는 출현 빈도가 1/85, 세쌍둥이는 $1/90^2$, 네쌍둥이는

$1/90^3$, 다섯쌍둥이는 $1/90^4$ 정도이다. 쌍둥이가 두 개의 접합자로부터 기원하면 이란성쌍둥이라 하고 한 개의 접합자에서 기원하면 일란성쌍둥이라 한다. 쌍둥이의 약 2/3은 이란성쌍둥이 이고, 1/3정도는 일란성쌍둥이이다. 일란성 쌍둥이는 산모의 연령과 관계가 없으나 이란성 쌍둥이는 산모의 연령이 많아질수록 출생 비율이 높아진다.

1. 일란성쌍둥이

일란성 쌍둥이의 65%는 속세포덩이 시기에 두 개로 분리되어 두 개의 양막 주머니와 한 개의 융모막주머니를 갖고 공동 태반을 갖게 된다. 그러나 나머지 35%정도는 분할알갱이 시기에 두 개로 분리되며, 이와 같은 쌍둥이는 각각 2개의 양막주머니와 융모막주머니를 갖고 태반도 2개를 갖게 된다.

2. 이란성 쌍둥이

이란성쌍둥이는 양막주머니와 융모막주머니가 2개씩이고 태반도 2개이다.

3. 일란성결합쌍둥이

일란성결합쌍둥이 또는 샴쌍둥이(siamese twins)는 두겹배자원반 시기에 분리되기 때문에 양막주머니와 융모막주머니가 각 1개씩이다. 배아원반이 완전히 나누어지지 않거나 인접한 배아원반이 융합되므로 여러 가지 유형의 일란성 결합쌍둥이가 형성될 수 있다. 결합쌍둥이는 출현율이 일란성 쌍둥이의 1/400정도이고 붙어 있는 신체 부위에 따라 가슴결합 쌍둥이(thoracopagus) 또는 머리결합쌍둥이(cephalopagus)라 한다.

V. 선천기형

1940년대 까지는 일반적으로 배아는 양막, 융모막 및 산모의 배벽이나 자궁벽에 의해 약물과 세균과 같은 외부적인 환경요인으로부터 보호된다고 믿었다. 그러나 1941년 풍진바이러스(rubella virus)가 태아에게 심각한 구조적 결함을 야기한다는 보고가 있은 후, 사람 출생결합의 원인으로 약물을 비롯한 환경요인의 역할에 대하여 관심이 집중되었다. 북미의 경우 영아사망의 20% 이상은 출생결함에 기인한다고 한다. 신생아의 약 3%는 주요 구조이상을 갖고 태어나며, 부가적인 이상들은 출생 후 발견될 수 있는데 그 빈도는 2세에는 6%, 5세에는 8%에 이른다. 선천이상의 원인들은 크게 유전요인과 환경요인으로 나눈다. 그러나 대다수의 선천이상들은 유전요인과 환경요인이 같이 작용하여 나타나는 뭇인자유전 (multifactorial inheritance)이다.

1. 환경요인 : 감염인자, 물리적요인, 화학물질 및 약물, 임신부의 영양상태와 질환
2. 유전요인 : 염색체 수 이상, 염색체 이상
3. 뭇인자유전(multifactorial inheritance) : 유전인자+ 환경인자

약물이나 바이러스 같은 기형유발물질에 대한 배아의 감수성은 배아발생단계에 의해 결정된다. 발생과정에서 가장 결정적인 시기(critical period)는 세포분열, 세포분화 및 형태발생 등이 최고치에 도달했을 때이다. 출생 시 각 기관별 선천기형의 출현빈도는 뇌가 가장 높아 10/1,000이고, 그 다음 심장, 콩팥, 팔다리 순으로 각각 8/1,000, 4/1,000 및 2/1,000정도 이다. 또 기관에 따라 기형이 발생되는 결정적인 시기가 다르나 대부분의 장기는 발생 8주말까지가 결정적 시기이다. 약물이나 화학물질 등의 기형발생작용(teratogenecity)이 나타나는 것을 판단하기 위해서는 첫째 발생상의 결정적 시기, 둘째 약물이나 화학물질의 용량, 셋째 배아의 유전자형(genotype)을 반드시 고려해야 한다.

VI. 기관계통의 발생

1. 인두기관 (pharygeal apparatus)의 발생

인두기관(아가미기관, branchial apparatus)은 배아시기에 일시적으로 존재하는 구조로서 머리와 목의 형성에 중요한 역할을 하므로 머리와 목부위의 선천이상은 대부분 인두기관이 성인의 구조물로 전환되는 과정 중에 생긴다. 원시인두는 막대모양의 인두굽이로 둘러싸여 있다. 인두굽이의 속은 중배엽에서 유래한 중간엽조직으로 되어 있으나 나중에 신경능선세포들이 인두굽이 속으로 이동해와서 입안과 얼굴부위의 연골, 뼈, 인대를 포함한 결합조직성분의 주요 근원이 된다. 각각의 인두굽이는 동맥, 연골, 신경 및 근육성분을 갖고 있다. 인두굽이 사이를 바깥쪽에서는 인두고랑이라 하고 안쪽에서는 인두주머니

(pharyngeal pouch)라고 한다. 외배엽인 인두고랑(pharyngeal arch)과 내배엽인 인두주머니사이를 인두막(pharyngeal membrane)이라고 하며, 이들이 인두기관을 형성한다. 혀, 얼굴, 입술, 위턱, 아래턱, 입천장, 인두 및 목은 인두기관에서 발생한다.

인두고랑 중 첫째인두고랑은 바깥귀길을 형성하지만 다른 인두고랑들은 모두 소실된다. 또한 인두막도 첫째 인두막은 고막을 형성하지만 나머지 인두막은 모두 소실된다. 첫째인두주머니는 고실(tympanic cavity), 꼭지방(mastoid antrum), 귀인두관(auditory tube)을 형성하며, 둘째인두주머니에서는 목구멍편도(palatine tonsil)가 발생한다. 가슴샘(thymus)은 셋째인두주머니에서 발생하고, 부갑상샘(parathyroid gland) 중 위부갑상샘은 넷째인두주머니에서 아래부갑상샘은 셋째인두주머니에서 발생하며, 갑상샘은 혀 발생부위의 원시인두바닥에서 발생한다(그림 3-16, 17, 18, 19).

얼굴과 입천장의 발생은 복잡하기 때문에 이 부위의 선천성 이상은 흔히 나타난다. 이러한 이상은 얼굴의 뼈대조직원기와 결합조직원기를 만드는 신경능선조직의 발육이 불량할 때 즉, 신경능선세포의 수가 모자라거나 얼굴부위까지의 이동이 불완전할 때 생긴다. 얼굴과 입천장의 이상은 이들의 발생에 관여하는 융기와 돌기들의 발육이 정지되거나 또는 융합이 실패하였을 때 나타난다. 입술갈림증(cleft lip)은 흔히 나타나는 선천성기형으로서 흔히 입천장갈림증(cleft palate)과 함께 나타난다. 그러나 입술갈림증과 입천장갈림증은 그 원인이 서로 다르다. 입술갈림증은 안쪽코융기와 위턱융기에 있는 중간엽덩이들이 합치는데 실패하였을 때 생기고, 입천장갈림증은 좌우의 가쪽입천장돌기들의 중간엽덩이들이 융합하는데 실패하

그림 3-16. 발생 4주 배아의 인두기관의 발생 (A 28일, B 24일, C,D 4주 배아)

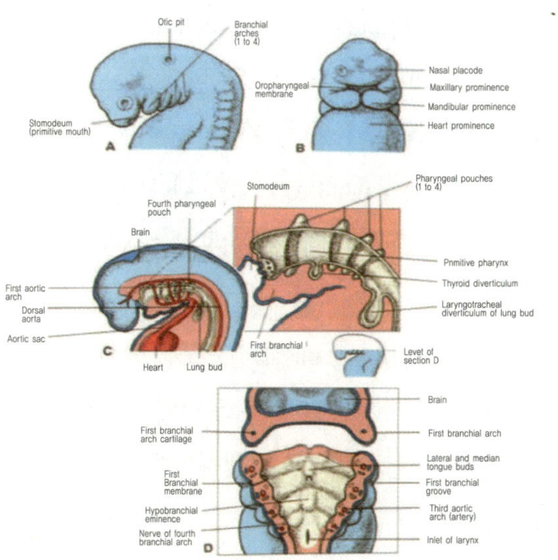

그림 3-17. 인두기관의 발생 장기 (연골, 근육, 신경 발생 A, C, E 4주 배아; B, D, F 20주 태아)

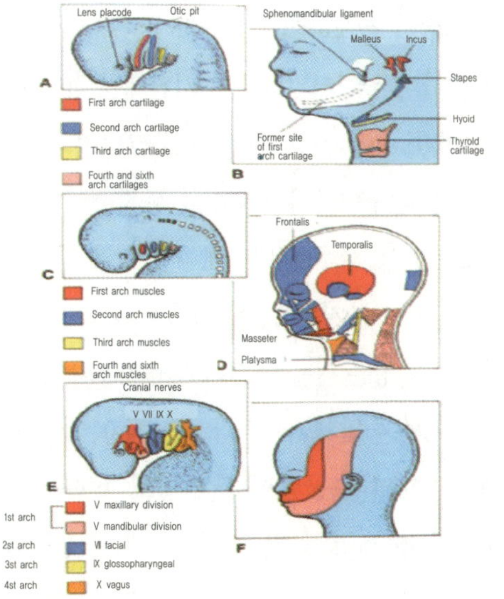

그림 3-18. 인두주머니에서 발생하는 장기 (A, B 6주, C 7주, D 20주)

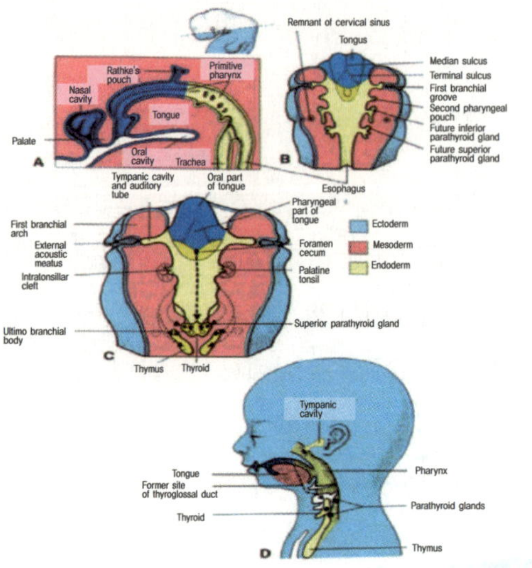

그림 3-19. 배아와 태아의 머리 발생 (A 28일, B 33일, C 40일, D 10주)

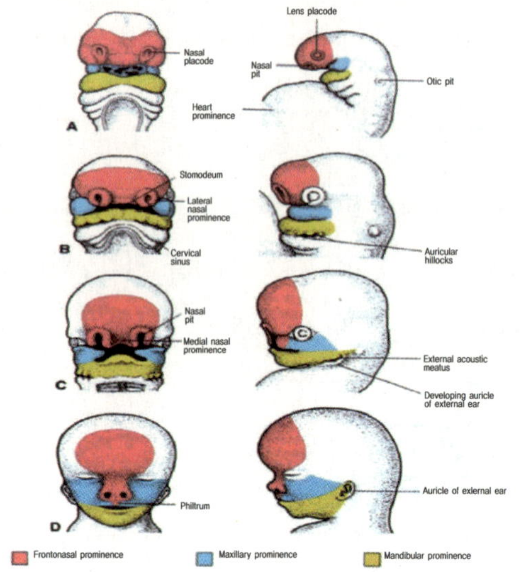

였을 때 생긴다. 대부분의 입술갈림증은 유전인자와 환경인자가 복합적으로 작용하여 일어난다. 첫째굽이의 위턱융기 속으로 이동하는 신경능선세포의 수가 불충분하면 입술 또는 입천장갈림증이 생긴다.

2. 호흡기계통 (respiratory system)의 발생

아래호흡계통(후두 이하)은 발생 4주 중간에 원시인두의 정중앙에 있는 후두기관고랑(laryngotracheal groove)에서 발생하며, 이 고랑이 깊어져서 후두기관곁주머니(laryngotracheal diverticulum)를 형성하고 이 곁주머니가 길어져서 후두기관대롱(laryngotracheal tube)이 된다(그림 3-20, 21). 발생 5주초에 2개의 기관지싹(bronchial buds)으로 분리되며 각 싹은 확장되어 일차기관지가 된다. 일차기관지는 2개의 이차기관지가 되며 이차기관지는 곧 분지하여 8-10개의 구역기관지(segmental bronchi)가 된다(발생 7주) (그림 3-22). 발생 24주에 17번째의 가지가 형성되며 호흡세기관지가 발생한다. 출생 이후에는 추가로 7번의 호흡기가지가 분지한다(총 24회).

허파의 발생은 다음과 같이 4단계로 나눈다. 첫째, 거짓샘시기(pseudoglandular period, 발생5-17주)에는 기관지와 종말세기관지가 형성되고, 둘째, 세관시기(canalicular period, 발생16-25주)에는 기관지와 종말세기관지의 속공간이 확장되고 호흡세기관지와 허파꽈리관이 발생한다. 셋째, 종말주머니시기(terminal sac period, 발생24주-출생)에는 허파꽈리관에서 종말허파꽈리가 형성되고, 입방상피로 덮여 있던 종말허파꽈리는 발생26주에 편평상피로 바뀌기 시작한다. 넷째, 꽈리시기(alveolar period, 태아말기-8세)에는 호흡세기관지와 원시꽈리의 수가 급증한다(그림 3-23). 신생아의 허파에는 약 5,000만개의 허파꽈리가 있으며 8세 때에는 성인 수준인 약 3억개의 허파꽈리가 있다.

아래호흡계통의 주요 선천기형으로는 식도폐쇄를 동반하는 기관식도누출관(tracheo- esophageal fistula)이 있다. 기관식도누출관은 발생 4-5주에 앞창자가 식도와 기관으로 분리되지 못하기 때문에 생긴다.

그림 3-20. 호흡기계통의 발생
(A, B, C 26일, E-J 4주 기관식도 중격 발생

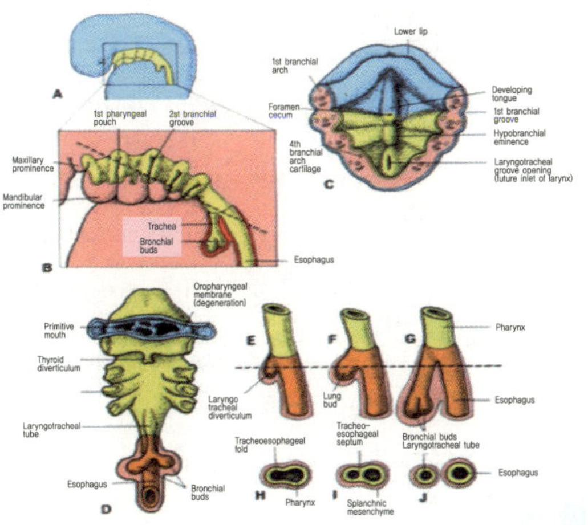

그림 3-21. 혀와 후두의 발생 (4주~10주 사이)

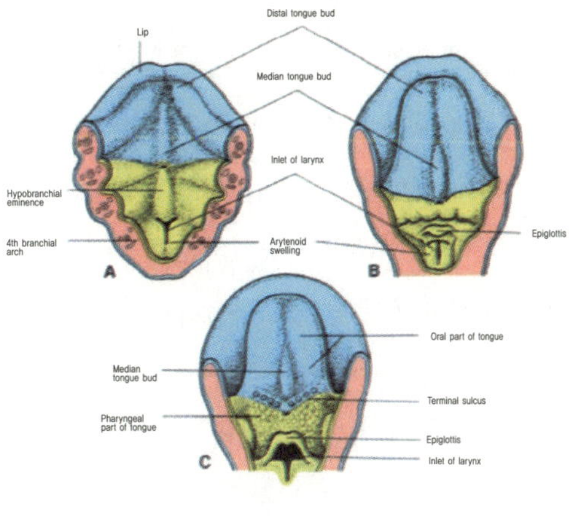

그림 3-22. 기관지와 허파의 발생 (A 4주, B와 C 5주, D 6주, E 8주)

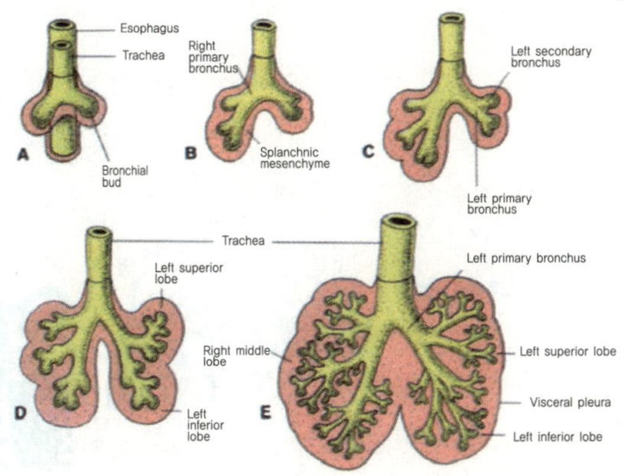

그림 3-23. 허파조직의 발생 (A 16~25주, B 24주~출생, C 8세)

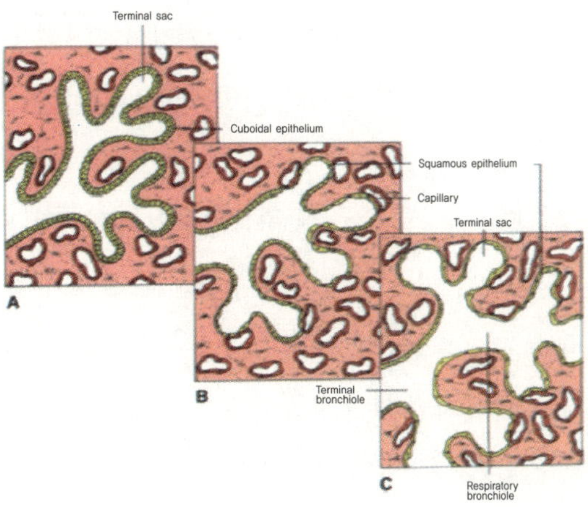

3. 소화기계통(digestive system)의 발생

원시창자(앞창자, 중간창자, 뒤창자)는 발생 4주에 난황주머니에서 발생한다. 원시창자의 내배엽조직은 이자와 간을 비롯하여 소화관 분비샘의 실질과 함께 대부분의 소화관과 쓸개관 계통의 상피를 형성한다. 소화관의 근육과 결합조직은 원시창자를 둘러싸는 내장중간엽에서 형성된다. 앞창자(foregut)에서는 인두와 아래호흡계통, 식도, 위, 샘창자일부(위1/2), 간, 이자, 쓸개관계통이 형성된다. 위는 긴축을 따라 시계방향으로 서서히 90도 회전하므로 왼쪽면은 배쪽면이 되고 오른쪽면은 등쪽면이 된다. 그러므로 배쪽과 등쪽위간막에 의해 나뉘어 있던 오른쪽공간이 그물막주머니(omental bursa)가 된다(그림 3-24). 간, 쓸개주머니 및 쓸개관계통은 앞창자의 내배엽상피가 성장한 간곁주머니(hepatic diverticulum)에서 발생한다. 샘창자폐쇄(duodenal atresia)는 세포로 꽉 찬 샘창자에 공포형성과 재관통과정이 일어나지 않아서 생긴다. 샘창자폐쇄는 고리이자(annular pancreas)에서도 발생한다. 이자는 앞창자의 내배엽에서 기원한 등쪽이자싹과 배쪽 이자싹에서 형성되는데, 배쪽이자싹은 샘창자로 들어가는 온쓸개관의 입구근처에서 발생하는데 샘창자가 오른쪽으로 회전하여 C자 모양이 되면서 배쪽이자싹은 온쓸개관과 함께 등쪽으로 이동하여 등쪽이자싹과 융합한다. 배쪽이자싹은 갈고리돌기를 포함하는 대부분의 이자머리를 형성하고 등쪽이자싹은 이자의 나머지부분을 형성한다(그림 3-28).

중간창자(midgut)는 샘창자 일부(아래 1/2), 빈창자, 돌창자, 막창자, 막창자꼬리, 가로주름 창자의 오른쪽 1/2을 형성한다. 탯줄 속에 있는 동안 중간창자고리(midgut loop)는 시계반대 방향으로 90도 회전한다. 중간창자고리는 발생 10주에 배안으로 신속하게 복귀하면서 시계반대 방향으로 180도 회전한다(그림 3-25). 배꼽탈출(omphalocele)과 회전이상은 중간창자가 배안으로 복귀되지 않거나 정상적으로 회전하지 않을 때 생긴다. 중간창자는 상피조직의 세포분열이 활발하기 때문에 발생 5-6주에는 속공간이 폐쇄되며, 재관통이 일어나지 않거나 비정상적으로 일어날 경우 협착(stenosis), 폐쇄(atresia), 중복(duplication)이 생긴다.

뒤창자(hindgut)는 가로주름창자의 왼쪽 1/2, 내림주름창자, 구불주름창자, 곧창자, 항문관의 위쪽부분을 형성한다. 항문관의 아래부분은 항문오목에서 발생한다(그림 3-26). 배설강은 비뇨곧창자 사이막(urorectal septum)에 의해 비뇨생식동굴(urogenital sinus)과 곧창자(rectum)로 나뉜다(그림 3-27). 비뇨생식동굴은 주로 방광과 요도를 형성하며, 항문막은 정상적으로는 발생 8주말에 없어진다. 대부분의 항문곧창자이상은 배설강이 비뇨곧창자사이막에 의해 창자부분과 비뇨기부분이 정상적으로 나누어지지 않을 때 생긴다.

그림 3-24. 소화기계통의 발생 (위, 그물막주머니 발생)

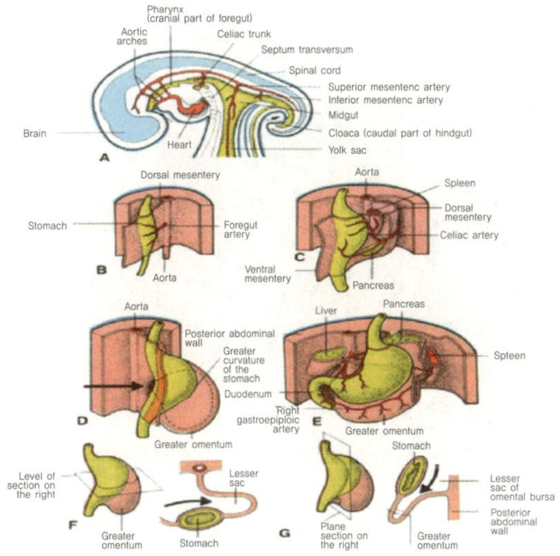

그림 3-25. 중간창자의 발생 (회전)

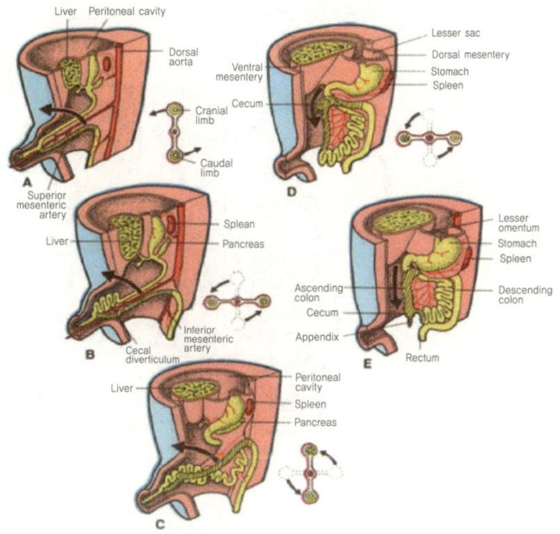

그림 3-26. 소화기계통의 발생 (큰창자 고정)

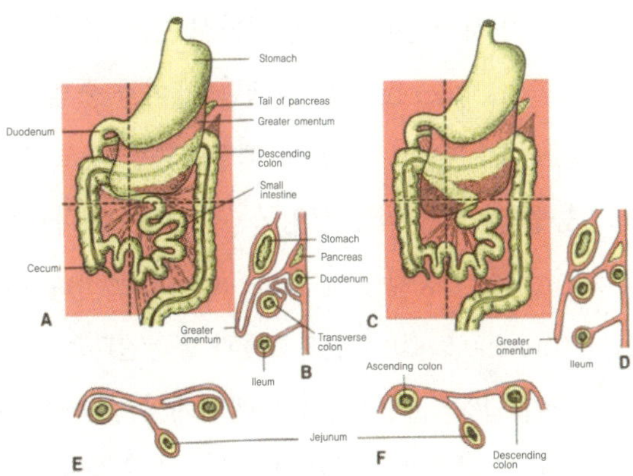

그림 3-27. 곧창자와 비뇨생식동굴의 분리

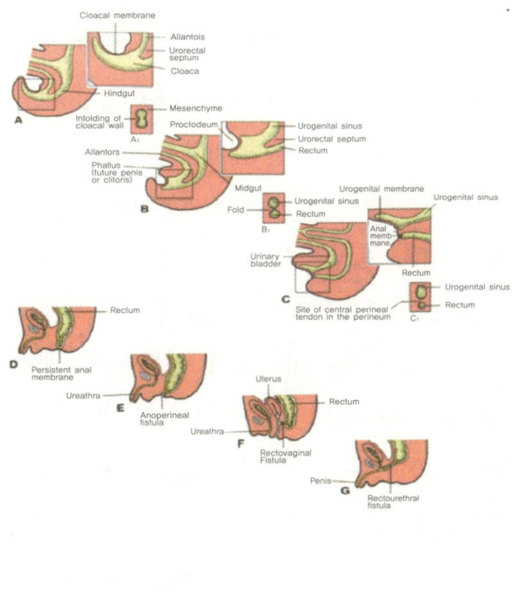

그림 3-28. 샘창자, 이자, 간 및 쓸개관의 발생 (4~6주)

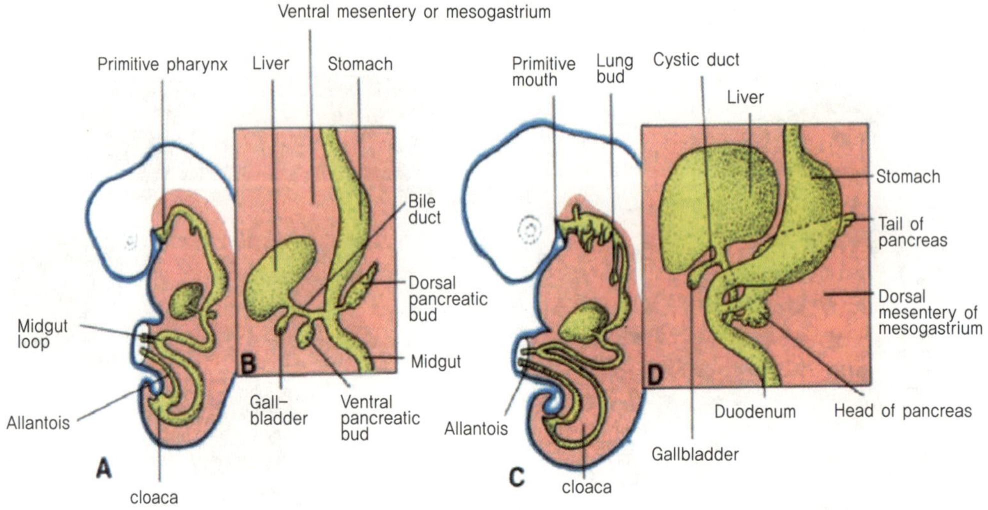

4. 비뇨생식계통(urogenital system)의 발생

비뇨계통은 생식계통보다 빨리 발생하여 발생 3주에 발달하기 시작하며, 계통발생학적으로 3종류의 콩팥계통(앞콩팥(pronephros), 중간콩팥(mesonephros), 뒤콩팥(metanephros)이 발생한다. 이들 중 앞콩팥(pronephros)은 기능을 발휘하지 못하고, 중간콩팥(mesonephros)은 일시적으로 배설기능을 갖고 있으며, 뒤콩팥(영구콩팥, metanephros)이 영구적으로 배설기능을 갖는다. 뒤콩팥(영구콩팥)은 서로 다른 두 가지 기원, 즉 뒤콩팥곁주머니(metanephric diverticulum)와 뒤콩팥중배엽(metanephric mass of mesoderm)에서 발생하는데, 뒤콩팥곁주머니 또는 요관싹(ureteric bud)에서는 요관과 콩팥깔대기(renal pelvis), 콩팥술잔(calices) 및 집합세관(collecting tubules)이 형성되고, 뒤콩팥중배엽에서는 콩팥단위(nephron)가 만들어진다(그림 3-29). 발생 초기에 콩팥은 골반에 위치하나 점차 배안으로 상승한다. 요관싹이 불완전하게 나누어지면 겹요관(double ureter)과 과다콩팥(supernumery kidney)이 형성된다. 방광은 비뇨생식동굴과 주위의 내장중배엽으로부터 발생한다. 여성요도와 대부분의 남성요도는 비슷한 기원에서 발생한다. 방광은 비뇨생식굴과 주위의 내장중간엽으로부터 발생한다.

생식계통은 비뇨계통과 밀접한 관련성이 있다. 유전적인 성은 수정시에 결정되나 생식샘은 발생 7주에 성적인 특성을 갖기 시작한다. 원시종자세포는 발생 4주경에 난황주머니의 벽에서 형성되어 발생 중인 생식샘으로 이동하여 종자세포(난조세포와 정조세포)로 분화한다(그림 3-30). 바깥생식기관은 발생 12주까지는 뚜렷한 성적 특징을 갖고 있지 않다. 생식샘의 성은 Y염색체의 고환결정인자(testis determining factor, TDF)에 의해 결정되며 TDF는 고환의 분화를 조절한다. 사이질세포(interstitial cell)는 테스토스테론을 생산하며, 이 호르몬은 중간콩팥관(mesonephric duct)이 남성생식관으로 발생하도록 자극한다. 또 이러한 남성호르몬은 미분화 바깥생식기관을 음경과 음낭으로 발달하도록 자극한다. 고환의 Sertoli 세포에서 생산되는 중간콩팥곁관억제인자(mullerian inhibiting factor, MIF)은 여성생식관의 원기인 중간콩팥곁관(paramesonephric or mullerian duct)의 발생을 억제한다.

Y염색체가 없거나 X염색체가 2개이면 난소가 발생하고 중간콩팥관이 퇴화한다. 중간콩팥곁관에서 자궁과 자궁관이 발생하고 비뇨생식동굴에서 유래한 질판에서 질(vagina)이 발생하고, 미분화바깥생식기관이 음핵과 대음순 및 소음순으로 발생한다(그림 3-31, 32). 성의 분화가 잘못될 경우, 거짓남녀한몸증(pseudohermaphroditism)이 생긴다. 남성거짓남녀한몸증(male pseudohermaphroditism)은 태아고환이 적절한 양의 남성호르몬을 생산하지 못할 때 발생하고, 여성거짓남녀한몸증(female pseudohermaphroditism)은 대개 선천성부신과다형성이 원인이며 태아부신에서 안드로겐을 과다하게 생산하므로 바깥생식기관이 남성화하는 기형이다. 극히 드문 참남녀한몸증(true hermaphroditism)은 한사람이 고환과 난소조직을 모두 가지고 있으며 다양한 속생식기관과 바깥생식기관을 갖고 있다.

중복자궁((double uterus)은 중간콩팥곁관이 불완전하게 융합하였을 때 생기며, 잠복고환(cryptorchidism)은 고환하강에 이상이 생겼을 때 생긴다. 선천성샅굴이탈(congenital inguinal hernia)과 음낭수종(hydrocele)은 칼집돌기(vaginal process)가 남아있을 때 생기며 비뇨생식 주름이 융합하지 않으면 요도밑열림증(hypospadias)이 된다.

그림 3-29. 비뇨기계통의 발생

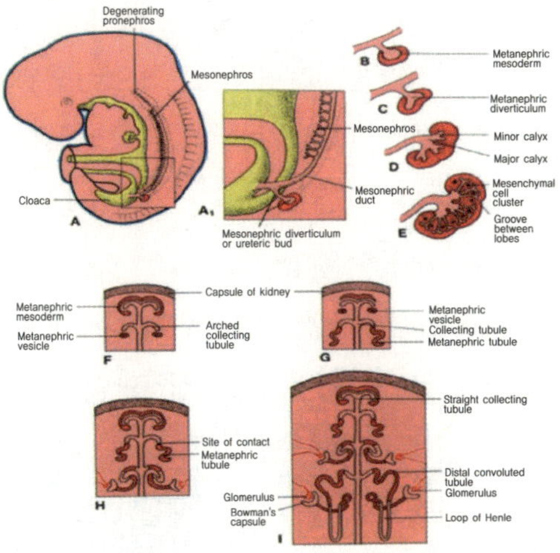

그림 3-30. 남녀 생식계통의 발생 (A 5주 배아, B 7주 배아 고환, C 20주 태아 고환, E 20주 태아 난소)

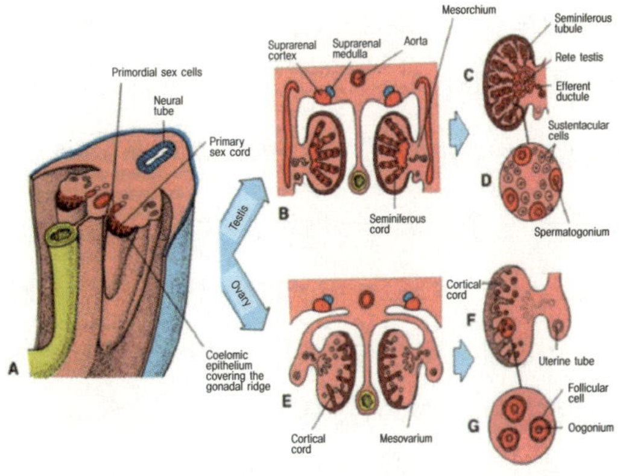

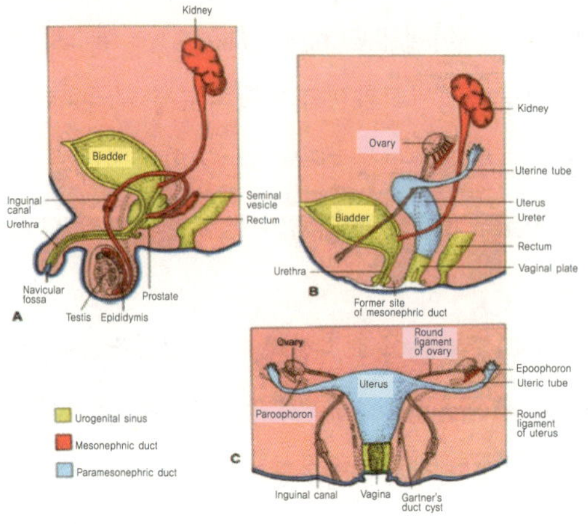

그림 3-31. 속생식기관의 발생

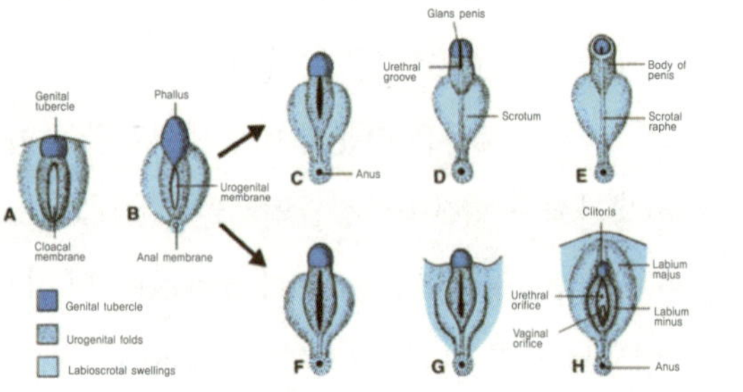

그림 3-32. 바깥생식기관의 발생 (A, B 미분화시기, C-E 9, 11, 12주 남성, F-H 9, 11, 12주 여성)

5. 심장혈관계통(cardiovascular system)의 발생

심장혈관계통은 수정 후 3주 말경에 발생하기 시작하여 인체에서 가장 일찍 기능을 발휘하는 기관이며, 심장은 발생 21-22일에 박동하기 시작한다. 심장은 심장형성구역 (cardiogenic area)내에 있는 내장중배엽에서 발생하며, 쌍을 이룬 내피관(endothelial tube)이 형성되고, 이들이 융합하여 하나의 심장내피관(endothelial heart tube)이 된다. 또한 심장내피관 주위의 내장중배엽이 심장근육층의 원기를 형성한다. 원시심장은 심장팽대(bulbus cordis), 원시심실(primitive ventricle), 원시심방(primitive atrium) 및 정맥동굴(sinus venosus)로 구성된다(그림 3-31). 오름대동맥과 허파동맥줄기의 원기인 동맥줄기는 꼬리쪽으로 심실이 될 심장팽대로 이어진다. 심장팽대는 대롱모양의 동맥줄기(truncus arteriosus)로 이어지고, 머리쪽으로 대동맥활들이 시작되는 대동맥주머니(aortic sac)에 연결된다. 심장은 자라면서 오른쪽으로 구부러지고 접혀서 성인심장과 같은 모양을 갖게 되는데 발생 4-7주 사이에 4개의 방으로 나뉜다. 원시심장에는 서로 다른 정맥계통 즉, 문맥계통이 되는 난황정맥(vitelline vein), 대정맥계통이 되는 기본정맥(cardial vein), 출생 후 퇴화하는 배꼽정맥(umbilical vein)이 쌍을 이루며 흘러 들어온다.

인두굽이가 발생하는 4-5주에 대동맥주머니에서 대동맥활(aortic arch)이 생기며 6-8주 사이에 대동맥활은 온목동맥, 빗장밑동맥, 허파동맥 등과 같은 성인의 동맥배열로 바뀐다(그림 3-32). 심장발달의 결정적 시기는 수정 후 20-50일 사이이며, 이 시기 중에 정상적인 발생과정에서 벗어나면 한 가지 또는 여러 가지의 선천성심장기형을 유발할 수 있다. 원시심장의 분할은 복잡한 과정으로 이루어지기 때문에 심장사이막의 결손이 비교적 흔하다. 심장사이막결손에는 심방사이막결손(artrial septal defect, ASD)과 심실사이막결손(ventricular septal defect, VSD)이 있으며, 이들 중에는 심실사이막결손이 더 흔하다. 일부 선천성기형은 대동맥활이 성인의 동맥형태로 변할 때 비정상적으로 변형되어 생긴다. 출생 전에는 허파가 기능을 하지 않기 때문에 대부분의 혈액이 허파를 우회하도록 되어 있으며 출생 후 혈액순환 형태가 변하는데, 이러한 변화가 제대로 일어나지 않을 경우 열린타원구멍(patent foramen ovale)과 동맥관존속(patent ductus arteriosus)과 같은 기형이 생긴다.

림프계통은 발생 5주에 정맥계통과 연관되어 발생하기 시작하며 6개의 일차림프주머니가 생기는데 이들은 나중에 림프관에 의해 서로 연결된다. 림프절은 림프관그물을 따라 발생하며 출생직전이나 직후에는 나타나지 않는다.

그림 3-33. 심장의 발생 (심방, 심실 분리)

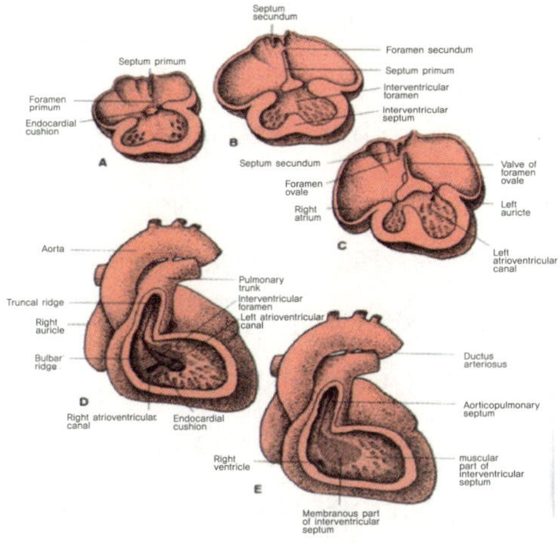

그림 3-34. 대동맥활의 발생

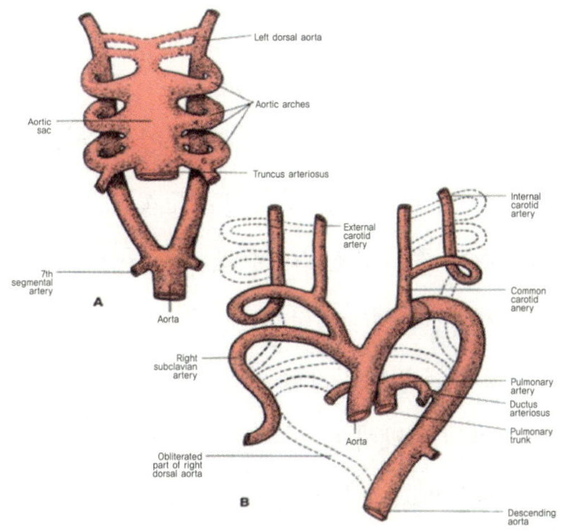

6. 뼈대계통(skeletal system)의 발생

뼈대계통은 중배엽과 신경능선에서 유래한 중간엽조직에서 발생한다. 팔다리에 있는 긴뼈들을 비롯한 대부분의 뼈는 중간엽 조직에서 연골발생이 일어나는 연골뼈모델을 형성하며 이들 모델에서 뼈발생이 일어난다. 배아기 말경에 이 연골에 뼈발생중심 (ossification center)이 나타나서 연골속뼈발생(endochondral ossification)과정을 거쳐 뼈가 형성되고, 일부 뼈(납작뼈)는 막속뼈발생(intramembranous ossification)에 의해 형성된다. 척추뼈와 갈비뼈는 몸분절에서 유래한 중간엽조직에서 발생한다. 척추뼈는 한 쌍의 뼈분절의 꼬리쪽 1/2과 인접한 한 쌍의 뼈분절 머리쪽 1/2이 결합하여 형성된다. 머리뼈는 뇌머리뼈와 얼굴머리뼈로 구성되어 있으며 각각 막부분과 연골부분을 갖고 있다. 뼈대계통의 기형으로는 숨은척추뼈갈림증(spina bifida occulta)과 덧갈비뼈(accessory rib)가 가장 많다.

7. 근육계통 (muscular system)의 발생

대부분의 뼈대근육은 몸분절의 근육분절에서 유래하나, 일부 머리와 목의 근육은 인두굽이의 중배엽에서 유래한다. 팔다리의 근육은 몸분절에서 유래한 근육형성전구세포 (myogenic precursor cell)에서 발생하며 심장근육과 대부분의 민무늬근육은 내장쪽중배엽에서 발생한다. 일부 근육의 결손과 변이는 흔한 편이나 통상적으로 임상적으로는 큰 의미가 없다.

8. 팔다리 (limb)의 발생

팔다리는 발생 4주말에 몸통벽의 앞가쪽에 처음으로 작은 융기로 나타나며 팔싹(upper limb bud)이 다리싹(lower limb bud)보다 2일 정도 앞에 나타난다. 팔다리싹은 중배엽과 외배엽조직에서 발생하는데, 팔다리싹 속의 중간엽조직이 증식됨에 따라 그 길이가 길어진다. 팔다리싹의 꼭대기에는 외배엽이 두터워진 꼭대기외배엽능선(apical ectodermal ridge, AER)이 있는데, AER은 여러 층의 상피성 구조로서 중간엽과 상호작용하여 팔다리싹의 자람을 촉진한다. 팔다리의 근육은 몸분절에서 기원한 중간엽(근육형성전구세포)조직에서 유래하며, 신경은 근육이 형성된 후 팔다리싹 속으로 자라 들어간다. 팔다리에 있는 대부분의 혈관은 대동맥과 기본정맥으로부터 싹이 나와 발생한다. 발생 중인 팔다리는 처음에는 꼬리쪽으로 자라지만 나중에는 배쪽으로 자라고 마지막에는 세로축을 중심으로 회전한다. 팔과 다리는 서로 반대방향으로 회전 할 뿐 아니라 회전하는 각도도 서로 다르다. 팔다리기형의 대부분은 유전요인에 의해 발생하지만 많은 팔다리기형이 유전적요인과 환경적요인이 합쳐진 뭇인자유전에 의해 발생한다.

9. 신경계통 (nervous system)의 발생

중추신경계통은 발생 3주 중간에 신경판(neural plate)에서 발생하는데, 신경판은 척삭(notochord)과 축옆중배엽(paraxial mesoderm)에 의해 발생이 유도된다. 신경판은 접혀서 신경고랑(neural groove)을 만들고 신경고랑 양쪽에 신경주름(neural fold)이 형성되며, 신경고랑은 발생 4주 중간에는 위부분이 융합하여 신경관(neural tube)을 형성한다(그림 3-35). 이때 일부 신경외배엽세포들은 신경관형성에 참여하지 않고 신경관과 표면외배엽 사이에 위치하는 신경능선(neural crest)이 된다. 신경관의 위(머리)쪽 부분은 뇌를 만들고 아래쪽 부분은 척수를 만든다. 뇌는 앞뇌(대뇌반구, 사이뇌), 중간뇌, 마름뇌(다리뇌, 소뇌, 숨뇌)로 이루어진다. 신경관은 뇌실과 척수의 중심관이 되며 신경관의 벽은 신경상피세포들이 분화하여 두터워지는데, 이들 세포들이 중추신경계통에 있는 모든 신경원과 큰아교세포로 분화한다(그림 3-36, 37). 그러나 미세아교세포는 중간엽세포에서 분화하여 혈관을 타고 중추신경계통으로 들어온 것이다.

뇌하수체는 서로 다른 두 부분에서 발생하는데 원시입안인 입오목(stomodeum)에서 위쪽으로 성장하여 형성된 뇌하수체주머니(Rathke' s pouch)라는 표면외배엽조직과 사이뇌에서 유래하여 아래쪽으로 내려온 신경뇌하수체싹(neurohypophygeal bud)이라는 신경외배엽조직에서 유래한다. 뇌하수체주머니는 샘뇌하수체(adenohypophysis)가 되고 신경뇌하수체싹은 신경뇌하수체(neurohypophysis)가 된다.

뇌신경절, 척수신경절 및 자율신경절의 세포들과 신경축삭의 말이집세포를 포함한 대부분의 자율신경계통과 부신의 속질은 신경능선에서 발생한다.

중추신경계통의 선천성기형은 1,000명당 3명 정도로 비교적 많은 편이다. 가장 심한 기형은 신경관이 닫히지 못해서 생기는 신경관결손(neural tube defect, NTD)이다. 중추신경계통의 기형은 유전적결함인 경우(세염색체 21)도 있으나 환경적 요소인 감염, 약품, 대사이상 등도 원인이 되는데, 심한 기형은 유전적 요소와 환경적 요소가 함께 작용한 것이 대부분이다. 뇌실계통의 선천성 기형으로는 뇌실계통에서 뇌척수액의 흐름이 막힌 폐쇄물머리증(obstructive hydrocephalus)과 거미막밑공간에서 뇌척수액의 흐름이 막힌 비폐쇄물머리증(nonobstructive hydrocephalus)이 있다. 대부분의 선천성 물머리증은 척수막척수이탈을 동반한 척추갈림증(spina bifida with meningomyelocele)과 관련이 있다(그림 3-28). 정신지연(mental retardation)은 접합자형성(gametogenesis) 과정 중에 염색체이상이 생기거나 대사이상, 산모의 알코올중독, 출생전 감염 때문에도 생길 수 있다. 그러나 출생 후에도 뇌의 감염이나 외상 등 여러 가지 요인에 의해 정신발달에 이상이 생길 수 있다

그림 3-35. 발생 4주 배아의 중추신경계통의 발생

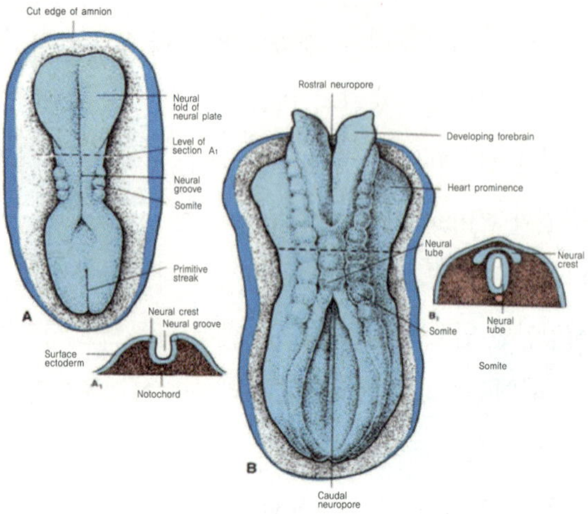

그림 3-36. 척수와 척수신경의 발생

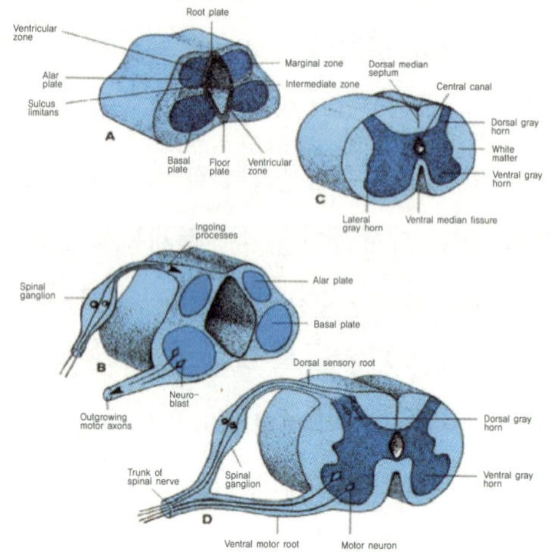

그림 3-37. 뇌와 뇌실의 발생
(A 28일, B 35일, C 56일, D 10주, E 14주)

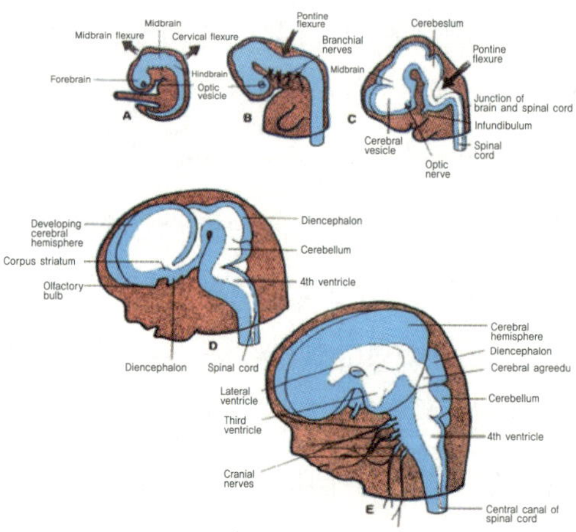

그림 3-38. 척추갈림증 (spina bifida)의 종류

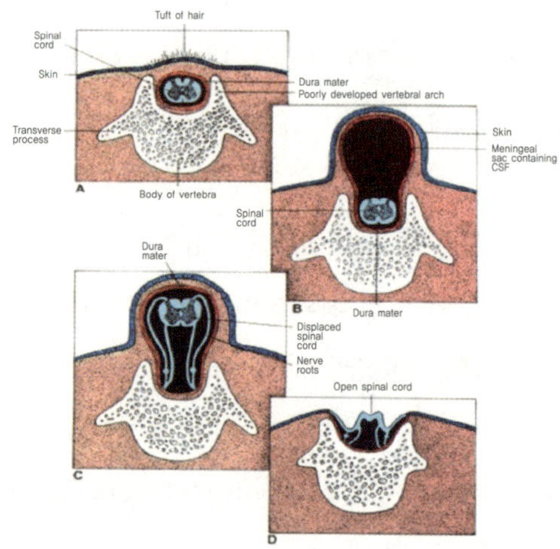

10. 눈과 귀(eye and ear)의 발생

눈은 발생 4주초에 머리쪽 신경주름에 형성된 눈고랑(optic groove)에서 발생하며, 이 고랑이 더욱 깊어져서 눈소포(optic vesicle)가 된 후, 속으로 함입되어 눈술잔(optic cup)을 형성한다. 눈소포는 표면외배엽과 접촉하여 수정체기원판(lens placode)의 발생을 유도하며 수정체기원판은 수정체오목(lens pit)으로 변한 다음, 수정체소포(lens vesicle)가 된 후 수정체(lens)가 된다(그림 3-39). 망막은 눈술잔을 이루는 두 층

으로부터, 즉 앞뇌의 신경외배엽에서 발생하며, 수정체는 머리부위의 표면외배엽에서 발생한다. 또한 망막, 시각신경섬유, 홍채(iris)의 근육, 홍채와 섬모체(ciliary body)의 상피층은 앞뇌의 신경외배엽에서 발생하고, 홍채의 동공조임근과 확대근은 눈술잔 가장자리에 있는 외배엽에서 발생한다(그림 3-40). 그리고 수정체와 눈물샘, 위눈꺼풀, 결막 및 각막의 상피층은 표면외배엽에서 발생하며, 홍채근육을 제외한 안구근육과 모든 결합조직, 혈관조직, 홍채, 섬모체, 맥락막(choroid) 및 공막(sclera)은 중배엽에서 발생한다. 눈은 감염약물의 기형유발물질(거대세포바이러스와 풍진바이러스)에 매우 민감한 편이다. 대부분의 눈의 기형은 발생 6주 동안에 눈틈새(optic fissure)의 폐쇄결함이 원인이다(홍채결손증, coloboma of the iris). 일부 선천성백내장과 녹내장은 임신 초기에 풍진바이러스에 감염되었을 때 나타나지만 대부분의 선천성 백내장은 유전성이다. 시각장애는 태아기 동안에 풍진바이러스나 매독균과 같은 미생물에 감염되었을 때에도 발생할 수 있다.

귀는 발생 4주 동안에 표면외배엽에서 형성된 귀소포(otic vesicle)에서 발생한다. 귀소포는 막미로(membranous labyrinth)로 발생되는데 막미로는 등쪽과 배쪽 두 부위로 나누어진다. 등쪽은 타원주머니(utricle) 부분으로서 타원주머니, 반고리관(semicircular canal) 및 속림프관(endolymphatic duct)이 발생하고, 배쪽은 둥근주머니(saccule)부분으로서 둥근주머니와 달팽이관(cochlear duct)이 발생한다(그림 3-41). 고실, 꼭지관 및 귀관을 덮고 있는 상피는 첫째인두 주머니에서 발생한 귀관고실오목의 내배엽에서 유래한다. 달팽이관에서는 나선기관(spiral organ)이 발생하고 뼈미로는 막미로에 인접해 있는 중간엽에서 발생한다. 귓속뼈(망치뼈 malleus; 모루뼈 incus; 등자뼈, stapes)는 첫째와 둘째인두굽이의 연골에서 발생하고 바깥귀길의 상피는 첫째인두고랑의 외배엽에서 발생한다. 고막(tympanic membrane)은 서로 다른 3

그림 3-39. 눈의 발생 (A 4주, B 4주말, C와 D 5주, E 6주, F 7주말)

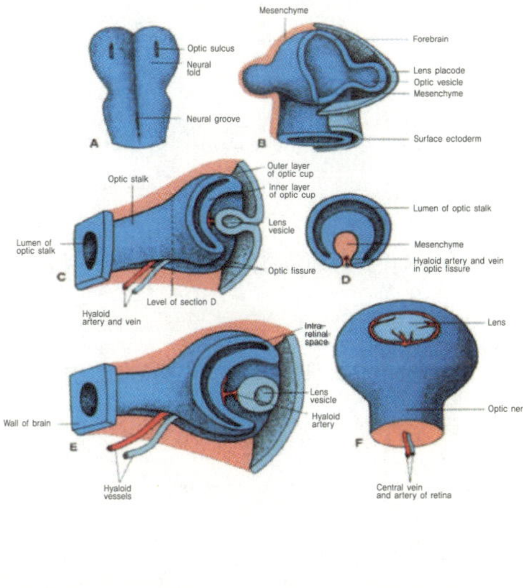

그림 3-40. 눈의 발생 (A 6주, B 20주, C 신생아)

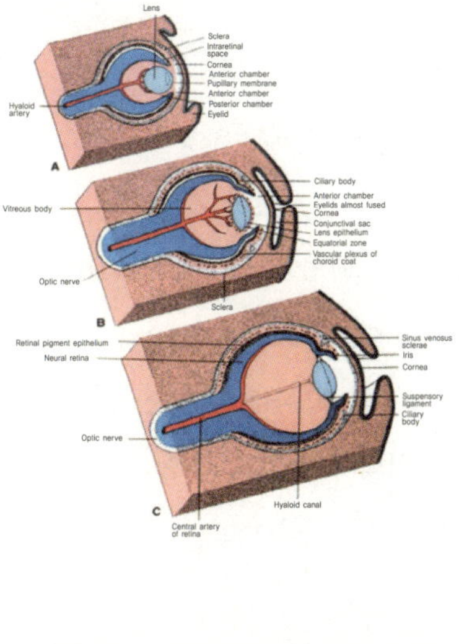

그림 3-41. 속귀와 막미로의 발생
(A,B: 24일, C,D,E: 28일, G 7주; H 8주)

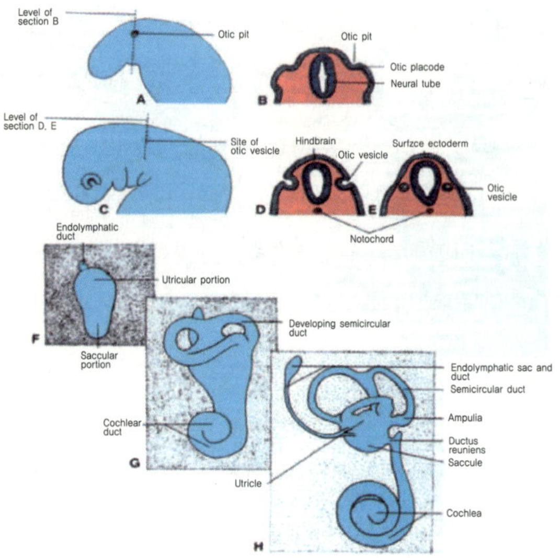

그림 3-42. 귀의 발생 (A,B,C 2주~32주 배아, 태아의 옆모습. B,D,E 4~8주 배아의 전두단면(바깥귀길, 고막, 가운데귀)

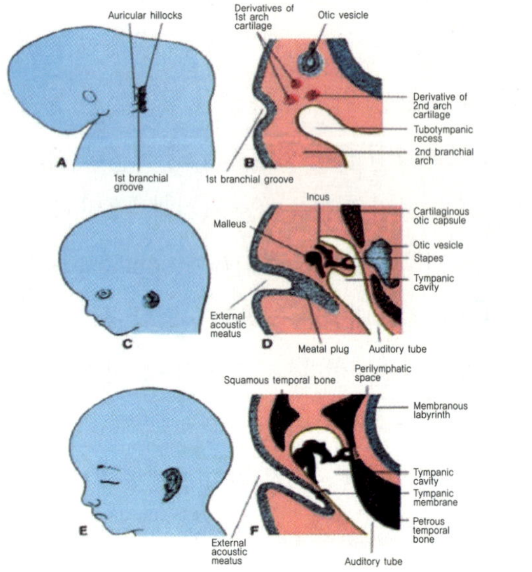

가지 조직 즉, 첫째인두주머니의 내배엽과 첫째인두고랑의 외배엽 및 두 층사이의 중간엽에서 발생한다. 귓바퀴는 첫째인두고랑의 가장자리 주변의 중간엽융기에서 형성된 6개의 귓바퀴결절(auricular hillocks)에서 발생한다(그림 3-42). 선천성귀먹음(congenital deafness)은 귓속뼈의 이상 뿐 아니라 막미로 혹은 뼈미로가 비정상적으로 발생할 때 생기며, 열성형질의 유전에 의한 발생이 가장 많다. 그러나 배아기 말경에 풍진바이러스에 노출되어도 나선기관이 비정상적으로 발생하므로 청각에 결함이 생긴다.

■ 참고문헌

1. Keith L. Moore: Essentials of human embryology, BC Decker Inc. Toronto. Philadelphia, 1988
2. Keith L Moore, TVN Persaud: The developing human. Clinically oriented embryology. Saunders, 2003
3. 사람발생학: 고정식, 김강련, 김원식, 김재봉, 김종중, 김진, 박승택, 배기원, 안의태, 안희경, 이무삼, 이융창, 이희래, 정연태, 정한성, 정해만, 최민규, 한후재. 고문사. 2004.

소아성장과 발달의학

4 장. 소아의 영양 I

박 재 옥

Ⅰ. 영양필요량

"영양이나 칼로리의 과잉은 영양 부족 만큼이나 바람직하지 못하다. 어느 나이에서든지 열량과 지방의 과다섭취는 해롭다."

1. Calory

1) 정의 : 1 Kcal 란 물 1 L를 섭씨 14.5도에서 15.5도로 올리는데 필요한 열량을 말한다.

2) 요구량

영아의 기초대사량은 55 kcal/kg이며 체온이 1℃ 상승하면 10% 증가한다. 첫 1년 동안은 80-120 kcal/kg가 필요하며 체중당 칼로리는 그 후 3년마다 10 kcal/kg씩 감소하지만 총 열량은 매 년 100 kcal 씩 더 필요해진다. 하루에 500 kcal의 불균형이 이루어지면 1주일에 450g 정도의 체중 변화가 온다.

3) 소모량 : 기초대사에 제일 많이 소비되어 6-12세 소아에서는 총 칼로리의 50%를 기초대사에, 12%를 성장에, 25%를 활동에, 음식의 동화 작용에 5%정도를 사용하며 대변을 통한 소실이 8%를 차지한다.

그림 4-1. 연령에 따른 에너지 소모량의 변화

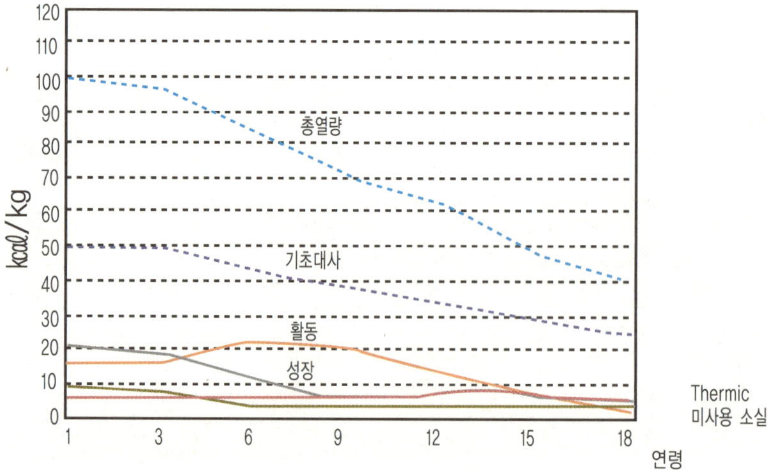

4) Well balanced diet 란 섭취한 칼로리의 분포가 단백질 : 9-15%, 지방 : 35-45%, 탄수화물 : 45-55%로 이루어진 식사를 말하며 모유, 조제분유나 균형식을 먹으면 된다.

5) 영양소 1 gm에서 나오는 열량은 단백질 : 4 kcal, 탄수화물 : 4 kcal, 지방은 short chain fatty acid : 5.3 kcal, medium chain fatty acid : 8.3 kcal, long chain fatty acid : 9.0 kcal이다.

2. 수분

1) 구성 : 음식물 중 가장 필요한 요소이며 영아에서는 체중의 75-80%, 성인은 55-60%를 차지한다. 하루에 필요한 수분량은 소아 : 체중의 10-15%, 성인 : 2-4% 이다. 음식이 산화하면서 수분이 발생하는데 일반 식이 100g 당 12cc의 물이 생긴다. 체내에서는 ECF가 25%(plasma : 7%, interstitial fluid : 18%), ICF가 45%를 차지한다.

2) 요구량 : 칼로리 소모량, 불현성 손실, 소변의 비중에 따라 달라진다. 1일 요구량은 소아는 체중의 10-15%, 성인은 2-4%로 체중대비로는 성인에 비해 많지만 열량섭취 대비로는 거의 비슷하다. 영아 : 125-150 cc/kg, 저체중아 : 85-170 cc/kg 이다.

3) 소실량 : 폐와 피부를 통한 불감 소실이 섭취량의 40-50%, 소변으로 40-50%, 대변으로 3-10%가 배출된다.

3. 단백질

1) 구성 : 체중의 20%를 차지하며 아미노산으로 분해되어 성장과 조직의 재생, 산-염기 평형, 혈색소, 효소, 호르몬, 항체 등과 같은 중요한 대사과정에 필요한 질소 화합물을 합성한다.

2) 요구량 : 나이에 따라 달라 6개월까지는 1일 13 gm, 그 이후 1년까지는 14 gm이 필요하며 1-3세는 16 gm, 4-6세는 24 gm, 7-10세는 28 gm, 11-14세 45 gm, 15-18세 59 gm이 권장된다.

3) 필수 아미노산 : 많은 아미노산이 필요에 따라 체내에서 합성되지만 tryptophan, valine, threonine, isoleucine, leucine, lysine, phenylalanine, methionine, histidine(TV TILL PM H)등은 체내에서 합성되지 않아 식이로 꼭 섭취되어야 한다. 저출생체중아에서는 arginine, cystine, taurine 등이 추가된다. 모든 필수 아미노산은 함께 섭취해야 몸에서 새로운 조직이 형성될 수 있으며 필수 아미노산 중 하나라도 부족하면 질소의 평형이 깨진다.

4) 소화 : 단백질은 소화되어 올리고 펩티드와 알파-아미노산으로 분해된다. 생 후 수 개월 이내 혹은 위장염 후에는 큰 올리고 펩티드가 그대로 흡수되어 면역학적 반응을 유발하는 경우가 있다. 흡수된 아미노산은 문맥을 통하여 간으로 이동하여 알부민, 헤모글로빈, 호르몬 등의 기능을 가진 단백질로 재합성된다. 과잉 섭취한 아미노산은 탈아미노 작용을 거쳐 질소 부분은 간에서 요소로 전환되어 신장에서 배설된다. 아미노산의 탄소 부분은 탄수화물이나 지방과 동일한 경로로 산화된다. 단백질은 체내에 저장되지 못하므로 단백질이 부족한 상태에서는 근육에서 단백질이 분해되어 뇌나 효소합성 등 더 중요한 부분에 아미노산을 공급하게 된다.

4. 탄수화물

1) 저장 : 음식물중 가장 많이 섭취되며 가장 좋은 에너지원이며 탄수화물이 부족해지면 인체는 에너지원으로 단백질과 지방을 사용한다. 모두 단당류인 포도당(dextrose)으로 산화되어 흡수되거나 글리코겐으로 간과 근육에 저장되고 나머지는 지방으로 전환된다. 신생아 간의 크기는 성인의 10%이며 근육의 양은 2%이므로 신생아의 글리코겐 저장량은 매우 적다.

2) 종류 : 일탄당 : glucose, galactose, fructose

이탄당 : 젖당-lactose(glucose+galactose), 자당-sucrose(glucose+fructose),
맥아당-maltose(glucose + glucose), isomaltose

다당류 : starch, dextrin, glycogen, gum, cellulose

3) 소화 : 전분은 아밀라제에 의해 소당류(oligosaccharide:dextrin)와 이탄당(주로 맥아당)으로 분해된다. 이탄당은 장관의 솔가장자리(brush border)를 통해 세포 내로 변형되지 않은 형태로 흡수되며 미세융모(microvilli)에 있는 이탄당분해 효소에 의해 단탄당으로 분해된다.

4) 저장 및 분해 : 흡수된 대부분의 탄수화물은 간에서 글리코겐으로 전환되며 간의 15%와 근육의 3%는 글리코겐이다. 뇌와 심장에서 포도당은 직접 산화되며 간에서 분해된 글리코겐은 포도당으로 전환되지만 근육에서 분해된 글리코겐은 젖산이 된다. 포도당의 분해는 산소의 유무에 따라 2단계로 나뉘는데 산소가 없는 상태에서는 파브르산(pyruvic acid)으로 분해되며 산소가 공급되는 상태에서 파브르산은 이산화탄소와 물(tricarboxylic acid cycle)로 분해된다. 산화되지 않거나 글리코겐으로 저장된 탄수화물은 지방으로 전환된다.

5. 지방

1) 구성 : 세포막을 구성하며 에너지 저장원이다. 음식을 맛있게하며 지용성 비타민의 흡수에 중요하다.

2) 종류 : triglyceride는 지방의 98%를 차지하며 3 fatty acids +glycerol로 이루어진다. 그 외에 유리 지방산(free fatty acid), monoglyceride, diglyceride, cholesterol, phospholipid 등이 있다.

3) 필수 지방산 : 리놀레산(linoleic acid), 리놀렌산(linolenic acid)등이 있고 권장하는 섭취비율은 4-6 : 1이다. 리놀레산은 아라키돈산, 프로스타글란딘, 류코트리엔의 전구물질이며 리놀렌산은 아라키돈산 대사물의 생성속도를 조절하며 중추 신경계의 구조와 기능에 필수이다. 필수 지방산은 성장, 피부와 머리카락의 유지, 콜레스테롤 대사, 혈소판 응집의 감소, 생식에 필요하다. 아라키돈산, 리놀레산, 프로스타글란딘, 류코트리엔 등은 오메가-6이며 리놀렌산은 오메가-3로서 DHA(docosahexaenoic acid), eicosapentaenoic acid 와 같은 긴사슬지방산의 전구물질이다. 소아에서 식이에 리놀레산이 부족하면 피부의 간찰진, 건조, 비후, 상피벗음이 일어난다.

4) 소화 : 섭취한 triglyceride는 혀지방분해효소(lingual lipase)에 의하여 일부가 가수분해되며 위에서 유화(emulsify)된다. 십이지장에서 췌장지방분해효소에 의하여 모노글리세라이드와 지방산으로 가수분해되고 담즙에 의하여 마이셀(micelles)을 형성한다. 저출생체중아는 담즙의 양이 적어 지방 흡수 능력이 낮다. 마이셀에 포함된 탄소분자가 10개 이상인 긴사슬지방산과 모노글리세라이드는 확산되어 점막세포로 흡수된 후 트리글리세라이드로 다시 에스텔화하고 지질단백으로 씌워져 킬로마이크론(암죽미립)을 형성하고 림프계, 흉관을 거쳐 정맥계로 들어간다. 지방의 이동에는 초저밀도(very low density), 저밀도(low density) 및 고밀도(high density) 지질단백이 관여한다. 단쇄 및 중쇄(short, medium-chain) 트리글리세라이드(triglyceride)는 췌장의 lipase에 의해 유리 지방산으로 가수분해된 후 세포로 전달된다. 효소나 담즙이 부족하면 점막지방분해효소에 의해 가수분해된 후 유리지방산이 되어 정맥으로 유입되어 문맥을 통해 간으로 흡수되므로 담즙이나 lipase 결핍 등 심한 지방 흡수 장애가 있는 경우에도 지방 공급이 가능하다.

6. 무기질

1) 신생아의 무기질량은 체중의 3%이나 계속 증가하여 성인이 되면 4.35%가 된다. 무기질의 83%는 뼈에, 10%는 근육에 있다.

2) 종류 : 양이온 - Ca, Na, K, Mg
음이온 - P, S, Cl
기타 - Cu, Fe, F, I, cobalt, Zn, Cr

3) Vit. K, pantothenic acid, biotin 등은 사람의 소화관에서 합성된다.

4) 칼슘(Ca)은 골절을 예방하며 성장기에는 소요량이 증가한다. 모유영양아는 1일 40 mg/kg, 인공영양아는 70 mg/kg, 유아는 500 mg/일, 10세에는 1,300 mg/일이 필요하다. 우유, 낙농제품, 야채, 조개 등에 많다.

5) 인(P)은 골질과 연조직의 성장에 필요하며 음식을 통하여 충분히 섭취된다.

6) 철(Fe)은 혈색소 및 myoglobin 형성과 호흡효소 합성에 이용된다. 만삭아는 6개월 동안 필요한 철분을 간에 저장하고 태어난다. 그러나 조산아는 극히 소량의 철분을 가지고 있다. 추천량은 영아는 1일 6 mg, 그 이후에는 10 mg 이다. 철분은 섭취량의 10%만 흡수되는데 고기에 든 heme iron은 20% 까지 흡수가 가능하며 식물성 음식에 든 non-heme iron은 5% 미만이 흡수된다. 모유의 철은 49%, 우유에 든 철은 5-10%가 흡수된다. 철분은 간, 고기, 계란 노른자, 녹색 채소, 곡물, 건포도, 밤, 호도, 잣 등에 많이 들어 있다.

7) 마그네슘(Mg)은 체온조절, 뼈의 형성, 신경전달, 근 수축, 단백질 합성에 이용된다. 곡물, 고기, 콩 등에 함유되어 있다.

8) 요오드(I) 는 갑상선 호르몬 생산에 필요하다. 식염, 해초 등에 들어 있다.

9) 플루오르(F)는 뼈나 치아의 경도와 관계가 있다. 충치를 예방하는데 도움이 되며 0.7 ppm이 추천된다.

10) 염화물(Cl^-)은 삼투압, 산염기 평형을 유지하며 위의 염산을 생산하는데 필요하다. 식염, 고기, 우유, 계란에 함유되어 있다.

11) 아연(Zn)은 효소의 필수성분으로 작용하며 단백질 및 RNA 합성에 관여 한다. 아연이 결핍되면 성장장애, 성성숙지연, 간비종대, 빈혈, 피부의 각질화, 이식증, 맛감각의 둔화 등의 증상이 나타난다. 아연 부족증은 아연이 부족한 모유를 수유하거나 장기간 정맥영양을 할 때 초래될 수 있으며 병적으로는 장 흡수장애, 만성간병변, celiac 병, 신부전 때 초래된다. acrodermatitis enteropathica는 유전적으로 아연흡수 장애가 있는 질환으로 심한 설사를 동반한다.

7. 섬유소

소화 흡수되지 않으며 균형식을 하면 충분한 양을 섭취한다. 정제된 음식은 섬유소의 양이 적으며 변비, 충수돌기염, 게실염 등에 잘 걸리고 과량 섭취하면 콜레스테롤이나 아연의 흡수를 저하시킬 수 있다.

8. 소화율

대부분의 탄수화물 97%, 지방 95%, 단백질 92%로 소화 흡수률이 높다.

9. 포만감

지방이 많은 음식, 설탕 등은 포만감이 높고 감자, 빵, 야채, 과일, 생선, 살코기 등은 포만감이 낮다.

10. 장내 세균에 의한 비타민 합성

장내 세균이 정착되면 비타민 K, 판토테닌산, 비오틴은 충분히 합성된다.

11. 항생제

항생제는 식욕과 비타민 K 합성이 저하될 수 있고 지방변을 유발하거나 질소 평형을 변화시킬 수 있다.

II. 영아의 영양

1) 영아의 위배출시간은 1-4시간이며 각자의 기호에 따라 젖 먹는 습관이 형성된다.
2) 젖 또는 우유 먹는 횟수 : 출생 - 1주 : 하루에 6-9번, 3-6주 : 자정에는 안 먹게된다. 4-8개월 : 저녁 9시에 안 먹게된다. 9-12개월 : 3끼를 먹게된다.
3) 아기가 우는 이유 : 배고플 때, 옷을 너무 많이 입었을 때, 배가 아플 때, 삼킨 공기의 자극, 대변이나

소변으로 더럽혀진 기저귀, 너무 덥거나 추울 때, 아플 때, 안기고 싶을 때 등이다.

4) 신생아에서 수유와 관계된 반사작용 : Rooting, Sucking, Swallowing, Satiety reflex

1. 모유영양

A. 모유수유의 장점

1) 모유영양이 아기에게 유리한 점

(1) 모유는 4-6 개월간 아기를 위한 자연적인 완전 영양식품이다.

(2) 온도가 적당하며 준비할 필요가 없고 경제적이다.

(3) 신선하며 무균적, 설사나 장출혈 등의 예민 반응이 없다.

(4) 커-드 장력이 낮아 소화가 잘 된다.

(5) 고농도의 secretory IgA, 항세균성 및 항바이러스성 항체를 가진다. 대식세포, 백혈구, 보체, lysozyme, lactoferrin(철결합 단백으로 대장균의 성장을 억제한다), fibronectin, nucleotide 등의 방어 인자가 들어있어 위장관과 하기도 감염에 잘 안 걸린다.

(6) 불내증이나 알레르기 증상(젖 넘기기, 설사, 콜릭, 장출혈, 아토피성 습진) 등이 적다.

(7) 육체적 접촉으로 정신적인 안정감이 크다.

(8) 호르몬(인슐린, 코티솔, 갑상선 호르몬)과 성장인자(epidermal, nerve, transforming growth factor)가 들어 있어 장점막의 발달을 촉진시킨다.

(9) DHA(docosahexaenoic acid), arachidonic acid, linoleic acid, linonenic acid 등 뇌와 망막 기능 유지에 필요한 불포화지방산이 많이 들어있다. 지능지수가 높다.

모유수유를 하면 설사, 호흡기질환, 중이염, 균혈증, 세균성 수막염, 요로감염, botulism, 괴사성 장염 등의 빈도가 낮고 걸려도 증상이 가볍다. 또, 영아돌연사 증후군, 인슐린의존성 당뇨병, 크론병, 궤양성대장염, 림프종, 알레르기 질환, 만성 소화기 질환 등에 방어적인 영향을 가지고 있다.

2) 모유수유가 산모에게 유리한 점

(1) oxytocin을 증가시켜 산 후 출혈을 적게한다.

(2) 무월경을 초래하여 실혈을 적게한다.

(3) 임신 전 체중으로 빨리 회복한다.

(4) 배란을 늦추어 임신을 예방한다.

(5) 산 후 뼈의 재골화를 촉진시킨다.

(6) 난소암의 위험성을 감소시킨다.

(7) 갱년기 전 유방암의 위험성을 감소시킨다.

3) 사회, 경제적 이득 : 양육비와 보건 의료비의 감소로 경제적으로 유리하다.

B. 모유수유를 성공시키는 방법

1) 임산부에게 모유의 장점에 대해 사전 교육을 시키고 분만후 퇴원 전까지 모유수유를 도와준다.

2) 출산 후 30분-1시간 이내에 빨리고 모자동실을 한다.

3) 모유 이외에 우유, 포도당, 물 등을 주지 않는다.

4) 아기가 원하면 언제든지 수유한다. 한 쪽 유방을 10-15분 빨린다.

5) 고무젖꼭지나 우유병을 빨리지 않는다.

6) 초유는 양이 적으나 감염을 예방하며, 자연적으로 설사 작용이 있으므로 꼭 먹이도록 교육한다. 초유는 단백이 성숙유(1%)의 10배(10%)이며 IgA, lactoferrin, 백혈구를 많이 포함하여 감염을 방지한다.

7) 수유모는 충분한 칼로리, 단백질, 수분, 비타민 등을 섭취해야 한다.
수유모는 불안이나 공포가 없는 평온한 정신 상태를 유지해야 한다.

8) 첫 1주일은 젖이 잘 안 나오나 자꾸 빨리면 양이 늘고, 젖이 완전히 비워지면 분비가 자극되어 가장 잘 나오게 된다고 수유모를 교육한다.

9) 흡연과 음주는 금한다.

10) 제왕절개로 분만한 경우에도 마취가 깨어 신생아가 정상 상태이면 곧바로 수유를 한다.

11) 산모에게 충분한 칼로리, 단백질, 수분, 비타민 등을 함유한 좋은 식사를 공급한다. 수유모는 불안이나 공포가 없는 평온한 정신 상태를 유지하도록 격려하고 안심시킨다.

C. 모유수유 시 문제점

동통, 울혈, 유선염(주로 포도알균, 대장균에 의한다) 등이 잘 발생하나 자주 수유를 시키거나 손이나 기계로 자주 짜주면 쉽게 해결된다. 모유황달은 그대로 먹이더라도 호전되나 심한 경우에는 1-2일 중단하였다가 다시 먹이기 시작한다.

D. 모유수유의 금기

1) 모측

(1) 모체의 질환 : 활동성 결핵, HIV, 치료 받지 않은 임질, 범발성 헤르페스 감염, 심한 만성 질환, 암, 영양실조 등은 금기이다. 그러나 모체의 B형 간염, 결핵 치료를 받을 때, 매독 등은 금기가

아니다.

(2) 분만과 관련된 합병증 : 패혈증, 심한 출혈, 자간 등이 있으나 회복되면 먹일 수 있다.

(3) 아기에게 지장을 줄 수 있는 약을 복용하는 경우

2) 아측 : 갈락토즈혈증 환자

E. 초유(colostrum) : 임신 후반기 부터 출산 2-4일 후까지 분비되는 모유이다. 알칼리성이고, 10-40 cc/일로 소량이 분비되고, 짙은 레몬빛 노란색이다. 비중이 성숙유(1.030) 보다 높아 1.040-1.060이다. 다량의 단백(10%)과 미네랄이 들어있고 지방과 탄수화물은 적다. 면역물질(IgA, lactoferrin, 백혈구)이 들어있다.

F. 모유수유와 관련된 호르몬

1) prolactin : anterior pituitary gland 에서 분비되며 모유의 생성량을 증가시킨다.

2) oxytocin : posterior pituitary gland에서 분비되며 생성된 모유가 젖꼭지를 통하여 잘 분비되도록 한다 (let-down reflex). 동시에 산 후 자궁의 수축을 촉진한다.

G. 모유영양시 고려할 사항

1) 모유수유 중 임신을 했어도 영양공급이 충분하다면 즉시 모유수유를 중단할 필요는 없다.

2) 2000 gm 이상의 미숙아는 모유수유를 충분히 할 수 있다.

3) 모유에는 비타민 K 함량이 낮아 신생아출혈성 질환의 위험성이 높으므로 출생시 비타민 K1을 근육 주사한다.

4) 모유수유에 따른 황달이 발생할 수 있으나 이것은 모유수유의 금기가 아니며 계속 먹이더라도 천천히 없어진다.

5) 모유로 HIV(human immunodeficiency virus)가 전염될 수 있으므로 모유수유는 금하나 개발도상국에서 영양 공급의 방법이 없는 경우에는 수유한다.

6) B형 간염 바이러스는 모유에서 검출될 수 있으나 모유로 인한 감염의 빈도는 낮기때문에 모유영양을 금할 필요는 없다.

7) 6개월간은 다른 음식을 먹일 필요가 없으며 비타민 D는 부족한 경우나 미숙아인 경우에만 보충한다. 철분은 만삭아는 4-6개월, 미숙아는 2개월이면 모체로부터 받은 철분이 고갈되므로 보충(2mg/kg, 최고 15mg/일)해 준다.

2. 모유와 우유의 비교

1) 수분은 88%, 칼로리는 70 kcal/100cc로 함량이 같다.

2) 단백 : 우유에 많이 들어 있으나 카제인이 대부분이고 유단백은 모유에 많다.

3) 지방 : 함량은 비슷하나 모유에는 양질의 다불포화 식물성 지방산이, 우유에는 포화 동물성지방이 들어 있다.

4) 탄수화물 : 유당이 모유에 많이 들어 있다.

5) 미네랄 : 대부분 우유에 많이 들어있다. 특히 우유에는 다량의 인(P)이 들어있어 칼슘의 양이 상대적으로 감소된 효과가 일어나 우유를 먹이는 신생아에서 영아 테타니가 일어날 수 있다. Ca/P는 2:1의 비율일 흡수가 가장 잘 되나 테타니가 일어나면 4:1이 되도록 Ca을 첨가하여 먹인다.

6) 비타민 : B(thiamin, riboflavin, pyridoxin) - 우유에 많이 들어있다.

A, C, E - 모유에 많이 들어있다.

7) 세균오염 : 모유는 무균상태이나 우유는 streptococcus, diphtheria, salmonella, tuberculosis, brucella 등에 잘 오염 되므로 끓이거나 저온소독으로 멸균처리하여야 한다.

※ 저온소독(pasteurization) : 섭씨 63도에서 30분 혹은 72도에서 15초 처리한 후 65도로 식히는 우유소독 방법으로 응괴를 작고 부드럽게 하고 살균의 효과가 있다.

8) 소화 : 모유의 응괴(curd)가 연하고 작고 부드러워 소화가 잘 된다.

9) 우유의 종류 : 생우유, 저온살균 우유(pasteurized milk-살균효과, 카제인을 잘게 부수어 응괴가 부드러워 진다), 지방균질 우유(homogenized milk), 농축유(evaporated milk), 연유, 조제유, 전지분유, 탈지분유, 산발효유 등이 있다.

※ 산발효유(acid & fermented milk, 요구르트) : 끓였다 식힌 우유에 유산균(Lactobacillus acidophilus, L. bulgaricus)이나 유산을 넣은 것이다. 위에서 소화하는데 위산이 적게 필요하며 응괴는 작고 부드럽지만 많이 먹으면 산혈증을 일으키기 쉽다.

10) 우유의 모유화 (특수 조제분유)

(1) 우유의 단점을 보완하여 모유와 비슷한 조성이 되도록 하여 신생아에게 먹일 수 있도록 함.

(2) 단백질 중 유단백(whey protein)을 늘리고 카제인은 감량시켜 삼투압과 신장의 부담을 줄였으며 미네랄을 감량시키고, 동물성 지방 대신 양질의 식물성 지방으로 대치하고, 유당을 첨가하고, 비타민 D와 철분을 강화시켰다.

(3) 제조회사가 권장하는 제유농도를 지켜야 하며 진하게 타서 먹이는 것은 금한다.

표 4-1. 모유와 우유의 비교

항 목	모 유	우 유
수분(%)	88	88
칼로리(kcal/dl)	68	68
단백질(g/dl)	1.1	3.2
지질(g/dl)	3.9	3.3
유당(g/dl)	7.2	4.7
회분(g/dl)	0.2	0.7
단백질		
whey/casein비	72/28	18/82
lactoferrin(mg/dl)	27	-
IgA(mg/dl)	100	3
지방산		
다불포화산/포화산비	0.2:1	0.08:1
MCT/LCT	2/98	8/92
무기질		
Na(mg/L)	180	480
K(mg/L)	525	1570
Cl(mg/L)	420	1020
Ca(mg/L)	289	1200
P(mg/L)	140	920
Ca/P	2.4:1	1.3:1
Fe(u g/L)	300	460
Zn(u g/L)	1200	3500
반응	알카리성 혹은 양성	산성 또는 양성
응괴(curd)	연하고 작다	크고 굳다
소화	빠르다	느리다.
Osmolality	280	270
Renal solute load	81	220

3. 영아 식이습관의 특징

1) 첫 1년 동안의 특징 : 덜 먹이기(underfeeding), 너무 먹이기(overfeeding), 게우기(regurgitation), 토하기(vomiting), 설사(loose stool, diarrhea), 변비(constipation), 영아 산통(infantile colic) 등이 자주 발생한다.

※〔영아 산통(infantile colic)〕이란 3개월경에 흔하며 배가 너무 아파 심히 우는 것을 말한다.

(1) 증상 : 갑작스럽게 소리를 지르며 계속해서 우는 증상인데 얼굴에 홍조를 띄고, 입 주위가 파래지고 배가 불러지고 단단하며 다리를 배에 올려 붙이고 발은 차고 주먹을 쥔 자세를 취한다.

(2) 원인 : 뚜렷한 한가지 원인이 없으며 치료 또한 뚜렷한 방법이 없다. 가능한 원인을 보면 배고픔, 삼킨 공기, 과식, 고탄수화물 식이(과 발효), 장알레르기, 걱정, 공포, 흥분 등이다.

(3) 치료 : 더운 물주머니에 엎드려 눕히거나, 관장, 진정제 혹은 일시적인 입원치료가 도움이 된다.

(4) 예방 : 적절한 수유기술, 평온한 정신상태, 알레르기 원인 음식의 확인이 필요하며, 덜 먹이기 및 더 먹이기를 피한다.

2) 1-2세 사이의 특징 : 칼로리 섭취량이 줄어들며 음식을 선택해서 먹게되고 스스로 먹을 수 있게된다. (6개월 : 병을 쥐고 먹을 수있다. 6-9개월 : 컵을 쥐고 먹을 수 있다. 7-8개월 : 과자를 손으로 쥐고 먹을 수 있다. 10-12개월 : 순가락을 사용할 수 있다.)

3) 아기젖병 증후군(baby bottle syndrome) : 우유병이나 쥬스병을 계속 빨고자는 경우 유치 중 수유시 혀에 가려진 상문치(upper incisor teeth) 4개에 충치가 발생하는 것.

4. 인공영양의 기법 및 주의점

1) 수유는 반자의적으로 혹은 어느 정도 규칙적인 시간을 정해서 준다. 하지만 먹고 싶어하면 먹여도 되며 먹고 남길 때는 억지로 먹이지 않도록 해야한다(satiety reflex).

2) 하루에 1000 cc 이상은 먹지 않아야 하며 1회 최대량은 240 cc 이다.

3) 우유 먹이는 사람은 기분이 좋고 안락하며 즐거운 마음으로 아기를 안고 먹인다. 다 먹은 다음에는 트름을 시켜 토하거나 콜릭의 발생을 예방한다.

4) 우유 먹이는 사이에 물이나 쥬스를 주어 수분을 충당해도 된다.

5) 생후 4개월이 되면 우유병을 소독할 필요가 없고 대신 비누나 청정제로 잘 씻고 깨끗이 취급한다.

6) 생우유는 대변에 잠혈반응을 일으켜 철결핍의 원인이 되는 경우가 있으므로 분유를 1세 까지 먹이는 것이 좋다.
7) 12-18개월이 되면 우유병 보다는 컵으로 마시게 하며 2세 까지는 자기전에는 우유병으로 먹는 경우가 많다. 자면서 우유병이나 쥬스병을 빨리지 않는다 (baby bottle syndrome).

5. 특수 조제 분유

대두 단백 분유, 저알레르기 분유(유단백 가수분해 분유), 미숙아 분유(단백질의 함량이 높고 유당은 상대적으로 적으며 Ca, P 가 강화되어 있고 지방으로 MCT가 들어있다). 저인산 분유, 선천성 대사질환용 등이 있다.

III. 이유식(Weaning diet)

1) 정의 : 영양면에서는 젖이나 우유 이외에 미음 같은 반고형식을 주어 양과 굳기를 증가시켜 가는 과정으로 밥을 먹이기 위한 훈련과정이다. 기능면에서는 젖꼭지를 빨던 습관에서 숟가락에 익숙해지는 과정이다.
2) 필요성 : 4-6개월(체중이 6-7kg 정도)이 되면 성장속도가 빨라 젖이나 우유만으로는 영양이 부족하여 단백질, 무기질, 열량이 농축된 고형식이 필요하다. 또 평생 지속되는 올바른 식사습관의 형성을 위해 필요하다. 미숙아는 정도에 따라 1-2개월 늦게 시작해도 좋다. 일찍 시작해서 이로운 점은 없으며 늦게 시작하면 영양적으로나 적응면에서 나쁜 영향을 미친다.
3) 이유의 단계 : 이유초기(4-6 개월)에는 하루에 한번 이유식에 습관을 들이는 시기이므로 충분한 양을 먹지 못하므로 이유식을 먹인 후 모유나 우유를 보충해 먹인다. 이유중기(7-9개월)에는 하루에 두번 주며 양을 늘린다. 이유후기(10-12개월)에는 하루에 3번 주며 음식의 굳기가 더 단단해지고 양도 많이 는다. 이유가 완료되어 대부분의 열량을 이유식으로 섭취하는 만 1세가 되면 어른과 같이 하루에 3끼 식사를 할 수 있고 우유는 하루에 400 cc 정도로 양이 줄어야 한다. 1 세가 지나면 분유가 아닌 생우유를 먹어도 된다.
4) 기본원칙 : 이유식은 걸죽한 반유동식을 젖꼭지가 아닌 숟가락으로 먹인다. 수유하기 전에 준다. 한

번에 한 가지씩 준다. 새로운 식품은 1주일 간격를 두고 시도한다. 소금이나 설탕 등의 조미료는 첨가하지 않는다. 이유식은 체온 정도로 데워 먹인다. 가족이 먹는 음식을 아기가 먹기 좋게 조리한다. 올바른 식습관을 형성하도록 일정한 시간에, 일정한 어른이 먹여야 한다. 이유 후기에 알갱이가 든 음식은 사래가 들려 호흡곤란을 초래할 수 있으므로 각별한 주의를 요한다.

5) 이유식의 재료 : 곡분류, 과일류, 야채 및 콩류, 계란, 생선 및 육류, 유제품 등을 골고루 이용한다.

표 4-2. 이유초기(4-6개월)에 이유식 진행방법

날짜	1 2 3 4 5 6 7 8 9 10 11 12 13 14 15 16 17 18 19 20
쌀미음	1~2~3~4 ~5~6 찻술로 증량
야채미음	1~2~3~4 ~5~6 찻술로 증량
계란노른자	1/4~1/3~1/2 ~2/3~1개로 증량

표 4-3. 이 유 표

	식사종류	4~6개월	7~9개월	10~12개월
횟수	모유나 분유	4회	3회	2회
	이유식	1회	2회	3회
시간	모유나 분유	6,14,18,22시	6,14,22시	11,16시
	이유식	10시	10,18시	8,13,18시
종류	곡류	미음	죽	죽밥
	야채류	거른 것	으깬 것	잘게 자른 것
	계란(완숙 노른자)	1/4개	2/3개	1개
	생선, 고기류	생선가루	으깬 것	잘게 다진 것
	과일류	과즙	긁은 것	잘게 다진 것

IV. 질병시의 특수한 영양문제

질병이 발생하면 대사작용이 증가하여 열량의 소비가 증가하므로 영양이 충분히 공급되지 않으면 영양이 결핍되어 장기의 기능장애를 초래하게 된다. 질병시에는 혈중에 anti-insulin hormones 즉 catecholamine, cortisol, glucagon 및 성장호르몬 치가 상승하여 인슐린 내성이 생기고 고혈당이 되며 지방의 이용이 증가하여 지방조직이 감소하며 단백소비가 늘어나 급만성으로 단백질-칼로리 결핍증이 초래된다. 근육이 위축되며 면역반응이 약해져 상처치유가 늦어진다. 폐는 표면활성 물질이 감소하고 호흡이 얕아지며 심장은 서맥, 혈압강하, 심박출량과 전압이 감소한다. 소화관 점막이 퇴화하고 장운동이 감소하며 흡수장애가 초래된다. 간기능이 저하되고 조혈 기능이 저하되어 빈혈이 발생한다.

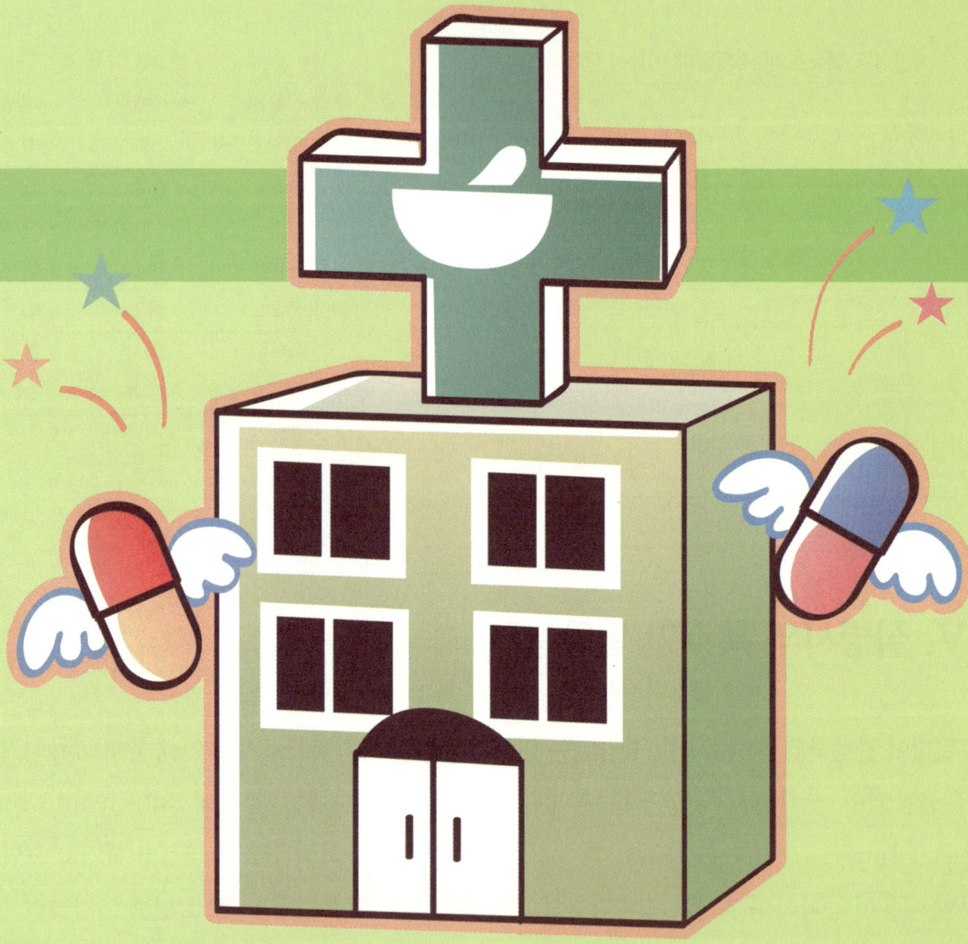

소아성장과 발달의학

4 장. 소아의 영양 II

이 희 경

I. 비타민(Vitamins)

비타민이란 미량으로 개체의 성장과 유지에 필수적인 세포대사를 위한 유기 화합물로써 수용성 비타민과 지용성 비타민으로 구분되고 수용성 비타민에는 비타민 B 복합체와 비타민 C, 지용성 비타민에는 비타민 A,D,E,K가 있다.

1. 수용성 비타민

수용성 비타민은 물에 잘 녹는 성질로 인해 다량 섭취해도 축적되지 않고 배설되므로 매일 필요량을 공급해야 한다.

1) 비타민 B 복합체

(1) 비타민 B_1(Thiamine, 항각기병 비타민)

탄수화물 대사 과정에서 산화적 탈탄산반응(oxidative decarboxylation)을 담당하며 결핍되면 울혈 심부전과 빠른 맥, 사지 부종의 증상을 특징으로 하는 습성 각기병과 신경염, 감각 신경 이상, 안절 부절, 식욕 부진의 증상을 특징으로 하는 건성 각기병이 발생한다.

티아민은 간, 고기(특히 돼지고기), 정제되지 않은 곡식 낟알, 콩류 호두, 밤 등의 견과류에 함유 되어 있다.

(2) 비타민 B_2(Riboflavin)

광선 적응에 필요한 망막 색소와 성장에 필수적이며 결핍시 시력 감퇴, 눈의 가려움 및 작열감, 각막 혈관 침윤, 설염, 지루 피부염, 성장 부진, 구순증 등이 발생한다. 우유, 치즈, 달걀, 내장, 생선, 녹색 채소, 정제되지 않은 곡식 낟알 등에 함유 되어 있다.

(3) 비타민 B_3(Niacin, Nicotinamide, 항펠라그라 비타민)

조효소 NAD(nicotinamide adenine dinucleotide)와 NADP(nicotinamide adenine dinucleotide phosphate)의 구성 성분이며 당원 합성과 지방산 분해에 필요한 탈수소 효소계의 조인자로 작용한다. 결핍시 3D(diarrhea, dementia, dermatitis)를 특징으로 하는 펠라그라가 발생하고, 햇빛에 노출되는 부위의 피부염, 혀의 염증, 치매 등의 뇌병증, 장점막위축으로 인한 설사 등의 증상이 나타난다. 고기, 생선, 간, 땅콩, 녹색 채소, 곡물, 곡식 낟알에 함유 되어 있다.

(4) 비타민 B_6(Pyridoxine, Pyridoxal, Pyridoxamine)

Decarboxylation, transamination, transsulfation의 조효소로 이용되고 혈색소 형성, 지방산 대사에도 관여 한다. 결핍시 피부염, 구순증, 구내염, 말초 신경염(isoniazid 치료시), 소적혈구 저색소 빈혈, 영아기 경련 등의 증상이 나타나며 간, 내장, 고기, 달걀 치즈, 생선 등에 함유 되어 있다.

(5) 비타민 B_9(Folate, Folic acid, 엽산)

Tetrahydrofolic acid가 활성형으로 purine, pyrimidine, nucleoprotein 생합성에 필수적인 것으로 결핍시 거대적혈구모구 빈혈(영아, 임부), 설염, 세포 면역 저하, 인두 궤양, 성장 장애가 오며 간, 녹색 채소, 호두, 밤 등의 견과류와 곡물, 치즈, 과일, 효모, 콩류에 함유 되어 있다.

(6) 비타민 B_{12}(Cyanocobalamin)

골수에서 적혈구 성숙에 필수적이며 결핍시 악성 빈혈이 발생하며, 식이 결핍이 아닌 흡수 장애로 발병하므로 위 절제, celiac 병, 소장 염증, 약물(PAS, neomycin) 장기 복용시 온다.

간, 내장, 고기, 달걀, 치즈, 생선에 함유 되어 있다.

2) 비타민 C(Ascorbic acid, 항괴혈병 비타민)

결체 조직의 세포간 기저물질(intracellular ground substance) 형성에 필요하며 철 흡수 촉진, 타이로신(tyrosine) 대사, 부신피질 호르몬 합성에 관여 한다. 결핍시 괴혈병이 초래되어 잇몸, 점막, 관절강, 안구의 출혈, 혈뇨, 경막하 출혈, 골막하 출혈(통증으로 특징적인 개구리자세)이 발생하며, 골절, 괴혈병 염주, 창상 회복 지연 등이 나타난다. 무릎 부위 특징적인 X선 소견으로 골간 및 골핵의 ground glass소견, 골 파손, white line of Frankel 등이 보인다. 과일, 토마토, 딸기류, 양배추, 녹색 채소에 함유되어 있고 음식 조리로 파괴가 잘 된다.

2. 지용성 비타민

지용성 비타민은 흡수된 후 간에 저장되며 아주 느린 속도로 체내에서 이용과 배설이 일어나므로 과잉 섭취 또는 간 기능 저하시에는 과잉 중독증이 나타날 수 있다.

1) 비타민 A(Vitamin A)

비타민 A는 모든 βionone 유도체를 대표하는 일반명으로 레티놀(reatinol, vitamin A alcohol), 레티닐 에스테르(retinyl ester, vitamin A ester), 레티날(retinal, vitamin A aldehyde), 레틴산(retinoic acid, vitamin A acid)이 포함되고 카로티노이드(carotenoid)는 β카로틴(βcarotene)의 생물학적 작용을 갖는 모든 카로티노이드(carotenoid)를 일컫는다.

음식내 β카로틴은 일부가 직접 흡수되고 나머지는 레티놀로 분해되어 흡수되며, 음식 내의 레티닐 에스테르는 소장에서 가수 분해되어 레티놀이 되어 장점막 세포 내에서 palmitic acid와 에스테르화하여 retinyl palmitate로 되어 간에 저장된다.

레티날은 망막 내에서 약한 빛을 감지하는 간상체(rod)와 강한 빛을 감지하는 추체(cone)의 색소 형성에 필요하며 레티노이드는 체내 상피막의 각질화, 골 대사, 태반 발육, 정자 형성, 점액 합성에 필요하다.

(1) 비타민 A 결핍증(Vitamin A deficiency)

신생아의 담즙 정체증과 같은 담즙 정체 간질환에서 지방 흡수 장애로 인해 발생되며 초기 야맹증(night blindness)으로 시작, 결막 건조증(xerosis conjunctivae), 각막 건조증(xerosis corneae), 각막 연화증(keratomalasia)이 생기고 진행되면 궤양이 생겨 결국 실명한다. 결막에 은회색 반점(bitot spot)이 나타날 수 있고 피부가 건조하고 잘 벗겨지며 어깨, 둔부, 사지에 모공 각화증(follicular hyperkeratosis)가 생기고 요로계의 상피 이형성으로 인해 농뇨, 혈뇨가 생기며 여성의 경우 질 상피의 각질화가 발생한다. 드물게 뇌압이 상승하고 뇌수종이 온다.

암실 적응 검사(dark adaptation test)가 도움이 되며 각막 건조증은 안과 검사로 확인 할 수 있고 눈과 질의 상피막 검사가 진단에 도움이 된다. 혈액 검사로는 혈청 카로틴 농도가 먼저 감소 후 비타민 A가 감소한다.

그림 4-1. bitot spot

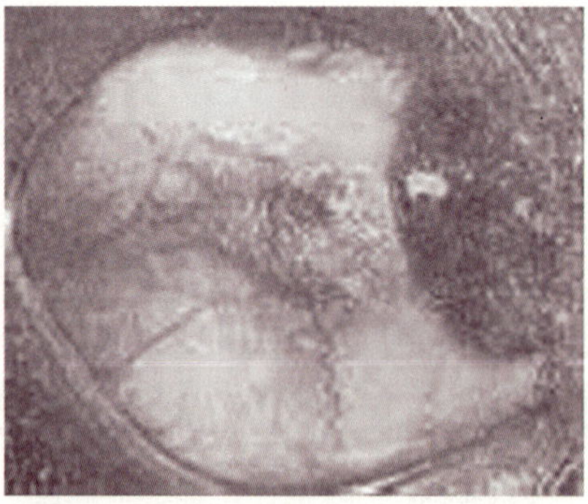

(2) 비타민 A 과잉증(Hypervitaminosis A)

① 급성 중독

영아에서 10만㎍ 복용시 발생할 수 있으며 구역, 구토, 졸음, 숫구멍 팽창, 복시, 유두 부종, 뇌 신경 마비 및 기타 거짓 뇌종양(pseudotumor cerebri) 증상이 나타난다.

② 만성 중독

수주에서 수개월간 과잉 용량으로 섭취시 나타나며 아이는 식욕 부진, 체중이 잘 늘지 않으며 가려움증, 보챔이 있고, 뼈의 통증으로 사지를 잘 움직이지 못하고 탈모증, 지루 피부 병변, 입 주위 열상, 뇌압 상승, 간 비대, 손과 발의 피부 벗겨짐, 두개로(craniotabes)가 나타난다. 방사선 검사상 자뼈(ulna)와 정강뼈(tibia)의 골간 중간 부위에 뼈과다증(hypersoteosis)이 특징적이다.

감별 질환으로 영아 껍질 뼈과다증(infantile cortical hyperosteosis, Caffey병)이 있으며 비타민 A 과잉 복용력과 검사상 혈중 비타민 농도의 상승으로 감별할 수 있다.

2) 비타민 D(Vitamin D)

(1) 비타민 D의 대사 과정 및 작용

비타민의 대사는 자외선에 의해 피부에서 생성되는 비타민 D_3(cholecalciferol)로 시작되는 것과 채소에서 섭취를 통하여 얻어지는 비타민 D_2(ergocalciferol)로부터 시작되는 것이 있다. 비타민 D3는 간에서 hydroxylation되어 25-hydroxycholecalciferol(calcidiol)로 전환되고 신장에서 2차 hydroxylation되어 가장 활동형인 1, 25-dicholecalciferol(calcitriol)로 전환되며 calcitriol이 가장 활동형인 비타민 D이다 . 비타민 D_2는 비타민 D_3처럼 2번의 hydroxylation을 거쳐 비타민 D_3와 구조상 약간의 차이는 있으나 생리적 기능이 같은 활동형이 된다.

비타민 D는 장관에서 칼슘, 인의 흡수 촉진, 신장에서 인의 재흡수 촉진, 뼈에서 미네랄 침착과 흡수대사에 직접 관여한다. 비타민 D는 뼈에서는 부갑상선 호르몬(Parathyroid hormone, PTH)과 협력작용을 하여 골흡수를 촉진하고, 신장의 근위세뇨관에서는 칼슘의 재흡수를 촉진시키고 PTH의 작용을 억제시켜 인의 배설이 줄게하여 혈중 칼슘과 인의 농도가 증가한다. 결핍시 성장 중에는 구룻병(rickets), 성장 완료인 성인에서는 뼈무름증(osteomalasia)을 일으킨다.

(2) 비타민 D 결핍증(Rickets, 구룻병)

① 원인

자외선 노출부족, 비타민 D 섭취 부족 및 조제분유의 비타민 D 부족한 보충, 비타민 D 대사 장애를 초래하는 간, 신질환 환자, 인 대사에 장애 있는 환자, 저체중 출생아나 사춘기 처럼 성장이 빠른 시기, 피부가 검은 아이, 비타민 D와 칼슘의 흡수가 잘 안되는 흡수장애 증후군, 낭성 섬유증, 지방변 환아 등이 있다.

② 증상

가장 일찍 나타나는 증상은 두개로(craniotabes)이며 생후 2개월경 나타나고 머리뼈 중 특히 뒤통수뼈와 관자뼈의 골질이 얇고 물러서 손가락으로 누르면 탁구공 모양으로 들어갔다가 나오는 것으로 신생아, 특히 미숙아에서는 정상적으로도 볼 수 있으므로 구별해야 한다. 숫구멍이 크고 늦게 닫히며 이마뼈, 관자뼈의 중앙부가 튀어나와 머리 전체가 사각형(caput quadratum) 모양을 나타낸다. 흉골은 새가슴(pigeon chest)을 형성하고, 가로막 부착부위를 따라 흉벽이 우묵하게 들어간 Harrison groove가 나타나며 갈비뼈의 골과 연골 접합부가 염주 모양으로 튀어 나와 구룻병 염주(rachitic rosary)를 만든다. 기타 누두흉(funnel chest), 척추 후만증(kyposis), 척추 측만증(scoliosis)등의 변형을 초래한다. 사지에서는 손목, 발목 부위 골단(epiphysis)의 비후가 만져질 정도이며 아이가 서게 되면 내반슬(bow leg), 외반슬(knock knee), 내반고(coax vara)가 나타나기도 하고 골발육 부전으로 구룻병 난장이(rachitic dwarfism)과 불완전 굴곡 골절(greenstick fracture), 치아의 발육 부전, 골반뼈 기형등이 보이기도 한다.

③ 진단

부족한 섭취 병력과 임상적 소견으로 진단하고 혈청 칼슘은 정상이거나, 약간 감소, 혈청 인은 4 mg/dL 이하, alkaline phosphastase는 대개 500IU/dL 이상 상승, 소변 내 cyclic AMP 상승, 혈청 25-hydroxycholecalciferol이 감소한다. 자뼈(ulna)나 노뼈(radius)의 원위부에서 골단의 중앙부가 컵모양으로 들어가고(cupping), 컵의 양쪽에 해당 되는 부위가 바깥 쪽으로 불분명하게 확대(spreading, fraying)된다. 골간 음영이 연하고 간혹 골절이나, 가골 형성을 볼 수 있다. 치료 후 1주경에 생화학적 검사가 정상으로 되고 2~4주 이내 방사선 검사에서 치유소견이 보이기 시작한다.

그림 4-2. 구룻병 염주(rachitic rosary)

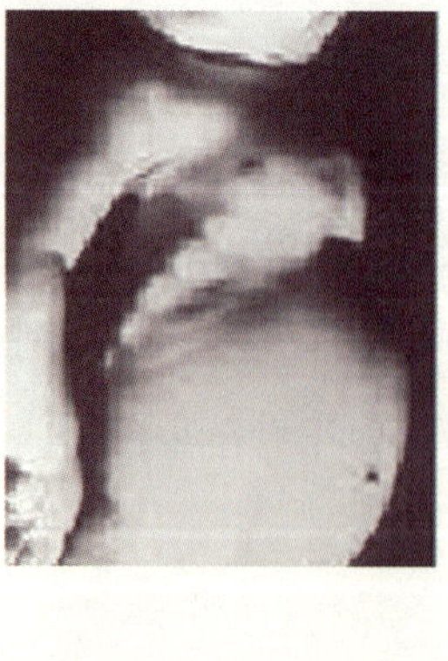

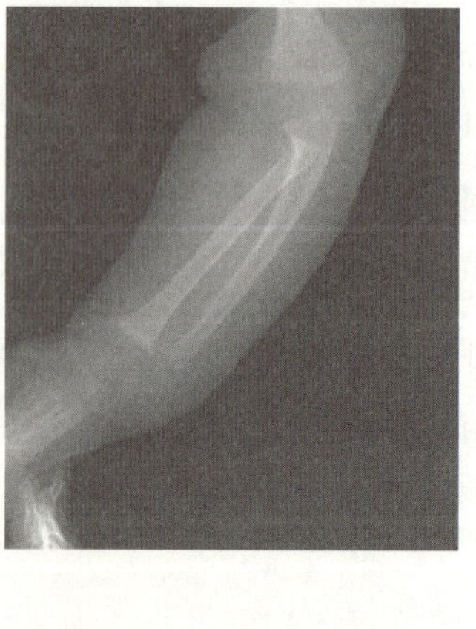

그림 4-3. 손목 골단의 비후

3) 비타민 E(Vitamin E)

항산화제로서 세포막 불포화 지방산의 peroxide 형성을 막는데 필요하며 근육대사 및 적혈구 용혈과 관계가 있다. 미숙아, 담도폐쇄증과 같은 간담도 질환, 유극 적혈구 증가증, 낭성 췌장 섬유증 등이 있을 때 결핍이 초래 되고 특히 미숙아에서 흡수가 나쁜데다가 불포화 지방산을 많이 주면 결핍증이 잘 생기며 이 경우 철분을 많이 주면 결핍 증상이 더 심해지는 경우가 있다.

결핍 증상으로는 미숙아에서 생후 6~7주에 용혈성 빈혈이 발생하며 혈소판 부착력과 수가 증가할 수 있다. 그 밖에 미숙아에서 기관지 산소중독증이 증가하고 creatinuria, 평활근과 골격근 병변, 근력 저하가 올 수 있다. 담도 폐쇄증에 의한 결핍증에서는 소뇌 조화 운동 불능, 말초 신경염, 척수 등쪽 기둥 이상 등의 신경 증상이 나타난다.

4) 비타민 K(VitaminK)

비타민 K의 전구 물질은 음식 중에 충분히 함유되어 있어 섭취시 장관 내 세균의 작용으로 활동형 비타민으로 전환된다.

결핍시에 저프로트롬빈(factor II)혈증과 함께 간에서 proconvertin(factor VII) 합성장애가 생겨 출혈이 생긴다. 출생 직후의 신생아는 아직 간기능이 완전하지 않으므로 비타민 K를 투여하면 이와 연관된 단백질인 factor II,VII,IX,X이 생성되어 신생아 출혈성 경향을 예방 할 수 있다.

비타민 K 결핍증과 저프로트롬빈혈증은 출혈질환을 가진 모든 환아에서 우선적으로 감별, 진단해야 한다.

II. 영양실조(Protein/energy malnutrition)

1. 소모증(Marasmus, Infantile atropy, Inanition, Athrepsia, Primary malnutrion)

가장 심한 영양실조로, 주로 극도의 굶주림, 수유, 이유 등의 식이 방법의 무지와 빈곤에 기인한다. 기타 만성 설사증, 선천 기형, 대사 질환 등이 원인이 될 수 있다.

증상으로 체중감소 및 전신 쇠약, 복부 팽만, 근육 위축 및 근력 저하, 부종, 낮은 체온, 맥박수 감소, 기초 대사율 감소, 변비 또는 설사가 생긴다.

2. 단백질-칼로리 영양실조(Kwashiorkor, Protein-energy malnutrition, Secondary malnutrition)

원인으로 단백질의 불충분한 섭취, 단백질의 흡수 장애(만성 설사증), 단백질의 비정상적인 소실(신증후군, 감염, 출혈, 화상), 단백질의 합성 장애(만성 간질환), Kawashiorkor(단백질과 칼로리 섭취가 극도로 결핍시) 등이 있다.

증상으로 초기에 기면상태, 감정 둔화, 자극 과민성이 생기며 진행되어 성장 지연, 원기 부족, 식욕 부진, 피하조직 소실이 일어난다. 2차 면역 결핍, 간비대 및 지방 침윤, 부종, 신기능 저하가 발생하며 심장도 크기가 확대되어 간다. 피부염, 모발의 변화, 감염, 근육 조직의 소실 및 위축과 의식 변화가 생긴다.

검사 소견으로 혈청 알부민치의 감소가 특징적이며 혈당, 혈장 필수 아미노산치, 혈청 콜레스테롤치가 감소하며 당뇨병형의 포도당 내성이 나타난다. 그 외 각종 효소의 활성치 감소, 케톤뇨, 소변 hydroxyproline/creatinine 배설률 감소, 각종 영양소 감소가 일어나며 성장호르몬의 분비는 증가한다.

감별 질환으로 만성 간염, 신증후군, protein-losing enteropathy, 간경화, 단백합성 장애가 있는 대사질환 등이다.

III. 비만(Obesity)

소아 비만의 유병률은 현저히 증가 되어 최근 25년간 4-10배 이상 증가하였다.

1. 원인

비만과 체중 조절에는 유전적 소인, 환경, 발달과정 등 여러 요인이 복잡하게 상호작용하고 있다.

소아 비만은 성인 비만의 예비군이고 성인기의 과체중 여부와 관계 없이 성인에서 이환율과 사망률이 높고 부모의 비만과 연관성이 있어 부모가 모두 비만이면 80%, 한쪽 부모가 비만이면 40%, 모두 비만이 아닐 경우 7%에서 소아 비만이 관찰 되었으며 산모의 당뇨병이나 비만이 출생하는 신생아의 과체중 위험인자이고 비만의 예견인자로 보고 되었다.

2. 역학

소아 비만은 성인 비만으로 이환될 가능성이 크며 부모의 비만이 소아의 비만과 연관성이있다고 한다. 비만은 도시에서 흔하고 부모의 비만, 핵가족, 비활동적인 가족 성향, TV 시청, 비디오 게임, 인터넷 등도 연관이 있다.

3. 기전

1) 단일 유전자 결함의 동물 모델

렙틴(leptin)이 유전적으로 결핍시 비만 쥐가 되었다. 즉 렙틴 결핍시 비만이 되었다.

2) 음식 섭취의 조절

식욕은 심리적 원인, 뇌하수체 등 뇌병변, 고인슐린혈증(hyperinsulinism) 등 다양한 인자에 의해 영향을 받는다.

3) 시상하부-뇌하수체-부신축(Hypothalamic-pituitary-adrenal axis : HPA axis)

동물 실험에서 부신 제거술을 하면 유전성, 식사 유발성, 시상 하부성 비만 쥐에서 비만의 증상이 지연 되거나 나타나지 않으며 글루코코티코이드를 소량 투여해도 비만이 다시 나타난다. 부신제거 동물 실험의 결과는 글루코코티코이드 결핍 또는 시상하부 코티코트로핀 방출 호르몬(CRH)과 뇌하수체 ACTH 생성 등의 복합적 결과로 추정된다.

4) 다유전자형(polygenic models)

단일 유전형보다 인간의 비만과 더 비슷하다. 단일 유전자 결함에서 나타나는 열성 소인, 우성 소인, 프로모터 변화, parental impriting 등은 인간 비만에 유전성을 평가 하기 위한 예로 추정된다.

5) 체지방과 음식 섭취의 효과와 유전자 표적화

체지방과 신체 크기를 변화시킨 유전자 변형(transgenic) 동물이 유전자 표적 치료로 연구되고 있다.

4. 임상 증상

1) BMI는 영아기가 지나 5~6세경에 가장 낮았다가 다시 올라가게 되는데 이 반등이 조기에 나타나면 비만이 될 가능성이 높다.

2) 비만아는 같은 연령에 비해 키도 크고 골연령도 증가되어 있으며 사춘기가 일찍 올 수 있어 성인이 되었을 때는 키가 작을 수도 있다.

3) 주로 유방 부위에 지방이 침착되어 남아는 여성형 유방을 가지게 되고 외부 생식기도 치부지방 조직에 묻혀 대부분 정상 크기이나 상대적으로 작아 보인다.

4) 비만은 상지와 대퇴부에 더 심하다.

5) 비만아는 놀림, 따돌림을 당하여 정신적, 심리적 문제가 있으며 그런 심리적 부담감이 더 비만하게 된다.

6) 갑상샘 저하증과 코티졸 과잉은 골격근 성장이 늦고 키가 작으며 사춘기가 지연된다.

5. 진단

1) 체질량 지수(BMI=kg/m²)

BMI는 6세 이후 피하 지방이나 체지방과 유의한 상관성이 좋으며 같은 연령, 성별과 비교하여 95 백분위수 이상을 비만으로 정의한다.

청소년기 BMI상승은 혈압 상승, 고지혈증과 연관되고 청년기 BMI 상승, 지질, 혈압 농도를 예측 할 수 있다. 성인에서 BMI 상승은 성인 비만과 관련된 이환율과 사망률을 예측 할 수 있다.

2) 비만도=(실제체중-신장별 표준 체중)/신장별 표준 체중×100

20% 이상을 비만으로 분류

3) 피부 주름 두께(skin fold thickness, 특히 삼두박근)나 신장별 체중을 연령, 성별에 비교하여 95 백분위수 이상을 비만으로 정의한다.

6. 검사

1) 심혈관과 당뇨병 위험도를 검사하기 위하여 혈압(고혈압), 혈중 지질농도(콜레스테롤, 중성 지방, LDL, VLDL 상승과 HDL 감소), 금식시 포도당과 인슐린 농도, HbA_1C 측정, 간기능 검사를 시행한다.

2) 비만과 갑상샘 저하증, 고코티졸혈증을 감별하기 위하여 자유 티록신(fT4)과 갑상샘 자극 호르몬(TSH), 24시간 소변 내 자유 코티졸 농도, 주간 타액의 코티졸 농도를 측정한다.

3) 가족력에 반하여 비만이 조기에 심하게 발병 시 Prader-Willi 등과 같은 유전자 결함을 의심하여 렙

틴 농도와 유전자 변이를 검사한다.

7. 합병증

지방간염, 위식도 역류, 당뇨병, 심혈관 질환, 종양, 호흡기 질환(천식, 수면 무호흡), 불임, 퇴행 관절 질환, 단백뇨, 우울증, 사회 생활 부적응 등이 나타난다. 비만이 조기에 발병할수록 수명이 단축되며 장기간의 치료를 필요로 하는 만성 질환이다.

8. 치료

식사조절, 꾸준한 운동, 행동 습관 개선과 가족 중심의 치료, 약물 치료, 수술

IV. 총정맥영양(Total Parenteral Nutrition ; TPN)

입으로 먹을 수 없는 경우 정맥으로 각종 영양소를 공급하는 방법을 말한다.

1. 총정맥 영양이 필요한 경우와 적응증

1) 필요한 경우

- 4~5일 이상 입으로 영양 공급을 적절히 할 수 없을 때
- 최근 평소 체중이 10% 이상의 감소가 있으면서 장관 기능이 없을 때
- 장관 영양으로는 손실량 또는 필요량을 보정할 수 없을 때

2) 적응증

- 괴사장염
- 위장관 수술을 받은 신생아
- 위장관루(fistula)
- 염증장염
- 영아의 난치성 만성 설사
- 미숙아 중환자 치료시
- 짧은 창자(Shrot bowel) 증후군
- 만성 가성 장폐쇄 증후군

- 유미흉 및 유미복수
- 간이식을 기다리고 있는 급성 간부전
- 심장 수술 전 영양 상태가 나쁜 경우
- 신경성 식욕 부진증
- 수술 전후의 영양 관리
- 급성 신부전
- 골수(조혈모세포) 이식을 받은 환자
- 화상
- 암환자의 영양 관리

2. 총정맥 영양의 합병증

1) 카테터 관련 기계적 합병증

- 기흉
- 심장 눌림증(cardiac tamponade)
- 카테터 혈전
- Subclavian hematoma
- 혈흉
- 공기 색전증
- Subclavian artery 손상

2) 감염 및 패혈증

- 정맥영양 용액 오염
- 카테터 감염
- 수액 세트 오염
- 패혈증

3) 대사 합병증

- 고혈당증
- 대사 산증
- 비타민 결핍증
- 담즙 정체 간질환
- 구룻병
- 저혈당증
- 필수 지방산 결핍증
- 미량 원소 결핍증
- 지방간
- 뼈감소증(osteopenia)

3. 미량 원소의 중요성 및 질병과의 관계

1) 중요성

미량 원소는 소량이지만 우리 몸에 반드시 필요한 영양소로 플루오르, 구리, 아연, 크롬, 망간, 셀렌, 몰리브덴은 체내 대사에 관여하고 규소, 붕소, 니켈, 알루미늄, 비소, 브롬, 스트론튬 등은 식이에 포함되어 있고 체내에도 축적된다.

2) 질병과의 관계

담즙 정체 간질환 환아는 구리, 망간을 넣지 말아야 하며, 설사 환아는 아연을 추가 하여야 한다. 정맥 영양법이 2주 이내 단기간 또는 보조적 수단으로 사용시에는 경구로 아연만 투여하면 되고 아연 결핍시 항문 주위와 눈주위의 피부염, 설사, 탈모, 손톱 주위염, 식욕 부진, 보챔, 면역 결핍 (acrodematitis enteropathica의 증상) 등의 증상이 나타난다.

4. 영양 공급의 주입 경로에 따른 장단점

1) 비경구 영양

비경구 영양법으로 총정맥 영양법을 사용하는데 경구 영양이 장기간 불가능한 저체중 출생아, 미숙아, 난치 설사 증후군, 장 절제술 등을 받은 환아에서는 절대적으로 필요한 방법이지만 도자와 관련된 패혈증, 혈전증, 혈관 외 유출, 우발적 도관이 빠지는 경우 등의 합병증이 있다. 대사 합병증으로는 고혈당, 고질소혈증, 신석회화, 저혈당, 고지혈증, 지방 주입으로 인한 저산소증의 위험, 고암모니아혈증 등이 있으며 장기간 투여시 담즙 정체 황달, 대사 골질환, 간질환 등의 합병증이 있다.

2) 경구 영양

기관 삽관이나 배꼽동맥 도관을 가지고 있어도 가능하지만 흡입의 위험이 있다.

경구영양과 비경구 영양의 병행은 흡입의 위험과 담즙 정체 황달, 미숙아 구룻병의 발생을 감소시킨다.

3) 경관 영양

강하게 빠는 힘과 삼키는 행동에서 후두개와 목젖의 조화, nasal passage, 정상 식도의 운동성 등이 필수 조건이나 이는 34주경에 형성 되므로 이보다 미숙아 이거나 저체중 출생아, 호흡곤란, 저산소증, 순환 부전, 과량의 분비물, 구역, 패혈증, 중추 신경계의 억제 상태, 중병의 징조가 있을 때 비경구 영양이나 경관 영양이 필요하며 경관 영양의 방법으로 코위관(nasogastric tube)를 사용한다.

외부 지름 5 franch의 양면에 엇갈려 2개의 구멍이 있는 끝이 둥근 플라스틱관을 코를 통해 위에 넣고 2.5 cm정도는 위내에 위치하도록 하고 3~7일 후 반대편 비공으로 바꾸어 관을 삽입한다. 관의 다른 쪽 끝은 주사기에 연결하여 미리 계량된 양을 천천히 중력에 의해 흘러 가도록 하고 비공을 사용시 국소 자극이 심하여 구역질을 하거나 분비물이 비인후부에 너무 많은 경우 숙련된 사람이 삽입하며 매번 수유 후에 관을 제거한다.

■ 참고문헌

1. 안효섭 : 홍창의 소아과학. 제 9판, 대한교과서㈜, 2007.

2. Kliegman : Nelson Textbook of Pediatrics. 18th ed, Saunder, 2007

3. 서정완 : 임상에서의 소아의 영양 . 대한소아과학회, 2002.

소아성장과 발달의학

5 장. 수분 및 전해질 평형

이 종 현

I 일반적 고찰

1. 소아의 생리적 특징

소아는 성인에 비하여 체표면적, 칼로리 소비량, 수분 필요량이 체중에 비하여 크다. 또, 어릴수록 총 수분이 체중에 비해 많고 세포외액이 차지하는 비율이 높다.

체중 7 ㎏인 영아와 체중 70 ㎏인 성인을 비교해 보면, 체중 70 ㎏인 성인이 하루 섭취하는 수분은 2,000 mL로서 이 양은 그가 가지고 있는 세포외액 14,000 mL의 1/7 밖에 안 되지만, 7 ㎏인 영아의 경우는 하루 섭취하는 수분이 700 mL로서 영아가 가지고 있는 세포외액 2,100 mL의 1/3이나 된다. 따라서 7 ㎏인 영아가 하룻동안 수분을 전혀 섭취하지 못했을 경우, 영아의 수분 부족량은 세포외액의 1/3이나 되며, 전체 체중의 10%에 해당하므로 성인에 비하여 더 큰 영향을 받게 된다. 즉, 영아에서 체내 수분의 회전속도가 성인에 비하여 현저히 빠르다.

신생아, 특히 미숙아에 있어서는 여러 조절 기전이 효과적으로 기능하지 못한다. 예를 들어, 영아 초기의 신장의 농축능력은 성숙한 신장에서보다 낮다. 따라서, 신생아는 같은 양의 용질을 배설하는데 있어서 큰 아이보다 더 많은 양의 물을 필요로 하며, 탈수증이 있는 경우 신생아는 충분히 농축된 소변을 만들지 못하기 때문에 수분을 효과적으로 보존하지 못한다.

2. 체액

1) 총 수분

우리 몸의 총 수분은 성인에서 체중의 60%, 영아에서는 70%이며, 이와 같은 성인과의 차이는 사이질액이 상대적으로 많기 때문이다. 총 수분의 양은 연령 및 성별에 따라 다르다. 만삭아의 총 수분은 체중의 약 75%인데, 이는 생후 1년 동안에 급격히 감소하여 약 60~65%로 되며, 그 후로는 서서히 변화하여 성인 남자에서는 체중의 약

그림 5-1. 나이에 따른 체중에 대한 체내 총 수분량, 세포내액, 세포외액의 변화

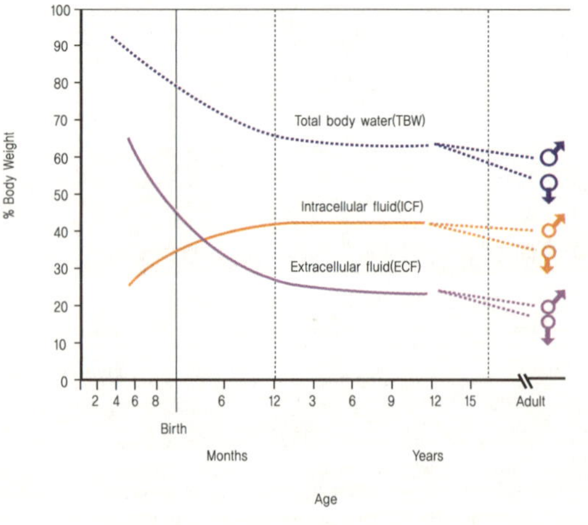

60%, 여자에서는 55% 정도가 된다. 이러한 변화는 주로 세포외액의 변동에 의한다(그림 5-1).

2) 체액의 분포

총 수분은 크게 세포외액과 세포내액으로 나눌 수 있다. 세포외액은 성인에서 체중의 20%, 영아에서는 30%를 차지하며, 주로 혈장액(5%), 사이질액(성인 15%, 영아 25%)으로 구성되고 소량의 위장 분비액, 뇌척수액, 늑막강액, 복막액, 관절 활액 등과 같은 체강액이 포함된다. 세포내액은 체중의 40%를 차지한다(그림 5-2).

그림 5-2. 체액의 분포(체중에 대한 백분율)

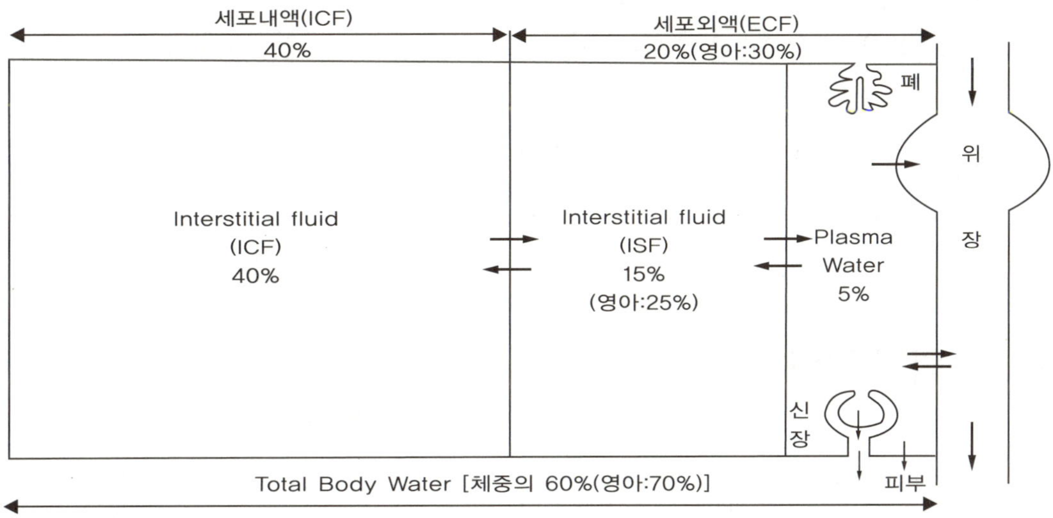

3) 체액의 성분

세포외액과 세포내액은 전해질 성분이 아주 다르다(그림 5-3). 세포외액에는 나트륨 이온과 염소 이온이 주요 양이온과 음이온이며, 세포내액에는 세포외액의 30배나 되는 매우 많은 칼륨 이온이 포함되어 있다. 세포외액의 화학적 성분은 세포외액의 한 부분인 혈장의 성분을 직접 분석함으로써 정확히 측정할 수 있다. 그

그림 5-3. 혈장과 세포내액의 성분비교

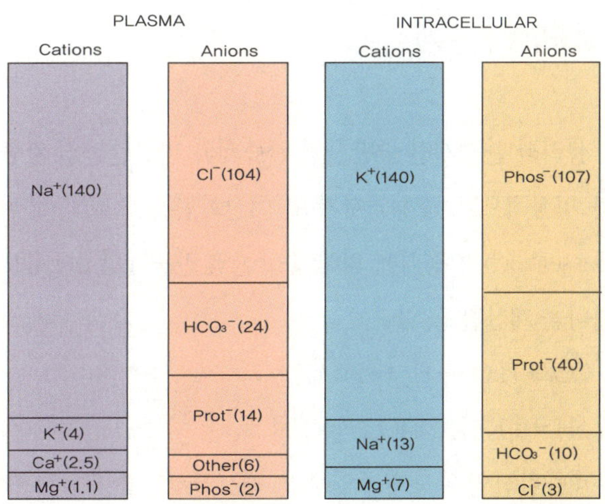

러나 세포내액의 성분은 세포내액을 직접 측정할 수 없어 간접적으로 측정한다. 간질액은 단백질의 함량이 낮으나 전해질 성분은 혈장과 비슷하다. 혈장과 간질액은 모세혈관막 하나를 사이에 두고 있어, 모든 이온과 작은 분자가 자유롭게 통과할 수 있다.

4) 체액의 평형

세포외액과 세포내액 사이에는 삼투압의 평형이 이루어진다. 세포막은 물이 자유롭게 통과할 수 있기 때문에 한 구역에서 삼투압의 변동이 있을 때에는 균형을 유지하기 위하여 수분이 삼투압이 높은 곳으로 빨리 이동하게 된다. 혈장이나 간질액에는 나트륨 이온이 주된 양이온이므로 나트륨 이온과 그에 동반하는 음이온인 염소이온과 중탄산 이온이 혈장 삼투압의 90%를 차지한다. 따라서, 세포외액의 삼투압을 추측할 때에는 나트륨 이온 농도를 2배 하면 대략 알 수 있다. 단, 고혈당이나 고지혈증 등이 있을 때는 예외이다. 혈장의 정상 삼투압은 285 ~ 295 mOms/kg 이다.

실제 혈장 삼투압은 다음과 같이 계산하여 구할 수 있다.

Osmolality = 2[Na(mEq/L)] + [Glucose(㎎/dL)]/18 + [BUN(㎎/dL)]/2.8

II 산-염기 평형

혈액의 수소 이온 농도는 40 nmol/L 정도로서 이를 pH로 환산하면 7.4가 된다. 수소 이온 농도의 변화가 있을 때 이를 원상으로 회복시키려는 반응이 일어나는데 이를 산-염기 평형의 조절 기전이라고 한다.

1. 생리적 완충계

생리적 완충계인 중탄산염 완충계와 비중탄산염 완충계가 pH 변화에 몸을 보호한다. 중탄산염 완충계가 임상적으로 측정되어지며, 이산화탄소(CO_2)와 중탄산염(HCO_3^-)의 관계로 이루어진다. Henderson-Hasselbalch 방정식에 의해 중탄산염 완충계의 pH, [HCO_3^-], [CO_2]의 세가지 변수 중 두 가지를 알면 다른 하나를 계산할 수 있다.

$CO_2 + H_2O \leftrightarrow H_2 + HCO_3^-$

$pH = 6.1 + \log [HCO_3^-]/[CO_2]$

비중탄산염 완충계에 알부민, 헤모글로빈을 포함한 단백질, 인산, 뼈 등이 포함된다.

2. 산-염기 평형 조절

대사 결과 생성되는 산은 크게 휘발산과 비휘발산의 두 가지로 나누어진다. 휘발산은 탄수화물이나 지방의 완전 연소에 의해 생성되는 이산화탄소(CO_2)를 말하며 폐로 배설된다. 폐환기량이 감소하면 이산화탄소 분압(PCO_2)은 증가하고, 반대로 폐환기량이 증가하면 이산화탄소 분압은 감소한다. 비휘발산은 단백질 대사에 의해 생성되는 황산, 인산, 요산 등과 탄수화물, 지방의 불완전 연소에 의해 생성되는 유산, 케토산 등이 있으며 신장으로 배설된다. 신장은 중탄산 이온(HCO_3^-)의 재흡수와 비휘발산의 배설을 통하여 산-염기 평형을 조절한다.

3. 산-염기 대사 이상

우리 몸은 수소이온[H+]은 40 nmol/L(pH=7.4), 중탄산 이온[HCO_3^-]은 24 mmol/L, 이산화탄소[CO_2]는 1.2 mmol/L(PCO2=40 mmHg)를 유지하기 위해 항상 노력하는데, 여러 가지 원인들에 의하여 이러한 항상성을 유지할 수 없는 경우에 산-염기 대사 이상이 발생한다. 동맥혈 가스 분석과 임상 증상으로 환자의 산-염기 대사 이상을 설명할 수 있다. 산-염기 대사 이상은 대부분의 경우 산증이나 알칼리증이 있는지 보고, 혈청의 중탄산염과 이산화탄소 농도로 비정상적인 pH의 원인을 확인 후 환자의 적절한 보상으로 혼합된 산-염기 대사 이상이 없는지를 결정한다(그림 5-4).

그림 5-4. 산-염기 대사 이상의 분석 과정

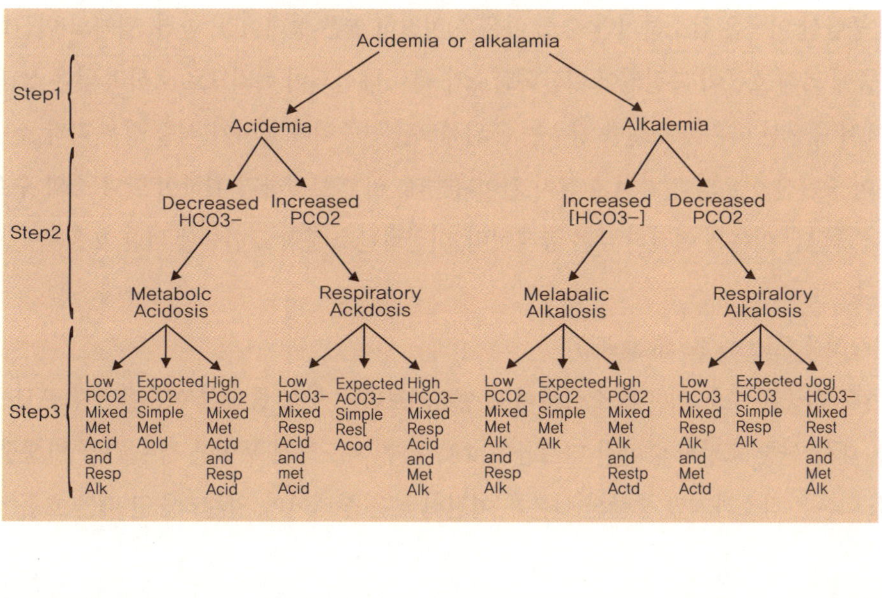

1) 호흡 산증 (Respiratory acidosis)

여러 가지 원인(폐질환, 호흡 중추 손상 등)으로 과소호흡을 하여 폐환기량이 감소할 경우, 혈액 중의 이산화탄소 분압이 증가하게 된다. 이를 보상하기 위해 수소 이온(H^+)과 중탄산 이온(HCO_3^-)이 증가하게 되는데, 여전히 이산화탄소 분압이 높은 상태를 호흡 산증이라고 한다.

2) 호흡 알칼리증 (Respiratory alkalosis)

여러 가지 원인(심인성, 두개내압 상승으로 인한 호흡 촉진 등)으로 과다호흡을 하여 폐환기량이 증가할 경우 혈액 중의 이산화탄소 분압이 감소하게 된다. 이를 보상하기 위해 수소 이온(H^+)과 중탄산 이온(HCO_3^-)이 감소하게 되는데, 여전히 이산화탄소 분압이 낮은 상태를 호흡 알칼리증이라고 한다.

3) 대사 산증 (Metabolic acidosis)

대사 산증은 수소 이온을 얻은 경우와 중탄산 이온을 소실한 경우로 나누어 생각할 수 있다. 혈장 음이온 차(plasma anion gap)가 이러한 대사 산증 환자를 평가 하는데 유용하며, 수소 이온을 얻은 경우는 혈장 음이온 차가 증가하며, 중탄산 이온을 소실한 경우는 정상을 보인다. 혈장 음이온 차는 다음과 같이 구할 수 있다.

$$\text{Anion gap} = [Na^+] - ([HCO_3^-] + [Cl^-])$$

혈액에 비휘발산이 증가해서 수소 이온을 얻은 경우는 탄수화물의 불완전 연소에 의해 젖산이 생겨나거나, 지방의 불완전 연소에 의해 케토산이 생겨난 경우, 그리고 사구체 여과율(GFR)의 감소에 의한 황산, 인산, 요산 등 정상적으로 생겨나는 내인성 산의 혈액 내 축적이 원인이다. 이를 보상하기 위해 중탄산 이온은 감소하지만 수소 이온은 여전히 높은 상태이다. 한편, 혈액의 이산화탄소 분압은 산증에 의해 호흡이 촉진되어 이산화탄소가 폐로 배설되어 버리므로 오히려 낮은 상태가 된다.

혈액에서 중탄산 이온을 소실한 경우는 근위세뇨관 산증이나 설사가 심할 경우 각각 소변과 대변을 통하여 중탄산 이온의 일차적 소실이 일어나는데, 이를 보상하기 위하여 혈액 중의 수소 이온은 증가하나 중탄산 이온은 여전히 낮은 상태이며, 이산화탄소 분압도 산증에 의한 호흡 촉진으로 감소하게 된다.

4) 대사 알칼리증 (Metabolic alkalosis)

대사 알칼리증은 수소 이온을 소실하여 발생하기보다는 항상 중탄산 이온을 얻음으로써 발생하게 된다. 대사 산증 교정시 중탄산 나트륨($NaHCO_3$)을 과도하게 투여한 경우 가끔 발생할 수 있으며, 수소 이온은 감소하지만 중탄산 이온은 여전히 높은 상태이며, 알칼리증일 때는 호흡 촉진이 일어나지 않으므로 혈액 중의 이산화탄소 분압도 증가하게 된다.

날문 협착증이나 비위장관을 통한 위산의 흡입을 하는 경우에 위산을 토해 버리거나 흡인해 버리면 혈액은 중탄산 이온 한 개를 얻은 것이 되어 알칼리증이 발생하게 된다.

Furosemide나 thiazide 계열의 이뇨제를 장기 투여한 경우 또는 Bartter 증후군과 Gitelman 증후군의 경우 체액 감소에 의한 나트륨 이온의 재흡수로 칼륨 이온의 분비가 증가하게 되어 체내 칼륨 이온의 결핍된다. 알도스테론 효과는 종합적으로 나트륨 이온을 재흡수하면서 대신에 칼륨 이온과 수소 이온을 배설하는 것이며, 이에 따라 칼륨 이온 결핍과 알칼리증이 발생한다.

5) 혼합 산-염기 대사 이상

산-염기 대사 이상이 있으면 그에 따라 적절한 생리적 보상이 일어나게 되는데(표 5-1) 이를 넘어선 경우 혼합 산-염기 대사 이상이 나타난다. 예를 들어, 중탄산 이온이 10 mEq/L이면서 이산화탄소 분압이 21~25 mmHg라면 적절히 보상된 대사 산증이다. 그러나 이산화탄소 분압이 20 mmHg 이하라면 생리적 보상 범위를 넘어선 것이므로 대사 산증과 호흡 알칼리증이 혼합되어 있다고 보아야 하고, 반대로 이산화탄소 분압이 26 mmHg 이상이면 대사 산증과 호흡 산증이 혼합되어 있는 상태이다.

표 5-1. 산-염기 대사 이상과 생리적 보상

대사 산증	$PCO_2 = 1.5 \times [HCO_3^-] + 8 \pm 2$
	$[HCO_3^-]$가 10mEq/L 감소함에 따라
	PCO_2는 10~12 mmHg 감소
대사 알칼리증	$[HCO_3^-]$가 10mEq/L 증가함에 따라
	PCO_2는 7mmHg 증가
호흡 산증	
급성	PCO_2가 10mmHg 증가함에 따라
	$[HCO_3^-]$는 1mEq/L 증가
만성	PCO_2가 10mmHg 증가함에 따라
	$[HCO_3^-]$는 3.5mEq/L 증가
호흡 알칼리증	
급성	PCO_2가 10mmHg 감소함에 따라
	$[HCO_3^-]$는 2mEq/L 감소
만성	PCO_2가 10mmHg 감소함에 따라
	$[HCO_3^-]$는 4mEq/L 증가

Ⅲ 수액 요법

1. 탈수의 진단

1) 탈수의 정도

탈수의 정도를 아는데 가장 정확한 방법은 환자가 앓기 전의 체중과 현재의 체중과의 차이를 구하는 것이지만, 발병 전의 체중을 모르는 수가 많으므로 임상적으로 그 정도를 추정할 수 밖에 없는 경우가 많다. 임상적으로 알아볼 수 있는 아주 가벼운 탈수 증상은 영아의 경우 체중의 5%, 큰 어린이의 경우 3% 정도 소실이 있는 것이며, 생존할 수 있는 가장 심한 소실은 체중의 약 15%에 해당한다. 탈수 정도에 따른 임상 소견은 다음과 같다(표 5-2).

표 5-2. 탈수의 정도와 임상 소견

구분	경증	중등도	중증
체중감소	3~5%	6~9%	〉10%
피부 turgor	↓	↓↓	↓↓↓
점막 건조	경도	현저	바싹 마른다
숫구멍	정상	함몰	현저히 함몰
안구	정상	함몰	현저히 함몰
눈물	나온다	감소	안 나온다
소변량	정상	감소	현저히 감소
소변 비중	상승	〉1.020	현저히 상승
BUN 증가	±	+	++
혈압 하강	-	±	++
맥박 증가	±	+	++
의식	정상	흥분 또는 기면	기면, 혼수
Capillary refill	정상	±2초	〉3초

2) 탈수의 형

탈수는 처음 혈장의 나트륨의 농도에 따라 등장성, 저장성, 고장성의 세가지 형으로 분류한다. 각 형에 따르는 임상 증상 및 소견은 다음과 같다(표 5-3).

표 5-3. 탈수의 형에 따른 임상 증상 및 소견

구분	등장성	저장성	고장성
혈장 나트륨(Na^+)	130~150	〈130	〉150
병력	설사, 구토, 기아, 장 fistula, suction	심한 발한, 나트륨의 소실(부신 성기 증후군, 뇌성 소실, 만성설사)	alt가 많은 용액 섭취, salt 중독, 신기능 미숙 신생아
피부 온도	냉	냉	냉 또는 온
turgor	↓	↓	정상
감촉	건조	끈적끈적하다	물렁하다(doughy)
일반 상태	무욕 상태 활발하지 못하다	무욕 상태 활발하지 못하다 혼수	흥분
맥박	빠르고 약하고 작다	빠르고 약하고 작다	어느 정도 빠르기는 하나 긴장도는 좋다
혈압	저하	매우 저하	정상 또는 약간 저하

2. 수액량의 산출

수액 요법 시 필요한 수액량은 1일 유지량(maintenance requirement), 이미 소실한 양(antecedent deficit), 계속 소실하는 양(ongoing loss)를 합하여 계산한다.

1) 1일 유지량

수분 유지량은 대사율에 의해 결정되며, 통상의 수분 손실(소변, 불감 수분 손실 등)을 보충하기 위한 것이다. 1일 수분 유지량은 수분 소비량으로부터 산출되며, 100mL/100 kcal로 생각하면 된다(표 5-4). 열이 있을 때에는 1℃ 상승하는데 대하여 불감 수분 손실이 12% 증가한다.

표 5-4. 1일 수분 소비량

구분	소비량(㎖/100㎉)
불감 수분 소실(Insensible water loss)	45
피부	30
폐	15
땀	10
소변	50
대변	5
oxidation에서 생기는 수분-	10

실제로 1일 유지량을 계산하는데 세가지 방법이 사용되고 있다.

(1) 체중을 기준으로 계산하는 법

① 수분

체중	1일 수분 유지량(mL/kg)
〈10 kg	100 mL/kg
11~20 kg	1,000 mL + 50 mL/kg x (체중-10 kg)
〉20 kg	1,500 mL + 20 mL/kg x (체중-20 kg)

② Na^{+} : 3 mEq/kg/day ③ K+ : 2 mEq/kg/day ④ Glucose : 3~5 g/kg/day

(2) 체표면적을 기준으로 계산하는 법

신생아를 제외한 모든 연령에 대하여 한 가지 수치를 곱하면 되므로 편리하다.

① 수분 : 1,500~2,000 mL/㎡/day ② Na+ : 60 mEq/㎡/day

③ K+ : 40 mEq/㎡/day ④ Glucose : 75~100 g/㎡/day

단, 신생아에 대해서는

① 수분 : 1,000 mL/㎡/day ② Na+ : 30 mEq/㎡/day ③ K+ : 20 mEq/㎡/day

(3) 칼로리를 기준으로 계산하는 법

① 수분 : 100 mL/100 kcal ② Na+ : 3 mEq/100kcal

③ K+ : 2 mEq/100 kcal ④ Glucose : 5 mg/100 kcal

따라서, 유지 요법에 사용되는 용액은 5~10% 포도당액 1L 안에 Na+ 30 mEq, K+ 20 mEq, Cl- 30mEq 정도가 포함된 용액을 쓰면 된다.

2) 이미 소실한 양

탈수의 정도와 탈수의 형에 따라 계산된다.

3) 계속 소실하고 있는 양

환자가 입원하고 나서도 계속되는 설사, 구토, 위장관액의 흡인 등으로 수분 및 전해질을 소실하고 있을 때에는 될 수 있는 대로 그 양을 정확히 측정하여 소실된 양만큼 보충해 주도록 한다.

3. 수액 요법의 실제

탈수 상태가 심할 때(10% 이상 소실)에는 정맥 수액 요법을 시행한다.

1) Phase Ⅰ(초기 급속 수액)

순환 부전과 신기능을 빨리 회복시켜 주는데 목적이 있다. 20 mL/kg(400 mL/m²)을 1/2~1시간 안에 정맥 내로 주사한다. 순환 부전이 호전되지 않을 때에는 이것을 반복할 수 있다. 이때 주사하는 용액으로는 생리식염수나 Ringer lactate 같은 전해질 용액을 사용한다. 원칙적으로 K^+은 포함시키지 않으나 Ringer lactate에는 소량의 K^+만 포함되어 있기 때문에 사용해도 무방하다. 대사 산증이 예상되는 경우에는 중탄산염이 들어 있는 용액을 쓰는 것이 좋다. 환자가 허탈 상태에 있을 때에는 혈장, 5% 알부민이나 혈장 expander 10 mL/kg을 줄 수 있다.

2) Phase Ⅱ(다음 23시간)

Phase Ⅰ의 수액 요법으로 순환 상태가 호전되면 Phase Ⅱ로 들어간다. 이미 소실한 양과 1일 유지량을 계산하여 초기 급속 수액에서 이미 주사한 양은 계산한 양에서 감하고 준다. 계속해서 소실되는 양이 있으면 여기에 추가한다. 이뇨가 시작되면 K^+을 20~40 mEq/L의 정도로 보충해준다. 40 mEq/L이상의 농도는 주사하지 않도록 하는데, K^+의 소실을 충분히 보충하는데는 2~3일이 필요하다. 등장성, 저장성 탈수 때는 계산된 수액량을 23시간 동안 균등하게 주사한다. 저장성 탈수 때는 처음 8시간 동안에 총량의 1/2을 주고 나머지 1/2을 다음 16시간에 주기도 한다. 고장성 탈수 때에는 2일 이상에 걸쳐서 좀 더 서서히 주사해야 한다. 그렇지 않을 때에는 세포외액이 신경 세포 내로 들어가 상대적 수분 중독증을 일으킬 수 있다.

3) Phase Ⅲ

치료 후 24시간이 지나면 수분과 전해질은 대개 보충되어 탈수증의 임상 증상이 소실되고, 생화학적 검사가 더욱 정상적인 수치를 나타내게 된다. 다만, 고장성 탈수인 경우에는 제 2일에도 소실량의 반을 보충하게 된다. 소아 탈수의 치료에서 초기 0.9% 생리식염수 투여 후 일반적으로 0.45%, 0.2% 생리식염수 등의 저장성 수액을 주게 된다. 그러나 저장성 수액을 계속해서 투여할 경우 저나트륨혈증을 조장할 위험이 있어 0.9% 생리식염수를 유지 용액으로 투여해야 한다는 의견도 있다.

표 5-5. 수액 요법 시 사용되는 수액의 종류

수액	Na^+	Cl^-	K^+	Ca^{+2}	$Lactate^-$
Normal saline (0.9% NaCl)	154	154			
1/2 normal saline (0.45% NaCl)	77	77			
0.2 normal saline (0.2% NaCl)	34	34			
Ringer lactate	130	109	4	3	28

4) 산증에 대한 치료

탈수증이 있을 때 산증이 동반될 수 있다. 산증이 경할 때(bicarbonate가 15mEq/L 이상인 경우)에는 수액 요법을 하면 저절로 교정되는 경우가 많다. 그러나 산증이 심할 때에는 중탄산염 나트륨(sodium bicarbonate)을 가지고 교정해 주는 것이 좋다. 대개 5mEq/L 정도 올려준다.

4. 경구적 수액 요법

경도 또는 중등도의 탈수증이 있어서 구토가 없는 경우에는 수분, 전해질, 탄수화물 등을 경구적으로 주면 된다. 경구적 수액 요법은 사용이 안전하고 매우 효과적인 방법으로 입증되었으며, 다음과 같은 경구 수액제를 사용한다(표 5-6).

표 5-6. 경구용 전해질 용액

용액	Na^+	K^+	Cl^-	$Base^-$	Glucose	mOsm/kg H_2O
Pedira(maintenance)	45	20	37	35	111	250
WHO(rehydration)	90	20	80	30	140	310
스포츠 음료수	23	3	17	3	255	330

Ⅳ 전해질 대사 장애

1. 저나트륨혈증(Hyponatremia)

혈청 나트륨 농도가 135 mEq/L 미만인 경우를 말하며, 신장의 농축 및 희석 기전에 장애가 있는 경우, 즉 free water 배설 능력이 저하된 경우, 수분 섭취가 지나치면 저나트륨혈증이 유발되게 된다. 저나트륨혈증의 정도가 심하지 않은 경우에는 직접적인 증상을 나타내지 않지만 혈장 나트륨이 갑자기 또는 120 mEq/L 미만으로 떨어질 때에는 심한 증상이 나타날 수 있다. 저나트륨혈증으로 혈장 삼투압이 저하되면 수분이 세포 내로 이동하게 되어 세포 팽창이 일어나 뇌부종이 초래될 수 있으며, 두통, 구역, 구토 등 중추신경계 증상들이 초래된다. 경련이나 혼수까지도 초래될 수 있으며, 천막탈출이 일어나면 호흡이 멎게 된다. 저나트륨혈증은 혈장 삼투질 농도와 세포외액량의 증감에 따라 원인의 감별 진단이 필요하며(그림 5-

5), 각각의 원인에 따라 치료한다. 혈청 나트륨 농도가 120 mEq/L 이하로 저하되거나, 중추 신경계 증상을 보이면 3% NaCl 을 시간당 1~2 mL/kg의 속도로 주입하며, 경련, 혼수 등 아주 심한 증상이 있을 때에는 증상이 소실될 때까지 4~6 mL/kg/hr의 속도로 주입하기도 한다. 너무 빨리 교정하면 삼투성 탈수초증 (osmotic demyelination syndrome)을 유발할 수 있다. 따라서 하루에 12 mEq/L 이상 높이지 않아야 한다.

그림 5-5. 저나트륨혈증의 감별 진단

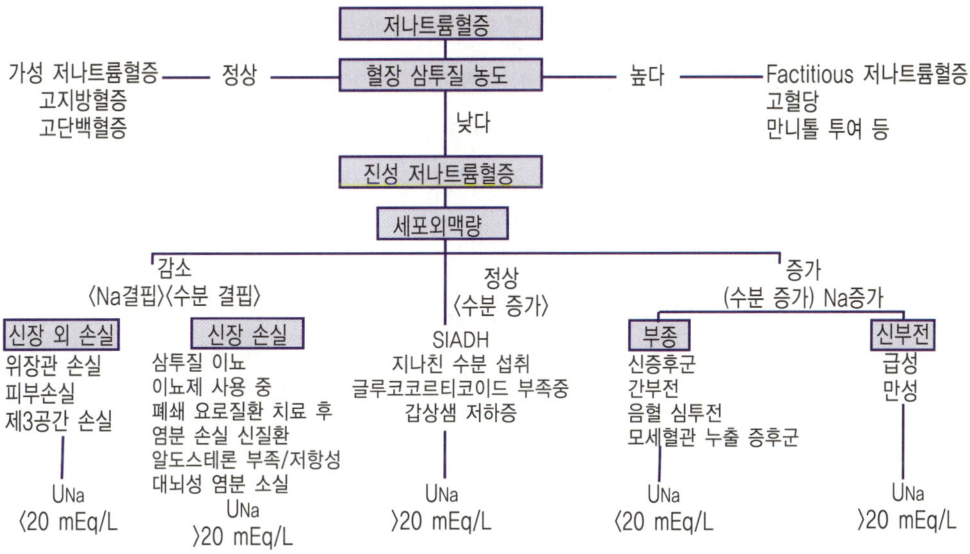

2. 고나트륨혈증(Hypernatremia)

혈청 나트륨 농도가 145 mEq/L를 넘는 경우를 말하며, 체액의 상대적인 수분 함유량이 나트륨 농도에 비하여 부족함을 뜻한다. 구갈 기전에 장애가 있거나 갈증을 느끼더라도 스스로 수분을 섭취할 수 없는 경우에 고나트륨혈증이 초래될 수 있다. 요붕증이 있는 경우에도 구갈 기전이 정상이면 심한 고나트륨혈증은 초래되지 않는다. 혈장 삼투압이 증가되어 수분이 세포 내에서 세포 외로 이동하게 되어 뇌용량이 줄어든다. 갑자기 발생한 경우 뇌엽을 연결하는 작은 정맥이 찢어져 뇌출혈을 일으킬 수 있다. 또, 뇌정맥 혈전 및 색전이 초래될 수도 있다. 흔히 고혈당이 동반되며, 근융해가 일어날 수도 있다. 교정 시 갑자기 나트륨의 농도를 낮추면 유기 삼투질 배출이 즉시 일어나지 못하여 오히려 뇌부종이 초래될 수 있으므로 수액 요법을 할 때에는 48시간 이상에 걸쳐서, 시간당 0.5 mEq/L 이하의 속도로 천천히 혈장 나트륨의 농도를 낮추어 주어야 한다.

3. 저칼륨혈증(Hypokalemia)

혈청 칼륨 농도가 3.0 mEq/L 미만인 경우를 말하나, 혈청 칼륨 농도를 측정하는 것으로 체내의 부족을 정확히 알 수는 없다. 무기력, 경련, 근육통, 심한 경우 횡문근 융해가 초래될 수 있으며, 변비, 장폐색 등의 위장관 증상이 올 수 있다. 심근에 영향을 주어 부정맥, 디지털리스 중독 위험성이 증가하며, 혈청 칼륨치의 변화에 따라 심전도의 변화가 온다(그림 5-6). 소변 농축력의 저하로 다뇨나 야간 빈뇨가 발생하며, 반사 저하와 지각 이상의 신경계 증상이 올 수 있다. 증상이 없는 가벼운 저칼륨혈증은 원인 질환에 대한 치료를 하면 된다. 경구 칼륨제를 먹이는 것이 더 안전하나, 증상이 있는 심한 저칼륨혈증이 있을 때에는 수액에 칼륨을 40mEq/L 이하로 첨가해서 보충한다.

그림 5-6. 칼륨의 혈청 농도와 심전도의 변화

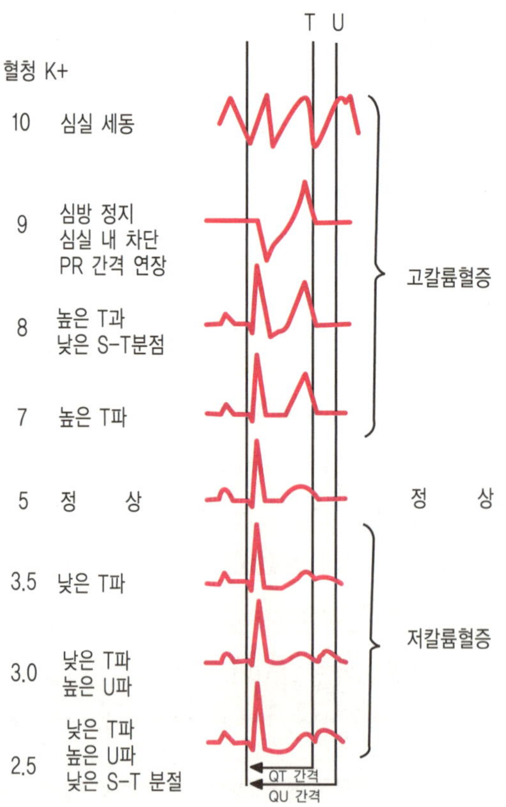

4. 고칼륨혈증(Hyperkalemia)

혈장 칼륨 농도가 5.5 mEq/L를 넘는 경우을 말하며, 소아에서는 채혈 시에 근육에서 칼륨이 유리되어 고칼륨혈증을 보이는 경우가 가장 흔하다. 고칼륨혈증은 세포 안과 밖의 칼륨 농도의 비를 감소시킴으로써 흥분 조직의 기능 변화를 유발하게 된다. 혈장 칼륨 상승의 정도와 이에 비례하는 심전도의 변화 정도에 따라 증상이 달라진다. 일반적으로 심장의 증상이 다른 증상에 앞서서 출현하지만, 어떤 경우에는 감각 이상, 허약, 이완 마비 같은 신경 근육계 증상이 초래될 수도 있다. 위장 증상으로 구역, 구토, 복통, 장마비 등이 동반되기도 한다. 체내 칼륨의 증가가 없어도 칼륨의 재분포가 일어나 고칼륨혈증을 보일 수 있으므로 진단 시 고려하여야 한다. 혈장 칼륨 농도가 6.5~7.0 mEq/L 이상인 심한 고칼륨혈증이 있거나, 심전도에서 P파가 없어지거나 QRS complex가 넓어질 때에는 생명에 위협이 되므로 응급 치료가 필요하다. 응급 치료 시에는 10% calcium gluconate를 사용하여 역치 전위를 감소시켜 항부정맥 작용을 하며, 포도당과 인슐린, 중탄산염, 알부테롤 흡입치료로 칼륨을 세포 내로 이동시킨다. 칼륨을 체외로 배출 시키기 위하여 이뇨제(loop diuretics: furosemide)나 polystyrene sulfonate calcium(Kayexlate)를 경구 또는 직장으로 투여한다. 혈액 투석이 더 빨리 혈청 칼륨을 낮출 수 있으나, 복막 투석도 종양 융해 증후군, 횡문근 융해 등과 같은 지나치게 심한 칼륨 부하가 있지 않는 한 유용하다.

■ 참고문헌

1. 안효섭 편. 홍창의 소아과학. 제9판(보정판). 대한교과서주식회사, 119-36.

2. Kliegman, Behrman, Jenson, Stanton. Nelson Textbook of Pediatrics. 18th ed. Saunders Co., 267-319.

3. 홍창의. 소아과진료. 개정 제9판. 고려의학, 81-127.

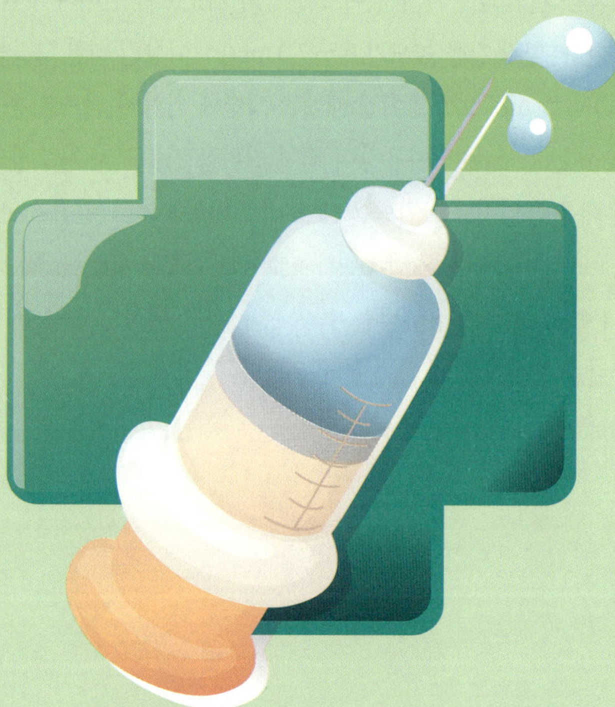

소아성장과 발달의학

6 장. 약물 요법

김 성 수

Ⅰ. 일반요법

1. 안정

급성 질환을 앓고 있는 어린이는 안정을 취해야 하며 회복기에는 어린이의 활동을 늘려 가도록 한다. 환자의 방 온도는 22℃, 습도는 65%로 유지시키는 것이 좋다.

2. 일상 활동

나이에 따라 놀이를 하거나, 음악을 듣거나, 독서를 하는 등의 일상 활동은 어린이를 안정시키는데 크게 도움이 된다.

3. 정신적 간호

병상에서 생활해야 되는 어린이에게 안도감을 주기 위해서는 좋은 환경을 만들어 주고, 좋은 정서적 분위기를 조성하는 것이 중요하다.

4. 식사 및 수분 섭취

구토 같은 금기 사항이 없는 한, 급성 질환을 앓고 있는 소아에게는 보통 식사를 주어도 된다. 단시일 앓는 동안에는 특별히 영양 부족이 오지 않으므로 먹기 싫어하면 조금만 먹여도 괜찮다. 쉽게 소화되는 유동식은 열, 땀 및 호흡 증가에 의하여 과도하게 손실된 수분 및 전해질을 보충해 줄 수 있다.

5. 배변 조절

부모들은 어린이가 앓고 있는 동안에 변비에 대하여 신경을 쓰는 수가 많다. 그러나 이러한 변비는 일시적이며 해로운 것이 아니라는 것을 알려줌으로써 부모들을 안심 시켜야 주어야 한다.

II. 약물 요법

1. 약물 요법의 일반적 주의 사항

1) 해당 약물을 사용하는 이유가 확실해야 한다.
2) 해당 약물의 작용 기전을 알아야 한다.
3) 약 용량을 알고 있어야 한다.
4) 그 약의 독성이나 부작용을 알아야 한다.
5) 효과적인 투여 방법을 고려해야 한다.
6) 환자의 약에 대한 특이 체질을 미리 알아야 한다.
7) 사용 가능한 약물 중 비용-효과 측면을 고려해 처방해야 한다.
8) 장기간 투약하는 경우, 환자가 과연 처방대로 복용하고 있는지 순응도를 알아보아야 한다.

2. 소아의 특이성

1) 작용 기전

소아에서는 약물의 생리적, 생화학적 효과가 다르게 나타나므로 phenobarbital과 같은 진정제가 행동과다, 보챔, 불면 등의 증상을 보이는 paradoxical reaction을 보이며 주의력 결핍 과잉 운동장애(ADHD)에서 사용되는 methylphenidate와 같은 중추 신경 흥분제가 진정효과를 나타내기도 한다.

2) 약물의 체내 동태

(1) 흡수

위장관 내 약물의 흡수는 위 산도, 위 배출 시간, 장 운동성, 장 혈류량, 장내 효소 활성도, 장내 세균총, 장점막의 투과성, 담도 기능 및 음식물의 구성 등에 의하여 영향을 받는다. 위내 pH는 출생시 6-8로 중성이고 유아기 동안에도 상대적으로 무위산증에 속해 이 시기에는 염기성 약물인 경구 페니실린제제의 흡수가 촉진되며 phenobarbital, phenytoin, acetaminophen과 같은 산성 약물의 흡수는 감소된다. 신생아 및 유아기에서는 위 배출 시간이 연장되어 있고 장 운동성 또한 불규칙한 연동 운동으로 약물의 흡수가 변화할 수 있다.

피부를 통한 약물의 흡수는 피부의 수화도에 비례하며 각질층의 두께에 반비례한다. 소아는 성인에 비해 단위 체중 당 체표 면적이 더 넓기 때문에 피부를 통한 약물의 흡수가 성인보다 증가한다.

근육 주사 후의 약물의 흡수 정도는 근육으로의 불안정한 혈류 및 혈관 운동성, 불충분한 근육 긴장도 및 수축력, 근육 내 산소 공급의 감소 등에 따라 영향을 받는다.

(2) 분포

신생아 및 소아에서는 체중에서 체내 총 수분이 차지하는 비율이 높고 체지방의 비율은 낮다. 하지만 나이가 들어감에 따라 체내 총 수분이 차지하는 비율은 감소하고 체지방의 비율은 증가한다. 이에 따라 약물 자체의 지질 친화성 및 소아 체수분 비율의 변화에 따라 약물의 분포 용적이 변화할 수 있다. 또한 약의 분포에 영향을 주는 요소로는 혈장 단백 결합률, 세포 내 단백 결합, 장기의 혈류량, 약물의 지질 친화성 등이 있다.

(3) 대사

주로 간에서 이루어지며 약물 대사 효소계인 microsome계는 신생아 시기에 이미 존재하지만 그 활성도는 성인에 비해 낮으며 성장과 발육에 따라 점차 약물 대사능이 커지게 된다

(4) 배설

신장에서 요로 배설되며 출생시 사구체 여과율이 성인치의 1/3에 해당하므로 약물의 배설도 저하되어 있으나 생후 1-3년 경에 성인과 비슷해진다.

3) 치료학상의 고아 (therapeutic orphans)

소아에서 약물치료와 관련된 정보가 부족하여 치료의 혜택을 제대로 받지 못하는 상황을 표현한 것으로 그 원인으로는 윤리적인 문제로 소아에서 임상 연구를 수행하기가 용이하지 않다는 점, 약물의 체내 동태를 연구하기 위한 다수의 반복적인 채혈의 어려움 및 약물 농도의 정량시 측정법에서 민감도가 낮은 약물의 경우 충분한 양의 채혈을 할 수가 없으며 정상 자원자를 얻기 힘든 점 등이 있다.

3. 치료적 약물 모니터링

약물이 중독 증상이나 독성을 나타내지 않고 최대의 치료 효과를 갖도록 최적량을 유지하는 것은 매우 중요한 일이다. 최적량을 결정하기 위하여 체내 약물의 치료 목적 부위의 약물농도를 측정하는 것이 바람

직하지만 그 측정이 용이하지 않기 때문에 혈중 농도를 측정하여 목적 부위 농도를 추정하고 그것을 근거로 약물의 최적 치료 농도를 결정한다. digoxin, theophylline, phenobarbital 등의 약물은 혈장 농도와 치료 효과가 잘 부합되나 인슐린은 혈당치, 항응고제는 프로트롬빈 시간 등 약리적 효과로 판단한다.

4. 모체의 약물 사용과 수유

모유 수유를 하는 동안 모체가 약물을 사용하는 경우 모유를 통해 분비되어 유아에게 영향을 줄 수 있다. 면역 억제제, 항암제, 방사능 원소와 같이 금기인 약물을 사용한다면 모유 수유를 중단할 수 밖에 없으나 안전성이 판명된 약물은 모유 수유 중에도 투여가 가능하다.

Ⅲ. 신생아기의 약물요법

1. 흡수

경구 투여된 약물의 흡수는 성인에 비해 저하되나 피부를 통한 흡수는 상대적으로 항진되어 성인과 동일 용량의 스테로이드 연고나 크림을 바르는 경우에는 스테로이드 독성의 위험성이 증가된다.

2. 분포

신생아의 체액의 분포는 체중의 약 70%로 성인에 비해 상대적으로 높은 편으로 수용성 약물의 분포에서 체중당 상대적으로 높은 용량이 필요하다. 그러나 혈장 단백 결합능은 저하되어 유리 약물의 농도는 상대적으로 높아진다. 고빌리루빈혈증이 있는 신생아에서 설파제와 같이 혈장 단백과 결합력이 높은 약물을 투여하는 경우 혈장 단백과 결합되어 있는 빌리루빈이 유리되어 핵황달의 위험성이 증가된다.

3. 대사

간에서의 산화 효소 및 glucuronic acid 접합(conjugation) 대사에 필요한 glucuronyl transferase의 활성

이 저하되어 glucuronidation에 의해 대사되어 배설되는 약물은 체내에 축적되어 독성을 일으킬 수 있다. 그 예로서 성인 용량에 기준하여 chloramphenicol을 체중만을 고려하여 투여한 결과 gray baby syndrome이란 부작용이 보고되었다.

4. 배설

신생아의 사구체 여과율은 성인의 30-40% 정도로 소변에서 대사되는 약물의 배설 속도가 저하되어 있으므로 약물에 따라서 용량을 줄이거나 투여 간격을 증가시키는 방법으로 조절한다.

Ⅳ. 소아의 약용량

1. 연령

같은 연령의 소아라 할지라도 개인에 따라 체중의 차이가 있을 수 있으며 동일한 용량을 사용하였을 때 체내 약물 농도의 차이가 클 수 있다. Augsberger식 등 연령을 이용한 약용량 계산법이 있으나 잘 사용하지 않는다.

Augsberger식

$$소아용량 = 성인용량 \times \frac{4 \times 연령 + 20}{100}$$

표 6-1. von Harnack의 환산표

3개월	6개월	1년	3년	7년	12년	성인
1/6	1/5	1/4	1/3	1/2	2/3	1

2. 체중

체중 kg당 얼마로 계산한 약 용량은 연령이 어릴수록 너무 적어지기 쉽고 나이가 많거나 비만아인 경우 약 용량을 그대로 적용하게 되면 용량 과다가 될 수 있는 단점이 있어 약물에 따라 최대 허용량을 참고하는 것이 도움이 된다.

3. 체표면적

인체의 생리현상, 대사 과정은 체중보다는 체표 면적에 비례하기 때문에 약용량을 계산하는 목적에는 가장 정확한 지표라고 할 수 있다. 체표면적의 산출법은 키, 체중을 사용하여 계산할 수도 있으나 이러한 계산식을 그림으로 만든 노모그램(nomogram)을 많이 이용한다.

※ 체표 면적을 구하는 법

① Nomogram을 사용하는 법

② 체표면적 = $\sqrt{\frac{\text{신장(㎝)} \times \text{체중(㎏)}}{3600}}$ (Mosteller식)

③ 체표면적 = $0.1 + \frac{\text{체중(㎏)}}{30}$ (30㎏ 미만인 경우)

V. 투약 방법

1. 경구

소아에서는 경구 투여가 가장 바람직한 방법이다. 알약, 가루약, 시럽제 등을 연령에 따라 적절히 사용해야 하며 소아에게서는 시럽의 맛, 색깔 등도 고려해야 한다.

2. 주사

주사는 약물의 제형상 경구 투여하지 못하거나 소아가 약을 먹지 못하고 심하게 토하는 경우, 또는 빠른 시간 내에 특정 약물 농도에 도달할 필요가 있을 경우에만 사용한다. 주사의 단점은 통증을 주는 것 이외에도, 주사 부위가 붓거나 혈종을 일으키는 등의 국소 반응 및 주변 신경에 손상을 줄 수 있으며 약물에 대한 반응이 급격히 나타나는데 반해 부작용의 발현도 빠르게 나타난다. 근육주사의 흡수 정도는 주사부위 근육의 혈류에 의해 결정되는데 순환장애나 부종이 있을 때에는 주사에 의한 생체 이용률이 더욱 감소하게 된다.

3. 기타

좌약은 구토 증상이 있는 환자나 경구 투여가 어려운 환자에게 유용하게 사용할 수 있다. 그러나 직장 내 혈관 분포나 장운동 및 질환 또는 대변의 존재 여부 등에 따라 약물의 흡수가 불규칙하며 예측이 어려울 수 있고 항문에 상처가 날 가능성, 항문 내에 약을 함유할 수 있는 시간에 개인차가 있어 흡수가 균일하지 않은 단점이 있다.

연고나 크림 등의 경피 흡수제는 아토피 피부염이나 피부 감염에 사용할 수 있다. 소아의 피부는 성인에 비하여 얇고, 단위 체중 당 체표 면적이 더 넓기 때문에 약물의 흡수율이 항진될 수 있으며 장기간 사용시 전신적 부작용도 고려해야 한다.

호흡기 질환 치료에는 흡입제가 사용될 수 있으며 이때에는 nebulizer나 spacer 등의 보조 도구를 사용한다.

이 밖에도 패치 형태의 약, 비강 분무형, 설하 투여, 질제, 골내 주입 등 다양한 약물의 투여 경로가 소아 환자의 진료에 사용되고 있다.

VI. 소아에서 흔히 사용되는 약

1. 항생제

항생제의 선택은 크게 다음과 같은 세가지 상황에서 시작한다. 첫째, 경험적 항생제 요법으로 과거의 경험상 가능성이 있는 원인균을 고려하여 그러한 균에 유효하다고 판단되는 항생제를 선택하여 투여한다. 둘째, 백혈병 환아에서 패혈증이 의심되는 경우처럼 질병이 생명을 위협하는 경우 처음부터 원인이 될 수 있는 모든 세균을 고려하여 항진균제까지 포함한 광범위한 항생제를 투여한다. 셋째, 원인균과 그 균의 항생제에 대한 감수성을 알고 있는 경우 광범위한 항생제보다 가능하면 그 균에만 특이하게 작용하는 항생제를 투여한다.

2. 해열제

소아에서 발열의 많은 원인은 감염에 의하며 열을 생산하는 cytokine을 분비해 체온 조절 중추에서 체온을 상승시키게 된다. 체온은 피부혈관 수축, 근육활동 증가, 더운 환경 등에 노출되어 상승된다. 해열제는 시상 하부의 cyclooxygenase의 억제제로서 prostaglandin E2의 합성을 억제함으로써 해열작용과 진통 작용을 한다.

1) Acetaminophen

소아과에서 가장 흔히 사용되는 해열제로 응고질환, 위궤양, 천식 환자들에게도 안전하게 사용할 수 있으나 과용량 투여시 간과 신장에 독성을 야기할 수 있다. 용량은 4-6시간마다 1회에 10-15 mg/kg로 투여하며 하루 최대용량은 60 mg/kg이다. 보통 용량으로는 부작용이 드물다. 그러나 오랫동안 사용하였을 때에는 신장에 장애를 줄 수 있고 다량을 복용했을 때에는 간의 괴사를 일으킬 수 있다.

2) Ibuprofen

해열 진통 작용과 항염 작용을 가지고 있어 류마티스 관절염에도 사용될 수 있다. 용량은 4-6시간마다 1회에 5-10 mg/kg로 투여하며 하루 최대용량은 40 mg/kg이다. 보통 용량으로는 부작용이 적다. 그러나 복통, 구역, 위장 출혈, 발진 등이 나타날 수 있으며 신기능 장애를 일으킬 수 있다. 탈수 상태에서는 오랫동안 쓰지 않는 것이 좋다.

3) Aspirin

1980년경까지는 가장 많이 사용되었던 해열제였으나 Reye증후군의 발생과 관련이 있다는 것이 알려지면서 소아과 영역에서는 해열제로 사용하는 것을 추천하지 않는다. 부작용으로 위장장애, 출혈 경향, 발진, 신염, 간장애, 기관지 천식, 발작 유발 등을 일으킬 수 있다. 다량 사용하였을 때에는 호흡성 알칼리증, 대사성 산증 같은 산-염기 평형 장애 등 여러가지 대사 장애를 일으킨다. 바이러스 감염(수두, 인플루엔자), 출혈 경향이 있는 환자나 수술을 받게 되는 환자, 복용 후 위의 통증이 심한 환자, 천식 환자, 미숙아나 신생아는 아스피린 사용을 삼가야 한다.

3. ACTH 및 부신 겉질 스테로이드

ACTH와 부신 겉질 스테로이드는 waterhouse-Friderichsen 증후군, 패혈증 쇼크, Addison병과 같은 부신 겉질 기능 부전증 및 뇌하수체 저하증과 같은 질환에서 생리적 보충 요법과 특정 질환에서의 치료제로 사용되고 있다. 약물학적 사용으로는 류마티스열, 피부 질환 및 안 질환 등에서 소염작용을 나타내는 항염증제로, 신증후군 및 전신 홍반 루푸스에서는 항체 형성 억제 작용의 면역 억제제로, 저혈당증에서는 아미노산을 포도당으로 전환하는 간효소에 작용하여 혈당 상승 및 비만을 증가시키고 근육의 감소를 초래하며, 고칼슘혈증에서는 칼슘 배설, 부신 겉질 증식증에서는 부신 기능 억제 작용으로 사용하며 이 밖에도 천식, 특발성 혈소판 감소 자반병, 용혈 빈혈, 궤양 대장염, 백혈병, 악성 종양, 유육종증 등의 질환에 사용된다.

부작용으로는 부신 겉질 기능 항진으로 고혈당, 당뇨, 고혈압, 저칼슘혈증 및 쿠싱 증후군과 같은 내분비대사 변화와 성장 저지, 골다공증, 식욕 항진, 면역력 및 감염에 대한 저항력 감소 등을 나타낸다.

사용 금기로는 고혈압, 당뇨병, 류마티스 열과 관련이 없는 심부전증, 수두와 단순 포진 같은 바이러스 감염, 궤양 대장염을 제외한 위장관의 궤양, 활동성이며 치료를 받지 않고 있는 결핵균 감염, 골다공증 및 정서적으로 불안한 환자 등이 있다.

■ 참고문헌

1. 안효섭. 소아과학. 제9판(보정판). 대한교과서주식회사, 2007:107-18.
2. Kliegman, Behrman, Jenson, Stanton. Nelson Textbook of Pediatrics. 18th ed. Saunders Co., 2007:321-61.
3. 홍창의. 소아과 진료. 개정 제9판. 고려의학, 2003:1131-4.
4. 이환종. 소아의 경험적 항균 요법. 소아과 2003;46 suppl 1:64-87.
5. 최명재. 신생아에서의 약물요법. 소아과 2002;45 suppl 1:179-90.
6. 박민수. 소아과학에 있어서 임상 약리학의 중요성. 소아과 1997;40:1495-500.

7 장. 사고와 중독 · 심폐소생술

장 혜 영

2008년 국내 사망 원인 통계에 따르면 19세 이하의 연령에서 전체 사인 중 1위를 차지하는 것이 사고와 중독 등 예기치 못한 외인(external cause)이다. 또한 우리나라 전체 지체장애아 중 후천적 장애 원인의 71%가 사고에 의한 것이라고 보고되고 있다. 다행스럽게도 외인에 의한 사망 숫자는 해마다 조금씩 감소 추세이기는 하지만 소아청소년기 사고 및 중독의 적절한 예방은 질병에 이환된 소아를 치료하는 것 못지 않게 매우 중요하여, 어린이와 청소년이 안전하고 건강하게 성장해 사회에 기여할 수 있는 환경을 만드는 것에 의료진의 역할이 크게 자리잡고 있다고 하겠다. 또한 1세 이상 소아의 심정지는 가장 많은 원인이 역시 외상이어서 외상의 발생을 예방하고 적절히 관리하는 것이 심정지 치료의 첫 단계라는 것을 인식한다면 가정과 학교, 의료기관 등 모든 영역에서 소아의 손상과 중독에 대해 더 큰 관심을 기울여야 할 것이다. 사고 및 중독의 많은 부분이 어린이와 보호자에 대한 교육, 사회의 노력에 의해 예방 가능한 것이므로, 의료진의 관심과 노력도 교육 및 예방의 방향으로 배가되어야 할 것으로 사료된다.

이 장에서는 소아청소년기에 흔히 겪게 되는 몇 가지 사고의 유형과 예방책에 대해 살펴보고, 중독 물질에 노출된 소아청소년의 치료에 대해 논할 것이며, 마지막으로 최근 개정된 소아 심폐소생술 지침에 대해 정리하도록 하겠다.

I. 손상

사고 또는 안전사고라는 용어는 손상을 유발하는 인과적 측면에서 우연한 요인 또는 개인의 부주의로 인해 발생하는 불가피하고 예측 불가능한 사건이라는 개념을 흔히 내포하므로 예방이나 대처를 어렵게 한다. 그러나, 손상은 우연에 의한 사고와 달리 개체(host), 매개체(agent), 환경적 요인(environment)을 가진 질병과 마찬가지의 역학적 접근이 가능한 주제이다. Haddon 은 손상의 요인을 그림 7-1과 같이 개인 행태, 원인 물질, 물리적 환경, 사회경제적 환경으로 구분하고, 이에 따른 중재조치의 단계를 사고 발생 전, 발생시, 발생 후로 구분하여 체계적인 예방 전략을 수립할 것을 권고한 바 있다.

그림 7-1과 같은 Haddon Matrix 를 교통사고 예방의 영역에 적용한다면 그림 7-2와 같은 모형이 될 것이다. 각 영역은 교통사고를 예방하고, 피해를 감소시키기 위한 조치가 필요한 범주가 된다. 이 모형은 졸음, 과속, 안전띠 미착용과 같은 사람의 잘못뿐만 아니라, 교통 관리 체계와 안전 시설 등 안전한 교통 체계를 확립하는 것이 중요하다는 점을 보여주고 있다. Haddon matrix를 통한 체계적 접근은 과오의 원인과 체계의 문제를 발견하고 개선하기 위한 틀을 제공하는 것이다. 아래에서 기술할 소아청소년기의 다양한 손상들에 대한 접근은 따라서, 개개인에 대한 교육의 측면뿐만 아니라 전 사회적인 접근과 다양한 환경적 요인들의 정비를 통한 체계적 예방을 염두에 두고 이루어져야 할 것이다.

그림 7-1. Haddon Matrix

단계(Phases) \ 요인(factors)	개인 형태 Individual Behavior	원인 물질 Agent	물리적 환경 Physical ervironment	사회경제적 환경 Socio-economic environment
발생 전				
발생				
발생 후				

표 7-1. 교통사고 예방의 영역에서 Haddon Matrix의 예

단계		요인		
		사람	차량 및 장비	환경
사고 전	사고 예방	정보 태도 기능 저하 법적 규제	도로 상태 밝기 제동장치 운전대 속도 통제	도로 설계 및 배치 제한 속도 보행자 보호 시설
사고 당시	사고시 손상 예방	안전벨트 착용 기능 저하	안전벨트 기타 안전 장비 사고 방지 설계	사고 방지 도로 시설
사고 후	생명 유지	첫 구조자의 능력 의료기관 접근성	접근 용이성 화재 위험	구조기관 정체

1. 국내 소아청소년기 손상의 개요

우리나라의 어린이 사고 사망률은 90년대 이후 감소 추세이기는 하지만 여전히 높은 수준으로 2005년 기준으로 OECD 국가 중 3위였다. 그 중에서도 운수사고는 어린이 사고사의 가장 많은 원인을 차지한다. (2005년 기준, 운수사고 42.7%, 익수 20.0%)

2008년 연령별 사고 사망원인 순위를 살펴보면, 전 연령에서 운수사고로 인한 사망률이 가장 높으며, 0세는 추락사고, 1~19세는 익수 사고가 각각 그 뒤를 이었다.

표 7-2. 사고로 인한 연령별(0~19세) 사망률

(단위: 인구 10만 명당)

	운수사고	추락사고	익수사고	화재사고	중독사고
0세	1.5	0.9	0.4	-	0.2
1~9세	13.2	0.8	1.1	0.1	-
10~19세	5.0	0.2	1.0	0.3	0.0

출처 : 통계청, 2008년 사망원인통계연보

손상에 의한 사망 여부에 따라 손상을 치명적 손상과 비치명적 손상으로 구분했을 때, 2005년 한 해 동안 19세 이하 소아청소년에서 비치명적 손상의 10만 명당 손상 발생률은 7,188명이었고, 치명적 손상으로 사망한 소아청소년은 10만 명당 7.6명이었으며 비치명적 손상 및 치명적 손상에서 공히 남자에서의 발생률이 여자에 비해 2배 가량 높았다. 비치명적 손상은 주로 염좌, 자상, 멍, 골절 순으로 발생하였고 치명적 손상은 장기 손상 및 골절로 인한 발생률이 높았다.

2008년 1년간 국가응급환자진료정보망에 등록된 전국 116곳의 응급의료센터에 내원한 소아 환자들의 '내원 사유' 를 분석한 결과에 의하면, 19세 미만 소아청소년의 27.3%가 질병이 아닌 '손상' 으로 응급실에 내원하고 있었으며 환자들의 손상 기전으로는 둔상이 23.1%로 가장 많았고 미끄러짐(19.2%)－교통사고(12.0%)－추락(6.0%) 등이 주된 손상 기전이었다. 병원에 내원하는 어린이 손상 환자는 6~12세가 가장 많았고, 0~2세가 다음으로 많았다. 대부분 응급실에서 귀가하는 경증 환자였으나 15% 가량은 입원을 요하는 상태였다.

소아청소년의 손상은 시기적으로 봄과 여름이 겨울에 비해 1.5~2배 높은 손상 발생률을 보여 활동적인 계절에 발생률이 높게 나타나고 있었다. 사고에 의한 사망의 약 60%는 학교 및 기타 공공행정구역과 주거지에서 발생하는 것으로 알려져 있다. 가정은 어린이들에게 안전한 장소일 것으로 생각되지만, 집 안에서 발생되는 어린이 안전사고는 다양하고 때로 치명적이기도 하다. 특히 6세 이하 영유아의 경우 대부분의 시간을 집 안에서 보내기 때문에 가정 내 우발성 사고의 위험에 가장 많이 노출되어 있다. 그러나 소아 청소년 손상의 대부분은 안전한 환경 조성과 행동 관리를 통해 예방할 수 있는 것이므로 학교 및 가정 등 어린이들의 주 활동 구역을 중심으로 예방 활동을 강화해야 함을 알 수 있다.

2. 손상 각론

1) 교통사고

최근 10년간 교통사고로 인한 어린이 사망은 감소하고 있으나 아직도 어린이 사망 사고 원인 중 1위를 차지하고 있다. 2006년 1년간 276명의 어린이가 교통사고로 사망했으며, 23,880명의 어린이가 부상을 당했다.

국내 어린이손상의 역학에 대한 한 연구발표에 의하면, 어린이 교통사고 사망자 중 72.1%가 보행 중 사망한 것으로 나타났으며 부상자의 경우는 탑승자와 보행자의 비율이 비슷하였다. 교통사고 사상자를 연령별로 살펴보면 초등학교 어린이가 가장 많았고 다음으로 취학 전 아동인 것으로 나타났다. 교통사고가 가장 많이 발생하는 계절은 학기가 시작하는 봄철(3~5월)이었고 가장 많이 발생하는 시간대는 하교 시간대였으므로 새학기가 시작하는 계절에 취학 전 아동 및 초등학생을 대상으로 교통사고를 줄일 수 있는 적극적인 대책이 필요함을 알 수 있다.

연령별로는 0~4세는 탑승자 사고가, 5~14세는 보행자 사고가 많아 교통사고로 인한 손상을 줄이기 위한 노력이 연령별로 다르게 접근되어야 함을 알 수 있다. 즉, 4세 미만의 어린이는 차 안에서의 보호 장구로 안전 시트 사용이 필요하며, 5~14세 연령에서는 보행 안전 지도 및 교통 안전지도가 필요하다 할 것이다. 미국에서 수행된 연구에 의하면, 2~5세 아이의 교통사고를 분석해 보았을 때 유아용 안전 의자를 사용한 유아가 차량의 안전벨트만 착용한 유아보다 부상율(특히 머리부분)이 3.5배 낮았다고 한다. 또한 미 연방고속도로교통안전협회(NHTSA)는 올바른 유아 보호용 장구 착용을 통해 사고시 승차 유아의 사망자를 30% 이상 감소시킬 수 있다고 밝힌 바 있다. 2007년 6월 한국생활안전연합에서 실시한 유아 보호용 장구의 착용률 조사 결과에 의하면 유아탑승 차량 전체 1,045대 가운데 779대(74.5%)가 유아 보호용 장구를 착용하지 않은 것으로 드러났으며, 착용한 차량은 266대(25.5%)에 불과했다. 이러한 사실은 미국의 유아 보호용 장구 착용률이 1세 미만의 영아98%, 1세에서 4세 사이의 유아 93%, 4세에서 7세 사이의 유아 73%로 나타나는 것과 사뭇 대조적이다.

손상의 중증도는 보행자 사고와 자동차 사고에 비해 무동력 교통수단에서 높았다. 따라서 무동력 교통수단에 의한 중증 손상을 줄이기 위해 자전거 등을 탈 때 가장 흔한 손상 부위인 머리/얼굴을 보호하기 위한 보호 장구가 필요함을 알 수 있었다.

우리나라 교통사고 사망률이 높은 것은 어린이 안전 의자, 어린이 안전띠, 속도 제한 구역의 설정 등과 관련한 법령의 정비가 90년대 들어 이뤄지고 아직껏 정착되지 않은 데서도 원인을 찾을 수 있겠다. 그러나, 소아청소년의 교통사고 사망률 경감을 위해 정책 및 제도, 도로 여건의 개선 등과 더불어 운전자에 대한 주의 운전 교육, 어린이에 대한 보행 안전 교육은 아무리 강조해도 지나치지 않을 것이다.

2) 익수

익수 사고로 인한 어린이 사망자의 경우, 스스로 걷거나 뛰어다닐 수 있지만 사고 발생시에 스스로 구제할 수 있는 능력이 없는 연령(5~9세)의 어린이가 취약하다. 어린이들과 함께 강과 공원 등의 야외 활동을 하게 되었을 경우, 부모 및 보호자는 어린이가 혼자 물이 있는 곳에 가지 않도록 보호 감독해야 할 것이다.

익사 사고의 대부분은 바다나 강 등에서 발생하지만 5% 정도는 가정 내에서 발생하고 있다. 특히 가정 내 익사 사고는 1세 이하의 영아에게서 많이 발생하는데, 욕조에서 목욕 도중 발생하거나, 화장실 변기나 큰 물통에서도 발생 가능하다는 점을 주의해야 한다. 기어 다닐 수 있는 7-15개월 된 아이는 마루를 닦거나 집안일을 위해 담아둔 물통을 붙잡고 서거나 매달리려 하다가 물통에 빠지는 사고를 당할 수 있다.

3) 낙상

낙상은 치명적이지 않은 어린이 사고의 가장 흔한 원인이다. 주의력과 판단력이 낮은 4세 이하의 영유아에서 낙상사고가 많이 발생한다는 사실에 주목하여, 4세 이하의 영유아 낙상사고에 대해 특별히 주의해야 할 것이다. 대부분 자상, 골절 등 비치명적 손상을 입지만, 치명적 손상으로 이어질 수 있다. 영아는 가구에서 낙상을 당하기 쉽고, 3~5세가 되면 가구 위로 기어 올라가 창문에서 떨어지는 사고가 많아진다. 2004년~2005년의 기간에 국내에서 수행된 14세 이하 어린이 안전사고 현황에 관한 한 조사에 따르면, 낙상 사고의 약 47%가 가정 내에서 발생한다고 한다.

4) 화상

3세 이하의 영유아 사고가 63.9%로 가장 큰 비중을 차지한다. 중증의 화상은 급성기 치료 및 소생술과 정신과 치료, 재활 치료, 사회적 지원을 필요로 한다. 화상의 예방을 위해 연기 감지 장치, 온수 온도 조절 장치, 금연 교육 등이 필요하다.

소아에서 화상을 입은 체표면적의 계산은 영아기 · 소아기 · 청소년기에 신체 각 부위의 비율에 따라 달라지지만, 어느 연령대에서나 손바닥(손가락을 포함한) 면적을 체표면적의 1% 정도로 생각하여 환산하는 방법이 유용하다.

3. 손상의 예방 대책

소아청소년기의 손상을 예방하고 효과적으로 대처하기 위해서는 안전을 중요하게 여기는 사회적인 배려와 대책 마련이 필요하다. 가정에서 일어나는 어린이 사고는 대부분 보호자의 무관심과 안이한 생각에서 비롯되므로 보호자의 안전의식 함양이 필요하며, 가정에서 사용되는 각종 생활용품이나 시설물이 성인 위주로 되어있는 것도 되돌아봐야 할 것이다.

유치원과 초등학교 어린이를 대상으로 한 안전교육의 실시가 우선적으로 의무화되어야 할 것이며, 자동차 탑승시 어린이 보호 장구를 사용하고 자전거를 탈 때에는 헬멧의 착용과 보호 장구의 사용을 의무화하는 제도적 보호조치가 필요하다. 어린이 안전 교육을 위한 프로그램, 교재 및 매체 개발 지원, 평생 안전의

식 함양 등에 대해서도 의료인이 관심을 소홀히 할 수 없겠다.

II. 중독

1. 소아 중독 사고의 특징과 실태

국내에는 중독 환자를 체계적으로 관리하는 기구가 아직 없어 정확한 통계를 알기 어려우나, 최근 발표된 국내의 한 연구에 의하면 연령대별 급성 중독 환자의 분포는 영아기 중독이 47.1%, 학령전기 28%, 학동기 5.8%, 청소년기 19.1%로 영아기에 가장 많은 분포를 나타내었고, 연령이 증가하면서 점차 감소하는 양상을 보이다가 청소년기에 다시 증가하는 이봉성 분포를 보임을 알 수 있다(그림 7-3). 이는 국내 소아 중독에 대한 다른 연구에서도 비슷한 양상이어서, 역시 0~4세 군과 10~14세 군에서 중독의 빈도가 높은 것으로 나타났다.

그림 7-2. 국내 소아 환자에서 중독 발생 빈도의 이봉성 분포

(출처 : Korean J Pediatrics 2008:51(2):118)

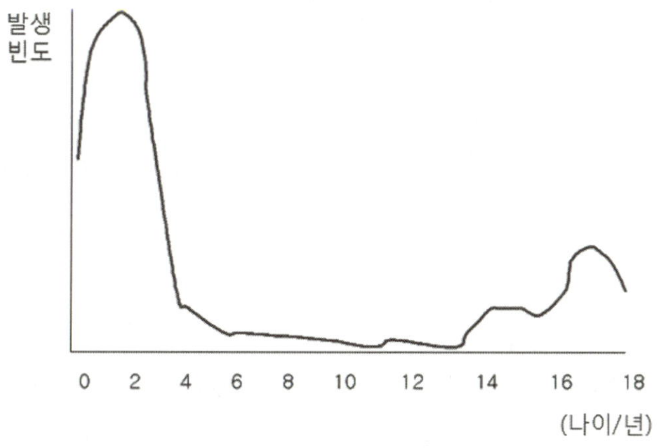

1993년~1997년의 사망 자료를 분석한 한 연구에 의하면, 소아에서 중독에 의한 사망은 5년간 491례였다 하니 결코 적은 수치가 아님을 알 수 있다. 이들 소아 중독 사망의 동기를 보면, 사고에 의한 것이 73.6%로 절대 다수를 차지하였고 중독 물질로는 일산화탄소 등 유독 기체(33.0%), 살충제 등 농약에 의한 중독 사망(21.8%)이 소아 연령에서도 큰 부분을 차지 하고 있었으며 약물에 의한 사망은 대상 기간 중 9례가 보고되어 1.87%로 상대적으로 적은 비중을 차지하고 있었다.

어린이는 신체기능 발달이 완전치 못하고 위험에 대한 인식능력이 떨어지기 때문에 부모의 부주의 속에서 호기심에 의해 먹어서는 안 되는 가정 내 화학 물질을 우발적으로 섭취할 수 있다. 특히 가정 내 중독 사고는 3세 이하의 영유아에서 많이 발생하는데 이는 3세 이하의 영유아는 뭐든 손에 잡히면 일단 입으로 가

져가서 확인해 보려고 하는 특성 때문이다. 의약품의 경우, 가정에서 어른들이 흔히 복용하는 심장약, 혈압약, 당뇨병약, 수면제 등은 다른 의약품에 비하여 특히 어린이에게 위험하므로 어른들의 각별한 주의를 요하고, 가정용 화학제품 중 표백제, 빙초산과 같은 부식성 화학 제품은 급성 화상 및 부식 손상을 야기할 수 있으며, 라이터 유체, 양초 등은 화학적 폐렴을 유발할 수 있기 때문에 특히 주의해야 한다.

0~4세 군에서 농약 중독에 의한 사망 사고가 보고됨은 주목할 부분이다. 전혀 고의성이 없을 것으로 판단되는 연령층에서 농약 중독이 발생한다는 것은 쉽게 접근하고 마실 수 있거나, 독성이 강해 소량의 섭취로도 치명적 결과를 초래할 가능성이 있다는 해명이 가능하기 때문이다. 농약을 원래의 용기 외 다른 용기에 담아 보관하는 것은 절대 피해야 할 것이며, 농약의 유통과 관리에서 유소아의 사고 위험을 감안한 정책이 제안되어야 함을 알 수 있다.

또한, 소아의 중독은 주로 우발적 사고에 의한 것으로 대부분 양호한 임상 경과를 보이는 것으로 알려져 있었으나 한 연구에서는10세 이상에서의 급성 중독 사유가 자살이나 부모에 의한 동반자살인 경우가 많아지고 있어 치료 경과 및 예후 측면에서 사망에 이르는 중증 경과를 보이는 경우가 많다고 하였으므로 청소년 중독 환자를 대할 때에는 이런 사항을 염두에 두어야 할 것이다.

2. 치료

가정 내에서 어린이가 세척제, 의약품, 화장품 등 화학물질을 섭취하였을 경우에는, 즉시 먹은 것을 뱉어내도록 유도하는 것이 좋으나, 억지로 토하게 하면 경우에 따라 기도를 통해 폐로 음식물이 들어갈 수 있으므로 주의해야 한다. 최토제로 토근시럽(ipecac syrup)이 알려져 있으나 우리나라에서는 구할 수 없다.

가능한 빠른 시간 내에 음독 의심 물질을 확인하고, 금기가 아닌 경우에는 위세척을 시행하고 활성탄을 투여하며 (0.5~1.0 g/kg), 확인된 물질에 특징적인 길항제가 있다면 투여하고, 음독 물질이 야기할 수 있는 합병증에 대해 미리 대처해야 한다.

활성탄의 투여가 도움이 되지 않거나 오히려 해가 되는 경우는 다음과 같다.

- 부식성 산 혹은 알칼리 제재 : 활성탄에 의한 흡착 효과가 거의 없으며 구토 유발로 장 천공 위험이 수반되고, 손상 받은 부위에 침착되어 내시경적 평가를 어렵게 한다.
- 순수 석유 화학 제품 : 소화기계 흡수는 거의 되지 않으나 활성탄을 투여할 경우 최토 작용으로 흡인성 폐렴의 위험성이 높다.
- 장 폐색 환자

- 기도가 보호되지 않았거나, 흡인 위험을 가진 환자
- 금속 물질을 복용한 환자: 철분, 납, 수은 등. 흡착 효과가 없다.

기타 약물의 제거 요법으로 적극적인 혈액 투석이나 혈액 관류, 혈장 교환술 등이 적용되고 있는 추세이지만 소아의 중독 사고는 '예방' 이 가장 중요한 치료 목표라 할 수 있을 것이다.

3. 예방

어린이 중독사고를 미연에 방지하기 위해서는, 가정용 화학제품은 어린이의 손이 닿을 수 있는 싱크대 밑 공간에 보관하기 보다는 되도록 높은 위치의 수납장에 보관하는 것이 좋으며, 특히 살충제를 집안에 설치할 때는 어린이의 손이 닿지 않도록 위치 선정에 각별한 주의가 필요하다. 의약품은 가방이나 침실 탁자 속에 보관하지 말고 되도록 잠금 장치가 있는 의약품 수납장을 별도로 마련하여 보관하는 것이 안전하다. 이 밖에도, 제품 구입시 '어린이 안전캡' 이 달린 용기를 선택하는 것이 좋으며, 모든 제품은 원래 담겨 있던 용기에 보관하는 것이 혼동을 피할 수 있다.

아울러, 우연한 사고로 발생한 중독은 비교적 경한 증상을 나타내지만 청소년기의 자살 목적에 의한 의도적인 중독이나 약물 남용 등은 치명적일 수 있으므로 중독의 예방을 위해서는 자살 시도에 대한 예방이 겸해져야 함을 인지해야 할 것이다.

III. 영아 급사 증후군 (Sudden Infant Death Syndrome; SIDS)

영아 급사 증후군은 "1세 미만 영아의 급사로, 부검 소견, 사망 당시의 현장 조사, 임상 병력 등을 확인해도 원인을 알 수 없는 경우" 로 정의한다. 가장 많이 발생하는 연령은 2개월에서 4개월 사이이다. 90%의 경우가 6개월 미만에서 발생하고, 6개월이 지나면 위험율이 뚜렷이 감소한다. 영아 급사 증후군의 원인은 뚜렷이 알려져 있지 않았으나, 최근의 연구에 의하면, 영아 급사 증후군의 희생자인 아기들은 선천적으로 뇌, 특히 심장 박동, 호흡, 체온 유지 등 몸의 주요 기능을 관할하는 활꼴핵(arcuate nucleus)의 이상이 있음이 나타나 이 때문에 건강한 영아들에서처럼 환경적인 위해 요인을 극복하지 못하는 것이 아닌지 추측되고 있다.

원인은 정확하지 않으나 몇 가지 알려진 영아 급사 증후군의 위험 인자들이 있으니 다음과 같다.

- 배를 대고 엎드려 자는 아기
- 다른 어린이나 어른과 같은 잠자리에서 자는 아기
- 미숙아나 조산아
- 20세 미만의 나이에 첫 임신을 한 엄마에게서 태어난 아기
- 산전 관리를 하지 않거나 뒤늦게 시작한 엄마에게서 태어난 아기
- 임신 간격이 너무 짧은 엄마에게서 태어난 아기
- 임신 중 담배를 피운 엄마에게서 태어난 아기

이에, 의료인은 영아의 부모들로 하여금 알려진 몇 가지 위험 요소들을 제거하도록 다음과 같이 교육해야 한다.

- 아기를 엎드려 재우면 안된다. 옆으로 누워 자는 자세도 안전하지 않다. 짧은 낮잠을 재울 때라도 이는 마찬가지다. 아기가 배를 대고 누워있는 시간은 꼭 깨어있을 때여야 하며, 항상 누군가 아기를 지켜보고 있을 때여야 한다. 미국에서는 1992년에 "등을 바닥에 대고 재우기" 의 계몽 활동 후 영아 급사 증후군의 40%가 감소되었다. 엎드려 재우거나 옆으로 눕혀 재우는 것보다 똑바로 눕혀 재우는 것을 부모에게 교육하는 것이 중요하다.
- 아기에게 푹신한 잠자리는 권하지 않는다. 아기의 얼굴이 침구에 파묻혀 호흡이 어려워질 수 있기 때문이다.
- 부드러운 인형이나 베개, 담요, 어떤 침구류라도 부드럽고 푹신한 것은 아기가 잠자는 곳 근처에 없어야 한다.
- 아기를 너무 덥게 재우지 않아야 한다. 어른이 쾌적하게 느낄 정도의 기온을 유지해야 한다.
- 공갈젖꼭지의 사용을 고려할 수 있다. 아기가 잠들려고 할 때마다 공갈젖꼭지를 물리는 것이다. 그렇다고 아기에게 억지로 물릴 필요는 없다. 공갈젖꼭지가 영아급사증후군을 경감시키는데 기여하는 정확한 기전은 알려져 있지 않지만, 공갈젖꼭지를 문 상태에서는 배를 대고 엎드려 자기가 힘들어 바로 누운 자세를 유지하게 된다는 가정과 공갈젖꼭지를 빠는 동안 혀가 앞으로 위치하여 기도를 연 자세를 유지한다는 가정 등을 생각해볼 수 있다.
- 아기 주위에서 흡연을 하는 일이 없어야 한다. 엄마가 임신 중에 담배를 피웠을 경우, 영아급사증후

군의 위험이 세 배 증가하는 것으로 알려져 있다.

- 영아가 어른이나 돌이 지난 다른 소아와 같은 침대에서 자는 일이 없어야 한다.

IV. 심폐소생술

1. 소아 심정지의 특징

성인의 심정지가 관상동맥질환에 의한 돌연사가 주된 원인인 것과 달리, 소아에서는 여러 가지 원인에 의한 '저혈압 및 호흡 부전의 진행에 의한 저산소증'의 연장선 상에서 심정지가 발생하는 경우가 흔하다. 또, 소아는 해부/생리학적으로 성인보다 호흡 부전에 빠지기가 쉽다. 소아의 기도는 성인에 비해 작기 때문에 경미한 기도 부종이나 아주 작은 이물로도 기도 폐색이 쉽게 올 수 있고 점액 마개(mucous plug)에 의해서도 기도 직경이 금새 작아져 호흡 부전에 빠질 수 있기 때문이다. 산소 비축량도 성인에 비해 적어, 기도 폐색이 곧 호흡 부전으로 발전하게 된다. 특히 영아에서는 구강 크기에 비해 혀가 상대적으로 큰 편이어서 혀가 인두 후벽으로 떨어질 경우, 기도 폐색이 성인보다 훨씬 심각하다. 따라서 소아에서는 심정지 상황에 이르기 전에 호흡부전, 심부전 상태일 때 그 상태를 신속히 인지하여 심정지가 발생하지 않도록 적절하게 처치하는 것이 매우 중요하다. 한편, 신생아(생후 1개월)와 영아(1세 미만)에서 심정지의 주원인은 호흡 부전, 영아 돌연사 증후군, 이물질 등에 의한 기도 폐색, 패혈증 등이지만 1세 이상 소아에서는 외상이 가장 흔한 심정지의 원인이 된다. 이 때문에 성인에서의 급성 심정지와 달리 소아의 심정지는 예방에 중점을 두어 접근해야 하겠다.

2. 소아의 심폐소생술

심폐소생술 국제연락위원회에서는 2000년도 이후 매 5년마다 심폐소생술의 지침을 제시하고, 그간의 과학적 근거들을 바탕으로 지침을 개정하여 발표하고 있어서 최근 2010년형 심폐소생술 지침을 제시한 바 있다. 국내에서는 대한심폐소생협회가 이를 바탕으로 〈한국형〉 심폐소생술 지침을 제안하였으며, 여기서는 한국형 소아 심폐소생술지침에 대해 제시하고 설명하도록 하겠다.

그림 7-4는 소아에서 〈생존 사슬〉을 나타낸 것이다. 소아 심정지 환자가 성공적으로 소생하려면, 생존

사슬을 구성하는 일련의 과정이 모두 적절히 시행되어야 한다. 소아의 생존 사슬은 〈심정지의 적절한 예방 – 환자 발견 시 신속한 신고 – 신속한 심폐소생술 – 신속한 소아 전문 소생술 – 통합적 심정지 후 치료 〉의 다섯 가지 요소로 이루어진다.

그림 7-3. 소아의 생존 사슬 (Chain of survival)

(출처 : 대한심폐소생협회, 2011년 한국 심폐소생술 지침)

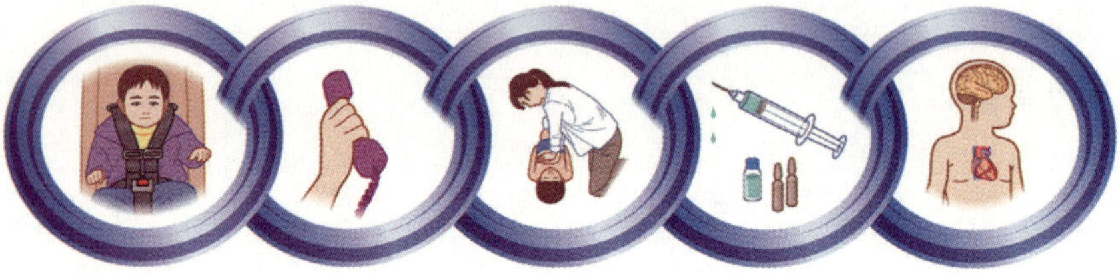
심정지의 적절한 예방
신속한 심정지의 확인과 신고
신속한 심폐소생술
효과적 전문소생술
심정지 후 통합치료

3. 소아 심정지의 예방

앞서 기술하였듯, 영아 돌연사 증후군의 경우 아이를 엎드려 재우지 않는 것, 푹신한 바닥에 눕히지 않는 것 등을 보호자들에게 교육하여 예방하는 것을 생각할 수 있고, 손상으로는 대표적인 교통사고의 경우, 안전띠 착용, 소아용 안전 시트 장착, 아이들은 차의 뒷자리에 태우도록 교육함으로써, 또 익수의 경우 수영장에는 적절하게 담장을 둘러야 함과 물놀이는 반드시 보호자와 함께 하도록 등을 교육하여 예방하는 것 등이 생존 사슬의 첫번째 고리이다.

4. 소아 기본소생술

소아 기본 소생술은 심정지 소아에서 성공적인 자발순환 회복과 신경학적 회복에 도움이 되며 생존율을 증가시킬 뿐 아니라 삶의 질을 최선으로 만드는 데 중요한 역할을 담당한다. 소아의 기본 소생술은 다음과 같은 순서로 시행한다.

그림 7-4. 의료인을 위한 소아 기본 소생술 흐름도

(출처 : 대한심폐소생협회, 2011년 한국 심폐소생술 지침)

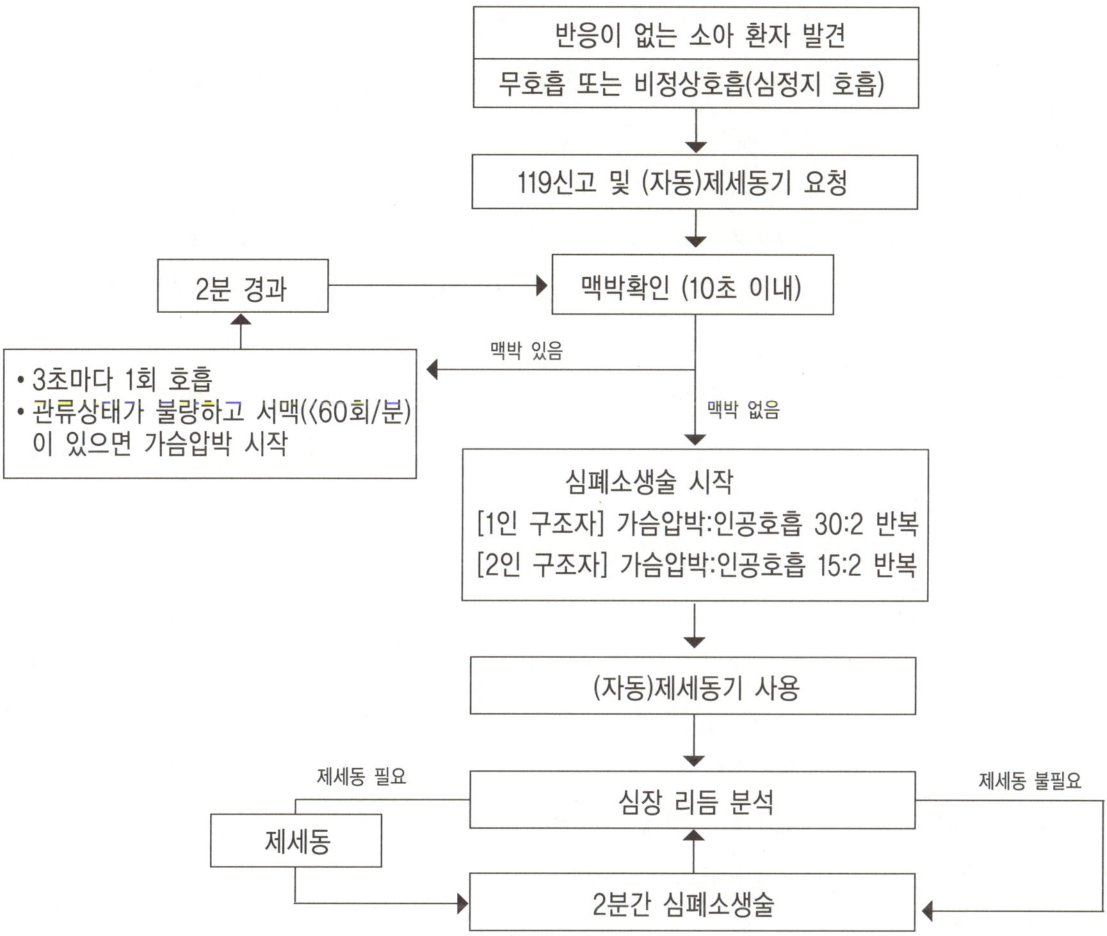

1) 반응 확인 및 호흡 평가

환아를 가볍게 두드리면서 "괜찮니?" "얘야?"와 같이 소리쳐 물어본다. 동시에 환자가 숨을 쉬는지, 호흡의 양상이 정상적인지 임종호흡과 같은 비정상적 호흡을 하고 있는지 살핀다. 환아를 심하게 흔들거나 움직이면 오히려 손상을 야기할 수 있으니 주의한다.

2) 119에 신고하고 (자동)제세동기 요청

소아의 심정지는 심장질환에 의한 경우보다 질식성(호흡성) 심정지가 훨씬 더 많은 경우를 차지한다. 따라서, 제세동기를 빨리 사용할 수 있도록 119에 신고하거나 도움을 요청하는 것보다 호흡보조를 비롯한 심폐소생술을 환아에게 빨리 실시하는 것이 도움이 될 수 있다. 그러나, 우리나라는 인구밀도가 높아서 환자를 발견했을 때 구조자가 한 사람뿐일 가능성이 낮고 휴대전화 보급률이 아주 높아서 설령 구조자가 혼자라 하더라도 휴대전화를 통한 신속한 신고가 가능하다. 이 때문에 한국형 심폐소생술 지침에서는 성인이나 소아를 막론하고 심정지가 의심되는 환자를 발견했을 때 신고를 먼저 하고 소생술을 하도록 권장하고 있다.

주위에 누군가 있다면, "여기 좀 도와주세요!" 와 같이 소리를 질러 다른 사람의 도움을 요청하고, 주위에 아무도 없지만 구조자가 휴대전화를 사용할 수 있는 상황이라면, 속히 119에 신고를 해야 한다. 구조자가 2인 이상이라면 한 사람은 아이의 상태를 살피며 소생술의 다음 단계를 진행하고, 다른 한 사람은 119에 전화를 하고, 자동제세동기를 구하도록 노력한다.

그 외의 경우, 구조자가 의료인이라면 환아 심정지의 추정되는 원인에 따라 행동해야 한다. 즉, 주위에 아무도 없고 휴대전화도 없는 상황에서는 (예외적으로 "신속한 신고"를 우선하지 않고) 아이에게 먼저 2분간의 심폐소생술을 실시하고, 그 때에도 아이가 여전히 반응이 없을 때 가까운 전화기를 찾아가서 119에 신고를 하도록 한다. 이는 앞서 기술하였듯, 소아에게 질식성(호흡성) 심정지의 빈도가 훨씬 더 높아서 조기에 호흡보조를 통해 심폐기능을 안정화시키고자 노력하면, 환자의 심정지가 가역적일 수 있기 때문이다. 단, 만일 건강하던 환아가 눈앞에서 갑작스럽게 쓰러지더니 반응이 없어졌다면 심질환에 의한 심정지를 염두에 두어야 하고, 이 때는 제세동기를 조기에 사용해야 할 가능성이 높다. 이런 경우에는 주변에 도와줄 사람도 없고 휴대전화조차 없을지라도 환아에게 심폐소생술을 시행하기 전에 가까운 곳에 가서 먼저 제세동기를 가져오거나 119에 신고를 한 후에, 가슴압박을 비롯한 소생술을 실시해야 할 것이다.

3) 맥박 확인

이 단계는 의료인만 실시하도록 하며, 일반인에게 심폐소생술을 교육할 때에는 단계를 생략한다. 맥박이 있는 경우에는 호흡 보조만을 시행하는데, 이 때는 3~5초마다 1회의 호흡을 보조하여 분당 12~20회의 호흡이 전달되도록 한다. 맥박을 확인할 때 1세 이상의 소아에서는 목동맥(carotid artery)이나 넙다리동맥(femoral artery)을 이용하고 1세 미만의 영아는 목이 짧고 통통하여 목동맥을 촉지하기 어려우므로 위팔동맥(brachial artery)에서 맥박을 확인할 것을 권장한다. 맥박을 확인하는 데 소요되는 시간은 10초를 넘겨서는 안된다. 맥박을 촉지할 수 없으면 즉시 가슴압박을 시작한다. 단, 소아에서는 맥박이 촉지된다 하더라도 분당 60회 미만이면서 전신 순환 장애의 징후가 동반된 상황에서는 지체 없이 가슴압박을 시행한다. (소아에서는 심박수가 심박출량을 결정하는 주요인자이기 때문에 서맥이 있을 경우 심박출량이 심각하게 감소된다. 소아의 서맥은 심정지가 임박했음을 시사하는 것으로 간주해야 한다.)

4) 가슴압박

환자가 반응이 없고 숨을 쉬지 않거나 임종호흡과 같은 비정상적 호흡을 하고 있는 상태에서 맥박이 만져지지 않는다면, 즉시 가슴압박을 시작한다. 심정지 환자의 소생과 중요 장기의 혈액 공급을 위해서는 양질의 가슴압박이 필요하다. 가슴압박의 위치는 흉골 하부 1/2 지점이며 (검상돌기를 압박하지 않도록 주의해야 한다), 압박 속도는 적어도 분당 100회의 속도로 해야 한다. 가슴압박을 할 때에 소아는 체구에 따라 압박의 깊이가 달라져야 하는데, 흉부 전후 직경의 최소 1/3 깊이로 가슴압박을 시행한다. 이 깊이는 소아에서 약 5cm, 영아에서는 4cm에 해당한다. 성인 가슴압박은 두 손을 포개어놓고 하지만 소아에서는 체구에 따라 한 손 혹은 두 손을 이용하여 충분한 깊이의 압박이 이루어지도록 하며, 영아에서는 두 손가락으로 압박을 시행한다. 구조자가 2인일 때는 영아의 몸통을 구조자의 양손으로 감싸고 양손의 엄지손가락을 이용하여 압박하는 방법(2-thumb encircling method)을 사용할 것이 권장된다. 이 방법이 한 손의 두 손가락을 이용하여 압박하는 방법에 비해 효과적이다(그림 7-6).

그림 7-5. 영아에서의 가슴압박법

(출처 : 대한심폐소생협회, 2011년 한국심폐소생술 지침)

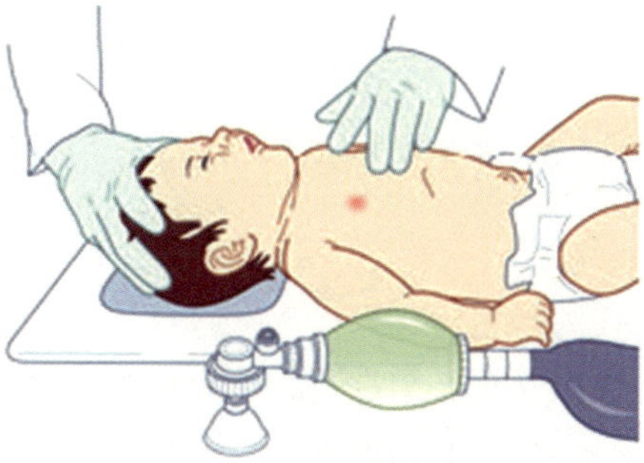

A. 두손가락 가슴압박법

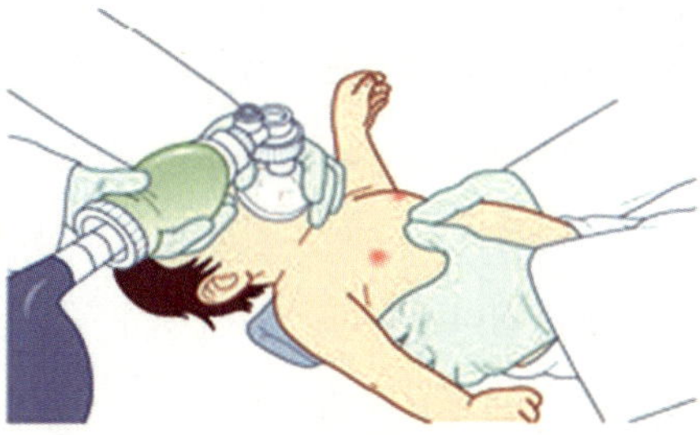

B. 양손감싼두엄지 가슴압박법

5) 기도 열고 인공호흡

분당 100회의 속도로 30회 가슴압박을 실시한 후, 환자에게 인공호흡을 실시한다. 인공호흡을 위해 머리 젖히고 턱 들기 방법으로 기도를 열고 2회 숨을 불어넣어준다. 인공호흡은 '입-입' 또는 '입-코', 체구가 작은 영아의 경우 '입-입과 코' 등의 방식으로 할 수 있다.

6) 가슴압박과 호흡 보조의 비(compression-ventilation ratio)

구조자가 1인일 때 성인/소아/영아의 모든 연령에서 30:2 이지만, 2인 이상의 구조자일 때는 소아/영아에서 15:2의 비율로 시행한다.

7) 자동 제세동기의 사용

소아에서 자동 제세동기를 사용할 때에는 소아용 충격량 감쇠 장치가 있는 기기를 사용할 것이 권장된다. 감쇠 장치는 소아 전용 패드의 형태이거나 열쇠의 형태 등 제조사에 따라 조금씩 다르다. 1세 이하 영아에서 제세동이 필요할 때는 자동 제세동기보다는 체중별 충격량을 지정할 수 있는 수동 제세동기의 사용이 권장된다. 그러나, 수동 제세동기 사용이 불가능한 상황이라면 자동 제세동기에 소아용 충격량 감쇠 시스템을 부착하여 사용할 것을 권장하고, 이마저 사용이 불가능한 상황이라면 성인에서 사용하는, 즉 소아용 충격량 감쇠 장치가 부착되어 있지 않은 자동 제세동기를 영아에서도 사용할 수 있다.

5. 전문 소생술

기본소생술에 이어 전문소생술을 수행할 수 있는 상황이 되면, 아래 흐름도와 같이 전문소생술을 실시한다. (그림 7-7, 표 7-2)

1) 심정지 치료

기관 삽관 등의 전문 기도 유지 방법을 시행하고, 혈관 경로를 확보하여 약물을 투여한다. 기관 삽관 후에는 호기말 이산화탄소 감시 장치를 통해 기관 내 삽관이 적절하게 이루어졌는지를 확인할 것을 적극 권장한다. 심전도 감시 장치를 부착한 이후에는 환아의 초기 심전도 소견에 따라 치료가 달라지며 심전도 소견은 심실세동/무맥성심실빈맥 (VF/pulseless VT)인 경우와 그 외의 경우 (non-VF/VT)로 크게 나뉜다.

(1) "제세동 필요 리듬": 심실세동/ 무맥성 심실빈맥

제세동이 가장 주된 치료이다. 효과적인 제세동을 위한 가장 낮은 에너지 용량과 영아나 소아

그림 7-6. 소아 전문소생술 심정지 치료 흐름도

(출처 : 대한심폐소생협회, 2011년 한국심폐소생술 지침)

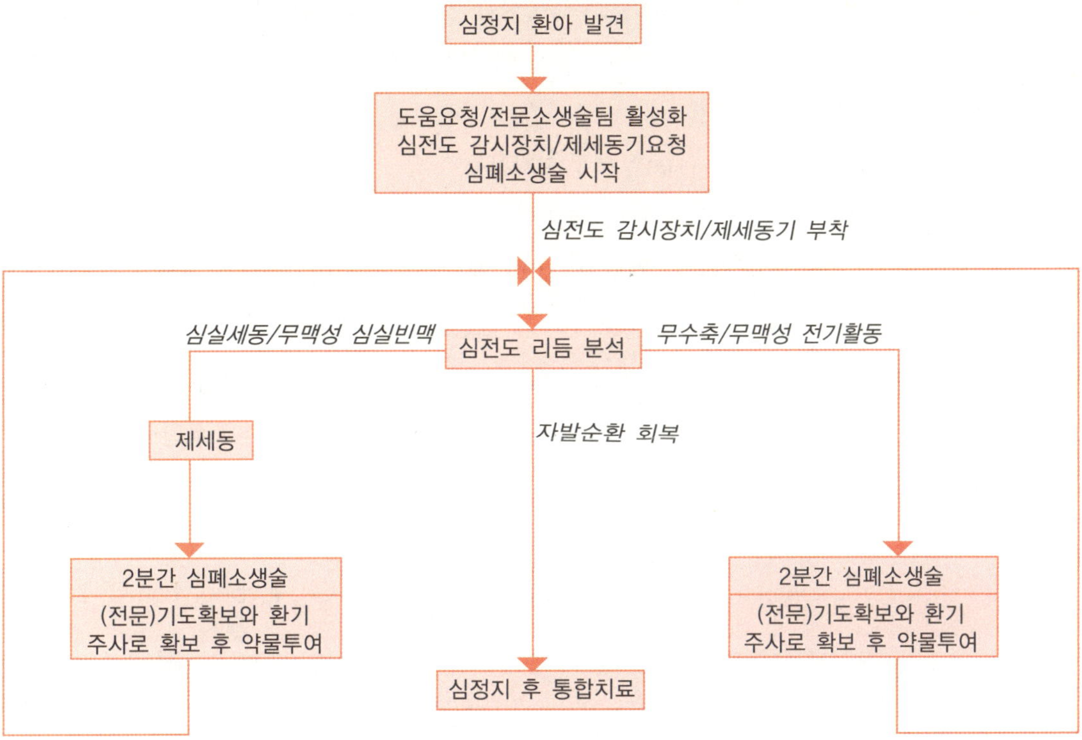

표 7-3. 소아 심정지환자의 전문소생술 흐름도 참고표

(출처 : 대한심폐소생협회, 2011년 한국심폐소생술 지침)

치 료		내 용
심전도 리듬 분석		2분간 가슴압박 후 심전도 리듬 확인가 압박자 교대
제세동		이상파형 제세동기 처음에 2J/kg, 두번째 4J/kg 그다음 4J/kg이상 최대 10J/kg까지 혹은 성인용량
가슴압박		최소분당 100회의 속도로 압박, 15:2의 압박:환기 비율로 시행 흉곽 전후 직경(가슴 두께)의 1/3 깊이 또는 영아에서 4cm, 소아에서 5cm의 깊이를 압박
주사로 확보		정맥 또는 골내 주사로를 확보하며 전문기도유지술보다 우선하여 시도
전문기도유지술과 인공호흡		전문기도유지술이 시행되기 전까지는 백 -마스크 인공호흡 전문기도기 삽관 후부터 6~8초 마다 1회의 환기(분당 8~10회), 과환기 금지
모든 심정지 환자		에피네프린: 3~5분(가슴압박 두번교대:4분)마다 0.01mg/kg (0.1mL/kg of 1:10,000용액)
약물 수여	제세동 후에도 지속되는 심실세동/무맥성 심실빈맥	아미오다론: 5mg/kg 일시에 투여, 불응성 심실세동/빈맥의 경우 최대 2번 투여 가능 아미오다론 없는 경우 리도케인 사용:1mg/kg 정맥 또는 골내 투여
심정지 원인 조사 및 치료		저혈량혈증, 저산소증, 산증, 저/고칼륨혈증, 저체온, 폐혈전색전증, 심근경색, 긴장성 기흉, 심장눌림증, 약물중독

에서 안전한 제세동의 상한선은 알려져 있지 않다. 일단 초기 용량으로는 2 J/kg을 고려하고 불응성 심실세동에서는 용량을 4 J/kg까지 증량하는 것이 타당하다. 다음 번 에너지 용량은 적어도 4 J/kg 이상을 사용해야 하며 더 높은 에너지 양을 고려할 수 있지만 성인 최대 용량인 10J/kg 을 넘지 말아야 한다.

(2) "제세동 불필요 리듬" : 무수축/ 무맥성 전기활동

심정지 소아에서 훨씬 흔한 심전도 소견이다. 주로 호흡부전이나 심부전에 따르는 저산소증, 산증 등이 원인이 되어 심각한 정도의 서맥이 무수축으로 이어지거나 무맥성전기활동으로 나타나게 된다. 즉, 심정지가 발생한 소아의 심전도 소견이 무맥성전기활동이거나 무수축이라면, 고농도의 산소로 호흡 보조를 하면서 심폐소생술을 시행함과 동시에 교정해줄 수 있는 원인이 있는지를 면밀히 따져보고 찾아야 한다. 2분간 심폐소생술을 계속하다가 심전도 소견을 재평가하도록 한다. 교정 가능한 원인들로는 "6H 5T" 등이 있으며, 심정지 환아를 치료할 때 상기해야 한다.

- 6H : Hypovolemia, Hypoxia, Hydrogen ion (acidosis), Hypoglycemia, Hypo- or Hyperkalemia, Hypothermia
- 5T : Tension pneumothorax, Tamponade-cardiac, Toxin, Thrombosis-pulmonary, Thrombosis-coronary

2) 골강 내 경로 확보

심정지 상태의 소아는 말초 혈관을 찾으려는 노력을 하지 말고 즉시 골강 내 경로를 확보할 것을 권장한다. 심정지나 심각한 쇼크 상태에서는 혈관이 수축되어 말초 혈관 경로를 찾기가 어렵고 중심정맥 확보는 술기 수행의 능숙함, 전문성과 시간이 소요되는 방법이어서 혈관 경로 확보를 지체하느라 약물 투여 또한 지체되어서는 안되기 때문이다. Lidocaine, epinephrine, atropine 등 몇 가지 지용성 약물은 기관 내 튜브로 투여 가능하지만, 흡수를 예측하기 어려워 기관 내 투여는 골강 내 투여에 비해 추천되지 않는다. Epinephrine 등 모든 정맥주사 약제가 골내로 투여 가능하다. 골내 경로로 혈액 샘플을 채취해 심폐소생술시 혈액 가스 검사와 수혈 적합 검사를 하는데 이용할 수도 있다. 하지만 산-염기 분석은 골내 경로 천자를 통한 중탄산나트륨의 투여 후에는 부정확할 수 있다.

3) 응급 약물

(1) Epinephrine : IV / IO : 0.01mg/kg / ET : 0.1mg/kg

표 7-4. 소아소생술 약제 (출처 : 대한심폐소생협회, 2011년 한국심폐소생술 지침)

약명	용량	유의사항
Adenosine	0.1 mg/kg (maximum 6 mg) Second dose: 0.2 mg/kg (maximum 12 mg)	심전도 감시 빠르게 일시에 투여하고 씻어내기 생리식염수 주입을 이어서 한다.
Amiodarone	5 mg/kg IV/IO; may repeat twice up to 15 mg/kg Maximum single dose 300 mg	심전도, 혈압감시, 응급상황에 따라서 주입속도를 조절한다(심정지시 정맥 일시 투여, 관류리듬이 있을 경우는 20-60분 이상에 걸쳐 천천히 투여, 관류리듬이 있으면 전문가와 상의가 강력히 권장됨. 다른 QT연장 약제 함께 사용시 주의하여야 하며 전문가 자문을 구한다.).
Atropine	0.02 mg/kg IV/IO 0.04−0.06 mg/kg ET Repeat once if needed Minimum dose: 0.1 mg Maximum single dose:0.5 mg	유기인산중독에 고용량을 사용한다.
Calcium Chloride (10%)	20 mg/kg IV/IO (0.2 mL/kg) Maximum single dose 2 g	천천히 주입한다.
Epinephrine	0.01 mg/kg (0.1 mL/kg 1:10,000) IV/IO 0.1 mg/kg (0.1 mL/kg 1:1,000) ET Maximum dose 1 mg IV/IO; 2.5 mg ET	3-5분마다 반복할 수 있다.
Glucose	0.5−1 g/kg IV/IO	신생아: 5−10 mL/kg D10W 영아 및 소아: 2−4 mL/kg D25W 청소년: 1−2 mL/kg D50W
Lidocaine	Bolus: 1 mg/kg IV/IO Infusion: 20−50 mcg/kg/minute	
Magnesium Sulfate	25−50 mg/kg IV/IO over 10−20 minutes, faster in torsades de pointes Maximum dose 2 g	
Naloxone	Full Reversal: 〈5 y or ≤20 kg: 0.1 mg/kg IV/IO/ET ≥5y or 〉20 kg: 2 mg IV/IO/ET	치료용량의 opioid 사용과 관련된 호흡저하를 되돌리는데 더 적은 용량을 사용한다. (1−5 mcg/kg titrate to effect)
Sodium bicarbonate	1 mEq/kg per dose IV/IO slowly	적절한 환기 후에 사용한다.

*IV : Intravenous, IO : Intraosseous, ET : Endotracheal

초기 용량에 반응이 없을 때 3~5분 후 재투여한다. 고용량(초기 용량의 10배)을 투여하는 방법은 효과는 없이 해로운 것으로 알려져 사용되어서는 안된다. 에피네프린을 포함한 카테콜라민 제재들은 알칼리 용액과 섞이면 불활성화되므로 sodium bicarbonate 와 같이 투여하지 않도록 주의한다. 에피네프린은 혈관 외 유출시 조직의 허혈을 야기하여 궤양을 일으킬 수 있으므로 혈관 외 유출이 되지 않도록 각별히 주의해야 한다.

(2) Glucose : 영아는 당 요구량이 높은 한편 글리코겐 저장량은 적으므로 쇼크 상태에 있는 영아는 저혈당증에 빠지기 쉽다. 저혈당이 확인된 영아에게는 0.25~1 g/kg 의 포도당을 공급한다. (50% dextrose인 경우 1~2 ml/kg, 25% dextrose인 경우 2~4 ml/kg, 10% dextrose 인 경우 5~10 ml/kg)

(3) Sodium bicarbonate : 고칼륨혈증이나 삼환계 항우울제 중독에 의한 심정지, 또는 심정지가 오래 되어 심한 산증이 온 경우에 1 mEq/kg 으로 투여한다.

(4) Amiodarone : 5 mg/kg 을 심실 세동이나 무맥성 심실 빈맥 등의 경우에 투여한다.

(5) Calcium : 저칼슘혈증이나 고마그네슘혈증 등의 경우에 투여한다.

6. 소생 후 치료

소생 후 치료의 목표는 뇌의 기능을 보존하면서 다른 장기의 2차적 손상을 막는 것이다. 호흡기계, 심혈관계, 신경계의 기능을 최적의 상태로 유지할 수 있도록 보존적 치료를 한다.

일단 혈액 순환이 회복되면 동맥혈 산소 포화도를 감시한다. 동맥산소포화도가 94% 이상이 되도록 산소 흡입을 적정하는 것이 좋다. 적절한 장비를 사용할 수 있다면 자발순환회복 후에 94% 이상의 동맥혈 산소 포화도를 유지하는데 필요한 최저 농도로 흡입 산소 농도를 조절한다. 이는 고농도 산소 노출로 인한 잠재적인 해로움에 대한 연구 결과에 기반하여 고산소혈증 위험성을 제한하기 위함이다.

치료적 저체온요법을 소아에서 시행한 무작위 임상 연구의 발표된 연구 결과는 없지만, 성인 대상 연구 결과에 기반하여 병원 전 심실세동 심정지 상황에서 소생술 시행 후 혼수 상태에 빠져 있는 소아에게 32~34°C로 저체온을 유도하고 유지하는 치료적 저체온요법이 도움을 줄 수 있을 것으로 사료된다. 또한 치료적 저체온요법은 심실세동이 아닌 리듬의 심정지 상황에서도 소생술 시행 후 혼수 상태에 빠져 있는 영아 및 소아에서 시행을 고려해볼 수 있다.

■ 참고문헌

1. Jung KY, Jung JH. Epidemiology of childhood injury in Korea. J Korean Med Assosc. 2008;51:208–13.
2. Lee MJ, Park JS. Clinical aspects of injury and acute poisoning in Korean pediatric patients. Korean J Pediatr 2008;51:116–21.
3. Ko JW. Characteristics of childhood drug poisonings in Korea, A master's thesis, Soonchunhyang University. 2000.
4. Cho WH. Jung WJ, Lim SJ, Lee SM, Jeon BC, Kim SH, Kim JW, Kim JM. Socioeconomic costs of injury in Korea. Ministry of Health and Welfare project report. 2009.
5. National Library of Medicine National Institute of Health.: Medline Plus [Internet]. Sudden Infant Death Syndrome. [Updated 2010 Dec; Cited 2010 Dec]. Available from : http://www.nlm.nih.gov/medlineplus/suddeninfantdeathsyndrome.html.
6. Statistics Korea. Korean Statistical Information Service. [Cited 2010 Dec]. Available from : http://www.kosis.kr/
7. Korean Association of Cardiopulmonary Resuscitation. Korean Guideline for cardiopulmonary resuscitation 2011. Ministry of Health and Welfare project report. 2011.
8. Korean Center for Disease Control. Injury Surveillance. [Updated 2009 Mar; Cited 2010 Dec]. Available from : http://injury.cdc.go.kr/
9. National Emergency Medicine Center. National Emergency Department Information System database 2008. [Cited 2010 Sep]. Available from : http://www.nemc.or.kr/
10. Safe Kids Korea. Statistical database for pediatric injury. [Cited 2010 Dec]. Available from : http://www.safekids.or.kr/
11. American Heart Association. Official 2010 AHA Guideline for CPR & ECC. [Cited 2010 Dec]. Available from : http://static.heart.org/eccguidelines/2010-guidelines-for-cpr.html.

소아성장과 발달의학

8 장. 진단유전학

이 유 경

I. 세포유전학 기초 및 술기

1. 개요

세포유전학은 유전물질을 세포수준 즉, 염색체(chromosome)를 통해 연구하는 학문으로써 분열세포에서 관찰할 수 있는 염색체의 숫자와 구조를 현미경을 통해서 관찰하는 방법을 사용한다. 염색체에 관한 검사는 1956년 Tjio 등이 사람의 염색체 수가 46개임을 보고한 이후, 림프구 배양, 분염법(banding technique), 고정도분염법(high resolution banding technique)으로 이어지는 기술적인 발전을 이루어 왔다. 이러한 염색체 검사기법의 발전과 각종 질병에서의 연구결과로 여러 유전성 질환과 염색체 이상의 관련성이 밝혀지고 많은 유전자 위치를 확인할 수 있게 되었다.

염색체 연구는 선천성 이상이나 기형을 보이는 여러 질환의 원인 규명의 중요한 방법일 뿐 아니라, 여러 종양의 진단, 예후 결정과 발암 기전을 이해하는데 중요한 정보를 제공하여 종양학 연구의 중요한 수단이 되므로 그 필요성은 커지고 있다.

2. 세포분열

1) 유사분열 (Mitosis)

분열하는 세포의 선상구조물(threadlike structures)이 1879년 Flemming에 의해 처음으로 발견되었고, 이러한 형태의 세포분열을 유사분열(mitosis)로 명명하였다. 유사분열의 각 단계는 1884년 Strasburger에 의해 전기(prophase), 중기(metaphase), 후기(anaphase)의 개념이 알려졌다. 유사분열은 성세포를 제외한 모든 체세포에서 일어나며, 그 결과 두 개의 유전적 동일성(genetically identical)을 갖는 딸세포(daughter cell)를 생성한다(그림 8-1).

진핵세포에서 세포주기는 DNA 합성부터 시작하며, 이 단계를 S phase라 부르고 이는 약 8시간 정도 소요된다. 다음 단계는 4시간 정도의 G2 phase를 거친다. G2 phase(GAP-2)에는 전체 게놈의 양이 배로 증가한다. 진핵세포에서의 유사분열(mitosis)은 약 1시간 정도에 걸쳐 일어난다. 분열이 끝난 세포는 G1 phase로 이어지고 세포마다 매우 다른 G1 phase 기간을 갖는다. G1 phase는 정상적인 기능적 세포주기에 속하며, 만약 더 이상 세포가 분열하지 않는 경우를 G0 phase라 부른다. 모든 세포주기의 조절은 각종 cell-division cycles(cdc) 유전자에 코딩된 단백질에 의해 일어난다.

그림 8-1. 세포주기와 유사분열

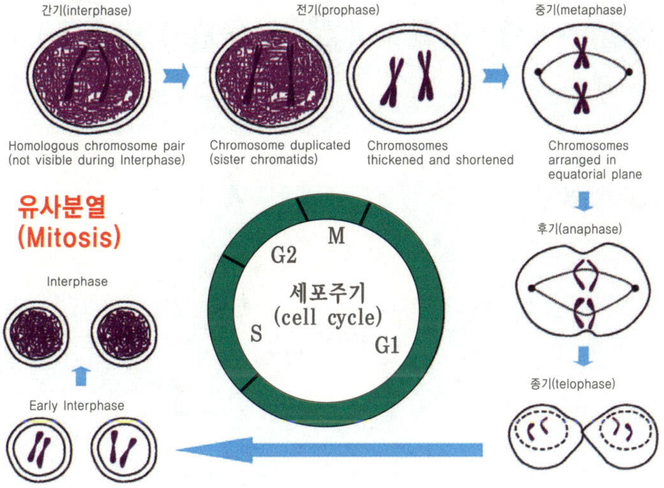

2) 감수분열

생식세포의 생성은 감수분열(meiosis; reduction division or maturation division)이라는 독특한 형태의 세포분열에 의해 형성되며, 이는 1884년 Strasburger에 의해 소개되었다. 감수분열과 유사분열이 구별되는 점은 ① 상동염색체의 짝짓기(pairing of homologous chromosome), ② 동종염색체끼리의 주기적인 유전물질 교환(crossing-over), ③ 감수분열 1 단계(meiosis I) 동안에 염색체수가 반(23개)으로 줄어드는 현상 등을 들 수 있다(그림 8-2).

감수분열 1 단계(meiosis I)는 유전자 복제로부터 시작한다. 간기의 염색체는 유사분열시와 마찬가지로 선상구조물로만 관찰할 수 있다. Prophase I 이 시작하면 염색체는 자매염색분체(sister chromatids)를 형성하며 뒤이어 상동염색체의 짝짓기(pairing of homologous chromosomes) 현상을 관찰할 수 있다. 상동염색체가 짝을 이룬 시기에 근접부위 상동 염색분체(juxtapositioning homologous chromatids) 사이의 교차(chiasma)와 유전물질 교환(exchange)이 일어난다. 이러한 두 상동 크로마티드 사이의 유전물질 교환을 유전자재조합(genetic recombination)이라 하며, metaphase I 시기에 유전자재조합이 일어난 후 각 상동염색체들이 양극으로 이동하는 anaphase I 단계가 이어진다. 감수분열 2 단계는 자매염색분체의 종적 분리(longitudinal division)와 뒤이은 세포 분열이 일어난다. 결과적으로 단배체(haploid)의 딸세포를 형성한다.

그림 8-2. 감수분열

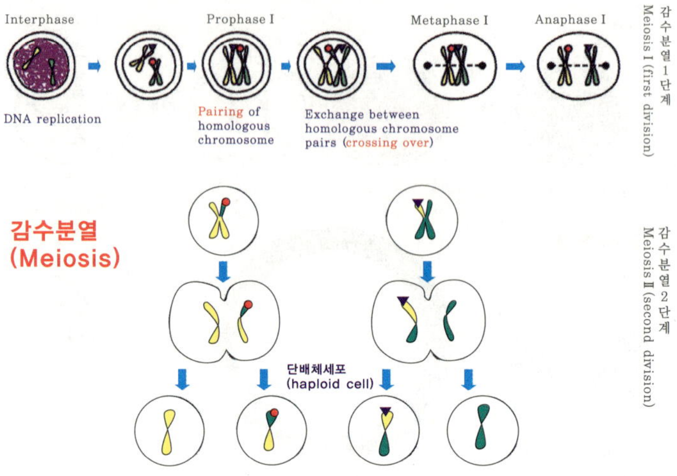

3. 염색체

1) 염색체의 구조와 기능

염색체는 DNA와 핵단백질(nucleoprotein)로 이루어져 있다. 세포주기에서 세포분열(mitosis)의 중기(metaphase)가 되면, 이제까지 가느다란 실같은 형태를 하고 있던 DNA 이중나선(double helix)은 구조단백질인 히스톤(histone)을 중심으로 코일모양으로 압축되고 포개지게 되어 굵은 끈과 같은 형태의 염색질(chromatin)을 이루고, 좀 더 응축하여 염색분체(chromatid)를 형성한다(그림8-3). 히스톤은 종(species)간 차이가 매우 적은 강력한 보존성을 가진 DNA 연관 단백(strongly conserved DNA-associated proteins)으로 염색체의 구조적 완전성(integrity) 유지에 중요한 역할을 담당한다.

염색질은 응축 정도에 따라 이염색질(heterochromatin)과 진염색질(euchromatin)로 분류한다. 진염색질은 덜 응축되어 있으며 코딩 DNA(coding DNA), 즉 유전자를 포함하고 있다. 이염색질은 constitutive heterochromatin과 facultative heterochromatin으로 분류한다. Constitutive heterochromatin은 활성화된 유전자를 포함하지 않고 반복염기서열만으로 구성된 부위로 고도로 응축이 되어 있으며 대부분 염색체의 중심절 주위에 존재한다. Facultative heterochromatin은 유전자는 포함하고 있지만 대부분 불활성화된 상태이며 여성의 불활성화 X 염색체(inactivated X chromosome)가 대표적인 예이다.

염색체의 양쪽 말단은 종말체(telomere)라 불리며, 매우 일정한 반복염기서열(TTAGGG)이 반복되어 구성되어 있다. 이 종말체는 염색체와 다른 염색체의 염색질이 서로 융합(fusion)되지 않도록 염색체의 말단을 봉인(sealing)하는 기능을 갖는다. 이 종말체의 길이는 세포분열을 반복하면서 그 길이가 점점 짧아지는 특성이 있으며 노화(aging)와 관련되어 있는 것으로 알려져 있다.

그림 8-3. DNA와 염색체

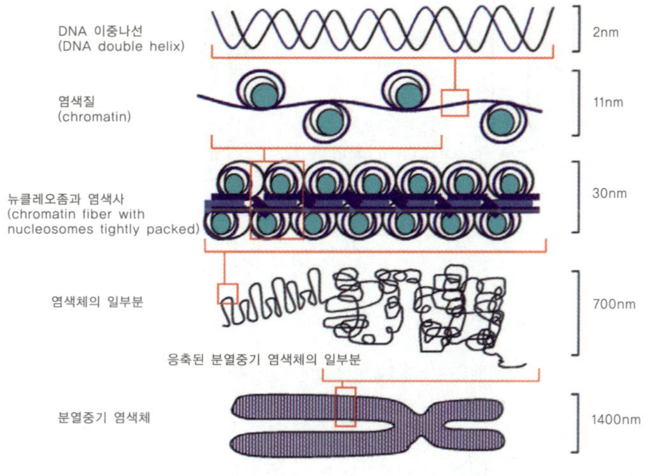

DNA in a metaphase chromosome

중심절은 두 개의 자매염색분체가 서로 붙어있는 부분으로, 이염색질(centromeric heterochromatin)으로 구성되어 있다. 이 중심절은 유사분열에서 방추사(spindle fiber)가 부착되는 부위로, 세포분열에서 자매염색분체가 분리되어 양쪽 극단으로 이동하는데 중요한 역할을 담당한다.

염색체는 중심절을 기준으로 단완(short arm, p)과 장완(long arm, q)으로 구성되어 있고, 각각의 종말체(telomere: pter, qter)로 끝난다(그림8-4). 한편, 염색체는 크기, 모양에 따라 몇 가지 군으로 나눌수 있는데, 단완과 장완의 길이가 같은 염색체는 중앙매듭염색체(metacentric), 단완의 길이가 짧을 때는 중앙곁매듭염색체(submetacentric), 단완부의 길이가 매우 짧아 거의 보이지 않을 때는 끝곁매듭염색체(acrocentric chromosome)라 하고(그림8-4), 13번, 14번, 15번, 21번, 그리고 22번 염색체가 여기에 속한다. 끝곁매듭염색체의 단완부위는 중심절이염색질(centromeric heterochromatin)과 부수체자루(satellite stalk), 그리고 부수체(satellite)로 구성된다. 끝곁매듭염색체의 부수체자루 부위에는 rRNA를 코딩하는 유전자의 반복이 존재한다. 세포의 핵소체(nucleolus)는 rRNA가 집단으로 모여 생기는 구조로, 이 때문에 부수체자루는 때때로 핵소체 형성부위

그림 8-4. 염색체의 각 부위 명칭 및 중심절 위치에 따른 분류

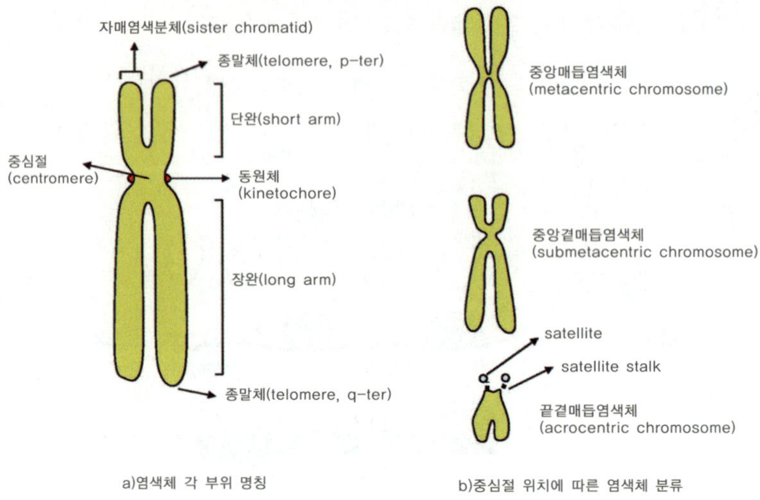

(nucleolar organizing region, NOR)로 불린다.

2) 정상인의 분열중기세포는 각각 46개(23쌍)의 염색체를 가지며 그 중 44개(22쌍)는 상염색체(autosomes)이고, 2개(XX 또는 XY)는 성염색체(sex chromosomes)로 구성되어 있다. 각각 대립되어 있는 염색체중 하나는 아버지로부터 유전되며 또 다른 하나는 어머니로부터 유래한다. 정상인의 염색체는 남성에서 46,XY, 여성에서 46,XX로 표시한다.

4. 염색체 검사

1) 염색체 검사의 적응증

염색체검사는 선천성 염색체 이상 질환이 의심될 때와, 후천적으로 종양세포의 염색체이상을 검사하기 위해서 실시한다. 선천성 염색체이상 질환은 대부분 발육장애나 지능장애를 포함하는 다발성 기형을 보이는데 이를 확진하기 위해서는 우리 몸의

표 8-1. 염색체 검사의 적응증

① 발육장애 또는 지능장애를 포함하는 다발성 기형
② 염색체 이상의 보인자로 의심될 때 - 불임, 반복적 자연유산, 이전에 기형아를 출산한 경력이 있는 경우
③ 유산 및 사산아
④ 성분화 이상
⑤ 산전진단
⑥ 취약 X 증후군
⑦ 염색체절단증후군 (chromosome breakage syndrome) - Fanconi 빈혈, Bloom 증후군, 혈관확장성 운동실조증 (ataxia telangiectasia)
⑧ 악성종양, 특히 혈액종양

어떠한 세포를 이용해서도 염색체 검사가 가능하지만 보통은 말초혈액의 림프구를 이용해 검사한다. 또한 성 분화에 이상이 있을 때나 염색체 이상의 보인자로 의심될 때도 염색체 검사를 시행한다. 반복유산 및 사산아의 병력이 있는 산모 및 그 배우자는 균형전좌(balanced translocation)를 갖는 보인자 일 수 있으므로 염색체 검사를 해야 한다. 가족성 유전질환이 있거나, 산모의 나이가 많을 때는 다운증후군 등의 염색체 이상을 갖는 태아의 확률이 급격히 증가하기 때문에 산전진단(prenatal diagnosis)을 목적으로 태아세포를 대상으로 염색체 검사를 실시한다. 한편, 염색체절단증후군(chromosome breakage syndrome)이 의심될 때도 염색체 검사를 실시한다.

2) 염색체 검사에 필요한 검체

선천성 유전질환이나 기형을 의심하는 경우, 산전 검체로는 양수세포나 융모막(chorionic villi) 등을 사용하고 출생 후에는 말초혈액의 림프구(T-lymphocyte)를 주로 사용한다. 모자익형(mosaicism)을 진단하기 위해서는 림프구 외에도 피부조직으로부터 섬유아세포(fibroblast)를 배양하여 염색체 검사에 사용한다. 악성종양의 염색체 검사를 위해서는 반드시 종양조직내의 종양세포를 사용하여 염색체 검사를 실시해야 한다.

3) 염색체 분석 방법론

염색체 분석을 위해서는 우선 적절한 대상 검체 내에서 분열세포를 얻어야 하는데 잘 분열하지 않는 세포인 경우에는 적절한 조건으로 배양하여 세포분열을 유도하여야 한다. 따라서 세포를 배양하고 양질의 염색체를 수확하기 위해서는 검체 내에 포함되어 있는 세포가 살아있는 세포(viable cell)이어야 하므로 검체의 채취부터 검사실에서 배양이 시행되기까지의 시간이 염색체 분석에 매우 중요하다.

① 직접법(direct method)

세포배양 과정을 거치지 않고 직접 분열중기세포를 얻는 방법으로 주로 종양세포의 염색체검사에 이용되며, 검사시간을 단축할 수 있으나 분열세포를 충분히 얻지 못하는 단점이 있다.

② 배양법(culture method)

말초혈액, 양수, fibroblast 등 대부분의 검체에 이용하는 방법으로 대상이 되는 세포에 적합한 방법과 일정시간 세포배양 후 분열세포를 관찰한다.

③ 고정도 분염법(high resolution banding technique)

세포배양단계에서 DNA 합성억제제인 methotrexate(MTX)와 그 해제를 위한 thymidine이 첨가되는 방법으로, 시간이 단축되고 더 많은 분열세포와 질적으로 우수한 염색체를 얻을 수 있어서 염색체의 미세구조를 확인할 때 사용한다.

④ Fanconi 빈혈의 진단을 위한 PHA 자극 배양법

말초혈액에 mitogen인 phytohemagglutinin(PHA)를 첨가하고 염색체 절단을 유발하는 mitomcycin C나 diepoxybutane을 넣은 후 정상인과 비교하여 염색체 절단 정도를 비교한다. Fanconi 빈혈을 비롯한 염색체절단증후군의 진단에 이용한다.

4) 염색체의 수확 (harvest)

각각의 세포가 가지고 있는 염색체의 형태 및 수를 현미경으로 관찰하기 위해서는 다음 몇 단계의 과정이 필요하다. 우선 세포주기를 중기에서 멈추게 하기 위하여 세포분열에 필수적인 방추(spindle)의 형성을 방해하는 colchicine 제제인 Colcemid®등을 사용한다. 분열중기에서 멈춘 세포에 저장성용액(hypotonic KCl)을 처리하여 세포를 팽창시키고 염색체들이 세포막 안에서 잘 퍼지도록 만든다. 다음 단계로 고정용액(acetic acid-methanol)을 처리하여 염색체를 고정하고 단백질과 핵산의 변성과 침전을 일으킨다. 이 과정은 염색질을 강화하고 염색체의 형태의 질을 향상시키며, 세포막이 깨지는 것을 방지하여 염색체가 흩어지는 것을 막아준다. 고정된 염색체를 슬라이드에 떨어뜨리고 건조시킨 후 적절한 염색을 실시하고 현미경으로 염색체의 형태를 관찰한다.

5) 분염법 (banding technique)

현재는 각각의 염색체 구조를 좀더 자세히 보기 위하여 여러 가지 분염법(banding techniques)들이 사용되고 있다. 분염 기법에는 DNA의 상호작용, 관련된 단백질, 그리고 염색시약들이 관련되어 있다고 알려져 있지만 명확한 기전은 아직 밝혀져 있지 않다.

(1) G-분염법 (Giemsa banding) : 가장 많이 사용되는 분염법으로 단백분해효소(주로 trypsin)로 전처리한 다음 Giemsa 염색하는 방법이다.

(2) Q-분염법 (Quinacrine mustard banding) : 형광염료인 quinacrine mustard나 DAPI등을 사용하여 adenine-thymidine(AT)이 많은 부위를 염색하는 방법으로 분염 양상은 G-분염법과 유사하다.

(3) R-분염법 (reverse banding) : GC-rich DNA 부위를 염색하는 방법으로 G 또는 Q-분염법과 반대의 염색양상을 보인다.

(4) C-분염법 (constitutional heterochromatin banding) : 중심절 주위의 heterochromatin 부위에 염색된다.

(5) Silver-NOR 분염법 (Nucleolus organizer region) : 부수체(satellite)의 핵소체 형성부위(NOR)

를 염색한다.

6) 핵형분석(karyotyping)

핵형분석이란 현미경상에서 염색체 사진을 찍은 후, 염색체 크기와 중심절 위치 등을 기준으로 번호순서대로 배열하여 염색체 이상을 판독하는 과정을 의미한다. 핵형(karyotype)을 구성하는데, 상염색체는 1번부터 22번까지 길이가 감소하는 순서로 우선 배열하고 다시 중심절의 위치에 따라 구분하여 배열한다. 최근에는 이러한 과정을 자동화한 자동화 핵형분석시스템(automated karyotyping system)을 개발하여 사용하고 있다.

5. 염색체의 명명법 (nomenclature)

1) 염색체 핵형을 문자로 표현하기 위하여 1960년 Denver conference 이후 많은 노력이 있었고 현재는 인체세포유전학명명법에관한 국제규약(International System for Human Cytogenetic Nomenclature, ISCN) 2009에 따라 모든 염색체의 표기를 통일하고 있다.

2) 정상 염색체는 46개(23쌍)이고, 22쌍의 상염색체와 1쌍의 성염색체로 구성된다. 이를 명명할 때는 먼저 염색체의 수를 기술하고 ',' 다음에 성염색체를 기록한다. 따라서 정상인의 핵형(karyotype)은 46,XX 혹은 46,XY로 기술한다. 각각의 단완과 장완은 여러 개의 염색대(band)로 이루어져 있는데 염색대는 ISCN 2009의 규칙에 따라 번호를 부여한다.

3) 염색체 이상이 있는 경우에는 먼저 염색체 수와 성염색체를 표기한 후에 과, 부족이 있을 경우 '+' 또는 '−' 부호를 쓰고 해당하는 이상 염색체의 번호를 기재한다. 구조적 이상이 있는 경우도 염색체 수와 성염색체 수를 기술한 후에 연이어 약자로 표기한다. 구조적 이상은 전좌(translocation, t), 결손(deletion, del), 역위(inversion, inv), 환상염색체(ring chromosome, r), 등완염색체(isochromosome, I) 등의 형태로 표현한다.

(예) 46,XY, t(9;22)(q34;q11.2)

45,XX,-7

46,XX,del(5)(p15)

4) 모자익형의 경우에 다른 세포군을 표기해야 하는 할 때는 slant line(/)으로 각 군을 표기하며 핵형 뒤에 [ ]로 각각의 세포군의 절대숫자를 표기한다. 이러한 경우 정상적인 세포군이 있는 경우는 항상 마지막에 표기하며, 비정상 세포군이 2개 이상 있는 경우는 가장 큰 것을 먼저 표기하고 그 다음으

로 큰 세포군을 표기한다.

(예) 45,X[12]/47,XXX[3]/46,XX[5]

6. 분자세포유전학 (molecular cytogenetics); fluorescent in situ hybridization, FISH

최근들어 세포유전학은 전통적인 염색체 검사 방법에 분자유전학적 검사 기법을 접목한 분자세포유전학(molecular cytogenetics)으로 크게 발전하고 있다. 이중에서 형광제자리부합법(Fluorescent in situ hybridization, FISH)은 현재 가장 많이 사용하고 있는 방법이다. FISH는 개발 초기에는 각 염색체의 중심절과 결합하는 α-satellite probe와, 각 염색체의 단완과 장완 모두와 반응하는 painting probe가 개발되어 염색체의 수적인 이상이나 상호전좌(reciprocal translocation)를 진단하는데 많은 도움을 주었다. 최근에는 염색체내의 특정 DNA 염기서열에만 특이하게 결합하는 DNA 소식자(specific DNA probe)가 개발되어, 현미경으로 관찰하기 어려운 염색체의 미세한 변화까지도 관찰할 수 있게 되면서 분자세포유전학적 검사는 고식적인 염색체검사와 유전자 수준에서 진행되는 분자유전학적 검사 사이의 중간적 기능을 수행하고 있다. 특히 분열세포가 아닌 상태에서도 염색체 이상에 대한 정보를 얻을 수 있고, 파라핀 조직절편, 동결절편, 천자도말표본 등 우리가 쉽게 얻을 수 있는 검체로 염색체 검사가 가능하게 되었고, 아주 미세한 이상도 검출할 수 있어서 임상적 이용이 점점 증가하고 있다. 특히 유전자 변화를 관찰할 때 분자세포유전학적 검사가 분자유전검사(DNA, RNA test)보다 유리한 점은 세포의 형태를 그대로 유지하면서 원하는 유전자의 변화관찰이 가능하고, 한번에 많은 유전자 변화를 동시에 조사할 수도 있으며, 유전자변화를 보이는 세포와 정상세포를 구분하여 정량적분석이 가능하다는 점을 들 수 있다.

1) 세포분열중기 제자리부합법 (Metaphase in situ hybridization : ISH)

분열기의 염색체에 여러 종류의 소식자를 반응시켜, 염색체의 미세한 구조적 변화 또는 정체가 불분명한 염색체(marker chromosome)를 확인하는 방법으로, 특히 Prader-Willi 증후군 등의 염색체 미세결실증후군을 진단하는데 큰 도움이 되며, 특정유전자의 염색체내 위치 확인에 이용한다.

예) Prader-Willi 증후군

46,XY.ish del(15)(q11.2q11.2)(SNRPN-, D15S10-)

위에 표시한 ish del(15)(q11.2q11.2)는 세포분열중기 형광제자리부합법에 의해 염색체 15번 장완의 11.2 염색대의 결실이 확인되었다는 표시이고, 뒤에 나온 D15S10, SNRPN 등은 실험에 이용된 특정 DNA 염기서열소식자(specific DNA sequence probe)의 명칭과 각각의 반응 여부를 +와 −로 표시한 것이다. 이 경우는 고식적인 염색체검사에서는 정상소견이었음을 같이 기술하였다.

2) 세포분열간기 제자리부합법 (interphase/nuclear in situ hybridizatin ; nuc ISH)

세포분열간기 제자리부합법은 세포배양이나 염색체의 추출과정을 거치지 않고, 세포를 슬라이드에 도말한 후 세포에 직접 여러 종류의 소식자를 반응시켜 염색체 또는 유전자의 변이를 관찰하는 방법이다. 이 검사법은 특히 분열 세포를 얻기 어려운 악성종양세포의 유전적 변화를 관찰하는데 매우 유용하며, 최근에는 혈액종양에서 질환의 진단뿐 아니라 잔존암을 정량화 하거나 재발을 조기에 발견할 목적으로 활발히 사용하고 있다.

II. 임상세포유전학 및 산전진단 (Clinical Cytogenetics and Prenatal Diagnosis)

임상세포유전학 검사(clinical cytogenetic testing)는 환자에서 표현형의 이상을 야기하는 염색체 이상을 직접 증명하는 진단기법이므로 임상적으로 매우 중요한 학문 분야이다. 염색체 분석의 목적은 특정 개체의 46개 염색체의 형태가 지금까지 알려진 표준 염색체 형태와 차이를 보이는가를 결정하는 것이다. 세포유전학적으로 발견할 수 있는 염색체 이상은 크게 ① 염색체의 수적 변화(numerical change)와 ② 염색체의 구조적 변화(structural change)의 두 가지 영역으로 분류할 수 있다.

임상적으로 염색체의 이상은 여러 상황에서 의심이 가능하다. 염색체 이상은 태아의 성장지연, 기형, 태아수종 등을 흔히 동반하며, 태아의 유산 및 사산을 일으킨다. 조산 또는 만삭으로 출생한 경우도 외형적인 이상을 동반한 경우 염색체 이상을 강력히 의심할 수 있다. 이외에도 외형적 이상을 초래하지는 않지만, 균형전좌 등 염색체의 구조적 변화를 동반하는 보인자는 흔히 반복적인 자연유산이나 불임, 기형아 출산 등의 기왕력을 갖는다.

이 장에서는 대표적인 염색체 이상 질환들을 세포유전학적 측면에서 살펴보고, 산전진단 및 유전 상담에 대하여 간단히 서술하였다.

선천성 염색체 이상 질환

1. 염색체의 수적 이상

1) 상염색체의 삼염색체 질환

정상적으로는 2개의 상동염색체가 한 쌍으로 존재하지만, 비정상적으로 1개가 첨가되어 3개의 상동염색체가 존재하는 경우를 삼염색체 질환으로 분류한다. 상염색체(autosome)의 삼염색체(trisomy)를 갖는 태아의 생존 가능성(viability)은 유전물질 불균형(genetic imbalance)의 크기와 침범된 염색체에 존재하는 유전물질의 양에 따라 결정된다. 때문에 상염색체의 삼염색체를 갖는 배아(embryo)는 대개 임신초기에 소실된다. 예외적으로 13, 18과 21번 상염색체의 삼염색체는 만삭까지 생존하여 출생하기도 한다. 삼염색체가 발생하는 기전은 감수분열 I 단계(meiosis I) 또는 감수분열 II 단계(meiosis II)의 비분리(nondisjunction)나 체세포 분열시 비분리(mitotic nondisjunction)이고, 모체의 나이는 감수분열시의 비분리(meiotic nondisjunction)와 관련성이 높다.

상염색체의 삼염색체가 일부에서 출생이 가능한 것에 비하여, 한 쌍의 상염색체중 한 개만이 존재하는 단일염색체(monosomy)는 모든 경우에서 임신초기에 유산되며, 생존한 경우는 보고되지 않았다.

(1) 다운증후군 (Trisomy 21)

다운증후군(Down syndrome)은 600 ~ 800명의 출생아중 하나의 빈도로 발생하는 대표적인 상염색체의 삼염색체 질환으로, 핵형별로 trisomy 21, 모자익형(mosaicism), 전좌형(translocation)으로 분류하고 각각이 차지하는 빈도는 93%, 2 ~ 3%, 3 ~ 5%이다. 모자익형은 trisomy 21을 갖는 세포와 정상 핵형을 갖는 세포계가 혼재하는 것으로 정상세포계 세포가 많을수록 정상에 가까운 표현형을 보인다. 전좌형은 D군(13, 14, 15번) 또는 G군(21, 22번)의 염색체와 21번 염색체 사이에 전좌가 일어난 로버트슨전좌(Robertsonian translocation)와 다른 염색체와의 상호전좌(reciprocal translocation) 형태로 분

표 8-2. 분만시 어머니의 나이에 따른 다운 증후군의 발생빈도

Maternal ages	Incidence for Down syndrome
15세 ~ 29세	1/1500 ~ 1/1000
30세 ~ 34세	1/400 ~ 1/900
35세 ~ 39세	1/150 ~ 1/270
40세 ~ 44세	1/40 ~ 1/100
45세 이상	1/30

류한다.

다운증후군의 발생은 난자의 감수분열 I 단계에서 일어나는 21번 염색체의 비분리가 주요 원인으로, 이 현상의 발생은 모체의 나이가 가장 큰 영향을 주는 것으로 알려져 있다. 그러므로 출산시의 어머니의 나이에 따라 다운증후군의 발생빈도는 큰 차이를 보인다(표 8-2).

다운증후군 환아를 출산한 경력이 있는 부부가 다음 출산시 다시 다운증후군을 출산할 수 있는 빈도, 즉 재발 위험성(recurrence risk)은 약 1% 정도이다. 그러나 부모중의 전좌형 보인자(translocation carrier)에 의해 발생한 것이라면, 훨씬 높은 재발 빈도를 나타내므로 반드시 환아 부모에 대한 염색체 분석이 필요하다.

(2) Edwards 증후군 / Trisomy 18

Edwards 증후군은 약 6,000 ~ 8,000명의 출생아중 한명의 빈도로 나타나는 18번 삼염색체(trisomy 18) 질환이다. Trisomy 18의 약 95%는 모체 감수분열 동안에 발생하는 비분리 현상으로 인해 발생하며, 대부분이 임신 중 유산 또는 사산되어 출생하는 율이 매우 낮다. 출생하더라도 수 개월이내에 대부분 사망하고 5년 이상 생존하는 경우는 매우 드물지만, 전체 trisomy 18의 약 10%를 차지하는 모자익형은 수십 년간 생존 할 수 있다.

Edwards 증후군은 다운증후군과는 달리 감수분열 II 단계에서의 비분리가 더 높은 빈도로 발생하며 역시 어머니의 나이가 큰 영향을 준다. 이 질환의 재발 위험성은 1% 미만이다. 그러나 이 질환도 부모중의 전좌형 보인자(translocation carrier)에 의해 발생한 것이라면, 훨씬 높은 재발 빈도를 나타내므로 반드시 환자의 부모에 대한 염색체 분석이 필요하다.

(3) Patau 증후군 / Trisomy 13

Patau 증후군 약 12,000명의 출생아중 한 명의 빈도로 나타나는 13번 삼염색체 질환이다. Trisomy 13은 모체내 감수분열 비분리현상으로 인해 발생하며, 대부분이 임신중 유산 또는 사산되며 출생하는 율이 매우 낮다. 출생 후에도 1개월 이내 50%의 환자가 사망하며, 3개월 이내에 65%, 3년 이내에 95%의 환자가 사망한다. 반면 모자익형은 훨씬 양호한 예후를 갖지만 역시 심한 정신지체를 관찰할 수 있다.

2) 성염색체의 수적이상

상염색체에서 발생하는 삼염색체가 임상적으로 큰 영향을 주는 것과 달리 성염색체에서의 삼염색체는 태아 성장 자체에 큰 영향을 주지 않는 것으로 알려져 있다.

성염색체의 단일염색체(monosomy)질환으로는 유일하게 Turner 증후군이 있으며 태아기때의 자연유산율이 높기는 하지만 출생이 가능하고 성인기까지 생존할 수 있다.

(1) Klinefelter 증후군 / 47,XXY

Klinefelter 증후군은 700-900명의 출생남아중 한 명의 빈도로 관찰되는 질환이다. 이는 모계나 부계의 감수분열 과오에 의해 발생한다. 거의 수정능력이 없고 위축고환, 무정자증 및 여성화 유방 등의 임상적 특징을 갖는다. 정상인보다 높은 유방암이나 정신분열증의 위험성을 갖는다.

Klinefelter 증후군의 발생은 약 50%가 부계의 감수분열 I 단계 과오에 의해 발생하고 나머지는 모계의 감수분열 I 단계 또는 II 단계 과오, 극히 소수에서 수정후 감수분열 과오(postzygotic mitotic error)에 의해 발생한다. 그러나 아버지의 나이가 아버지 유래의 47,XXY 발생 빈도에 영향을 주지는 않는다. 반면, 어머니의 나이는 어머니 유래의 47,XXY 발생 빈도에 매우 큰 영향을 주며, 이는 어머니 나이 증가에 따른 감수분열 I 단계 과오 빈도의 증가에 의한 영향으로 보인다.

(2) Triple X 증후군 / 47,XXX

Triple X 증후군도 약 800명의 여성중 한 명의 빈도로 관찰된다. 대부분 정상적인 수정능력과 정상적인 자녀를 갖고 또한 임상적으로 아무런 증상을 보이지 않는 경우가 많기 때문에, 진단되지 않는 경우가 더 많을 것으로 추정되는 질환이다. 매우 드문 경우에 요척골유합(radioulnar synostosis), 희발월경(oligomenorrhea), 조기 폐경(premature menopause) 등이 나타나기도 한다.

이 질환의 발생도 역시 어머니의 meiosis I error가 가장 중요한 발생 요인으로 어머니 나이에 큰 영향을 받는다.

(3) Turner 증후군 / Monosomy X / 45,X

Turner 증후군은 약 2,500명의 여성중 한 명의 빈도로 관찰되는 질환이다. 45,X 수정체의 대부분은 임신 초기에 유산되며, 임신 제 1기 유산의 약 10%를 차지한다. 이 질환은 전형적인 45,X의 핵형 이외에도 45,X/46,XX 또는 45,X/46,XY의 모자익형이나, X 염색체의 구조적 이상으로 46,X,i(X)(q10)이나 Xp또는 Xq의 결실(deletion)의 형태로 관찰되기도 한다. 45,X/46,XY 모자익형으로 진단되는 경우에는 생식아세포암(gonadoblastoma) 발생의 위험성이 매우 높은 것으로 알려져 있다.

Turner 증후군의 발생은 감수분열 단계의 비정상적 성염색체 분배에 의한 것으로, 아버지 유래의 성염색체 소실에 의해 발생할 가능성이 더 높은 질환이다. 모체의 나이는 질환발생에 영향을 주지 않는 것으로 알려져 있으며, 대개의 경우 산발성으로 발생하고 재발의 위험성에 대하여는 보고된 자료가 없다.

2. 염색체의 구조적 이상 질환

1) 결실(deletion)

염색체의 일부가 손실되는 경우를 말하는 것으로 자연발생 혹은 감수분열 동안의 비정상적 염색체 분배, 혹은 전좌형 보인자 부모로부터의 유전에 의해 발생한다. 임상적으로 볼 수 있는 질환으로는 4p 결실 증후군(Wolf-Hirschorn syndrome) 혹은 5p 결실 증후군(Cri-du-chat syndrome) 등이 대표적이다.

(1) 묘성증후군 또는 Cri du chat 증후군 / Deletion of 5p

묘성증후군(cat cry syndrome)은 비정상적 후두 발달로 인한 고양이 울음소리가 특징인 질환으로, 상염색체 5번 단완의 부분적 결실(partial deletion)을 관찰할 수 있다(그림8-5a). 환자의 약 85%의 예는 새롭게 발생하는 간헐적 결실(sporadic de novo deletions)에 의해 발생하고, 약 15%는 부모중의 전좌형 보인자(translocation carrier)에 의해 이차적으로 발생하며 이 경우 다음 출산시 재발 위험성이 높다. 질환의 표현형 결정에 중요한 유전자들은 5p15.2와 5p15.3에 위치하고 있다.

(2) Wolf-Hirschorn 증후군 / Deletion of 4p

상염색체 4번 단완의 부분적 결실(그림 8-5b)에 의해 발생하는 질환으로, 약 87%는 새롭게 발생하는 간헐적 결실에 의해 발생하지만, 약 13%는 부모중의 전좌형 보인자에 의해 발생하며 다음 출산시의 재발 위험성이 높다.

그림 8-5. 묘성증후군과 Wolf-Hirschorn 증후군의 염색체 결실 모식도

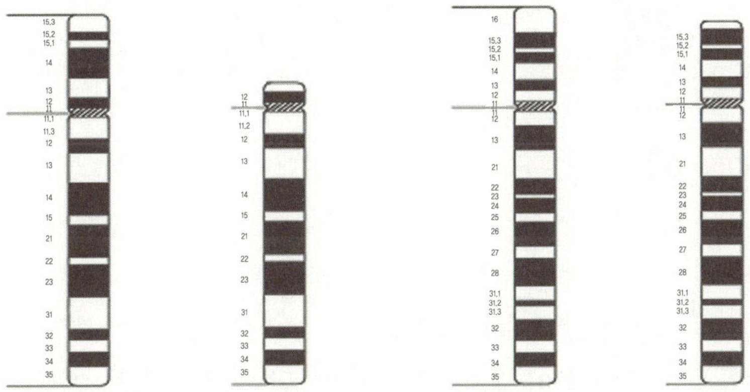

염색체 5번 모식도 del(5p)

a) 묘성증후군 염색체 이상 모식도

염색체 4번 모식도 del(4p)

b) Wolf-Hirschorn 증후군 염색체 이상 모식도

2) 염색체 미세결실증후군(microdeletion syndrome)

인접 유전자 증후군(contiguous gene syndrome)이라고도 하며 염색체 상의 한 개 혹은 두 개의 작은 염색대(band) 소실에 의하여 인접한 수십 개의 유전자가 결실되는 여러 가지 질환들을 통틀어 지칭한다. 염색체 미세결실 증후군은 분자수준의 결실보다는 훨씬 큰 500kb에서 수 kb 정도의 결실이 있지만 통상적인 염색체 검사로는 확인이 어렵고 고정도 분염법이나 형광제자리부합법에 의해 진단할 수 있다. 대표적인 질환으로는 CATCH22 혹은 DiGeorge증후군, Williams 증후군, Prader-Willi 증후군, Angelman 증후군, 망막모세포종(retinoblastoma), Miller-Dieker 증후군 및 WAGR 증후군 등이 이에 속한다.(그림8-6)

(1) CATCH22, DiGeorge증후군

염색체 22q11.2 부위의 결실로 심기형, 지능저하, 특징적 안면기형, 구개열, 흉선 및 부갑상선의 무형성이나 형성부전을 일으킨다.

(2) Williams 증후군

염색체 7q11.23 부위의 결실로 심기능, 요정같은 얼굴모양(elfin face), 사교적인 성격, 지능저하 혹은 성상홍채 등을 나타낸다.

그림 8-6. 미세결실증후군의 염색체 결실 위치 모식도

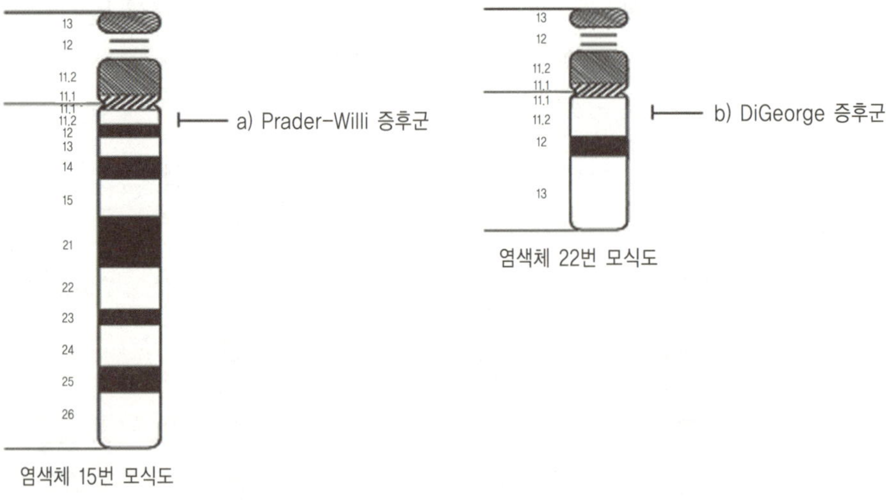

(3) Prader-Willi 증후군과 Angelman 증후군

두 질환 모두 염색체 15q11.2-13 부위의 결실에 의해 발생한다. 두 질환은 염색체 상의 결실부위는 유사하지만 매우 상이한 표현형을 보인다. Prader-Willi 증후군은 비만, 과도한 식탐

(excessive appetite), 성선부전, 과다한 졸림(somnolence) 등의 특징을 가지며 아버지로부터 유래한 15q11.2-13의 결실이 보인다. 반면 Angelman 증후군은 happy puppet 증후군으로도 불리며, 심한 정신지체, 비정상적인 로봇같은 걸음걸이(puppet-like gait), 발작성 웃음(paroxysms of laughter) 등의 특징을 보이며 어머니로부터 유래한 15q11.2-13의 결실 때문에 발생한다.

통상적인 염색체 검사법이나 고정도분염법 만으로 Prader-Willi 증후군의 결실을 발견할 수 있는 확률은 약 60% 정도이며, Angelman 증후군은 훨씬 낮은 약 10-20% 수준이다. 진단에 형광제자리부합법을 사용할 경우 진단률은 75-85%까지 높일 수 있다. Prader-Willi 증후군은 약 75%에서 아버지 유래의 염색체 결실에 의해 질환이 발생하며, 20% 정도는 어머니 유래의 15번 염색체만 존재하는 경우(maternal uniparental disomy, maternal UPD)에도 발생한다. 반대로 Angelman 증후군의 약 70%는 어머니 유래의 결손에 의해 발생하며, 드물게 아버지 유래의 15번 염색체만 존재하는 경우(paternal uniparental disomy, paternal UPD)에도

표 8-3. 주요 염색체 질환

1. 주요 상염색체 질환	
A. 상염색체 수 이상 질환	
1) Down 증후군 (trisomy 21)	47,XX(XY),+21
2) Edwards 증후군 (trisomy 18)	47,XX(XY),+18
3) Patau 증후군 (trisomy 13)	47,XX(XY),+13
B. 상염색체 구조 이상 질환	
1) Cri du chat (cat-cry) 증후군	del(5p)
2) Wolf-Hirschorn 증후군	del(4p)
3) 염색체 미세결실 증후군	
① CATCH22 or DiGeorge 증후군	del(22)(q11.2)
② Williams 증후군	del(7)(q11.23)
③ Retinoblastoma	del(13)(q14)
④ Prader-Willi 증후군	del(15)(q11.2-q12)
⑤ WAGR 증후군	del(11)(p13.3)
⑥ Miller-Dieker 증후군	del(17)(p13.3)
2. 주요 성염색체 질환	
1) Klinefelter 증후군	47,XXY
2) Turner 증후군	45,X
3) Triple X female	47,XXX
4) Double Y male	47,XYY
3. 취약 X 증후군 (Fragile X syndrome)	
4. 염색체 절단 증후군	
1) Spontaneous Chromosome Breakage	
① Ataxia-Telangiectasia	
② Fanconi 증후군	
③ Bloom 증후군	
④ Xeroderma pigmentosa	
2) Induced Chromosome Aberrations	
Irradiation, Chemical agents, Biological factors etc.	

발생하며, 20% 이상에서는 각인유전자(imprinted gene)의 돌연변이가 원인이다. 이와 같이 동일한 염색체 부위의 이상이지만 부모중 어느 쪽으로부터 유래하였는지에 따라 질환 표현이 달라지는 경우를 게놈 각인(genomic imprinting)에 의한 것으로 설명한다.

(4) 망막모세포종(retinoblastoma)

상염색체 13q14 부분의 미세 결실이 관찰된다. 그러나 모든 망막모세포종 환자에서 결실을 관찰할 수 있는 것은 아니며, 유전성 망막모세포종(hereditary retinoblastoma) 환자의 약 5-10%만이 특징적인 염색체 결손을 보인다. 이 부위에 존재하는 종양억제 유전자인 retinoblastoma gene(RB1)의 결손에 의하여 암이 발생되는 것으로 추정된다.

2) 전좌(translocation)

전좌형은 끝결매듭염색체(acrocentric chromosome) 사이의 전좌인 로버트슨 전좌(Robertsonian translocation)와 유전물질의 절대량의 변화가 없는 균형 상호 전좌(reciprocal balanced translocation) 그리고 유전물질의 가감이 있는 불균형 상호 전좌(reciprocal unbalanced translocation)로 나눈다.

3) 윤상(ring), 역전(inversion) 혹은 삽입(insertion)

윤상 염색체는 말단의 결실에 의하여 염색체의 양끝이 붙어서 생성된다. 역전은 염색체 중심절을 포함하는 역위(pericentric inversion)와 중심절의 어느 한쪽에서만 일어나는 역위(paracentric inversion)가 있다. 임상적으로 9번 염색체 역위를 비교적 흔히 볼 수 있으나 염색체의 정상 변형으로 여겨진다. 삽입(insertion)은 어떤 염색체의 일부가 다른 염색체 부위에 끼어 들어간 형태로 나타난다.

3. 취약 X 증후군 (Fragile X syndrome)

성염색체인 X-연관 유전성 질환이지만 멘델의 유전법칙과 꼭 일치하지는 않는 독특한 유전양상을 갖는 질환이다. 지능저하, 발육지연, 큰 귀 혹은 거대고환 등의 표현형상 특징을 갖는다. 빈도는 남성 1200-1500명, 여성 2000명당 한 명 꼴로 발생하며 발생 원인으로는 familial mental retardation 1(FMR1)유전자의 반복 염기 서열인 (CGG)n 반복의 길이 증가 때문인 것으로 알려져 있다.

세포유전학적 진단은 말초혈액 림프구를 엽산(folate) 결핍 배지에서 배양하거나 또는 엽산 저해제를 첨가한 배지에서 배양하여 Xq27.3의 절단을 유발하여 진단한다. 그러나 이러한 방법은 질환이 매우 심하게 이환된 경우에서만 진단이 가능하므로, 분자유전학적 진단 방법을 사용하는 것이 진단률을 높일 수 있다.

4. 염색체절단증후군(chromosome breakage syndrome)

정상인보다도 염색체의 손상이 자연적으로 혹은 여러 가지 영향인자에 의하여 쉽게 발생한다. 대부분은 상염색체 열성(autosomal recessive)으로 유전한다. 이 질환도 취약 X 증후군과 같이 염색체 절단을 유발하기 위한 약제인 mitomycin C, diepoxybutane 등을 처리하여 배양한다.

산전 진단

1). 산전진단의 적응증

표 8-4. 산전진단의 적응증

1. 35세 이상 고령 임산부
2. 균형전좌를 갖는 보인자 부모
3. 과거 염색체 이상 태아 출산 경력
4. 과거 다발성 선천성 기형아 출산 경력
5. 초음파 검사상 태아 기형
6. 가족 중 염색체 이상
7. 모체혈청 표지물질을 이용한 산전검진에서 양성인 경우
8. 단일 유전자 결함 혹은 대사 이상 질환
9. 임신부 불안
10. 기타

2) 산전진단을 위한 검체 채취법

(1) 양수천자술(amniocentesis)

임신 16주 이후가 되어야 양수세포의 생존비가 최대이고 충분한 양의 양수를 얻을 수 있다. 양수중의 양수세포(amniocyte)를 7-10일 정도 배양하여 핵형 분석을 하거나 분자유전학적 분석을 한다.

(2) 융모막 생검(chorionic villi biosy)

비교적 임신초기인 9-12 주에 행할 수 있어 유전질환의 조기진단이 가능하다. 그러나 모체의 조직이 혼입될 수 있어 주의해야한다. 세포를 배양하지 않는 직접법인 경우는 영양세포

(trophoblast)를 이용하고 배양할 경우는 중배엽(mesenchymal core)내의 섬유아세포(fibroblast), 내피세포(endothelial cell) 등을 배양하여 핵형 검사 혹은 DNA검사를 할 수 있다.

(3) 제대 천자술(cordocentesis)

임신 16주 정도부터 시행할 수 있으며 태아의 혈액을 직접 채취하여 검사하므로 모체 혈액의 오염이 적고 배양하는데 시간이 적게 드는 장점이 있다.

(4) 모체혈액으로부터 태아세포의 분리

태아에게 위험성을 줄이고 산전진단에 필요한 태아의 혈액을 모체혈액으로부터 분리하는 방법이나 분리할 수 있는 태아세포의 양이 매우 적다.

(5) 착상전 진단(preimplantation diagnosis)

착상되기 전의 난자 및 배아 혹은 수정란을 채취하여 세포유전학적 혹은 분자유전학적 검사를 시행한다.

3) 산전진단의 방법

(1) 혈청학적 방법

산모의 혈청학적 검사를 통해 신경관 결손 혹은 다운 증후군의 위험성을 선별한 후에 세포유전학적 검사 등의 정밀 검사를 시행한다. 일반적으로 임신 15-20주에 모체 혈청 αfetoprotein 치가 2.0 MOM-2.5 MOM이상 상승한 경우에는 신경관 결손이 의심되므로 정밀 초음파 검사, α-fetoprotein치, 양수 acetylcholinesterase 및 세포 유전학적 검사를 시행하여 확인한다. 모체 혈청 α-fetoprotein치가 감소되는 경우는 다운 증후군이 의심되며 각 임신부 혈청 α-fetoprotein 치에 임신부 나이를 같이 고려한 개인별 위험도를 이용하여 위험성을 진단 할 수 있다. 또한 이와 더불어 triple test로 많이 이용되는 βhCG 농도가 다운 증후군에서 정상군에 비해 2 배정도 증가되어 있으며 비포합 에스트리올(uE3)의 경우는 20-30% 감소되어 있다. 임신 중기대신 임신 초기에는 임신부 혈청의 free βhCG와 PAPP-A(pregnancy associated plasma protein A)를 측정하기도 한다

(2) 세포유전학적 방법

① 배양방법

a) 플라스크 배양

양수를 플라스크에 배양함으로 풍부한 양의 세포를 얻을 수 있는 장점이 있다.

b) in situ 배양

배양 용기내의 슬라이드 혹은 커버유리(coverslip) 위에서 배양 및 조작을 하여 분석하는 방법으로 비교적 적은 양수 세포로도 빠른 시간 내에 결과를 얻을 수 있고 비정상 핵형의 모자익형을 해석하는데 도움이 된다.

② 문제점

a) 배양실패

원인은 세균오염, 검체양의 부족, 검사실 배양환경의 부적합으로 통상 0.2-0.6% 의 실패율을 보인다.

b) 모체세포 오염

약 0.3%의 검사자 중에서 모체세포의 오염이 나타난다. 이를 예방하기 위하여 천자 후 처음 1-2 mL을 버리는 것이 좋다.

c) 모자익형 (mosaicism)

한 개체로부터 얻은 양수에서 세포유전학적으로 다른 두 개 혹은 그 이상의 세포계가 존재하는 경우를 말한다. 진성 모자익형과 가성 모자익형으로 구분한다. 이의 감별은 배양시 여러 배양용기에서 같은 세포계가 발견되면 진성 모자익형이고, 배양 용기 하나 혹은 하나의 세포집락(colony)에서만 발견되는 경우는 가성 모자익형으로 간주한다. 가성 모자익형의 경우는 임상적 의미는 없고 양수 검사의 2-3%에서 발견된다.

d) 표현형이상

균형전좌, 미세역전, 동정이 불가능한 염색체(marker chromosome)가 보일 경우 부모로부터 유래한 것인지 새로이(de novo) 생긴 것인지를 감별하기 위하여 부모의 염색체 검사를 반드시 시행한다. 표현형상 문제가 없는 부모로부터 유래된 것이라면 자손에서도 별 문제가 없으나 새로이 발견된 이상이라면 Robertsonian 전좌의 4%로부터 marker 염색체의 15% 에 이르기까지 정도의 차이는 있으나 표현형의 이상이 존재하게 된다.

(3) 분자유전학적 방법

PCR 혹은 Southern blot 등을 이용하여 DNA 수준에서의 유전자 이상을 감별함으로써 보인자 및 환자 검출에 이용한다. DNA 진단에 의해 진단될 수 있는 질환으로는 직접법에 의한 Thalassemia, Duchenne 근이영양증, 혈우병, 겸상적혈구병 및 낭성섬유증(cystic fibrosis) 등이 있고 연관분석 등의 간접법에 의하여 21-hydroxylase 결핍증을 검출할 수 있다.

■ 참고문헌

1. Dewald G. Cytogenetics. In: McClatchey KD, editor. Clinical Laboratory Medicine. Blatimore: Williams & Wilkins; 1994.
2 Rooney DE, Czepulkowski BH, editors. Human Cytogenetics: A Practical Approach. Oxford: IRL Press at Oxford University Press; 1992
3. Shaffer LG, editor. ISCN (International System for Human Cytogenetic Nomenclature) 2005 . Basel: Karger; 2005
4. Gardner RJM, Sutherland GR. Chromosome abnormalities and genetic counseling 3rd ed. Oxford University Press; 2004
5. Jones KL. Smith's Recognizable Patterns of Human Malformation 5th edition: W.B. Saunders Company, 1997

소아성장과 발달의학

9 장. 유전성 질환

이 동 환, 신 영 림

유전성 질환은 주로 염색체 이상 질환, 단일 유전 질환과 다인성 유전질환으로 분류된다.

염색체 이상 질환에서는 잘 알려진 염색체 21번의 여분의 복제수가 존재하므로(삼염색체) 생기게 되는 다운증후군이 있으며 그 외에 일부 염색체 13번, 18번, 그리고 X 염색체와 Y 염색체 등과 관련 있는 삼염색체 등이 있다. 이들의 대부분은 심한 유전적인 불균형에 의해 조기 유산 된다. 염색체 구조의 미묘한 변화(미세결실)에 의한 질환도 있는데 이들은 임상적으로 발견할 수 있는 특징적인 양상을 보인다.

현재까지 아주 많은 단일 유전 질환이 알려져 있으며 돌연변이로 인해 유전자 생성에 커다란 영향을 주어 생기게 되는 질환이다. 돌연변이에 의한 영향으로 기능 소실과 기능 획득, 그리고 구조단백질, 효소, 대사물의 결핍 들을 일으킬 수 있다. 단일 유전 질환에서 나타나는 임상증상은 여러 다른 유전자의 영향이나 환경에 따라서 다양하게 나타나기도 하며 변화될 수도 있다. 단일 유전 질환은 산발적으로 일어날 수 있고 새로운 돌연변이에 의해 발생될 수도 있으나 대부분은 특정한 인종이나 민족에서 주로 나타나는 경우가 많다. 크기가 작은 조상집단에서 조상의 한 명 이상이 돌연변이 유전인자를 갖고 있을 경우 그 집단에서 돌연변이 유전인자의 빈도가 높게 나타나는 현상을 보이게 되는데 이를 창시자 효과(founder effect)라고 한다. 아슈케나지 유대인과 프랑스계 캐나다인에서 주로 발견되는 Tay-Sachs 병 등을 예로 들 수 있다.

다인성 유전 질환은 다양한 유전자나 유전 환경적인 영향이 병의 원인이 될 때 발생한다. 소아들에서는 척추갈림증 또는 입술갈림증/입천장갈림증 같은 선천 기형에서도 관찰되기도 한다. 이들 특징은 특정한 가족들에서 집단적으로 보이지만 일반적으로 멘델 유전 법칙에 따라 분리되지 않는다. 원인 유전자에 대해서는 아직 자세히 모르는 경우가 많으며 유전 상담은 경험적인 자료에 의해 이루어진다. 다인성 유전 질환의 개념이 최근에는 천식과 당뇨병 같은 일반적인 질환까지 확장되어지고 있다.

I. 염색체 이상 질환

1. 상염색체 이상 증후군

1) 다운 증후군 (21 trisomy syndrome)

다운 증후군은 3개의 21번 염색체가 존재하는 가장 흔한 염색체 질환으로 지능 저하와 얼굴 및 다른 신체적 부위의 특징적인 형태를 가지는 질환이다. 빈도는 약 600-800명 중의 1명 정도이다. 임상 증상으로 저긴장증, 납작한 얼굴, 위로 비스듬한 눈꺼풀틈새와 눈구석주름, 반점모양의 홍채

(Brushfield 반점), 다양한 정도의 지능 저하, 골반 형성이상, 원숭이손금, 짧고 넓은 손, 5번째 손가락의 중간마디뼈의 형성 저하, 십이지장폐쇄, 높은 입천장 등이 있다. 선천 심기형도 많이 동반되는데 주로 심방심실중격결손증, 심실중격결손증, 단독 이차심실중격결손증, 동맥관열림증, 팔로사징 등이 생긴다. 또한 고리췌장, 기관식도샛길, Hirschsprung 병, 저신장, 짧은 흉골, 납작머리증, 지연된 숫구멍 폐쇄, 이마굴 형성 저하, 말초 관절 이완증, 고리중쇠 불안정(C1-C2 불완전탈구), 1번째와 2번째 발가락 사이의 과도한 간격, 영아에서 얼룩덜룩한 피부, 청소년기의 건조하고 거친 피부 등이 보인다. 또한 나이가 들면서 백혈병(AML, ALL), 척수형성이상증, 일시적인 림프구증식증후군, 복강병, 갑상샘저하증, 당뇨병, 비만, 굴절이상, 사시, 승모판 탈출증, 전도성 또는 감각신경난청, 폐쇄성 수면 무호흡, 간질, 알츠하이머 병, 행동반항장애 및 주의력 부족 행동 과다 장애 등이 나타날 가능성이 많다. 대부분의 다운 증후군 남자들은 불임이 되며 일부 여자에서는 출산이 가능하다.

다른 상염색체 세염색체 증후군과 마찬가지로 다운증후군은 산모의 연령이 높을수록(35세 이상) 빈도가 많아진다. 그러므로 35세 이상의 산모들은 유전 상담 및 산전 진단 검사(혈청 검사, 초음파, 양수검사 및 융모막 검사)를 시행한다. 그러나 50%에서는 나이가 적은 산모에서도 보일 수 있으므로 모든 산모들은 임신 2분기 때 세가지의 산모 혈청 검사(β-hCG, unconjugated estriol, α-fetoprotein)를 시행하도록 하고 있다. 산모 연령과 태아 목덜미 반투명대 두께와 산모의 혈청 β-hCG, PAPP-A(pregnancy-associated plasma protein-A), unconjugated estriol과 α-fetoprotein을 가지고 집단선별검사를 하는 경우에는 95%에서 발견될 수 있다. 산모의 혈청 α-fetoprotein은 태아에서 개방신경관결함, 위장관계와 요로계의 결손 등이 있을 때도 유의하게 나타난다.

다운증후군은 약 95% 정도에서 3 복제수의 21번째 염색체를 가지고 있다. 여분의 21번째 염색체는 대개 감수분열시의 과오로 인해 97% 정도에서 모계 쪽에서 오는 것으로 알려져 있으며 대부분 모체의 감수분열 1단계에서 일어난다(78%). 나머지 약 1%에서는 모자이크현상으로 존재하고 4% 정도는 21번 염색체를 포함한 전위 과정에서 일어난다. 다운 증후군에서 전위의 대부분은 로버트슨 전위로 알려진 염색체 13, 14, 15, 21번 사이의 중심절에서 융합된다. 임상적으로는 완전한 21번 삼염색체증과 전위에 의한 다운 증후군 간의 차이를 구별하기가 쉽지 않다. 그러나 모자이크 환자들은 경한 임상 증상을 보인다.

염색체 분석은 임상적으로 다운 증후군이 의심되는 경우에 시행한다. 만약 전위가 존재한다면 부모의 염색체를 검사하여 부모 중의 한 명이 전위의 보인자인지 여부를 확인하여 다른 형제에서도 나타날 가능성이 많은 지를 확인해야 한다. 전위 t(21;21) 보인자는 염색체 이상이 있는 자녀를 낳을 확률이 100% 이다.

2) Edwards 증후군 (Trisomy 18 syndrome)

Edwards 증후군은 약 1/6,000 의 빈도로 나타나는데 저출생체중아, 특이한 얼굴 형태, 입술갈림증 또는 입천장갈림증, 손의 특징적인 모양(2번째 손가락이 3번째 손가락에 그리고 5번째 손가락이 4번째 손가락에 겹쳐서 주먹을 쥐고 있는 양상), 제한된 고관절 외전, 짧은 흉골, 흔들의자바닥발(rocker-bottom feet), 작은머리, 튀어나온 뒤통수, 작은턱증, 심장 및 신장 기형, 심한 지능 저하, 성장지연 등을 보인다. 95%에서는 1세 이전에 사망한다. 핵형은 47,XX (또는 XY), +18 이며, 전위형 및 모자이크형이 있다.

3) Patau 증후군 (Trisomy 13 syndrome)

약 1/10,000 명 정도의 빈도로 발생하며 입술갈림증이 흔하며 다지증, 손가락옆굽음증, 손톱의 이상 형성, 두눈가까움증, 둥근 콧등, 낮게 처지고 형태가 이상한 귀모양, 작은 두개골, 대뇌의 기형(주로 통앞뇌증), 작은눈증이 있으며 약 80% 에서는 심장 기형을 동반하며(VSD, PDA, ASD), 머리덮개결손, 갈비뼈의 형성 이상, 청력 소실, 내부 장기 및 생식기 이상 등의 임상양상을 보인다. 약 95% 정도에서 생후 6개월 이내에 사망한다. 핵형은 47,XX (또는 XY), +13 이며, 전위형 및 모자이크형이 있다.

2. 염색체 구조의 이상 질환

1) 전위(translocations)

전위는 하나의 염색체의 일부분이 다른 염색체로 이동되는 것을 말하며 약 500명 중에 1명 정도 발생 빈도를 보인다. 전위는 새로 나타나거나 보인자의 부모를 통해 유전된다. 전위에는 상호 전위(reciprocal translocation)와 로버트슨 전위(Robertsonian translocation)가 있다.

상호 전위는 같지 않은 2개의 염색체 사이에서 염색체의 일부가 서로 교환되는 현상을 말한다. 이는 유전자의 연관 관계에 변화를 주는 염색체 이상의 하나로서 2개의 염색체에서 동시에 절단이 일어나서 그의 절단분절이 서로 다른 염색체 절단면과 부착, 융합하여 일어난다. 상호 전위의 보인자는 보통 정상 표현형을 보이지만 불균형적인 상호 전위에 의해서 유산이 되거나 염색체 이상을 가진 자녀를 출산할 위험성이 증가한다. 불균형적인 전위는 생식 세포에서 전위 보인자 염색체의 분리와 교차 과정의 이상으로 일어나게 된다.

로버트슨 전위는 두개의 끝결매듭 염색체들이(13, 14, 15, 21, 22번 염색체) 중심절 또는 중심절 근처에서 서로 융합하는 것을 말하며 염색체들의 단완은 소실된다. 로버트슨 전위의 보인자는 대개 정상적인 표현형을 가지고 있으나 유산이 되거나 염색체 이상을 가진 자녀를 낳을 위험성은 증가된다.

2) 역위(inversions)

역위는 한 개의 염색체내에서 두 개의 절단이 생기고 그 사이 염색체 부분이 자리가 바뀌어 재구성되어 생기는 것이다. 역위는 약 1/100명의 비율로 일어난다. 역위에는 두가지 종류가 있는데 두 개의 절단이 한쪽 팔에서 일어나 중심절을 포함하지 않는 함동원체역위(pericentric inversion)와 각 팔에 절단이 생겨 중심절을 포함하는 편동원체역위(paracentric inversion)가 있다. 역위의 보인자는 대개 정상적인 표현형을 보이나 유산이나 염색체 이상을 가진 자녀가 생길 위험은 높아진다.

3) 결실(deletions)

결실은 염색체의 일부분이 손실로 인해 생기는데 대개 염색체의 끝이나 사이질 부위에서 보인다. 염색체 결실을 가진 보인자는 정상 염색체에 해당하는 부분의 유전정보에 대해 홑염색체이다. 결실은 보통 지능 저하와 기형과 관련이 있다. 대부분 결실로는 1p-, 4p-, 5p-, 9p-, 11p-, 13q-, 18p-, 18q-와 21q- 등이 있다.

(1) 5p- 증후군

묘성 증후군(Cri-du-chat syndrome)으로 알려진 증후군으로 저긴장증, 저신장증을 보이며 고양이 울음소리, 작은머리증, 둥근 얼굴, 두눈먼거리증, 양측 눈구석주름, 높은 입천장, 넓고 낮은 콧등과 지능저하를 특징으로 한다.

(2) 4p- 증후군

Wolf-Hirschhorn 증후군으로 알려져 있고 전형적인 그리스 투구 모양의 얼굴, 두눈먼거리증, 두드러진 양미간, 이마뼈돌출, 작은머리증, 눈꺼풀처짐증, 사시, 입술갈림증과 입천장갈림증, 부리모양의 코, 요도하열, 심장 기형과 지능 저하를 보인다.

4) 중복(duplications)

같은 염색체로부터의 여분의 유전적 구성 물질이 존재하는 경우를 중복이라고 한다. 중복 또는 부분적인 삼염색체는 전체의 삼염색체증보다 드물게 일어난다. 중복은 산발적이거나 전위 또는 역위 보인자에서 비정상적인 분리로 인해 생긴다.

5) 미세 결실 증후군 및 미세 중복 증후군

현미경을 이용한 일반적인 중기표본에서의 염색체 검사에서는 주로 5-10 Mb 이상 큰 경우에 결실을 관찰할 수 있다. 아주 적은 미세결실은 고해상도 분염법, FISH 와 DNA 검사를 이용하여 관찰할 수 있다. 미세 결실과 미세 중복은 보통 여러 개의 유전자를 포함하여 생기므로 환자들은 특정한 표현형을 가진다. 그러한 결실이 한가지 이상의 유전자를 포함하는 경우를 인접 유전자 증후군이라고 한다.

미세결실/인접 유전자 증후군으로 대표적인 질환은 Sotos 질환(5q35 결실), Williams 증후군(7q11.23 결실), WAGR 증후군 (11p13 결실), Jacobsen 증후군 (11q24.1-11q(ter) 결실), Prader-Willi 증후군(15q11-q13(pat) 결실), Angelman 증후군(15q11-a13(mat) 결실), Rubinstein-Taybi 증후군(16q13.3 결실), Smith-Magenis 증후군(17p11.2 결실), Alagille 증후군(20p12 결실)과 Velocardiofacial-DiGeorge 증후군 (22q11.2 결실) 등이 있다.

6) 삽입(insertions)

삽입은 염색체의 나누어진 두 부위 사이로 또 다른 염색체의 부분이 끼어 들어가는 것이다. 세개의 염색체 절단부위가 필요하기 때문에 삽입은 비교적 드물다.

7) 등완 염색체(isochromosomes)

한쪽 팔이 소실되고 다른 팔이 거울상으로 중복된 염색체를 말한다. 가장 흔하게 보고된 상염색체 등완 염색체는 단완을 가진 염색체를 포함하는 경우가 많다. 대개 5p, 8p, 9p, 12p, 18p와 18q 염색체에서 주로 관찰된다.

8) 표지염색체(marker chromosome)와 고리염색체(ring chromosome)

표지 염색체는 드물게 존재하며 아주 작은 염색체 조각으로 주로 정상 46개의 염색체에 추가되어 일어난다. 대개는 산발적이고(70%), 모자이크형도 자주 보인다(50%). 유병률은 1/3,300명이고 지능저하를 가진 사람들에서의 빈도는 1/300이다.

고리 염색체는 양측 염색체 끝이 손실되면서 서로 고리처럼 연결되어 형성된다. 부족하거나 과잉의 염색체 양으로 인해서 환자들이 정상이거나 또는 지능 저하와 많은 선천 기형을 동반할 수 있다.

3. 성염색체 이상 증후군

남자에서는 약 400 명 중의 1명 정도 그리고 여자에서는 약 650 명 중의 1명 정도에서 성염색체의 이상 소견을 가지고 있다. 성염색체 이상은 구조적으로 또는 숫적으로 그리고 모든 세포나 모자이크 형태에서 존재할 수 있다.

1) 터너 증후군(Turner syndrome)

터너 증후군은 X 염색체의 완전 또는 부분 결실에 의해 나타나는 질환으로 다양한 임상양상을 보인다. 터너 증후군 환자들 중 50%에서는 45,X 염색체를 가지고 있으며 나머지 50%에서는 모자이크로 존재하거나 다양한 X 또는 Y 염색체의 구조적 이상을 보인다. 발생 빈도는 생존 여성의 1/5,000 빈도로 나타난다. 환자의 75%에서는 상실된 염색체가 부계에서 유래된 것이다. 45,X는 자연 유산을 일으키는 가장 흔한 염색체 이상 중의 하나이다. 이 증후군을 가진 태아의 95-99%에서는 유산이 되는 것으로 추정된다.

신생아에서 형태는 저신장, 두드러진 귀, 물갈퀴목, 낮은 머리선, 손과 발의 부종이 있을 수 있으나 대부분의 신생아는 정상적으로 보인다. 연장아나 성인에서는 저신장과 다양한 얼굴 형태가 특징적이다. 선천 심장 기형(40%)과 구조적인 신장 이상(60%)이 자주 나타난다. 가장 흔한 심장 기형은 이첨 대동맥 판막, 대동맥 축착, 대동맥 협착과 승모판 탈출증이다. 생식샘은 섬유조직으로 구성된 흔적생식샘이다(생식샘발달장애). 원발무월경과 이차성징이 거의 나타나지 않으며 불임이 된다. 후천적 갑상샘 저하증, 2형 당뇨, 사시, 백내장, 잦은 중이염, 감각신경 청력소실, 염증성 장질환 등이 생기기도 한다. 대부분의 소아들은 정기적으로 내분비 검사를 받는다. 환자들은 정상 지능을 가지나 약간의 발달장애를 보이거나 행동 문제나 공간 및 운동 지각이 부족한 경우가 많다.

45,X/46,XY 모자이크형을 가진 약 10% 환자들은 외부 생식기가 모호하거나 여성이다. 나머지 90%에서는 정상 외부 생식기계를 가지고 있다. 일부 환자들은 터너 증후군 양상과 Y 세포를 가지고 있어서 남성화가 나타날 수 있다. 여성으로 표현형을 가지고 있는 45,X/46,XY 환자들은 생식샘모세포종으로 진행할 위험성이 15-30% 이다. 남성으로 표현되고 외부 고환을 가진 환자에서는 위험성은 그렇게 높지는 않으나 종양 감시가 필요하다. FISH 분석을 통해서 Y 염색체의 모자이크 여부를 확인하는 것이 좋다. 만약 Y 염색체가 존재한다면 복강경을 통한 생식샘 제거가 필요하다.

2) 클라인펠터 증후군(Klinefelter syndrome)

80%의 클라인펠터 증후군 환자들은 남자의 염색체 형에 여분의 X 염색체를 가지고 있는 경우이다(47,XXY). 나머지 20%에서는 성 염색체의 더 높은 이수배수체 형태를 가지거나(48,XXXY; 48,XXYY; 49,XXXXY), 모자이크(46,XY/47,XXY), 또는 구조적으로 비정상적인 X 염색체를 가진다. 이수배수체가 클수록 더 심한 성적 감소와 지능 저하 및 형태 이상증을 보인다. 이 증후군은 남자들의 생식샘기능저하증이나 불임의 가장 흔한 원인이 되며 사람에서 가장 많은 성 염색체 이수배수체이다. 빈도는 남성에서 1/575명 정도이다. 약 반수에서는 감수분열 1단계에서 부계의 비분리 과

정의 이상에 의해서 일어난다.

환자들은 이차 성징이 늦게 나타나고 고환의 크기가 작다. 50%에서는 여성형 유방이 보인다. 대부분의 환자들은 사춘기 때까지 정상적인 표현형을 보이기 때문에 성인이 될 때까지 진단이 안 되는 경우가 많으며 일부는 불임으로 인해서 검사하는 도중에 발견되기도 한다. 환자들은 대개 지능은 정상이지만 언어와 행동 실행 능력이 저하되는 경우가 있다.

3) 47,XYY 증후군

47,XYY 증후군의 빈도는 남자 중에서 약 1/800-1,000명 정도이다. 대부분 정상적인 표현형과 수정 능력을 보인다. 여분의 Y 는 부계의 감수분열 II 에서 비분리의 결과로 생겨난 것이다. 약간 학습 능력이 저하되거나 과잉 행동을 보일 수도 있다.

4. 취약 부위(fragile sites)

취약 부위는 특정한 세포 배양 조건하에서 분리, 파손 도는 약화되는 경향을 보이는 염색체 부위이다. 임상적으로 중요한 취약 부위를 가지고 있는 질환 중에 대표적인 것으로 취약 X 증후군(fragile X syndrome)이 있으며 이 질환의 취약 부위는 염색체 Xq27.3에 위치한다. 취약 X 증후군은 지능 저하의 남자들 중의 약 3%에서 관찰 될 수 있다. 주요 임상증상으로 질환을 가진 남자에서 지능 저하, 자폐증, 거대고환, 긴 얼굴, 튀어나온 턱, 크고 뚜렷한 귀 등의 양상 등이 보인다. 취약 X 의 진단은 Xq27.3 부위 DNA의 삼염기 반복 확장(trinucleotide repeat expansion)이 증가되어 있는 분절을 확인하는 DNA 검사로 가능하다. 취약 X 부위의 FMR-1 유전자에 삼염기 CGG 반복 확장이 정상은 50 copy 미만이나 이 질환에서는 200-2,000 copy 이상 증가되어 있다.

5. 모자이크 현상

모자이크 현상은 1개의 접합체에서 유래된 2개 이상의 다른 세포주를 가지는 개체를 말하며 주로 유사 분열의 비분리에 의한다. 융모막 검체로부터의 태반 조직을 연구한 결과 임신 10주나 그 전 시기에 2% 이상에서 염색체 이상의 모자이크 현상이 보이는 것으로 나타났다. 염색체 13번, 18번, 21번을 제외하고 완전한 상염색체 삼염색체는 보통 나타나지 않는다. 그러므로 정상 세포주가 존재하여 다른 삼염색체 임신을 유지시키도록 한다. 조기 배아 형성 기간 동안 새로운 세포주가 나타나는 시점에 따라 모자이크 현상이 일부 조직에서는 존재하나 다른 곳에서는 존재하지 않을 수 있다. 생식계 모자이크현상은 생식샘의 생식세포에서 모자이크현상이 존재하는 것을 말하는데 환자를 출산할 위험성이 증가하게 된다

Pallister-Killian 증후군이 여기에 속하는데 이 질환은 거친 얼굴 형태, 피부 색소 이상, 국소적인 탈모, 횡격막 탈장, 심장혈관계 기형, 과잉 유두와 심한 지능저하를 나타낸다. 이 증후군은 12p 같은팔 염색체의 모자이크 현상에서 기인한다. 세포에서 12p 같은팔 염색체의 존재는 영향받은 세포에서 12p의 4 복제가 일어나게 된다. 같은팔 염색체 12p는 섬유아세포로부터 배양되고 임파세포에는 존재하지 않는다. 이러한 이상 소견은 아마도 조기 배아과정에서 비정상적인 세포에 의한 것으로 생각된다.

6. 염색체 불안정 증후군(chromosome instability syndromes)

염색체 불안정 증후군은 예전에는 염색체파손증후군이라고 불리었는데 악성으로 진행되는 위험성이 증가되고 특징적인 임상양상을 보이는 증후군이다. 이들은 상염색체 열성으로 유전되고 염색체의 파손 또는 재배열의 빈도가 증가된다. 보통 자발적으로 생기거나 DNA 복구, 세포 순환 조절과 세포자멸사의 특별한 결함에 의해 생긴다. 이런 결과에 의한 염색체 불안정은 암의 발달 위험성을 증가시킨다. 전형적인 염색체 불안정 증후군으로는 Fanconi 빈혈, 모세혈관확장성조화운동불능, Nijmegen 증후군, ICF(면역결핍, 중심절 불안정, 얼굴 기형) 증후군, Roberts 증후군, Werner 증후군과 Bloom 증후군 등이 있다..

7. 한부모이체성(uniparental disomy; UPD)

한부모이체성(UPD)은 정상 염색체를 가지고 있는 사람에서 한 쌍의 두 개의 염색체가 한 부모에서만 유래되는 경우를 말한다. 한쪽 부모로부터의 동종 이체증(uniparental isodisomy)은 두 개의 염색체가 동일한 것을 의미하고 이종 이체증(uniparental heterodisomy)은 두 개의 염색체가 한쪽 부모로부터 유래되었지만 구성이 다른 경우를 의미한다. UPD의 표현형은 포함된 염색체에 따라 다양하게 나타나는데 어떤 염색체가 어떤 쪽의 부모에서 유래되었는지 동종 이체증인지 이종 이체증인지에 따라 결정된다. UPD에서 세가지 표현형이 있는데 각인된 유전체와 관련된 것으로 즉, 한 쪽 부모에서 유래되었을 때만 표현되어 나타나는 유전자가 없는 경우와 상염색체 열성 질환과 관련된 경우, 그리고 모자이크 현상을 일으키는 퇴화한 홀배수체와 관련된 경우이다.

동종 이체증은 쌍으로 된 두 염색체가 동일한 것으로 특히 부모가 상염색체 열성 질환을 가진 보인자일

때 문제가 될 수 있다. 만약 보인자 부모를 가진 자식에서 비정상적인 유전자를 가지고 있는 염색체가 동종이체성이 되면 이 비정상적인 유전자는 두 개의 복제수 안에 존재하게 되어 표현형은 상염색체 열성 질환으로 보이게 된다. 상염색체 열성 질환인 척수근위축증, 낭성 섬유증, 연골털형성저하증, α와 β 지중해빈혈과 Bloom 증후군은 이런 UPD에 의해서 일어난다.

2번, 7번, 14번과 15번 염색체를 포함하는 모계 UPD와 6번, 11번, 15번과 20번 염색체를 포함하는 부계 UPD는 성장과 행동의 표현 이상과 연관이 있다. 모체 7번 염색체 UPD는 자궁내 성장 지연과 연관된 Russell-Silver 증후군과 유사한 표현형을 보인다. 이들 표현형은 각인과 관련이 있다. 15번 염색체 UPD는 일부 프래더 윌리 증후군과 엔젤만 증후군에서 보인다. 프래더 윌리 증후군의 약 60%에서는 모계 UPD에 의한 것이다(부계 염색체 15번이 소실). 엔젤만 증후군의 약 5%에서는 15번 염색체의 부계 UPD에 의한 것이다(모체 염색체 15번이 소실). 양쪽 프래더 윌리 증후군과 엔젤만 증후군의 표현형은 그들의 염색체 15번에서 특정한 한쪽 부모로부터 유래된 기능의 부족에 의한 것으로 생각되어 진다. 이들 양상은 염색체 15번의 일정한 부위의 기능이 차이가 있다는 것을 제시해주며 모계나 부계 중 누구에게서 유전되는가에 따라 의존된다는 것이 보여준다.

8. 각인(imprinting)

유전체 각인은 어떤 유전자나 염색체 부위가 어느 쪽 부모에서 유래되었는지에 따라 표현형이 결정되는 현상이다. 유전적 물질이 유래된 부모의 성에 의존되어 유전자의 발현 양상이 달라진다. 비정상적인 전파 과정을 보이는 가계도에서 의심할 수 있다. 각인은 아마도 인간 유전체의 많은 다른 부분에서 일어나는데 그러나 특히 발달, 성장, 종양, 그리고 행동과 연관된 유전적 표현에서 중요하다고 여겨진다.

각인은 프래더 윌리 증후군과 엔젤만 증후군에서 보여지는 표현형의 차이점에 의해 살펴볼 수 있는데 염색체 15번의 같은 부위의 결실이나 동종이체성과 관련이 있다. 그래서 UPD에서 15번 염색체의 부계 부분이 손실될 때 프래더 윌리 증후군이 나타나게 된다. 또한 부계의 15번 염색체에서 결실이 일어나기도 한다. 즉, 프래더 윌리의 표현형은 부계의 15번 염색체의 부위에서 가져오는 유전적 정보의 부재에 의한다는 것을 제시한다. 반대로 엔젤만 증후군에서 결실된 염색체 15번이 존재할 때는 결실된 염색체는 항상 모계에서 유래된 것으로 이 질환에서의 UPD는 부계에 의한 것이고 모계의 유전적 정보가 없으므로 표현형이 나타나게 되는 것을 알 수 있다.

9. 후천적인 세포유전적 이상

후천적인 세포유전적 변화는 대부분의 종양 세포에서 발견된다. 염색체 분석은 많은 혈액학적 질환의 분류에 중요한 수단이다. 대부분의 백혈병은 숫적인 염색체 이상, 구조적 재배열(주로 전위) 또는 양측 모두를 가지고 있다.

II. 단일유전질환

유전자에서 단백질을 생성하는 과정 중에 부호화 순서(coding sequence)에서 변경이 일어나면 다양한 단계에서 분열이 일어나게 된다. 촉진부가 변경되면 전사율이 증가되거나 감소되거나 유전자의 활성이 억제되거나 부적당한 세포나 시기에 유전자가 활성 되는 등의 유전자 조절의 변경이 나타나게 된다. 부호화 순서에서 변경이 일어나게 되면 한 아미노산이 다른 아미노산으로 치환되게 되는 과오돌연변이(missense mutation)가 일어나게 되거나 한 아미노산 코돈에서 종결 코돈으로 바뀌는 무의미돌연변이(nonsense mutation)가 생기게 된다. 일부 단일 염기의 변화는 아미노산에 영향을 주지 않는 경우도 있는데 이를 무증상돌연변이(silent mutation)라고 하며 이는 단일 아미노산이 여러 개의 코돈과 연관되어 있는 경우에 보이게 된다. 아미노산의 치환에 의해 화학적 특성이 예전과 뚜렷한 차이를 보이면 단백질 기능이 크게 달라질 수 있다. 또한 삽입과 결실에 의해서도 유전적인 변화를 보일 수 있다. 틀이동돌연변이(frameshift mutation)는 염기쌍 3개의 배수가 아닌 뉴클레오타이드의 결실이나 삽입에 의해 돌연변이가 일어나는 것으로 돌연변이가 일어난 다음 부위부터는 해독틀(reading frame)의 변화를 초래하게 된다.

돌연변이는 또한 기능획득돌연변이와 기능소실돌연변이로 분류할 수도 있다. 기능획득돌연변이(gain-of-function mutations)는 하나 이상의 정상 기능을 수행할 수 있는 단백질 분자의 능력이 증가되는 현상으로 유전자 생성의 과잉 또는 부적당한 표현으로 나타날 수 있다. 기능획득돌연변이는 주로 상염색체 우성 질환에서 관찰된다. 이에 관련된 질환으로 가장 흔한 소아의 만성 말초 신경병인 Charcot-Marie-Tooth 질환의 70-80%는 peripheral myelin protein 22 유전자의 중복에 의해 유전자 생성이 증가되어 생기게 된다. 연골무형성증에서는 fibroblast growth receptor 3 (FGFR3) 유전자에서 기능획득돌연변이가 일어나 정상 단백질의 기능이 강화되고 수용체가 활성화된다. 기능손실돌연변이는 주로 상염색체 열성 질환에서 일어나는데 단백질의 하나 이상의 기능이 감소하거나 완전히 소실되게 된다.

또 다른 돌연변이로 단백질의 정상적인 기능은 변화 시키지 않고 합성된 단백질에 새로운 기능이 생겨나는 경우도 있다. 겸상적혈구병은 한 개의 아미노산이 헤모글로빈 분자 내에서 치환되는데 이때는 산소를 운반하는 단백질의 기능에는 영향을 주지 않는다. 그러나 정상 헤모글로빈일 때와 달리 탈산소화 상태가 되면 겸상 헤모글로빈 사슬이 합쳐져서 적혈구의 형태를 변화시키는 섬유질을 형성하게 된다. 그 외에 발암유전인자(oncogene)가 있는데 이는 조절이 안되는 세포성장과 증식에 관여하는 유전인자로 암의 발달에 관여하게 된다.

결실은 범위가 다양하게 나타날 수 있으며 세포유전학적으로 관찰되지 않지만 여러 유전자에서 결실이 동반될 수도 있는데 이를 미세결실(microdeletion) 이라고 한다. 다양한 재배열을 통해 둘 이상의 연속적으로 존재하는 유전인자위를 포함하는 염색체의 미세결실에 의해서 나타나는 인접유전자증후군(contiguous gene syndrome)이 생겨날 수도 있다. 예를 들면 X 염색체의 단완의 미세결실로 인해서 어린선, 칼만 증후군, 눈백색증, 지능 저하, 점상연골형성장애증과 저신장증 등의 여러 증상이 같이 나타날 수 있다. 이 외에 Smith-Magenis, Rubinstein-Taybi, DiGeorge, Williams 와 Prader-Willi 증후군 등이 미세결실에 의한 질환이다.

III. 유전 형식

유전 형식에 따른 분류로는 멘델 유전법칙에 따른 상염색체 우성, 상염색체 열성, 성염색체 우성, 성염색체 열성 질환이 있으며 멘델 유전법칙을 따르지 않는 사립체 유전, 유전체 각인 등이 있다.

1. 상염색체 우성 유전 (autosomal dominant inheritance)

한 개의 상염색체에 한 개의 비정상적인 유전자가 존재하는 경우이다. 이 염색체들의 유전자들은 쌍으로 존재하는데 각각의 부모로부터 1개의 copy를 각각 받는다. 상염색체 우성인 경우에는 쌍으로 된 유전자의 1개가 표현형에 영향을 주게 된다. 표현형은 임상적인 특징 뿐 아니라 특징적인 행동이나 또는 생화학적인 특징 같은 검사로만 발견될 수 있는 경우도 있다. 상염색체 우성 질환의 특징은 ① 수직형태로 부모에서 자식으로 유전되고 다양한 세대에 걸쳐서 나타날 수 있다. ② 질환을 가진 개인은 유전될 확률이 약 50%이다. 즉 각각의 자식에서 50%의 확률로 환자가 발생할 수 있다. ③ 질환이 나타나지 않은 경우에는 자손에게 유전시키지 않는다. ④ 남녀 모두 똑같이 발생한다.

일부에서는 이러한 질환을 가진 가족 구성원이 없는 경우가 있는데 이럴 때 염두에 두어야 하는 것은 첫째, 새로운 돌연변이가 나타날 수도 있으며 둘째, 많은 상염색체 우성에서는 불완전 투과도를 보이는 경우가 있는데 이는 돌연변이를 가지고 있는 모든 개인이 다 표현형이 나타나지 않는다는 것을 말한다. 가계도에서 이것은 건너뛴 세대(skipped generation)로 나타날 수 있다.

삼염색체 우성 유전을 하는 질환으로는 연골 무형성증, Marfan 증후군, crouzon 증후군 등의 골질환과 결절 경화증, 신경섬유종증, Huntington 병, 가족성 고콜레스테롤혈증 등이 있다.

그림 9-1. 상염색체 우성 유전의 가계도

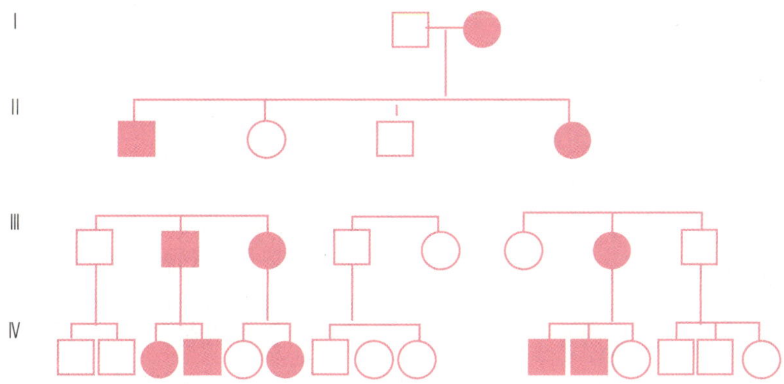

2. 상염색체 열성 유전 (autosomal recessive inheritance)

상염색체 열성 유전은 유전자의 양쪽 copy에 모두 돌연변이가 포함되는 경우이다. 특징으로는 ① 수평전파된다. 같은 세대 내에서는 동일 질환이 발견되나 다른 세대에서는 발견할 수 없다. ② 환자의 부모에서 또 환자인 자식을 가질 확률은 25% 이다. ③ 남녀 모두 같은 빈도로 발생한다. ④ 근친결혼에서 발생빈도가 더 증가된다. 관련된 질환으로는 대부분의 유전대사이상질환과 겸상적혈구 빈혈이나 판코니 빈혈, 모세혈관확장성조화운동불능, 색소건피증, 외배엽형성이상 및 선천부신과다형성 등이 있다.

그림 9-2. 상염색체 열성 유전의 가계도

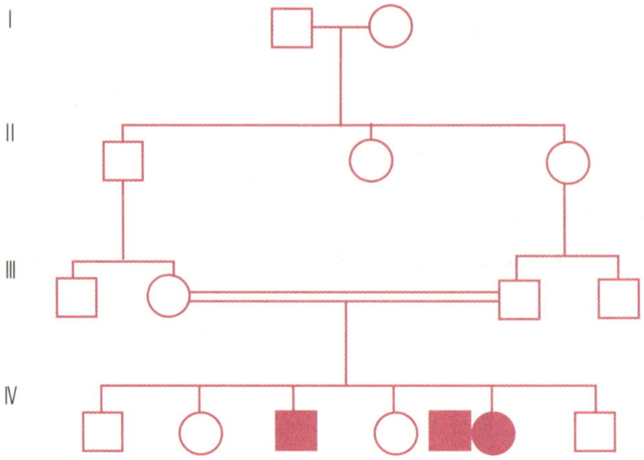

3. X 연관 열성 유전 (X-linked inheritance)

X 연관 열성 유전의 특징으로 ① 남자에서 주로 증상이 나타나며 여자보다 더 심하다. ② 여성 보인자인 경우 증상이 나타나지 않거나 나타나도 남자보다 경하게 나타난다. ③ 환자인 남자들의 자식들은 보인자인 딸과 정상 아들로 나타난다. ④ 보인자 여성은 아들이 환자일 확률이 25% 이고 딸이 보인자가 될 확률이 25% 이며 정상 아이를 가질 확률이 50% 이다. 여기에 관련된 질환으로는 혈우병 A, B, 적록 색맹, ,Duchenne 근육 퇴행위축, Lesch-Nyhan 증후군, Hunter 증후군, Bruton 무감마글로불린혈증, G6PD 결핍증 등이 있다.

그림 9-3. X 연관 열성 유전의 가계도

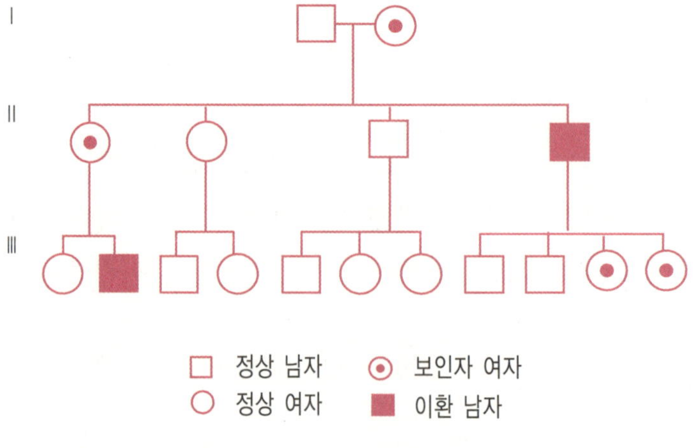

4. X 연관 우성 유전 (X-linked dominant inheritance)

① 남녀 모두에서 질환이 보이지만 X 염색체 하나를 가진 남자에서 증상이 더 심하며 여자는 2개의 X 염색체 중에서 하나는 정상 유전자를 가지므로 증상이 경하다. ② 남자 환자에서 태어난 딸은 모두 환자가 되며 아들은 모두 정상이다. ③ 모든 세대에서 다 발견된다. 관련된 질환으로는 저인산 구룻병(hypophosphatemic rickets), incontinentia pigmenti 증후군 등이 있다.

그림 9-4. X 연관 우성 유전의 가계도

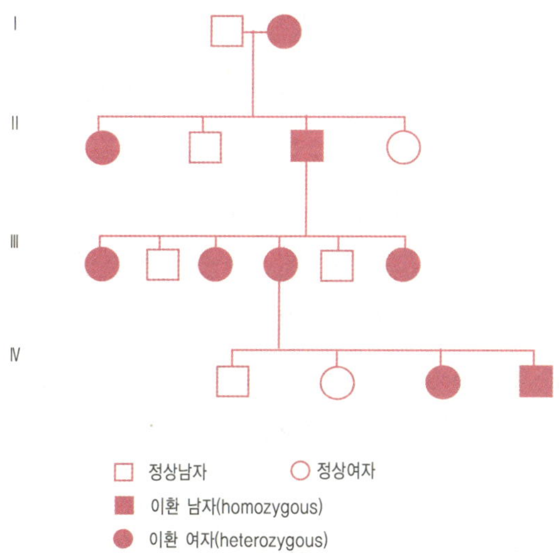

5. 사립체 유전 (mitochondrial inheritance)

사립체 유전체는 모두 모계에서 유래되므로 사립체 질환은 모계 유전 형식으로 나타난다. 사립체는 세포의 에너지 공급자이므로 주로 비정상적인 사립체의 존재에 의해 영향받는 기관은 가장 많이 에너지가 요구되는 곳인 뇌, 근육, 심장 그리고 간이다. 일반적인 양상으로 발달 지연, 경련, 심장기능이상, 감소되는 근력과 긴장도, 청력과 시력의 이상이다. 관련된 질환으로 MELAS(근육병, 뇌질환, 젖산 산증, 뇌졸증 양상의 증상) 그리고 MERRF(근육간대 경련, 불균일적색근섬유), Kearns-Sayre 증후군(안근마비, 색소성 망막병증, 심근육병) 등이 있다. 사립체 질환은 매우 다양한 임상양상을 보일 수 있다. 세포들은 돌연변이된 사립체와 정상 사립체의 혼합물을 가지고 있는데 이를 heteroplasmy 라고 한다.

6. 삼염기 반복 확장 질환(triplet repeat expansion disorders)

삼염기 반복 확장 질환에는 취약 X 증후군, 근육긴장퇴행위축, Huntington 병, 척수소뇌병 등이 포함된다. 이들 질환은 세 염기쌍 반복의 수가 확장됨으로 일어난다. 취약 X 유전자인 FMR1은 정상적으로 5-50 CGG 삼염기를 가진다. 복제 중에 이상이 일어나면 이 수가 증가되게 되는데 이를 premutation(선변이)라고 한다. 선변이를 가진 개인은 다음 감수분열에서 더 많은 반복 확장을 가지게 된다. 취약 X 에서 대개 200 이상의 반복을 가진다.

IV. 다인성 유전 (multifactorial/polygenic inheritance)

다인성 유전 질환은 한 개 또는 두 개 이상의 유전자 및 환경적인 요인들에 의해서 질환이 나타나는 경우를 말한다. 신경관 결손, 입술갈림증, 입천장갈림증, 선천고관절탈구, 선천 비후성 유문 협착증 등의 선천 기형과 본태성 고혈압, 정신 분열증, 관상 동맥 심질환, 당뇨병, 알레르기 질환 등이 속한다. 특징은 다음과 같다. ① 직계 가족(부모, 형제자매, 자식)에서는 같은 빈도의 재발율을 보인다. (대개는 3-5%) ② 재발율은 질환의 빈도와 연관된다. ③ 일부 질환은 성별과 연관이 있다. 유문 협착증은 주로 남자에서 발생되며 고관절탈구는 여성에서 더 흔하다. ④ 일란성 쌍둥이에서 모두 동일한 질환이 나타나지는 않지만 이란성 쌍둥이 보다는 일치율이 높다. ⑤ 질환이 있는 가족의 수가 많을수록 재발될 확률이 높아진다. ⑥ 질환이 심할수록 재발율이 더 크다.

■ 참고문헌

1. 안효섭. 제 9판 홍창의 소아과학. 대한교과서. 2007
2. Kliegman. Nelson textbook of pediatrics 18th edition. Saunders. 2007

소아성장과 발달의학

10 장. 출생 전 관리

박 일 성

출생 전 관리의 목표는 건강한 신생아가 출생할 수 있도록 최선의 노력을 하는데 있고 또 출생 전에 위험인자를 조기에 확인하여 임신과 분만 중, 또는 출생 직후에 적절하고 신속한 대책을 강구함으로써 주산기 이환율과 사망률(perinatal morbidity and mortality)을 감소시키는 데 있다.

I 고위험 임신

1. 고위험 임신의 개념

고위험 임신은 유산, 태아사망, 조산, 자궁 내 발육지연, 태아 또는 신생아 질환, 선천성 기형, 지능 발육지연 및 기타 기형을 발생시킬 수 있는 요인을 가지고 있는 임신을 말한다.

2. 고위험 임신에 연관된 인자

1) 경제적 인자: 사회 경제적 저소득층, 실업, 의료 보험 미가입자, 출생 전 관리 불이행
2) 문화-행동적 인자: 교육수준이 낮은 층, 건강 관리의 소홀, 부적절한 출생 전 관리, 흡연, 음주, 약물중독, 16세 이하의 임신부, 35세 이상의 초임부, 짧은 기간 동안의 빈번한 임신, 정신적 또는 정신적 스트레스 상태, 보호자의 도움을 받을 수 없는 임신부
3) 생물-유전적 인자: 저체중 출생아 분만의 과거력, 허약한 임신부, 신장 대비 저체중, 너무 마른 임신부, 너무 작은 키, 영양 실조, 유전성 대사 질환
4) 산과적 인자: 제왕 절개 분만의 과거력, 불임 과거력, 재태 기간 지연, 분만 지연, 뇌성 마비, 지능 박약, 분만 손상, 선천성 기형의 분만 과거력, 태아의 위치 이상, 다태 임신, 조기 양막 파열, 감염, 임신 중독증, 산전 출혈, 5회 이상의 경산부, 자궁 기형, 태아 질환, 미숙아 분만, 양수 과다증 및 과소증, 모체의 비정상, 비정상 a-fetoprotein치
5) 내과적 질환: 당뇨, 고혈압, 선천성 심질환, 자가 면역 질환, 혈색소병, TORCH감염, 성병, 외과적 수술 또는 손상 등이다.

II 태아 고통 (Fetal Distress)

1. 태아의 이상은 분만 전, 분만 시에 발생한다.

분만 전 태아 고통의 주요 원인은 자궁 태반 부전증(uteroplacental insufficiency)이다. 분만 전 태아 고통은 자궁 내 성장부전(intrauterine growth retardation), 태아 저산소증, 태아 혈관 내 저항의 증가로 인한 혈류의 장애를 일으키고 심할 때는 호흡성 및 대사성 산혈증을 일으킨다.

2.태아의 이상의 진단 방법

1) 경피적 제대 정맥혈 채혈(percutaneous umbilical venous blood sampling): 저산소증과 산증을 조기에 발견한다.
2) Doppler 초음파 : 태아의 대동맥이나 재대 동맥에서 확장기 혈행 곡선의 이상을 발견한다.
3) 태아 심방동수 감시(fetal heart rate monitoring)
   (1)비스트레스 검사 NST(non stress test)는 태동에 따른 태아 심박동수의 증가여부를 보는 것으로 반응성(정상)은 자궁수축에 따라 태아 심박동수가 1분에 15회 이상 증가하고 15초 이상 지속된다.
   (2)수축 스트레스 검사 CST(contraction stress test)는 자연적, 유두 자극 또는 옥시토신 자극에 의한 자궁수축에 따라 태아 심박동수의 반응을 평가한다.

III 모체의 질환과 태아

1. 감염 질환

1) 산모의 세균 감염: Group B streptococcus, Escherirhia coli, Listeria monocytogenes, Ureaplasma urealyticum, Chlamydia trachomatis, Syphilis, Mycobacterium tuberculosis 등이 주로 태아에게 폐렴이나 패혈증의 결과를 준다

2) 산모의 바이러스 감염: 선천 풍진, 선천 거대세포 바이러스 감염, Varicella zoster에 의한 선천기형, 신생아 수두가 발생한다.

3) 산모의 기생충 감염: Toxoplasma가 선천 toxoplasmosis 또는 무증상일 때도 있다.

4) 산모의 진균 감염: Candida가 태아에게 패혈증, 폐렴, 발진을 일으킨다.

2. 비감염 질환

모체의 당뇨병은 태아에게 장기 비대, 췌장의 베타세포의 증식과 비대를 초래할 수 있고, 신생아에서 대사 이상을 일으킬 수 있다. 산모의 당뇨병은 심혈관계 및 기타 기형의 위험 요인이 되며, 조절이 잘 되지 않은 산모는 임신 36주 이후에 태아 사망의 빈도가 높다. 임신중독증, 만성 고혈압, 만성 신질환 등은 부당 경량아, 미숙아 및 자궁 내 사망을 일으킬 수 있으며, 이것은 태반 자궁 관류의 감소에 의한 것으로 추정된다. 모체의 주요 질환에 의한 태아 및 신생아의 영향과 기전은 다음과 같이 요약될 수 있다.

모체의 질환	태아 및 신생아에게 미치는 영향	기 전
쓸개즙 정체	미숙아 분만	원인불명: E형 간염 가능
청색증형 심질환	자궁 내 성장 지연	태아로의 산소운반 저하
당뇨병	경증: 과체중아, 저혈당증 중증: 성장 지연	태아 고혈당증-고인슐린혈증 초래: 인슐린이 성장 촉진 혈관질환, 태반부전증
Graves 병	일과성 신생아 갑상샘 중독증	갑상샘자극항체의 태반 통과
고혈압	자궁내 성장지연, 자궁내 태아사망	태반부전증, 태아 저산소증
부갑상샘 항진증	신생아 저칼슘 혈증	모체 칼슘이 태아로 유입되어 태아의 부갑상샘을 억제

Ⅳ 모체의 약물과 독소 노출과 태아

태아의 장기형성(organogenesis)기간에 기형발생 약물을 복용하면 유산이나 선천성 기형의 발생이 가능하다. 미국 식품의약품 안정청(FDA)의 약물 분류를 보면 다음과 같다.

1) category A: 사람에게서 실험한 결과 위험이 없는 것으로 판정된 약품
2) category B: 동물 실험결과 위험이 없거나 약간의 위험이 있는 것으로 판명되었지만 사람에게서는 적절한 연구나 확증이 안된 약품
3) category C: 동물실험에서 결정적인 위험이 있는 것으로 판명이 되었지만 사람에서는 적절한 연구가 안된 약품 또는 아직 유효한 결과를 얻지 못한 약품
4) category D: 위험이 있지만 약제를 투여하는 얻는 장점이 위험보다 큰 약품
5) category X: 임신 중 사용 금지

표 10-1. 모체에 투여 시 태아와 신생아의 구조나 기능에 해로운 영향을 끼칠 수 있는 약물

Alcohol	태아 알코올 증후군(기형, 자궁 내 성장지연)
Carbamazepine	척추 갈림증(spina bifida), 신경발달지연
흡연	저체중 출생아
Pheytoin	기형, 자궁내 성장 지연, 신경모세포종, 출혈(비타민K 결핍)
Valproate	척추 갈림증, 신경기능 장애
비타민 D	판막위 대동맥 협착증(supravalvular aortic stenosis), 고칼슘혈증

표 10-2. 모체에 투여 시 신생아에게 해로운 영향을 끼칠 수 있는 약물

Aspirin	신생아 출혈, 임신 기간 연장
Ibuprofen	양수 과소증
Propranolol	저혈당증, 느린맥, 무호흡
Indomethacin	소변 감소증, 양수 과소증, 장천공

V 방사선 노출 (Radiation)

임신 중에 진단 목적의 검사를 통한 방사능 노출이 태아에게 유전적 이상을 초래할 가능성은 매우 적다. 직업상 방사능에 노출될 경우에는 임신 40주 동안 5 mGy(500 mrad)까지 허용하고 있고, 200-500 mGy의 많은 양의 방사능은 중추 신경계에 영향을 미쳐 작은 머리증, 정신 지연, 자궁 내 성장 지연등을 초래한다. 100 mGy 이상 노출된 경우에는 임신 중절을 권유한다.

Ⅵ 태아 질환의 자궁 내 진단

태아의 질환으로 인하여 임신 중절이 고려되거나 태아의 치료가 가능할 때, 또는 자궁 내 태아 사망을 방지하면서 생존 가능한 미숙아의 분만 시기를 결정하려고 할 때 태아의 질환을 발견하기 위한 여러 가지 진단적 검사 방법이 사용되고 있다. 검사 방법에는 비침습적인 방법으로 초음파 검사, 모체 혈액 선별 검사가 있으며, 침습적인 방법으로 양수 천자, 융모막 융모 생검, 탯줄 천자, 태아경 검사 등이 있다.

1. 초음파 검사는 태아의 발육 상태를 평가할 수 있는 가장 좋은 검사이며 많은 선천성 기형을 진단할 수 있다. 진단 가능한 태아 기형은 수두증, 무뇌증, 이분 척추, 십이지장 폐쇄, 횡격막 탈장, 신 발육 부전, 방광 출구 폐쇄, 선천성 심장 질환, 사지 기형, 천미골 기형종, 낭종성 림프관종, 제류, 복벽 개열, 수종 등이다.

2. 양수 천자(amniocentesis)는 임신 중기 16-18주에 모체의 복벽을 통하여 시행하며 적응증은 다음과 같다.
   1) 염색체 이상의 위험이 증가되는 경우
      ①산모의 연령이 많은 경우 ②전 아이가 염색체 이상이 있었던 경우 ③부모가 balanced translocation이나 inversion이 있는 경우 ④초음파 검사에서 태아의 기형이 발견된 경우나 산모의 혈액 검사(기형아 검사)의 이상
   2) 전 아이가 신경관 결여 였던 경우
   3) 부모가 유전성 질환의 보인자인 경우

   양수 천자의 부작용은 직접적인 태아 손상의 위험, 태반 천자와 출혈, 자궁수축의 촉진과 조기 분만, 양막염, 태아 혈액으로 인한 모체 감작의 위험이다.

3. 융모막 융모 생검(chorionic villus biopsy)은 임신 초기인 9-13주에 양수 천자보다 일찍 융모 생검에서 얻은 세포를 이용하여 진단이 가능하다. 배양 과정이 짧아 검사 결과를 신속하게 얻을 수 있고, 조기에 임신 중절 여부를 결정하는 데에 도움이 된다. 검사에 의한 태아 사망이나 사지 기형을 초래할 수 있다.

4. 탯줄 천자(cordocentesis)는 초음파 검사로 제대 정맥을 확인한 후 제대 정맥에 주사를 통하여 혈액을 채취하여 검사하는 방법이다. 검사 뿐만 아니라 수혈이나 약물 투여도 가능하다.

5. 태아경 검사(fetoscopy)는 모체의 복벽을 통하여 굴곡 내시경을 자궁 내로 진입시켜 시진하는 검사로 태아의 기형을 조기에 진단할 수 있으며, 최근에는 임신 제2기, 3기는 물론 1기에도 내시경 수술을 시행하여 태아 질환을 치료하는 연구가 진행되고 있다. 태아경 검사는 태아 사망을 초래할 수 있다.

6. 모체 혈액 선별 검사(maternal serum screening)는 αfeotoprotein(AFP), 비포합형 estriol, human chorionic gonadotropin(hcG), inhibin A를 검사하는 사중 선별검사(quad screen)로 다운 증후군, 18 세염색체(trisomy 18), 터너 증후군 및 세배수체(triploidy) 등의 질환을 예측할 수 있으며, 임신 제 2기 초에 시행한다. 모체 혈액 내 AFP치가 상승된 경우에는 신경관 결손, 식도 폐쇄, 장폐쇄, 배꼽 탈출, 요로 폐쇄, 신기형, 선천 피부 결손 등을 의심할 수 있고 AFP 치가 감소한 경우에는 다운 증후군, 태아 사망, 재태 기간의 과다 산정 등을 의심할 수 있다.

Ⅶ 태아질환의 치료와 예방

태아 영양, 약리, 면역, 병태 생리의 이해, 정확한 진단, 질환 자체에 대한 이해를 통하여 태아 질환의 치료 방법에 많은 도움이 되고 있으며, 초음파를 이용한 탯줄 천자는 태아 질환에 대한 치료로 발전하게 되었고, 항생제와 항바이러스 제제의 사용으로 감염 질환을 예방하고 치료할 수 있게 되었다.

■ 참고문헌

1. 안효섭. 제 9판 홍창의 소아과학. 대한교과서. 2007
2. 제2판 신생아 진료 지침. 대한 신생아 학회. 2008
3. 홍창의. 개정 제9판 소아과 진료. 고려의학. 2003
4. Kliegman. Nelson textbook of pediatrics 18th edition. Saunders. 2007
5. McMillan. Oski's pediatrics 4th edition. Lippincott Williams & Wilkins. 2006

소아성장과 발달의학

11 장. 정상 신생아

이 우 령, 진 장 용

I. 신생아의 특징과 진찰

신생아기(neonatal period)는 출생 후 28일까지이며 이 시기는 자궁 내 생활(intra-uterine life)에서 자궁 외 생활(extra-uterine life)로 이행되는 과정으로 사망률과 이환율이 높은 취약한 시기이다. 신생아가 자궁 내 생활에서 자궁 외 생활로 잘 이행되기 위하여 많은 변화가 성공적으로 이루어 져야 한다.

신생아기는 다시 생후 24시간 미만까지의 제 1기, 생후 24시간부터 1주일까지의 제2기, 생후 1주일부터 4주까지의 제 3기로 나누어진다. 영아 사망의 2/3가 신생아기에 발생하며 특히 생후 24시간 이내의 사망률이 가장 높다.

신생아 사망의 주요 원인은 저체중 출생아와 심한 선천성 기형 등이다.

신생아 사망률과 이환율을 줄이기 위하여는 신생아의 정상적인 생리적 특징을 잘 알고 있어야 하며 적절한 신생아 진찰을 통하여 이상 소견을 빨리 알아내고 빠른 치료를 하는 것이 중요하다.

신생아의 초진은 가능한 빨리 이루어져야 하는데 고위험 신생아의 경우는 분만장소에서 시행되며 출생 후 정상적인 심폐기능과 대사 과정에 문제가 발생할 수 있는 선천성 기형과 이상이 있는지 알아내는 것을 목표로 한다. 신생아실에 도착한 뒤 아기가 안정되면 24시간 이내에 두 번째 진찰을 자세히 시행한다. 신생아의 진찰 중 아기의 부모를 함께 있도록 하면서 별 의미 없는 변이도 설명을 해 주되 기술적으로 하여 부모를 괜히 너무 놀라게 하지 않도록 주의한다. 아기는 퇴원 전에 반드시 마지막 진찰을 받아야 한다.

신생아의 진찰은 인내와 부드러움을 요구하며 유연성을 발휘하여 진찰 초기 아기가 안정되어 있을 때 청진이나 복부 촉진을 먼저 하고 아기를 울릴 수 있는 진찰은 나중에 하도록 한다.

1. 활력 징후(vital sign)

1) 체온

신생아의 체온 유지는 열의 생산과 손실의 균형에 의하여 이루어지는데 조절 기능은 아직 미숙한 상태이다.

신생아가 체온을 유지하기 힘든 이유는 열 손실이 쉽게 발생하기 때문인데 열 손실은 차가운 공기로의 열 에너지의 대류(convection), 신생아의 피부에 직접 접촉하고 있는 찬 물질로의 전도(conduction), 신생아의 몸 가까이에 있는 고형 물질로의 복사(radiation), 젖은 피부나 호흡 중 폐를 통한 증발(evaporation)에 의하여 발생한다.

열 손실을 보상하기 위하여 신생아의 열 생산은 기초 대사를 증가시키고 nor-epinephrine을 분비하여 갈색 지방의 triglyceride를 지방산으로 산화시켜 열을 생산하는 생화학적 열 생산(non-shivering chemical thermogenesis)을 증가 시키게 되는데 생화학적 열 생산은 산소가 소모되는 과정이다.

신생아를 돌 볼 때는 신생아의 정상 중심 체온인 섭씨 36.5~37.0도를 유지하면서 열 생산이 최소인, 즉 산소 소모가 최소인 환경 온도를 유지하여야 하며 이를 중성 온도 환경(neutral thermal environment)이라고 한다. 중성 온도 환경은 아기의 체중이 작을수록, 출생 후 경과 일수가 적을수록 높다.

2) 심장 박동수

맥박은 보통 120~160회/분이지만 정상적으로도 자는 동안에는 90회/분까지도 떨어지고 울거나 활발할 때는 180회/분까지도 올라간다. 대동맥 축착(coarctation of aorta) 여부를 확인하기 위하여 맥박은 양쪽 상지와 하지에서 모두 촉진하여야 한다.

3) 호흡수

건강한 만삭 신생아의 정상 호흡 수는 안정되었을 때 1분 동안의 호흡 수를 세어 30~40회/분이다.

4) 혈압

신생아의 혈압을 측정하는 비 침습적인 방법으로 청진법, 도플러 법(Doppler method), 진동계 방법(Oscillometric method) 등이 있다.

2. 전신 모습

신생아는 전혀 움직이지 않을 때도 있고 기운차게 팔다리를 활발히 움직이며 울기도 한다. 신생아의 능동적, 수동적 근육의 긴장도를 확인하고 특별한 자세를 기록한다.

턱이나 발목 등의 간대 근 경련(myoclonus)으로 심하게 떠는 모습이 신생아기에 흔히 관찰되는데 별 의미가 없는 경우가 많으며 특히 아기가 활발히 움직일 때 더 잘 나타난다. 이와 달리 경련 연축(convulsive twitching)은 아기가 조용히 있을 때 더 잘 나타난다.

부종이 있는 경우 영양 상태가 좋은 것처럼 보이기도 한다. pitting은 관찰 될 수도 있고 관찰 되지 않을 수도 있으며 손가락, 발가락의 피부 주름은 보이지 않게 된다. 전신 부종은 미숙아, 태아 적혈모구증(erythroblastosis fetalis), 비 면역 태아 수종(non-immune hydrops fetalis), 선천 신증, Hurler 증후군, 원인

불명에 의하여 발생하며 국소적인 부종은 림프계의 기형에 의하여 발생한다. 여자 아기에서 사지에 국한된 부종이 관찰 될 때 Turner 증후군을 의심할 수 있다.

3. 피부

신생아는 말초 혈액 순환이 완만하며 혈관 운동(vasomotor) 신경이 불안정하여 몇 가지 특별한 색조를 나타낸다. 즉 아기가 많이 울면 성문(glottis)이 닫혀서 피부색이 암적색을 띄게 되며 손, 발은 차가울 때 청색을 띄게 되어 손, 발에 말단 청색증(acrocyanosis)이 나타나나 병적인 현상이 아니다. 얼룩덜룩한 피부(mottling, cutis marmorata)는 피부 온도의 일시적인 변화 때문에 나타나지만 심각한 질환이 있을 때 관찰되기도 한다. 할리퀸 색조 변화(harlequin color change)는 신생아를 옆으로 뉘었을 때 이마에서 치골까지 아래쪽 반은 붉고 위쪽 반은 창백하게 변하는 것으로 주로 저체중 출생아에서 관찰되며 해롭지 않은 소견이다.

순환 부전이나 빈혈 때문에 창백한 피부색으로 인하여 병적인 청색증이 발견되지 못할 수 있으며 국소적인 청색증은 손으로 눌러 보아 소실되는 것으로 반상 출혈과 감별할 수 있다. 붉은 피부나 진한 피부색의 아기는 황달도 손으로 눌러보아 확인 할 수 있다. 적혈구 증가증에서는 다혈성의 아주 붉은 피부를 관찰 할 수도 있다. 난산을 한 아기의 얼굴이나 두피에서는 점상 출혈(petechiae)이 관찰되기도 한다.

몽골 반점(Mongolian spot)은 경계가 분명한 청색의 색소 침착으로 주로 엉덩이에 나타나지만 대퇴부 후방, 하지, 등, 어깨에서도 관찰되는데 대부분 생후 수년 이내에 없어지나 남기도 한다. 연어 반점(Salmon patch)은 주로 얼굴의 미간, 안검, 위 입술, 목 뒤쪽이나 후두부에서 관찰되며 얼굴의 것은 잘 없어진다. 해면 혈관종(cavernous hemangioma)이나 딸기 혈관종(strawberry hemangioma)도 관찰 될 수 있다.

많은 신생아에서 신생아 홍반(erythema toxicum, 신생아 독성 홍반)이 관찰되는데 생후 1~3일 이내에 호산구로 이루어진 구진이 나타났다가 자연히 사라지는 것으로 땀띠나 병적인 다른 발진들, 즉 herpes simplex, 포도알균, 캔디다 피부 감염 등과 감별하여야 한다.

4. 두개골

신생아의 두개골은 산도에 의하여 변형(molding)되어 있으나 제왕절개 분만이나 둔위 분만 아기의 머리는 둥글다. 대천문(anterior fontanel)과 소천문(posterior fontanel)을 촉진하여 크기와 팽출(bulging) 여부를 확인한다. 봉합선(suture line)의 두개골 조기융합(craniosynostosis) 소견이 있는지도 확인한다. 머리 둘레가 지나치게 큰 경우 수두증(hydrocephalus), 무뇌수두증(hydranencephaly)등을 의심할 수 있는데 투조법(transillumination)이나 뇌 초음파 검사, 뇌 CT 검사 등으로 감별할 수 있다. 두개로(craniotabes)가 시상 봉합선(sagittal suture) 근처의 두정골(parietal bone)에서 말랑말랑하게 만져지는 경우가 간혹 있는데 미숙아나 자궁 내 압박이 있었던 경우에 관찰되며 대부분 의미가 없으나 지속된다면 병적인 원인을 찾아야 한다.

5. 얼굴

선천성 증후군들에서 잘 관찰되는 모습들인 양안 격리증(hypertelorism), 눈구석 주름(epicanthal fold), 소안구증(microphthalmia), 낮게 위치한 귀(low set ear), 긴 인중(long philtrum) 등의 이상 형태증(dysmorphism)이 있는지 확인한다.

비대칭 얼굴(asymmetric face)의 아기는 7번 뇌신경 마비(얼굴 신경 마비, facial palsy), 입의 감압 근육(depressor muscle) 형성 저하증, 비정상적인 태아 자세에 의한 경우를 감별하여야 한다. 대칭적 얼굴 신경 마비는 7번 뇌 신경 핵의 무형성증이나 형성 저하증을 의심한다.

6. 눈

눈 검사를 하려면 미로 반사(labyrinthine reflex)와 경부 반사(neck reflex)를 이용하여 아기의 머리를 앞뒤로 기울여 자연적으로 눈을 뜨게 하는 것이 좋다. 결막 출혈이 관찰 될 수 있으나 큰 의미는 없다. 홍채는 결손증(coloboma)이나 이색증(heterochromia)이 있는지 확인한다. 선천성 녹내장(glaucoma)은 곧바로 치료하여야 하며 백색 동공 반사(leukocoria)도 백내장 등을 의심하여 안과 검사를 반드시 하여야 한다.

7. 귀

귀의 피부 돌출(preauricular skin tag)은 자주 관찰된다. 신생아는 외이도가 곧고 짧기 때문에 고막을 잘 관찰 할 수 있다.

8. 코

콧구멍은 대칭이어야 하며 후비공 폐쇄(choanal atresia)는 없는 지 확인한다.

9. 입

조발 생치(natal teeth)가 관찰되는 경우가 있으며 유치가 나오기 전에 대개 없어진다. 유치가 조기에 나오는 것은 비정상이다.

구개열(cleft palate)이나 구개순(cleft lip)이 있는지 확인하여야 하며 입 천정에서는 엡스타인 진주(Epstein pearl)가 관찰되고 잇몸에는 정체낭(retention cyst)들이 보인다.

수유와 관련되어 빰에는 지방이 축적되어 sucking pad를 형성하며 윗 입술에는 구순 결절(labial tubercle)이 관찰된다. Tongue-tie나 지도상 혀는 대개 특별한 치료가 필요하지 않다.

10. 목

신생아의 목은 비교적 짧으며 mass 가 촉진되는 경우는 갑상샘 종, 림프 물 주머니(cystic hygroma), 아가미 틈새 낭종(branchial cleft cyst) 등을 감별 진단 하여야 한다. 사경(torticollis)은 목빗근(sternocleidomastoid muscle)의 혈종이나 섬유화에 의하여 발생할 수 있다.

여자 아기에서 목의 과잉 피부(redundant skin)나 물갈퀴 목(webbed neck)이 관찰될 경우는 자궁 내 림프 부종이나 Turner 증후군을 의심할 수 있다. 촉진으로 쇄골 골절 유무를 확인하여야 한다.

11. 흉부

유방 비대가 흔하며 젖이 나올 수도 있으나 유방 농양이 발생할 수 있으므로 짜지 않는다. 방패 모양(shield-shaped)의 가슴이나 유두 사이가 멀리 떨어져 있을 때 Turner 증후군을 의심할 수 있다.

12. 폐

태아기의 폐는 분비 기관으로 액체를 분비하므로 폐 내부에 액체가 차 있으며 분만이 시작되면 폐 세포를 통하여 폐액이 흡수되고 출생 후에도 폐에 남아있는 액체는 폐혈관이나 림프계를 통하여 흡수된다. 신생아가 출생 후 첫 호흡으로 공기를 들이 마시는 순간 폐 내부에 공기-액체 접촉면이 생기게 되고 폐 표면의 부착력을 이겨내기 위한 여분의 힘이 더 들게 되며 이 때 폐 표면의 surfactant가 표면 장력을 낮추는 역할을 한다. 폐 전체가 공기로 채워지는 데는 2~3일이 걸린다.

신생아의 호흡의 특징은 주기적 호흡(periodic breathing)과 역행 운동(paradoxical movement)이다. 주기적 호흡 때문에 신생아의 호흡수는 안정 시 1분 동안의 전체 호흡수를 세어야 한다. 신생아의 호흡은 복식 호흡이며 아기가 편해 보이고 피부색이 좋다면 역행 운동이 환기 장애를 의미하는 것은 아니다.

신생아의 호흡음은 기관지 폐포성(bronchovesicular)이다.

호흡수가 60회/분 이상이거나 호기 시 신음 소리(grunting), 코가 벌렁거림(nasal flaring), 늑간 근육이나 흉골의 함몰(chest wall retraction) 등의 힘들어 하는 호흡(labored breathing)이 관찰되면 호흡 곤란이 있는 것으로 흉부 X－선 검사를 시행하여야 한다.

13. 심장

출생과 함께 폐순환은 고 저항 상태에서 저 저항 상태로 바뀌게 되는데 폐혈관 저항(pulmonary vascular resistance)은 생후 첫 수주간에 걸쳐 폐혈관 근육 구조의 변화와 함께 서서히 감소하게 되고 태아기 때 열려 있던 난원공(foramen ovale)과 동맥관(ductus arteriosus)도 출생 후 먼저 기능적으로 폐쇄되며 서서히 해부학적으로도 폐쇄된다.

심장 청진으로 우심증 유무를 확인한다. 심장 잡음이 일시적으로 들릴 수도 있으며 선천성 심장병에서 처음에 안 들리던 심장 잡음이 나중에 들리기도 한다.

14. 복부

보통 간이 늑골 아래에서 2cm정도 만져지며 비장 끝 부분이 촉진되기도 한다. 신장은 깊숙하게 촉진해야 만져진다. 비정상적으로 촉진되는 복부 종괴는 초음파 검사로 조사하도록 하며 신장의 병변이 신생아

복부 종괴의 가장 흔한 원인이다.

신생아의 복벽이 약하여 배꼽 탈장(umbilical hernia)이나 복직근 분리(diastasis recti)가 관찰 될 수 있다. 배꼽 탈출(omphalocele)이나 위벽 파열(gastroschisis)은 복벽 결손에 의하여 발생하는 선천성 기형이다.

복부 팽만은 위장관 폐쇄나 천공과 관련될 수 있으며 홀쭉한 복부는 가로막 탈장(diaphragmatic hernia) 일 수 있어서 조사하여야 한다.

복부 X-선 검사에서 신생아는 위장관의 공기량이 많으며 출생 직후 위에 공기가 들어가 출생 후 2~3시간에 소장에 공기 음영이 보이고 24시간까지는 직장에서 공기 음영이 보여야 한다.

태변(meconium)은 대부분 생후 48시간 이내에 나온다. 수유를 시작하면 태변은 이행변(transition stool)을 거쳐 황갈색 변(milk stool)으로 변하게 된다.

15. 비뇨생식기

태반을 통한 산모의 estrogen, prolactin 등의 호르몬 영향으로 인하여 유방이 커지고 분비물(witch' s milk)도 나올 수 있다. 여자 아이의 생식기에서는 비 화농성 분비물이 나오기도 한다. 남자 아기의 음낭 수종(hydrocele)은 탈장(hernia)과 감별하여야 한다. 고환은 음낭 내에 있거나 서혜관에 있어야 하며 음경 꺼풀(prepuce, foreskin)은 귀두를 덮고 밀착되어 있다. 요도상열(epispadia)이나 요도하열(hypospadia)이 심한 경우는 성염색체 이상 또는 부신성기 증후군을 의심할 수 있다.

신생아의 소변 농축 능력은 떨어져 있으며 과다한 수분을 배설하는 능력도 제한되어 있다.

신생아는 대개 생후 24시간 이내에 첫 소변을 보며 생후 48시간 이후에도 첫 소변을 보지 않으면 이에 대한 검사를 하여야 한다.

요산(uric acid)의 배설이 많으며 요산염(urate)으로 인하여 기저귀가 붉게 보일 수 있다.

16. 항문

쇄항(imperforate anus)은 항상 겉에서 봐서 알 수 있는 것은 아니므로 직장관(rectal tube)을 넣어 보아서 확인할 수 있다.

17. 사지

손과 발에 다지증, 합지증 등이 있는지 확인하고 원선(simian line)등의 피문(dermatographic pattern) 이상이 있는 지 조사한다.

고관절 탈구(hip dislocation) 검사는 모든 신생아에게 시행하여야 한다.

18. 신경

원시 반사(primitive reflexes)들은 신경 계통의 빠른 성숙 과정 중에 특정 시기에 나타났다가 사라진다. 대표적인 신생아 시기의 원시 반사로는 Moro 반사, 파악 반사(Grasp reflex), Rooting reflex 등이 있다.

19. 혈액

신생아의 혈액량은 출생 시 약 85 ml/kg 이다가 생후 1개월이 되면 75 ml/kg가 된다. 혈색소는 만삭아의 경우 평균 16.5 gm/dL이다.

혈당(blood glucose)은 출생 후 1~3시간까지 감소하여 최저치에 도달하였다가 다시 상승한다. 정상적인 신생아에서 혈당치가 생후 1~3시간에 35 mg/dL 이하로 떨어지지는 않으며 생후 3~24시간에는 40 mg/dL, 생후24시간 이후에는 45 mg/dL 이상을 유지한다.

모체의 IgG는 분자량이 적어 태반을 통과하여 태아에게 이동되나 IgM은 자궁 내 감염에 대한 태아의 반응, 즉 선천성 감염을 의미할 수 있다.

II. 신생아 돌보기(Care of the newborn)

출생 직후 신생아를 돌보는데 있어서 목적은 신생아가 자궁 내 생활에서 자궁 외 생활로 성공적으로 이행하는 것을 돕는 것이다. 신생아 돌보기의 원칙은 최소한으로 손을 대면서(minimal handling) 최대한 관찰해 내는 것(maximal observation) 이다.

1. 분만실에서 신생아 돌보기

아기가 출생하면 다음이 반드시 이루어져야 한다.

- 폐 호흡이 확립되어야 한다.
- 체온을 정상으로 유지하여야 한다.
- 감염을 방지하여야 한다.
- 생명을 위협하는 질환이 있는지 알아낸다.
- 아기와 산모가 떨어져있는 시간을 최소로 하고 가능하면 첫 모유 수유를 하여 결합(bonding)과 애착(attachment)을 성공적으로 이루어낸다.

1) 호흡의 확립

출생 직후 머리를 약간 낮춘 자세로 하여 중력에 의하여 분비물이 흘러 나와 기도를 막지 않도록 하면서 비인두강(nasopharynx)을 bulb syringe나 카테터로 부드럽게 흡인하여 분비물을 제거하여 준다. 구개나 후두를 거즈로 닦아 주는 일은 하지 않는다. 제왕절개 분만으로 출생한 아기의 위에는 양수가 더 많이 들어 있으므로 위액이 기도로 흡인되지 않도록 위관으로 비워준다.

호흡 곤란이 있거나 가사(asphyxia) 상태의 아기는 즉시 guideline에 따라 신생아 심폐 소생술(neonatal resuscitation)을 시행하여야 한다.

1분과 5분 Apgar 점수를 산출하는데 Apgar 점수가 신생아 사망이나 뇌성 마비를 예견하는 것은 아니다. 1분 Apgar 점수는 출생 직후 소생술의 필요성을 의미하며 5분 Apgar 점수는 신생아가 성공적으로 소생될 가능성을 의미한다. 20분 Apgar 점수가 0~3이면 높은 사망률과 이환율을 예상할 수 있다.

표 11-1. Apgar 채점 기준

	0	1	2
심박수	없음	100회 미만	100회 이상
호흡	없음	느리거나 불규칙	양호, 잘 움
근력	늘어져 있음	사지를 약간 굴곡	활발히 움직임
자극에 대한 반응	없음	얼굴 찡그림	재채기
피부색	청색 또는 창백	동체 홍색, 손발 청색	전신이 pink

표 11-2. Apgar 점수에 영향을 주는 요인

위양성	위음성
미숙 진통제, 마취제, 진정제 MgSO4 급성 뇌 손상 난산 선천성 근병증, 선천성 신경병증 척수 손상 중추 신경계 기형 폐 기형(가로막 탈장) 기도 폐쇄(후비공 폐쇄) 선천성 폐렴, 패혈증 출혈이나 혈액량 감소	산모의 산혈증 태아 고 카테콜라민치 소수의 만삭아

2) 보온

신생아의 체온 저하는 출생 직후에 가장 급속히 발생하므로 정상 체온을 유지 할 수 있도록 노력하여야 한다. 아기가 출생하자마자 젖은 몸을 닦아 주며 복사 보온기나 산모와 접촉하여 따뜻하게 하여 준다.

3) 생명을 위협하는 질환의 발견

신생아의 생명을 위협하는 중한 질환, 특히 심폐기능에 문제를 일으키는 질환이 있는지 또 응급 수술을 필요로 하는 기형이 있는지 확인한다.

4) 감염 방지

진찰 등 신생아를 돌보는 모든 과정에서 감염이 발생하지 않도록 주의한다.

2. 신생아실에서 신생아 돌보기

1) 신생아실의 환경 조건

신생아실의 온도는 섭씨 24도, 습도는 50~60%, 밝기는 60 foot candle, 소음 기준은 80dB이하이며 감염 방지를 위한 무균법(aseptic technique)이 적용되어야 한다.

아기를 누이는 투명한 아기 침대(bassinet)는 깨끗하여야 하며 아기의 진찰, 신체 계측, 기저귀 갈기나 옷 갈아 입히기 등을 각자의 아기 침대에서 시행하여 아기들 간의 교차 감염이 되지 않도록 하여야 한다.

영아 돌연사(sudden infant death syndrome : SIDS)의 예방을 위하여 아기는 앙와위(supine position)로 하늘을 보고 뉘여야 한다.

2) 신체 계측

아기의 체중, 키, 머리 둘레, 가슴 둘레, 배 둘레 등을 측정하여 기록한다. 체중은 신생아실에 있는 동안 매일 측정하여 기록한다. 신체 계측을 위하여 아기가 옷을 벗게 되므로 체온이 떨어지지 않도록 주의하여야 한다.

3) 눈 관리(eye care)

임균(gonococcus)에 의한 감염을 방지하기 위하여 1% 질산은(silver nitrate) 용액을 눈에 몇 방울 떨어뜨려 준다. 질산은에 의한 화학적 결막염이 발생 할 수 있으나 일단 점안 후 다시 씻어내지는 않는다. 특히 생리 식염수로 닦는 경우 염화은염의 침착이 생기므로 씻어내지 않는다.

최근에는 chlamydia에 의한 결막염을 예방하기 위하여 0.5% erythromycin 안 연고를 사용하고 있다.

4) 탯줄 관리(cord care)

탯줄 즉 제대에는 2개의 동맥과 1개의 정맥이 있어야 하며 단일 제대 동맥의 아기는 선천성 기형이나 염색체 이상이 동반될 가능성이 있다.

탯줄이 떨어질 때까지 탯줄과 그 주변 1인치 정도를 매일 알코올로 소독하여 균 집락을 막도록 한다. 탯줄이 떨어지면 욕조 목욕을 하여도 된다.

5) 피부 관리(skin care)

출생 직후 신생아의 체온이 안정될 때까지 목욕은 하지 않으며 오히려 출생 직후의 목욕이 체온 저하와 피부 감염의 위험성을 증가 시킬 수 있다. 피부를 소독약으로 닦는 것도 좋은 방법이 아니다.

출생 후 몇 일간은 태지(vernix caseosa)가 옷에 많이 묻기 때문에 하루에 한번은 옷을 갈아 입힌다. 기저귀는 소변이나 대변을 본 다음에는 즉시 갈아 주어야 한다. 남자 아기의 음경 꺼풀은 뒤로 벗기지 않는다.

신생아실에 들어가는 모든 의료인과 방문객은 2분간 팔꿈치까지 chlorhexidine 이 포함된 소독 비누로 손 씻기를 하여야 하며 아기를 다루는 사이 사이에도 15~30초간 손 씻기를 하여야 한다.

6) 비타민 K

신생아는 간에서 혈액 응고 인자를 생성하는 것이 미숙하므로 prothrombin time의 저하로 인한 신생아 출혈 질환(hemorrhagic disease of newborn)이 발생하는 것을 예방하기 위하여 출생 직후 비타민 K 1mg을 근육 주사한다.

신생아의 prothrombin time은 출생 시 정상이다가 생후 2~3일에 연장이 되며 생후 1주일 경 다시 정상으로 회복된다. 신생아는 혈액 응고 인자 중 II, VII. IX. X, XI, XII 농도가 낮다.

7) 영양(feeding)

모유 수유는 산모와 아기가 안정되면 가능한 빨리 시작하도록 한다. 모유 수유의 의학적인 금기 사항은 HIV 감염(개발도상국은 예외), 초기 CMV 감염, HBV감염(HBIG와 백신을 접종 받기까지)이다. 분유 수유는 상품화 된 조제 분유를 사용한다.

"아기에게 친근한 병원(baby-friendly hospital)" 은 모유 수유의 성공을 위한 노력의 하나로 성공적인 모유 수유의 10단계를 권장하고 있다.

병원에서 과거에 시행하였던 방법인 4시간 간격으로 수유하기, 수유 시간 제한, 매 수유마다 한쪽 젖만 빨리기, 물 이외의 다른 것으로 젖꼭지 닦기, 첫 수유의 지연, 분유 보충 수유, 분만 중 산모의 깊은 진정 등이 모유 수유를 어렵게 하는 요인이다.

8) 모자 동실(rooming-in)

신생아를 산모와 함께 있도록 하면 아기와 부모간의 정신적인 결합(bonding)이 좋아지고 모유 영양이 잘 되며 아기 양육 방법을 부모에게 함께 교육할 수 있고 신생아 상호 감염을 감소 시킬 수 있다.

9) 신생아 선별검사(screening test)

신생아기에 조기 치료를 하지 않으면 치명적인 결과를 초래할 수 있는 질환들에 대한 신생아 선별검사를 시행하여야 한다. 발 뒤꿈치에서 혈액 검사를 시행하며 대표적인 검사 항목은 다음과 같다.

- 갑상샘 기능 저하증(hypothyroidism)
- 페닐케톤뇨증(phenylketonuria)
- 갈락토오스혈증(galactosemia)
- 단풍당뇨증(maple syrup urine disease)
- 부신 성기 증후군(adrenogenital syndrome)

신생아 청각 선별 검사도 시행하여야 한다.

10) 조기 퇴원(early discharge)

출생 후 24~48시간 이내에 조기 퇴원을 하는 경우는 황달, 패혈증, 성장 장애, 탈수, 선천 기형으로 재입원 할 위험성이 커질 수 있다.

11) 다생아

일란성 쌍둥이(monozygotic twin)의 빈도는 세계적으로 일정하나 이란성 쌍둥이(dizygotic twin)는 가족력이 있다. 최근 불임증의 치료로 인하여 다생아의 출산이 늘고 있다.

다생아는 조산, 저체중 출생아, 자궁 내 성장 지연, 기형, 태아-태아 간 수혈(fetus-to-fetus transfusion)의 빈도와 사망률이 증가한다.

III. 초기 신생아기의 생리적 변화 (The early neonatal courses)

신생아기 초기에 정상적으로 다음과 같은 생리적 변화가 관찰된다.

- 초기 체중 감소(initial weight loss):만삭아의 체중은 생후 2~4일 동안 10% 이내에서 감소한다.
- 첫 소변과 태변 보기
- 탯줄 분리: 탯줄은 대개 생후 2주 이내에 저절로 떨어진다.
- 생리적 황달

■ 참고문헌

1. 안효섭 : 홍창의 소아과학. 제 9판, 대한교과서㈜, 2007.
2. Kliegman : Nelson Textbook of Pediatrics. 18th ed, Saunder, 2007

소아성장과 발달의학

12 장. 신생아 질환 I

김 성 신

I. 저체중출생아(Low birth weight infant)

1) 정의

(1) 재태주령에 따른 분류

세계 보건기구(WHO)에서는 재태기간 37주 미만 또는 최종 월경일(LMP)에서 259일만에 태어난 아기를 미숙아(Premature infant) 혹은 조산아(preterm infant)라고 한다. LMP부터 재태주령 37-41주(37+0-41+6)에 출생한 아기는 만삭아(term infant)라고 하며, LMP)부터 재태주령 42주 이상은 과숙아(post term infant)라고 한다.

(2) 출생체중에 따른 분류

출생체중 2,500 mg미만일 때 저체중출생아(Low Birth Weight Infant)라고 하며 이 중 2/3는 미숙아이며, 1/3은 부당경량아(SGA)이다.

특히 출생체중 1,500 mg미만인 경우 극소 저체중출생아(Very Low Birth Weight Infant), 출생체중 1,000 mg미만인 경우 초극소 저체중출생아 라고 한다.

출생 체중 4,000 mg 이상은 과체중아(macrosomia)이며, 출생 체중 2,500-3,999 mg은 정상체중아라고 한다.

(3) 재태주수와 출생체중을 혼합한 분류를 보면, 재태기간에 에 대한 체중이 90th percentile 이상일 때 부당중량아(LGA)라고 하며 10-90th percentile 인 경우는 적정체중아(AGA), 10th percentile 미만인 경우는 부당경량아(SGA)라고 한다.

그림 12-1. 체중–재태 기간 곡석(Lubchenco)

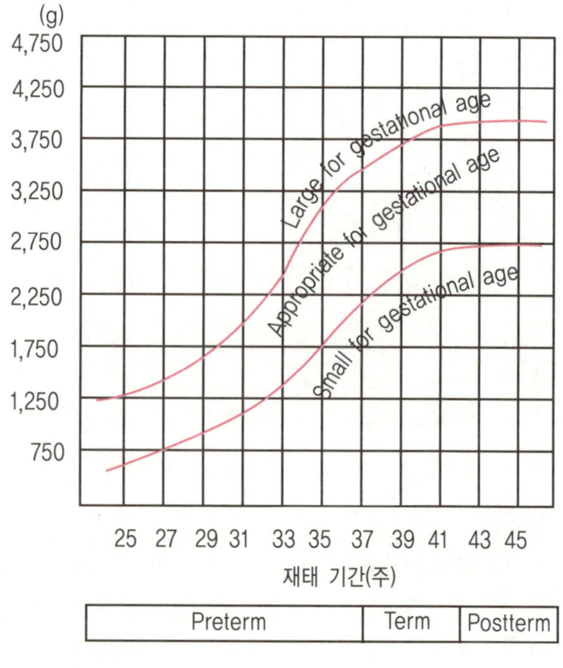

2) 빈도

미숙아의 빈도는 사회, 경제적 여건과 출

생 전 간호에 등에 따라 다르지만 대개 4-8% 정도로 나타난다.

2001년도 대한신생아학회통계에 의하면 저제충 출생아의 빈도는 7.2%, 극소 저체중출생아의 빈도는 1.4%이다.

3) 재태기간의 추정

월경이 규칙적이고 배란주기가 정확한 산모의 경우에는 최종월경일에 따른 재태기간 추정이 정확하고, 15%에서는 초음파검사, 양수의 생화학적 검사가 사용된다.

신속한 재태주령의 평가를 위해서 아기가 출생한 후 분만실에서는 일반적으로 발바닥 주름, breast nodule, 머리카락, 귓불, 고환과 음낭(남아)/음순과 음핵(여아) 진찰을 통해 신속하고 대략적인 재태주령을 평가한다.

신생아실로 이송한 후 산전 진찰로 예측된 재태주수보다 출생체중이 너무 적거나 큰 경우, 미숙아인 경우, 최종 월경일을 모르거나 산전 진찰을 받지 않은 경우에 6개의 신경학적 검사와 6개의 신체검사를 이용한 새로운 Ballard 법을 이용하여 추정할 수 있다. 재태 36주까지는 발바닥 금이 1-2개이며, 37-38주면 더 많은 금이 생기며 40주가 되면 발바닥 전체에 금이 교차하여 복잡하게 된다. 유방결절은 33-34주에는 만져지지 않으며, 36주에서는 3 mm, 만삭아에서는 4-10 mm 정도 만져 진다. 귀의 연골은 귓바퀴를 이루는 주름이 36-40주 사이에 이루어

그림 12-2. 새로운 Ballard score

신경 근육 성숙도

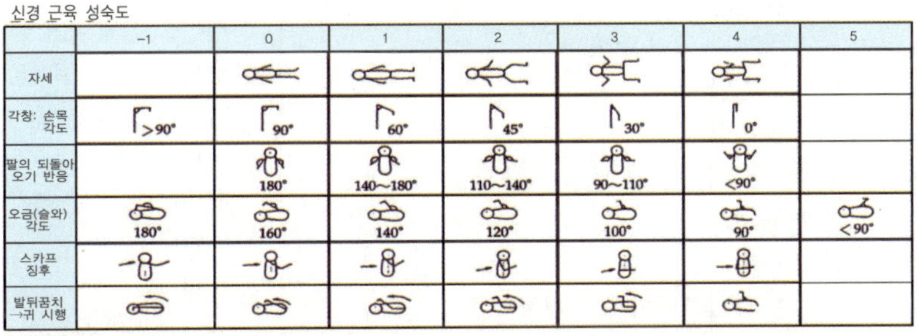

육체적 성숙도

	-1	0	1	2	3	4	5
피부	끈끈하고, 손상받기 쉬우며, 투명하다	빨갛고 젤리 같으며, 반투명하다.	매끄럽고 분홍색이며, 세정맥이 잘 보인다.	표면의 박리, 정맥이 약간 보인다.	갈라지고 창백하며, 정맥이 거의 안 보인다.	양피지 같고 깊은 금이 있으며, 정맥이 안 보인다.	가죽 같고 금이 있으며, 주름이 잡힌다.
솜털	없다.	드문드문 있다.	많다.	점차 줄어든다.	없어진 부위가 있다.	대부분 없다.	
발바닥 (발금)	발뒤꿈치→발가락 사이의 거리 40~50㎜:-1 〈40㎜:-2	〉50㎜ 발금이 없다.	빨간 흔적만 관찰된다.	앞부분에 횡선만 관찰된다.	앞 2/3 부분에 주름들이 관찰된다.	발바닥 전체에서 주름이 관찰된다.	
유방	없다.	거의 없다.	편평한 유륜. 젖꼭지(−)	융기되기 시작, 젖꼭지 : 1~2㎜	융기된 유륜. 젖꼭지 : 3~4㎜	정상 유륜. 젖꼭지 : 5~10㎜	
눈, 귀	안검-융합 살짝 붙음(−1) 꽉 붙음(−2)	안검: 열려 있다 편평한 귓바퀴, 접힌 상태의 귀	귓바퀴에 약간 굴곡이 생기며 부드럽다. 귀를 접으면 서서히 원상으로 돌아간다.	굴곡이 확실하게 있고 부드럽다. 접으면 쉽게 펴진다.	딱딱하고 형태가 뚜렷하다. 접은 즉시 펴진다.	연골이 두꺼워 지고, 귀가 딱딱해진다.	
생식기 (남)	음낭이 편평하고 표면이 매끈하다.	음낭이 비어 있고 주름이 거의 없다.	고환은 서혜부에 있고, 주름이 거의 없다.	고환이 내려오며 주름이 약간 생긴다.	고환이 완전히 내려오고, 주름이 확실히 생긴다.	고환이 음낭 아랫부분에있고, 주름이깊게 생긴다.	
생식기 (ㅇ)	음핵이 크며, 소음순은 편평하다.	음핵이 크며, 작은 소음순이 관찰된다.	음핵이 크며, 소음순이 커진다.	소음순 및 대음순이 모두 관찰된다.	대음순이 더 크고 소음순은 작게 보인다.	음핵과 소음순은 대음순에 가려진다.	

성숙도

점수	주
−10	20
−5	22
0	24
5	26
10	28
15	30
20	32
25	34
30	36
35	38
40	40
45	42
50	44

지며, 고환은 36주에는 음낭에 완전히 내려와 있지 않으며 음낭의 주름수도 적으나 40주가 되면 고환도 대부분 완전히 내려오고 주름도 전 음낭의 표면에 있다. 발라드 법에 의한 신경근육성숙도평가 항목은 자세, 각창(손목각도), 팔의 되돌아오기 반응, 오금(술와)각도, 스카프징후, 발뒤꿈치-귀 시행이며 육체적 성숙도는 피부, 솜털, 발바닥(발금), 유방,눈,귀, 생식기 모양으로 평가한다.

4) 미숙아의 불리한 점

표 12-1. 미숙아의 불리한 점

호흡기계	**대사－내분비계**
신생아호흡 곤란 증후군(RDS)(유리질막병*)	저칼슘혈증*
만성 폐질환(기관지폐 형성 이상, BPD)*	저혈당증*
기흉, 종격동 기종, 사이질 기종	고혈당증*
선천폐렴	저체온*
폐출혈	정상 갑상샘 기능과 저T_4
무호흡	**중추 신경계**
폐형성 저하증	뇌실 내 출혈*
순환기계	뇌측실부 백질연화증
동맥관 열림증(PDA)	저산소 허혈 뇌병증
저혈압	경련
고혈압	미숙아 망막증
느린맥(무호흡 동반)	저긴장증*
혈액계	귀먹음(deafness)
빈혈	핵황달
고빌리루빈혈증(간접형)*	**신장계**
피하, 장기(간 · 부신) 출혈*	저나트륨혈증*
파종혈관내 응고	고나트륨혈증*
비타민K 결핍	고칼륨혈증*
수종(hydrops)－면역 또는비면역	신세뇨관 산증(RTA)
위장관계	콩팥탓 당뇨병
위장관 기능 저하(미숙한 장 운동)*	부종
괴사 장염	**기타**
고빌리루빈혈증(직접형)	감염*
선천 기형(양수 과다증 유발)	(선천성, 출생 전후기, 병원성: 세균, 바이러스, 진균, 원충)

*자주 발생하는 질환

(1) 체온조절

미숙아는 체온을 조절하는 기능이 만삭아보다도 덜 발달되어 있으므로 저체온이 쉽게 온다.

주요 원인은

1. 상대적으로 큰 체표면적
2. 갈색지방부족으로 열 생산부족
3. 피하지방부족으로 열복사증가
4. 불충분한 영양공급으로 인한 영양부족
5. 폐질환으로 산소 공급부족이 있다.

저체온은 산증, 무호흡, 사망을 일으킬 수 있다. 또한 발한기전의 미숙함으로 환경온도가 높으면 고체온이 올 수 있다.

(2) 심장-호흡계

미숙아들은 늑골이 약하고, 근육/가로막의 힘이 약하여 흡기 때 흉곽 내 음압에 의하여 흉벽이 빨려 들어가 가슴(rib cage)이 작아져서 폐포 확장장애가 올 수 있다.

표면활성물질(surfactant)부족으로 유리질막병이 오며, 만삭아에 비해 동맥관이 늦게 닫히는 경우가 많다. 그래서 유리질막병이 호전되어 폐혈관 저항이 감소하게 되면 동맥관을 통한 좌-> 우 단락이 생겨서 심부전이 일어나고 출혈 폐부종이 올 수 있다.

(3) 뇌실-두개내 출혈(Intraventricular-Intracranial hemorrhage)

특징적으로 34주미만의 미숙아에서 발생하는 질환으로 뇌실막하 종자 바탕질(subependymal germinal matrix)에서 출혈이 시작되며 (Germinal matrix hemorrhage,GMH), 뇌실내(Intraventricular hemorrhage, IVH). 그리고 심한 경우 뇌 실질까지 출혈이 진행될 수 있다. 발생 빈도와 출혈 정도는 재태주령 및 출생 체중과 역 비례한다. 과거에 비하여 최근 GMH/IVH의 전체적 빈도는 감소하는 추세이나 1,000 mg 미만의 초극소 체중 출생아의 생존율이 증가하면서 중증의 GMH/IVH는 신생아 집중치료의 중요한 숙제로 남아 있다. 3일 이내에 80-90%가 발생하며, 출생 시는 드물다

미세혈관이 많이 분포 되어 있고 주위조직이 치밀하지 않은 germinal matrix 의 혈관들에 대한 혈류 조절이 가사(asphyxia) 및 회복과정에서 잘 이루어 지지 않을 때 생기고 그 외 위험요소로는 유리질막병, 갑작스런 뇌 혈류 량의 증가 또는 감소, 혈관벽의 약화, 정맥압의 증가, 기흉, 혈량과다, 고혈압 등이 있다.

다량출혈 시 증상은 수분에서 수시간 내에 급격하게 나타나며 혼수, 호흡곤란, 무호흡발작, 제뇌자세(decebrate position), 동공 고정, 숫구멍 융기, 경련, 창백, 기면, 대사 산증, 혈색소 감소가 올 수 있다.

조산아 혹은 뇌출혈의 위험 요소가 있는 신생아에 대하여 생후 3-7일 이내에 두부 초음파검사를 시행하여 진단한다.

Papile 의 4단계 분류 기준으로

제 1단계: 출혈이 germinal matrix에 국한된 경우

제 2단계: 뇌실 확장이 동반되지 않은 뇌출혈

제 3단계: 뇌실 확장이 동반된 뇌출혈

제 4단계: 제 3단계출혈과 동반된 뇌실질의 출혈로 나눌수 있다. GMH/IVH 의 주요 후유증으로 측뇌실 출혈성 경색과 출혈 후 수두증이 발생할 수 있다.

※백질연화증은 미숙아에서 주로 생기며 뇌의 혈류감소로 인하여 측뇌실부위 백질(periventricular white matter)의 괴사가 생기는 질환으로 초기 무증상이다가 신경학적 후유증으로 영유아기에 강직 하지 마비로 나타나는 뇌성마비, 시력, 청력 및 인지 장애가 나타날 수 있다.

(4) 고빌리루빈혈증

미숙아는 혈뇌장벽(blood-brain barrier)이 미숙하여 비교적 낮은 빌리루빈 수치에도 핵황달 이 올 수 있고, 조기에 광선요법 실시하여 빌리루빈의 상승을 억제하여야 한다.

(5) 위장관

재태기간 34주 이전까지는 흡철반사(sucking reflex), 연하반사(swallowing reflex)가 완전하지 않아 튜브로 영양을 시작한다.

하식도 괄약근 발달이 미숙하여 위 식도 역류 증가가 증가한다.

위의 크기가 작고, 공복시간이 길어지고, 장근육층 발달이 미숙하여 복부팽만이 잘 생기며 특히 32주 미만의 미숙아에서는 괴사성 장염이 잘 일어난다.

(6) 비뇨기계

태아 때에는 콩팥의 대부분의 기능을 태반이 하기 때문에 콩팥은 출생 이후에야 그 기능을 한다. 사구체 여과기능은 재태주수 34주부터 증가한다.

H^+ 배설 잘 안되고, 아미노산/인/포도당 재흡수 잘 안 되는데 이것은 신생아의 소변농축능력저하, 세뇨관기능미숙, 동화작용이 상승되어서 요소(urea) 생성감소가 원인일 수 있다.

(7) 미숙아 망막증

미숙한 망막조직에서 발생하며 다양한 원인을 가지는 혈관증식성 질환으로 망막박리로 진행되어 실명할 수 있다.

기전으로는 망막의 미숙함, 고농도의 산소, 쇼크, 가사, 저 체온, 비타민 E 결핍, 빛에 대한 노출 등이 망막혈관조직증식, 부종, 출혈, 망막혼탁/박리, 시력상실을 초래할 수 있다.

비가역적인 병변이 생기기전 적절한 시기에(생후 4-6주에) 망막검사를 한다.

1.8 ㎏ 미만 또는 재태기간 33주 미만 또는 출생 후 산소치료 6시간 이상한 고위험 신생아를 검사한다. 발생시 냉동응고치료, 레이저 광응고치료를 한다.

미숙아 망막증으로 진단된 아이는, 치료여부와 관계없이 다른 안과적 질환(근시, 난시, 복시, 약시, 백내장) 이 생길 위험이 높아 퇴원 후에도 안과적 추적진찰이 필요하다.

5) 미숙아 및 저체중 출생아의 예방

예방이 중요하며 산전임산부 교육, 정기검진, 임신 중 산모의 영양, 감염 예방, 기존 질병의 치료, 이에 따른 치료제의 부작용이나 임신 합병 증 및 정서적인 불안증에 대한 조기 진단 및 태아 상태를 평가한다.

미숙아 분만 시에는 소생술이 필요한 경우 소아과 의사, 간호사가 입회하여 신속하게 소생술을 실시한다.

그러나 미숙아를 분만한 가능성이 있으나 치료할만한 시설이 안 되는 경우, 미숙아 이환율, 사망률감소를 위해 제일 좋은 방법은 미숙아를 분만할 가능성이 있는 산모를 후송하는 것이 원칙이다.

6) 저체중 출생아를 초래하는 원인

저체중 출생아는 조산이나 태아발육지연의 결과로 나타나지만 두 원인을 정확히 구분하기는 힘들다.

표 12-2. 조산을 일으키는 원인

태아의 이상	티아 고통, 다태 임신, 태아 적혈모구증, 비면역 태아수종
태반의 이상	태반 기능부전, 전치 태반, 태반 조기 박리
자궁의 이상	쌍각 자궁, 자궁 경관 무력증
산모의 원인	임신 중독증, 만성 질환(청색증형 심질환, 신질환), 감염증(Listeria monocytogenes, group B streptococcus, UTI, bacterial vaginosis, chorioamnionitis), 약물 남용
기타	조기 양막 파수, 양수 과다증, 의인성

7) 저체중 출생아의 관리

출생시에 기도를 확보하고 호흡을 시작하게 하며, 탯줄과 눈을 처치하고 비타민 K 를 주사하는 것은 동일하게 한다. 저체중 출생아의 간호는 기도의 확보와 위 내용물의 흡인 방지에 각별한 주의가 필요하고, 추가로 적절한 체온조절, 적정한 산소 및 인공환기요법, 동맥관개존증의 신속한 진단과 치료, 올바른 수액 및 전해질 치료, trophic feeding, 충분한 영양, 황달, 대사성 골질환, 감염관리가 필요하다

(1) 보육기 관리

중성온도환경유지가 필요하다. 중성온도란 신생아의 심부체온을 정상으로 유지하기 위하여 산소 소비로 측정되는 열 생산을 최소로 필요로 하는 온도 환경을 말하며, 공기 및 복사 표면의 온도, 비교 습도, 공기의 흐름 등이 영향을 준다.

환경온도는 생후 일수가 증가할수록, 체중이 커질수록 낮은 온도가 필요하다.

보육기 만으로 체온유지가 힘든 미숙아에서는 열 보호막, 모자, 옷, 복사형보온기(radiant warmer)를 사용할 수도 있다.

비교습도 40-60%는 열 손실을 감소시켜 체온유지도움, 기도건조와 자극예방, 폐의 불감 수분손실 감소, 기관 삽관시 분비물을 묽게 한다.

산소치료 시에는 증상(청색증, 빠른 맥, 무호흡 발작)을 없애는 최소한의 산소를 투여하고 산소농도 모니터링으로 고산소증으로 인한 미숙아 망막증과 폐 손상에 주의해야 한다.

체온, 피부색, 활동성 또는 활력징후가 외부환경에 점진적으로 노출 시에도 변화 없을 때 보육기에서 나온다.

(2) 영양(Feeding)

개별화된 영양공급을 하여야 한다. 과거에는 미숙아의 상태가 완전히 안정화되어야만 장관영양을 고려하였으나 최근에는 최소 장관영양(minimal enteral feeding or trophic feeding) 을 조기에 시작한다. 영양공급(장관+비장관)은 신생아의 예후에 있어서 아주 중요하다.

경구영양은 강하게 빠는 힘과 삼키는 행동에서 후두개와 목젖의 조화, nasal passage, 정상적인 식도의 운동성이 필수이며 이러한 조화는 재태주수 34주 정도 되어야 가능하다

호흡곤란, 저산소증, 순환부전, 과량의 분비물, 구역, 패혈증, 중추신경계의 억제상태, 중병의 징조 시에는 경구영양의 금기 사항이다.

좀 더 작고 덜 활동적인 아기는 관을 통하여 영양을 공급한다. 경관영양(gavage feeding)이라 하

며 외부지름 5 French(내부지름 0.05 cm)의 관을 이용하여 경구영양 할 수 없을 때, 코나 입을 통하여 위로 관 삽입한다.

잘 빨지 못하고 삼키는 동작이 조화가 안되거나 gastric emptying 지연 등이 있어서 우유병이나 경관으로 충분한 영양 공급 하지 못 할 때, continuous nasogastric 또는 nasojejunal feeding을 사용한다.

특별한 위장관 계통의 수술이나 신경손상으로 수유가 불가능할 경우 위루술 영양(gastrostomy feeding)을 할 수 있다.

(3) 수유의 시작

환자의 의학적 상황이 안정적(괴사성 장염이 없고, 혈역학적으로 안정되고, 장마비가 없고 장에 이상이 없는 경우) 이면 생후 2-3일 이내에 장관영양을 실시한다.

그림 12-3. 신생아의 체중 증가 곡선

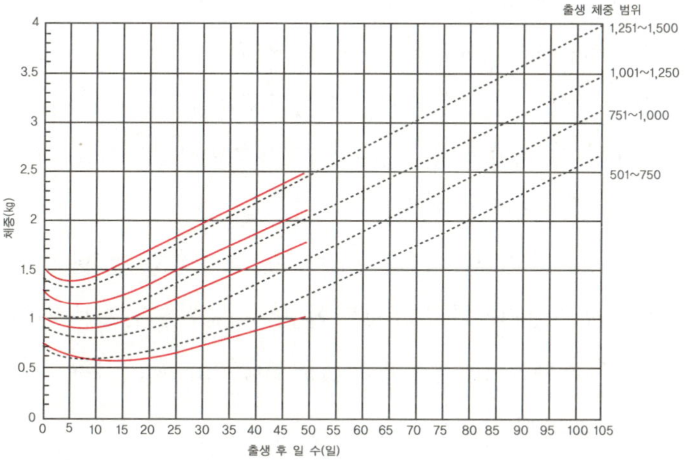

출생 체중 501~750g, 751~1,000g, 1,001~1,250g, 1,251~1,500g 신생아의 출생 후 체중 증가 곡선(점선), Dancis 등의 출생 체중 750g, 1,000g, 1,250g, 1,500g 신생아의 출생 후 체중 증가 곡선(실선) (Wright K, Dawson JP, Falis D, et al)

영양수유(trophic feeding, minimal enteral feeding)는 극소저출생체중아에서 미숙한 위장관의 분화를 촉진 위해 소량의 경구영양을 하는 것으로 장관운동촉진, 성장촉진, 비경구영양감소, 입원일 감소의 효과가 있다.

미숙아 수유의 원칙은 조심스럽게 점진적으로 수유를 진행한다.

활동적인 장음, 태변배설, 복부팽만/복막염증세 없음, 담즙 없을 때 경구 영양을 시행한다. 모유나 희석된 분유를 10 mL/kg/일 속도로 지속적 비위경관 점적법 또는 2-3시간마다 간헐적으로 bolus로 수유한다. 하루에 20 mL/kg 이상을 늘리지 않도록 한다.

고열량농도의 수유를 하면 탈수, 부종, 유당 불내증, 설사, 가스팽만, 위배출의 지연, 구토를 보일 수 있다.

수유 진행 시 구토, 복부팽만, 위 내 잔존물이 있으면 패혈증, 괴사장염, 장 폐쇄를 의심해야 하고, 이런 경우 먼저 사용하던 수유계획으로 후퇴하며 수유량을 올릴 때도 서서히 올리거나 정맥영양을 실시하고 좀더 중한 질병이 있는지 검사한다.

재태기간 28주 이상 미숙아의 소화효소계는 단백질, 탄수화물을 충분히 소화/흡수 가능하다. 담즙염의 부족으로 지방흡수는 잘 되지 않는다.

극소 저체중 출생아를 비롯하여 모든 신생아에게 모유가 권장된다. 미숙아가 120 mL/kg/day 을 섭취하면 모유 수유하는 경우에는 단백질, 칼슘, 인을 포함하는 모유강화제 를 보충하거나 또는 미숙아 분유를 사용할 수 있다.

미숙아 분유에는 칼슘과 vitamin D 가 과량 포함되어 오래 수유 시 고칼슘혈증이 생길 수 있어 퇴원 또는 임신 주수 34-36주에 중단하고 일반분유로 바꾼다.

골 발달에 필요한 무기질로 칼슘, 인 등이 중요하며 충분한 공급을 하여 미숙아의 골감소증 또는 구루병을 예방하여야 한다. 비타민 E는 세포막 불포화 지방산의 과산화를 막는 산화방지제 역할을 하고 결핍 시 용혈성 빈혈을 초래할 수 있다.

저체중 출생아에서 생리적 빈혈은 조혈작용의 억제, 태아의 철 축적량의 감소, 급격한 성장으로 인한 혈액량의 증가로 조기에 나타나고 더 낮은 혈색소치에 이른다. 철분의 축적량은 신생아의 체중이 출생체중의 2배에 이를 때까지는 충분하고, 철분 보충(2 mg/kg/일)은 그 이후에 시행한다.

(4) 수액요구(Fluid requirement)

수액요구량은 재태기간, 환경조건, 질병의 상태에 따라 다르다. 적절한 수분 공급을 하기 위해서는 출생체중을 기준으로 생리적 체중감소와 이후의 점진적인 체중의 증가(10-30 g/kg/일) 를 예상하여 환자의 적절체중을 평가한다. 진찰 및 검사소견에서 수분의 과잉 또는 결핍을 시사하는 소견이 없어야 한다. 일일 수분 유지량은 불감수분 소실량, 소변량, 대변량, 성장 필요량(water retained in new tissue for growth: 10 mL/kg/일), 기타(초기 손실량, 지속적 손실량)의 총합이다. 미숙아일수록 피부(70%) 및 호흡기(30%) 를 통한 불감수분상실이 크다. 불감수분 소실량은 재태주령이 클수록, 출생 후 연령이 경과할수록 감소하고, 주위 환경, 특히 습도환경에 좌우된다. 복사온열기사용, 광선치료, 열이 있을 때 불감수분상실량이 증가하며 옷, Plexiglas 보호막, 습도가 높은 공기 흡입, 생후 일수 증가 할 때는 감소한다. 미숙아에서는 임상진찰과 진찰소견만으로 수분의 평형상태를 측정할 수 없으므로 매일 체중, 소변량 및 비중, 혈청요질소, 전해질을 측정한다. 수분상실을 초래하는 당뇨, 급성세뇨관괴사, 설사 등은 중증의 탈수를 초래하고, 수액의 과부하는 부종, 울혈 심부전, 동맥관개존, 만성폐질환을 초래할 수 있다.

(5) 총정맥영양(TPN, Total Parenteral Nutrition)

경구 수유를 할 수 없는 신생아에서 기본 대사뿐 아니라 성장에 필요한 영양(수액, 칼로리, 미네랄, 비타민)을 공급하는 수단이다. 즉 섭취한 단백질의 대부분이 성장에 사용될 수 있도록 충분한 비단백열량을 공급하며, 경구영양이 장기간 불가능하거나 부족 시 수분과 열량, 전해질, 아미노산, 비타민을 말초 또는 중심 정맥관을 이용하여 투여한다. 하루 2.5 mg/kg 의 아미노산, 10 mg/dL의 포도당, 2-3 mg/kg/일 의 intralipid 를 말초정맥에 투여하면, 이때 100 kcal/ kg 이상의 열량섭취, 15 mg/kg 의 체중증가, 150-200 mg/kg/일 의 질소 평형상태를 이루어 생후 1주일 이내에 이화작용을 극복하고 체중증가가 이루어진다.

비경구 영양의 합병증으로는 도자(catheter)관련으로는 패혈증, 혈전증, 혈관외 유출, 우발적으로 도관이 빠지는 경우가 있으며 주입액의 대사 관련으로는 고혈당, 고질소혈증, 신석회화, 저혈당, 고지질혈증, 저산소증, 고암모니아혈증, 담즙정체황달, 대사골질환 및 간질환이 있다. 패혈증은 중심정맥 주입의 가장 중요한 합병증으로 주의 깊은 도자의 관리와 주입액의 무균 조작에 의해서만 감소시킬 수 있다. 여러 합병증을 주의 깊게 검사하기 위해 정기적인 혈액학적 검사를 실시한다. 미숙아에서는 비경구 영양법과 경관 영양법을 병용할 수 있다. 생후 2-3일에 아기가 안정이 되면 소량의 분유를 주면서 말초 정맥을 이용한 비경구 영양으로 보조한다. 경구영양은 기관 삽관이나 배꼽동맥 도관이 있어도 가능하다. 비경구와 경구 영양의 병용은 경구영양의 양을 줄여 흡인감소, 담즙정체황달과 미숙아 구루병을 감소시킨다.

(6) 감염예방

신생아는 감염에 취약하므로 의료인은 아기를 만지기 전과 후에 반드시 손부터 팔꿈치까지 닦아야 한다. 그리고 접촉하는 모든 음식과 사물의 오염, 과밀, 직/간접적인 신생아들간의 접촉을 막아야 한다. 감염이 있는 사람은 신생아실에 출입할 수 없다.

(7) 약물대사의 미숙

소변으로 배설되는 모든 약물의 신장 청소율이 미숙아에서 특히 감소되어 있어서 투약간격이 길어야 한다. 성인에게 안전한 많은 약물이 특히 미숙아에게 해롭고 정도가 심한 이상반응이 올 수 있으므로 어떤 약물이라도 미숙아에서 안전한 자료가 없을 때에는 그 손익을 계산하여 사용한다.

(8) 퇴원과 가정간호

퇴원이 예상되는 경우 최소 7-10일전 가족과 퇴원에 대해 논의를 시작한다. 향후 외래 추적 관리 계획, 필요한 경우 응급처치에 대한 교육, 필요한 경우 특별한 기구의 사용법과 약물 투여법을 교육한다.

퇴원을 고려할 수 있는 상태는 모든 영양을 젖꼭지로 공급받아야 하며, 지속적인 체중증가(10-30 mg/day)가 있으며, 실온에서 체온 유지를 할 수 있으며, 무호흡발작 이나 느린 맥이 없어야 하고, 주사로 주던 약물은 약물을 끊거나 경구로 바꾸고, 1,800-2,100 mg 정도의 몸무게가 되었을 때이다. 만성폐질환에서 회복중인 아기는 조심스런 추적이 준비되고 자주 pulse oximetry 를 이용한 감시가 가능하며, 외래 방문이 가능하면 nasal cannula 를 통한 산소 투여와 함께 퇴원할 수 있다. 퇴원 시 진찰은 철저하게 시행하며 심혈관계(심 잡음, 청색증, 심부전 증상, 도약맥), 중추신경계(대천문 압력, 두개골 봉합선, 활동도), 복부(종괴, 대변양상), 피부(황달, 농피), 제대(감염), 감염(패혈증의 증상), 수유(구토, 복부팽만, 체중증가여부, 탈수 여부, 소변량)를 점검한다. 퇴원시 확인해야 하는 선별검사로는 청력검사, 안저검사로 미숙아 망막증의 유무와 단계 결정, 제대 동맥 도관술을 시행 받은 아기는 신혈관 고혈압 유무를 알기 위해 혈압 측정, 혈색소 검사를 하여 빈혈을 확인한다.

(9) 예후 및 사망원인

영아 사망의 약 2/3 가 저출생 체중아에 속한다. 미숙아는 신생아 사망의 주요원인으로 사망의 대부분은 출생후 3일내 발생하는 신생아 호흡곤란 증후군, 두개내 출혈, 폐렴, 패혈증, 뇌막염 같은 감염 등 이며 생후 1주 이후에는 감염증, 패혈증, 괴사성 장염, 만성 폐질환이다. 출생체중과 재태주령이 낮을수록 사망률은 증가한다. 미숙아인 동시에 부당 경량아인 경우 예후가 더 나쁘다. 높은 사망률을 나타내는 군에서는 다수의 신경학적 결손을 가진 생존자를 남기게 되는데 최근 미숙아의 생존율이 향상되면서 이들에서 뇌손상을 포함한 각종 장애의 유병율이 더욱 중요하게 되었고 이를 최소화하기 위해 노력해야 한다.

그림 12-4. 출생 체중별 사망률 및 유병률의 연도에 따른 변화(Fanaroff et al)

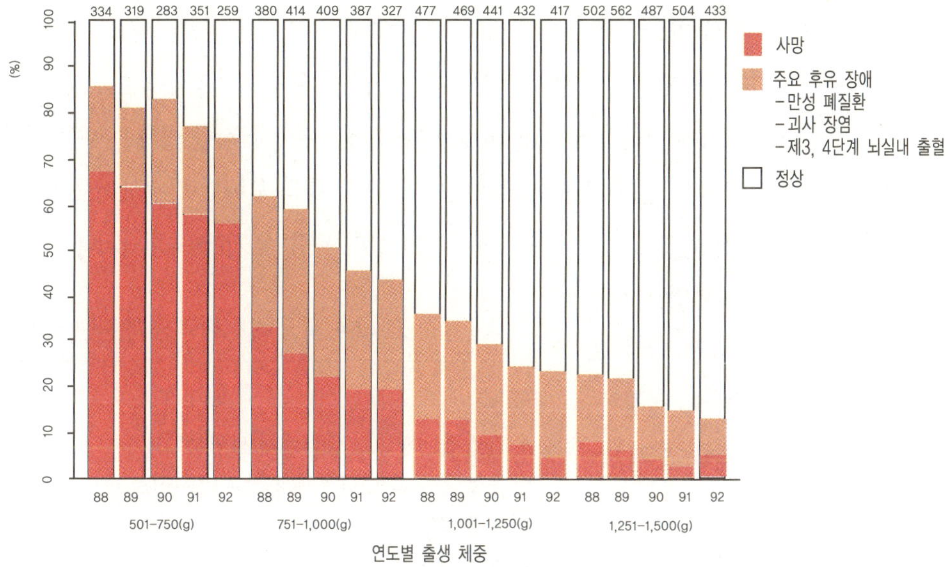

표 12-3. 저체중 출생아의 후유 장애

급성기	후기
	지능 저하, 강직 양측 마비, 작은머리증, 경련, 학습 장애
저산소증, 허혈증	지능 저하, 강직, 경련, 수두증
뇌실 내 출혈	귀먹음, 실명, 미숙아 망막증, 사시, 근시
감각 신경계 손상	만성 폐질환, 폐인성 심부전, 기관지 수축, 영양실조, 성문화 협착, 반복 폐렴
호흡 부전	
괴사 장염	짧은창자 증후군, 흡수 장애, 영양실조, 감염 설사
담즙 정체 간질환	간경화, 간부전, 영양실조
영양 부족	골 감소증, 골절, 빈혈, 성장 장애
사회적 문제	아동 학대, 아동 방임, 성장 장애, 이혼
기타	영아 급사 증후군, 감염, 서해부 탈장, 피부 흉터, 혈관종, 위식도 역류

II. 자궁내 성장 지연 (Intrauterine growth retardation: IUGR)

해당 재태기간에서 출생체중이 10백분위수 미만인 경우를 말한다. 미숙아와 자궁내 성장지연은 높은 신생아 사망률 및 이환율과 관련이 있다. 원인으로는 태반부전이 가장 흔하고 선천성 감염, 염색체 이상 및 기타 유전질환의 순이다.

자궁내 성장 지연은 머리둘레, 키, 몸무게가 모두 작은 대칭형, 체구에 비하여 머리가 상당히 큰 비대칭형 지연으로 분류한다. 대칭형 자궁내 성장지연은 태아발육의 잠재 능력이 감소함으로써 생기며 성장지연은 대개 임신 중기 또는 조기에 시작하며(early onset), 태아 세포수에 심각한 영향을 주는 질병(염색체, 유전, 기형, 기형유발물질, 모체의 심한 고혈압증)과 관계가 있고, 출생 후에도 비정상적으로 자란다. 비대칭형 자궁내 성장지연은 임신 후기에 시작되며 모체의 영양상태 불량, 후기에 시작되거나 악화된 모체의 혈관 질환(전자간증, 만성 고혈압)과 관련이 있다. 출생 후에 적절한 영양을 공급해 주면 빠른 체중증가와 성장을 보이며 좋은 결과를 나타낸다. 흔히 나타내는 문제로는 저산소증: 주산기 곤란증, 태아 가사, 지속성 폐동맥 고혈압증, 폐출혈, 저체온증, 대사질환: 저혈당증, 저칼슘혈증, 적혈구 증가증, 선천성 기형이 있을 수 있다.

신생아의 처치는 IUGR 의 원인을 찾고, 동반되는 문제나 합병증에 대한 검사를 한다. 저체온을 예방하며 CBC를 하여 적혈구 증가증, 혈소판 감소증을 검사하고, 혈당치 측정하여 저혈당을 치료한다. 선천성 감염여부 평가를 위해 병력이나 진찰소견에서 감염 의심 시 TORCH 검사를 하고 염색체 또는 유전적 이상 평가를 위해 염색체, 유전자 검사를 할 수 있다. 자궁내 성장지연아 에서는 세포면역, 체액면역 모두가 감소되어 있다. 대칭형 IUGR 이 비대칭 형보다 예후가 더 나쁘고 주

표 12-4. 자궁 내 성장 지연과 관련 요인

태아측

- 염색체 이상(예 : 상염색체 세염색체)
- 만성 태아 감염(예 : 거대 세포 바이러스 감염, 선천 풍진, 매독)
- 선천 기형－증후군 복합체
- 방사선 조사
- 다태 임신
- 췌장 형성 저하증
- 인슐린 결핍
- IGF－I 결핍

태반측

- 태반의 무게나 세포의 감소 또는 겸한 경우
- 표면적의 감소
- 융모 태반염(세균, 바이러스, 기생충 등)
- 경색증
- 종양(융모 혈관종, 포상 기태)
- 태반 분리
- 쌍둥이 수혈 증후군

산모측

- 임신 중독증
- 고혈압이나 신질환 또는 겸한 경우
- 저산소증(고지대, 청색증형 심질환 또는 폐질환
- 영양 결핍 또는 만성 질환
- 낫적혈구 빈혈
- 약물(수면제, 알코올, 흡연, 코카인, 대사 길항제)

산기사망률이 더 높다. 사망원인으로는 신생아 가사, 감염, 기형, 흡인성 폐렴등이다. 후유증으로는 성장불량, 소두증, 신경학적 장애(행동과다, 주의 집중력 부족, 학습장애, 뇌파이상, 언어 장애)가 있을 수 있다.

표 12-5. 자궁 내 성장 지연아의 문제

자궁 내 태아 사망	저산소증, 산증, 감염, 치명적 기형
출생 전후기 가사	분만시 자궁 태반 관류 감소 ±만성 태아 저산소증-산증:태변 흡인 증후군
저혈당증	조직 당원 저장 감소 당질 신생 감소, 고인슐린혈증 저산소증으로 인한 당 요구 증가 저체온증, 큰 뇌
적혈구 증가증-과점도	태아 저산소증에 동반된 erythropoietin 생산 증가
산소 소비 감소/저체온	저산소증, 저혈당증, 기아, 피하 지방 저장 불량
이상 형태학(dysmorphology)	기형 증후군, 유전 염색체 이상, 양수 과소증으로 유발된 기형, TORCH 감염

표 12-6. 자궁 내 성장 지연 신생아의 처치

재태 기간 산정 및 약물 복용의 자세한 병력 청취 등
저체온 예방
정맥혈 적혈구 용적률 측정
혈당치 측정 – 출생 후 45분 이내
선천 감염 여부 평가
염색체 또는 유전적 이상 평가
주의 깊은 추적 관찰

Ⅲ. 과숙아(Post-term infants)

재태기간 42주 이상에 출생한 아기로

출생 후 1-3주 정도 지난 신생아의 외양과 행동을 보이며, 배냇솜털(lanugo)없고,

태지 감소, 손/발톱이 길고, 두발 이 많고, 피부는 창백하며, 양피지모양을 보인다.

태반부전 증후군은 태반의 퇴행변화에 의하여 태아에게 산소와 영양물질의 공급 감소로 생기며 이 증후군의 20%에서 과숙아이다. 과숙아는 사망률이 만삭아에 비해 높으며 분만 예정일보다 3주 이상 지연되면 사망률이 3배 가량 높아 적절한 산과적 처치(유도분만, 제왕절개)로 사망률을 줄일 수 있다.

Ⅳ. 과체중아(부당중량아: Large for gestational Age)

조산아 중 과체중아는 높은 사망률을 보인다. 모체의 당뇨병, 비만등이 인자이다.

분만손상, 선천기형, 선천 심질환, 지능 및 발육지연이 있을 수 있다.

Ⅴ. 분만손상(Birth Injury)

1) 두개손상(Cranial Injury)

(1) 두개외손상

①산류(출산머리부종, caput succedaneum)는 두피 연조직의 출혈부종으로 경계가 불분명하며, 봉합선을 넘는다. 수일 내 소실된다.

②머리 혈종(cephalhematoma)은 두개골막하 출혈(두개골-골막 연결 혈관 파열)로 경계가 명확하며, 봉합선을 넘지 않으며, 선상골절이나, 두개내 출혈 이 동반되는 경우도 있다.

2주-3개월 사이에 소실된다.

대부분 특별한 치료는 필요하지 않으며 황달발생 여부를 관찰하고 혈종이 크더라도 절개/배액은 감염의 우려가 있어 금기이다.

그림 12-5. 신생아 두개 외 출혈

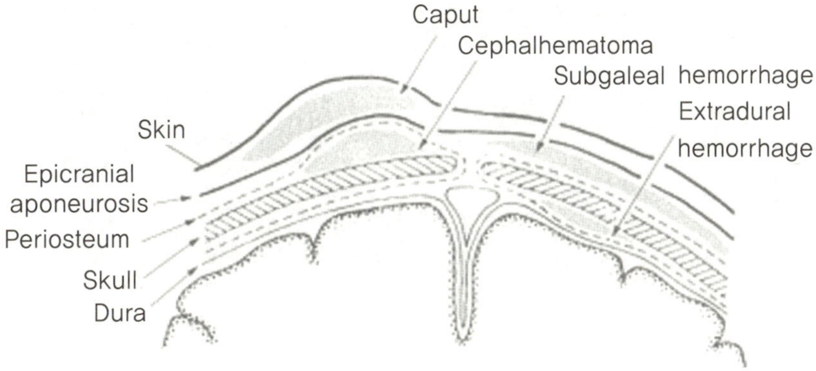

③모상건막하 출혈: 대량출혈이 일어나며 두개골 골절도 잘 동반된다. 흡인분만이나 겸자 분만 시 증가한다. 출혈성 질환의 동반 여부를 본다.

④결막 밑, 망막, 머리와 목 부위의 출혈은 일시적이다.

(2) 두개 내 -뇌실 내 출혈(Intracranial-intraventricular Hemorrhage)

경막외출혈(epidural), 경막 밑(subdural), 거미 막밑(subarachnoid), 뇌실 내, 대뇌 나 소뇌실 출혈 이 있다.

그림 12-6. 머리혈종

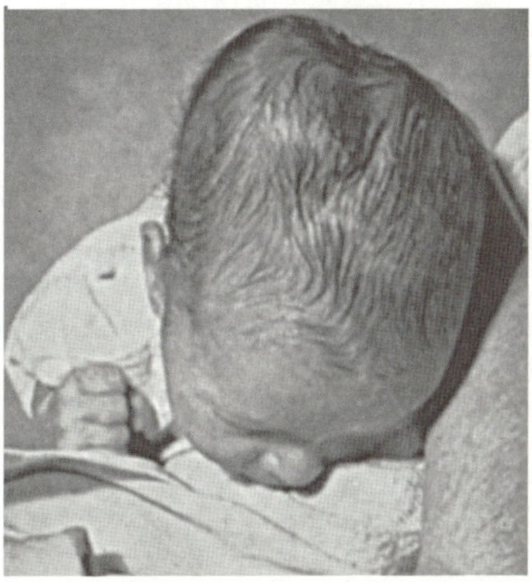

2) 척수와 척수 손상

주로 척추의 과도한 당김에 의하며 둔위 태아의 머리 분만 때, 머리태위의 어깨 분만 때 일어난다.

3) 말초신경손상

(1) 상완 신경 마비(brachial palsy)

C5-T1까지의 척수 신경근의 손상에 의해 발생한다.

① Erb-Duchene 마비는 상부 위팔신경마비(C5-C6) 로 손상된 상완의 내전, 내 회전 및 주관절 신전, 손목관절의 굴곡이 있는 자세를 보인다. 파악반사는 손상 쪽 Moro, Biceps 반사 없고, 파악반사만 있다.

② Klumpke 마비는 하부 위팔신경마비(C7,8, T1)로 손상된 쪽의 수주 내재근이 영향을 받아 주먹을 쥐지 못하고 파악반사가 없다. HORNER 증후군(안검하수, 축동, 안구 함몰)이 동

그림 12-7. 상완 신경마비

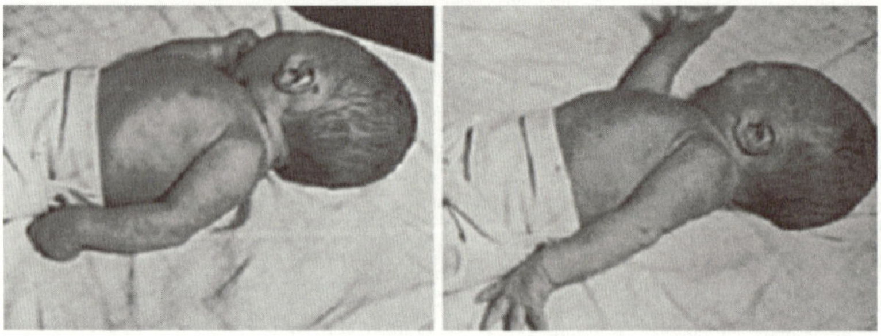

반될 수 있다.

치료원칙은 회복을 기다리는 동안 마비로 인한 근 수축 예방하는 것으로 동반 손상이 없으면 고정 후 조기에 팔꿈치, 손목, 어깨, 손가락을 포함한 위팔의 수동 운동을 시작한다.

(2) 가로막신경마비(Paralysis of Phrenic nerve)는 두위분만에 의한 경우가 가장 흔하고 C3-5 신경근 손상에 의해 발생한다. 주로 편측의 상완신경 마비가 동반되어 횡격막 마비가 발생한다. 청색증과 호흡곤란, 흡기 시 복부의 과팽만, 빈 호흡, 작은 울음소리가 발생하며 손상된 측의 호흡음이 감소한다. 단순 방사선 촬영상 횡격막이 올라가 있고 무기폐가 발생할 수 있다. 손상된 쪽으로 눕히고 산소와 수액을 공급하고 인공 환기 등이 필요한 경우도 있다. 대개 1-3개월에 회복된다.

그림 12-8. 우측 가로막 신경 마비

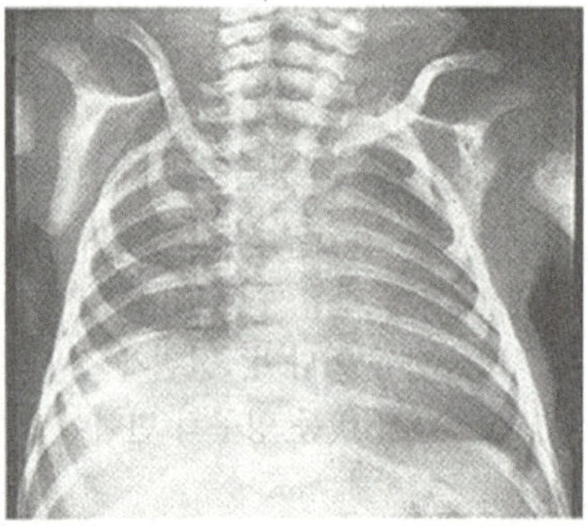

(3) 얼굴신경 마비

그림 12-9. 우측 얼굴 신경 마비

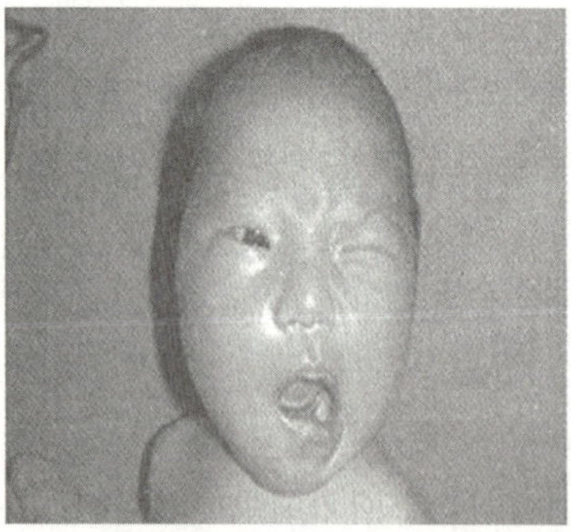

출생 시 얼굴신경의 말초부위 손상이나 드물게 선천적으로 안면신경체의 형성부전(Mobius syndrome) 으로 출생 당시 또는 생후 1-2일째 발생한다. 중추성 안면마비는 연하곤란과 손상된 동측의 입이 벌어지고 입 가장자리가 처지며 울 때 입이 정상인 쪽으로 돌아가고 정상인 쪽의 주름이 더 깊으나 이마와 눈꺼풀은 움직임이 정상이다. 말초성마비는 손상된 측의 근육이완으로 동측의 안면의 전반적인 마비로 동측의 눈이 잘 안감기고 입술이 움직이지 않고 이마의 주름이 지어지지 않는다. 특별한 치료는 요하지 않고 눈이 잘 안 감기는 경우 안대 착용 또는 인공눈물을 자주 넣어 준다. 대부분 1주일 이내에 호전되기 시작하지만 완전회복 시까지는 수개월이 소요된다.

4) 골절

(1)쇄골골절

분만 중 가장 많이 골절되는 뼈이며, 증상이 없는 경우가 많다. 손상된 측의 팔 움직임이 떨어지고 모로 반사가 없다. 방사선 촬영을 통해 확진하며 생후 7-10이면 가골이 형성된다.

상완골골절과 위팔신경마비등과 감별해야 한다.

치료는 통증을 최소화 하는 것으로 어깨와 팔을 7-10일 가량 고정한다. 예후는 아주 좋고, 후유증 없이 완전 회복 된다

5) 사경

분만시의 과신전 또는 두위 분만에 의해 근육이나 근막의 손상이 발생하여 선천성 사경 혹은 흉쇄유돌기근의 섬유종이 발생한다. 출생직후 움직이지 않는 방추형의 경계가 분명한 종괴가 촉지되고 염증이나 색의 변화는 없다. 이 종괴는 이후 2-4주간 계속 커지다가 이후 5-8개월 안에 소실된다. 머리는 손상된 근육 쪽으로 기울고 턱은 반대쪽으로 돌아가며 머리가 수동적으로도 잘 움직이지 않는다.

선천 경추 기형과 감별이 필요할 수 있으며 초음파 검사가 근육의 평가와 추적관찰에 도움이 된다. 가능한 조기에 수동적 운동치료와 고정을 시작한다. 대개 2-3개월 안에 회복된다.

Ⅵ.선천 기형(Congenital anomalies)

선천성 기형은 내과적, 외과적 또는 미관상 심각한 문제를 가지는 주기형과 그렇지 않은 소기형으로 구분한다. 선천성 기형의 원인의 50%는 유전적 요인과 관련이 있다. 10%정도는 환경적 요인에 의하여 발생하고 약 40%에서는 아직 원인을 모른다. 기형 유발물질 중에서는 알코올이 가장 흔한 원인이다.

기형은 태아의 발달과정에서 단일구조의 결손을 나타내는 단일 원발기형과 여러 구조의 결손을 나타내는 다발 기형 증후군으로 분류할 수 있다.

1) 단일원발결함에는 선천 고관절탈구, 내반첨족, 입술갈림증 및 구개열, 선천 심질환, 비대 날문 협착, 신경관 결손이 있다.

표 12-7. 기형의 원인

원인	비율(%)	예
유전적 요인		
염색체 이상	5~10	다운 증후군
단일 돌연변이 유전자	3~8	다발 유합지(polyshndactyly)
가족성(비정형적 유전)	13~18	신장 무발생(renal agenesis)
다인자 유전	20~30	입술 갈림증, 구개열, 선천 심질환
환경적 요인	10	
자궁 내 감염	2~3	TORCH 감염
모체의 질환	3~4	당뇨병, 페닐케톤뇨증, 내분비 질환, 만성 알코올 중독, 흡연, 영양 결핍
기계적 요인		둔 위(breech), 양막 띠(amniotic), 양수과소증(oligohydroamnios), Warfarin, aminopterin, phenytoin, isotretinoin, 합성 progestin, organic mercury
약물, 화학 물질		
방사선 조사, 고체온		
원인불명	40	배꼽 탈출(omphalocele), 배벽 갈림증(gastroschisis)

표 12-8. 흔한 기형의 발생 빈도 및 재발률

기형	빈도	남:여	재발률(%) (제1도 친족)
입술 갈림증 및 구개열	1/1,000	1.8:1	4~5
내반 첨족	1/1,000	2:1	2~8
선천 엉덩이 관절 탈구	1/1,000	1:5	3~4
선천 심질환	1/100	1:1	3~4*
비대 날문 협착	1/300	5:1	3
척추 갈림증, 무뇌증	1/650	1.5:1(이분 척추) 1:2(무뇌증)	3~5
선천 큰결장증	1/5,000	4:1	3~5

※기형(Malformation)은 형태 발생 과정에서 내인적 이상에 의해 발생한 하나의 장기 또는 신체 일부분의 단일, 국소적 결손이다. 입술 갈림증, 심실 중격 결손, 비대 날문 협착이 해당한다.

※변형(Deformation)은 정상 발달을 하고 있던 태아에 기계적 힘이 가해져서 발생된 신체 일 부분의 비정상적인 형태, 모양 또는 위치를 말한다.

※파열(Disruption)은 처음에는 정상적이던 발달과정이 외인 인자에 의해 붕괴되어 장기 또는 신체 일부분의 결손 이 생긴 것이다.

※형성이상(Dysplasia)은 세포의 비정상 조직화에 의해서 발생한 형태학적 결과로서 국소성 또는 전신성으로 나타난다.

※연쇄(Sequence)은 형태 발생의 초기에 의해 나타난 단일 원발 기형에 의하여 제 2,3의 결손 이 이어서 발생되어 나타난 다발 기형의 양식

2) 다발기형증후군에는 VATER연합(Vertebral defect, Anal atresia, Tracheoesophageal fistula, renal dysplasia)과 renal defect이 있다.

■ 참고문헌

1. 소아과학 제 9판 제 11장 신생아 질환, 2007

2. 신생아 진료 지침 제 2판, 대한신생아 학회 , 2008

소아성장과 발달의학

12 장. 신생아질환 II

박 일 성

VII. 호흡기 질환

1. 서론

태아기의 폐는 액체로 차 있다. 자궁 내에서는 불규칙하지만 분당 30-70회의 태아 호흡 운동이 있으며, 복식 호흡을 한다. 분만이 가까워지면 태아의 호흡운동은 억제되어 분만 중에도 계속 억제된 상태로 있게 된다. 자궁 외 호흡의 시작은 감각적 자극에 의하여 일어나는 것으로 생각된다. 즉, 환경 온도의 변화, 기계적 또는 화학적 자극(예를 들어 이산화탄소 장력의 증가, 무산소증)에 의하여 시작된다. 처음 호흡을 시작할 때에는 폐 표면의 부착력을 이겨내기 위하여 여분의 힘이 더 들게 된다. 그러므로 처음 폐가 확장 되려면 음압 15-20 cmH_2O의 압력이 필요하다.

2. 폐호흡으로의 이행

모체의 순환과 태반 기능에 의존하던 태아 호흡이 신생아기에 독자적인 가스 교환이 가능하게 되려면 몇 가지 폐의 적응 과정이 필요하다. 즉, 표면 활성제가 생산 되어야 하며, 폐는 분비 기관(secretory organ)으로부터 가스 교환 기관(gas-exchange organ)으로 변형되어야 하고, 전신 순환과 병행하는 폐순환이 확립되어야 한다.

신생아가 첫 호흡으로 공기를 마시게 되는 순간, 폐 내부에는 공기/액체 접촉면이 생기게 된다. 이 접촉면에서의 표면 장력이 감소하기 않으면 폐포는 서로 잡아당겨 납작해지려는 경향이 있어 폐의 형태를 유지하기 어렵게 된다. 계면활성제는 바로 이 공기/액체 접촉면에서 폐포를 덮고 있는 액체막에 지질 층을 형성함으로써 표면 장력을 낮추는 작용을 한다. 계면활성제는 II형 pneumocytes에서 분비되는 인지질과 단백질들의 복합체이다. 주성분은 인지질로서 phosphatidylcholine이 대부분이며, phosphatidylglycerol과 기타 중성 지방, 단백질, 탄수화물로 이루어져 있다. 계면활성제 내에서 발견되는 3종의 apoproteins는 계면활성제 층의 확산을 촉진함으로써 표면 장력의 감소에 필수적인 중요 역할을 하는 것으로 알려져 있다. Apoproteins는 또한 계면활성제 생성물의 재흡수와 재활용 및 계면활성제가 저장되는 장소인 tubular myelin의 형성에 중요한 것으로 생각된다.

3. 무호흡 (Apnea)

호흡이 20초 이상 정지하거나 청색증과 서맥이 동반된다면 호흡 정지 시간에 관계 없이 무호흡이라고 정의한다. 반면에 주기성 호흡(periodic breathing)이란 5-10초간 지속되는 호흡의 휴지기 후에 10-15초 동안의 빠른 호흡이 뒤따라 오는 것으로 미숙아에서 흔하며 정상적인 것으로 간주한다. 원인은 표-1에서와 같이 뇌출혈, 저산소성 뇌손상과 같은 중추신경계 질환, 패혈증, 괴사성 장염 등의 감염성 질환 등이며 특히 미숙아에서 흔히 발생한다. 치료는 경한 경한 경우 피부 자극, 지속적인 경우 양압 환기나 산소투여, theophylline이나 caffeine과 같이 중추신경계를 자극하는 약물을 사용한다.

표 12-1. 신생아 무호흡 및 서맥의 가능한 원인

중추 신경계	뇌실 내 출혈, 약물, 경련, 저산소성 뇌손상, 신경근육계 질환
호흡기계	폐렴, 폐쇄성 기도 병변, 무기폐, 초미숙아, 후두반사, 횡격신경마비, 중증 유리질막병, 기흉, 상기도 허탈,
감염	패혈증, 괴사성 장염, 뇌막염
위장관계	경구 수유, 위장 운동, 위식도 역류, 식도염, 장천공
대사	저나트륨증, 고암모니아혈증, 유기산의 증가, 외부 환경 온도의 증가, 저체온증
심혈관계	저혈압, 고혈압, 심부전, 빈혈, 혈액량의 감소, 부교감 신경 긴장
특발성	호흡 중추의 미숙, 수면 상태

4. 호흡곤란증후군(Respiratory Distress Syndrome:RDS)과 유리질막병(Hyaline Membrane Disease:HMD)

신생아 호흡 곤란 증후군은 폐의 발달이 미숙하여, 폐의 지속적인 팽창을 유지시켜 주는 물질인 폐 표면 활성제가 부족하여 무기폐를 초래하는 대표적인 진행성 호흡부전의 하나이다. 이는 주로 미숙아에서 나타나는데, 신생아 사망의 가장 흔한 원인으로 이의 예방과 적절한 관리는 출생 전후기학 및 신생아학의 범주 중 가장 중요한 분야의 하나이다. 폐에서 표면 활성제가 부족한 점이 원인으로 밝혀진 후 표면 활성제를 인위적으로 보충해주는 치료법이 개발되어 사망률 감소와 예후의 개선을 가져오고 있지만, 아직까지는 신생아 집중 치료의 가장 주된 범주이다. 호흡부전을 기본으로 하여 궁극적으로 여러 장기의 부전을 초래하는 증후군을 나타내므로 호흡 곤란 증후군이라 칭하며, 유리질막병과는 동의어이나, 이는 보다 병리학적인 용어로서 최근에는 HMD 보다 RDS로 더 많이 통용된다.

1) 역학

제태 기간이 짧을수록, 출생 체중이 작을 수록 높으며, 미숙아, 신생아 가사, 남아, 당뇨산모에서 출생한 경우, 다태아 중 2번째, 산모 출혈, 빠른 진행의 분만, 산모의 과거 RDS 출산력, 백인의 경우 많이 발생한다.

RDS의 빈도를 감소시키는 경우는 산전 산모에게 부신 피질 호르몬의 접종, 조기 양막파수, 산모의 임신 중독증, 산모의 고혈압, 만성 자궁 내 스트레스, 자궁내 발육부전, 부당 경량아 등이다.

2) 발생 기전, 병태 생리

발생 기전은 ① 미숙에 의한 폐 내 표면 활성제의 생성 및 분비의 부족, ② 폐의 호흡 구조상 폐포 내의 공기 교환 공간의 미숙 및 폐포 내피 세포막의 부적절한 가스 교환 ③ 외형적으로 흉벽이 너무 유연하여 폐가 찌그러지게 되는 것에 대한 저항이 적기 때문이며, 이 중 가장 중요한 것은 표면 활성제의 생성과 분비의 부족이다.

계면 활성제는 표면 장력의 저하와 폐포의 안정성 유지를 통해 폐포의 허탈을 방지해준다. 제 I 형 폐포는 폐 표면적의 94%덮고 있고 가스 교환을 주로 하고, 제 II 형 폐포는 표면활성제를 생성, 분비한다. 제 II형 폐포는 재태 기간 20주에 출현하고 양수에는 28-30주에 나타나며 35주에는 성숙치에 도달한다.

표면 활성제의 생화학적 구성은 ①인지질(phospholipid):saturated phosphatidylcholine (DPPC=lecithin), unsaturated phosphatidylcholine, phosphatidylglycerol(PG), ②중성지질 ③단백질로 구성되어 있는데 이 중에서 인지질이 표면 활성의 물리적 작용에 주된 작용을 하고, 그 중에서도 DPPC와 PG가 중요한 작용을 하는 인지질이다.

병태생리는 다음과 같은 네 가지로 요약할 수 있다. 즉, ① surfactant 부족으로 인한 무기폐 ② 이로 인한 폐포에서의 공기 교환의 부족으로 저산소증, 고탄산혈증 ③ 폐의 유순도(compliance)의 감소, 저항의 증가, FRV의 감소 등의 호흡 생리의 장애 ④ 여러 장기의 합병증 유발 등이다.

3) 증상

①임상적 기준으로는 분당 70회 이상의 빈호흡, 심한 함몰 호흡, nasal flaring, Fio2 0.4에서 청색증, 심한 흡기 부족, 지속적인 무호흡 ②생리적 기준으로는 동맥혈 가스 분석상 PaO2 〈 50 mmHg in FiO2 0.6, PaCO2 〉 60 mmHg, pH 〈 7.25 등이다.

호흡 곤란과 청색증이 출생 수분 이내부터 나타나기 시작하고 이는 미숙아에서 더욱 심하다. 특징적인 소견은 빠른 호흡, 함몰 호흡, 호기 시 신음, 청색증, 콧구멍을 벌렁거림 등으로 시간 경과에 따라 더욱 심하다. 폐에서 산소 섭취의 부족에 의하여 청색증이 나타나고, 1회의 환기에서 생기는 산소 부족을 보상하기 위하여 호흡 횟수가 증가 하는 것이 빠른 호흡이다.

4) 진단

출생 전 진단은 Lecithin/sphingomyelin(L/S) 비가 중요하다. 표면 활성제의 성분 중 가장 중요한 DPPC(Lecithin)가 폐가 성숙하면서 증가하므로 36주 이상에서는 L/S 비가 2.0 이상으로 나타난다. 출생 전 양수 검사나 출생 후 신생아의 위액에서 측정 시 RDS의 예견과 진단에 도움된다. 포말 안정검사(shake test, bubble stability test, foam stability test)란 양수나 위액에 동량의 95% ethanol을 섞어서 15초 후 흔든 후 15분간 방치 후 band 형성 확인하는 간편한 검사법이다.

출생 후에는 앞서 기술한 임상 소견과 함께 특징적 방사선 소견으로 진단한다: ① 폐포의 허탈로 인하여 과립상 음영(diffuse granular density)이 간유리상(ground glass appearance)으로 보이며 ② 심한 경우 전 폐야가 total white-out 양상으로 심장과 폐의 경계가 불분명하고 ③ 공기-기관지 음영(air-bronchogram): 허탈(collapse)된 상부 기관지엽에서 폐포강으로 공기가 들어가지 못하여 기관지 엽이 늘어나 있는 음영.

검사 소견은 동맥혈 가스 분석에서 저산소증, 고탄산 혈증, 산증, 낮은 산소 포화도를 보인다.

5) 치료

치료의 목표는 ① 부적절한 가스 교환 교정 ② 대사성 산증 ③ 전신 순환 부전에 대한 처치이다. 실제 치료의 방법상에서는 일반적인 대증 치료 및 호흡 치료(인공환기요법) 등의 고식적인 방법 이외에 최근에는 이 병의 병태 생리상에서 가장 기본인 부족한 표면 활성제를 기도를 통해 투여하는 보충 요법이 개발되어 좋은 결과를 보이며 예후의 개선에 기여하고 있다.

출생 후 열손실을 최소화하여 체온을 유지하고, 첫 48시간 동안 혹은 이뇨 개시까지 10% 포도당액 65-75 cc/kg/일로 제한하여 수액을 공급한다. 장기간 수액 공급 혹은 빈번한 혈액가스 검사를 위해 배꼽 혈관 도관술(umbilical vein/artery catheterization)을 시행한다.

호흡 관리는 ① 산소 공급: PaO2를 55-70mmHg 로 유지(고농도 산소로 인한 미숙아 망막증, 기관지폐 이형성증 예방하기 위해서) ② 증상에 따라 지속적 양압호흡(CPAP) ③ 기도 삽관, 인공환기를 시행한다.

가장 중요한 치료 중 하나가 인공 계면 활성제를 기도를 통해 투여하는 것이다. 인공 계면 활성제를 투여하는 효과는 ① 환아의 산소화를 개선 ② 폐의 유순도를 개선 ③ 흉부 방사선 소견이 호전 ④ 기흉을 감소 시켜서 ⑤ 합병증과 사망률을 감소 시킬 수 있다.

6) 합병증

초기 합병증은 압력 상해에 의한 기흉, 종격동 기종, 폐사이질 기종이나 두개 내 출혈, 동맥관 개존증, 울혈성 심부전, 저혈압 등이 올 수 있으며, 후기 합병증은 산소 요법 합병증으로 미숙아 망막증(retinopathy of prematurity:ROP)과 기관지폐 형성 이상(bronchopulmonary dysplasia:BPD)이 중요하다.

① 미숙아 망막증의 원인은 산소이지만 미숙아에서는 산소 공급 없이도 발생 가능하고 대개 33주 이전의 미숙아에서 호발 한다. 동맥혈의 높은 산소 분압이 지속될 경우 빈도가 높아지며 산소 치료 받은 36주 미만 출생 체중 2000 mg 미만과 산소치료를 받지 않아도 1000g 미만은 생후 4-8주에 안과 의사의 선별 검사가 필요하다.

② 기관지폐 이형성증(BPD: bronchopulmonary dysplasia)의 원인은 기계적 환기와 산소 공급을 필요로 하는 영아에서 폐손상의 결과이다. 그 외 미숙아 자체로, 증상이 있는 동맥관 개존증, 영양 부족 등이다. 증상은 유리질막증이 3-4일 후에도 좋아지지 않고 산소를 공급하지 않으면 계속 청색증이 오며, 1개월 이상 산소 의존도를 지닌다. 방사선 소견 상 공기 기관지 음영과 간질성 기종을 보이다가 점차 스펀지 모양의 비균일한 음영으로 바뀐다. 퇴원 전 산소를 중단 할 수 있었던 영아의 장기적 예후는 양호한 편이다. 뇌실 내 출혈, 지속성 폐 고혈압, 폐성심, 1세 이후까지 산소 의존성을 보이는 환아에서는 예후가 나쁘다.

7) 감별진단

연쇄상 구균에 의한 폐렴의 경우 흉부방사선 소견이 RDS와 유사하여 감별하기 어렵기 때문에 배양검사를 실시하고 경험적 항생제를 투여한다. 신생아 일과성 빈호흡증은 경한 호흡곤란과 호흡성 산증이 없으며 산소투여만으로 조기에 증상이 호전된다.

5. 신생아 일과성 빈호흡 (Transient Tachypnea of Newborn:TTN, RDS type II, Wet lung syndrome)

병명에서 시사하듯이 일시적인 빠른 호흡을 주증상으로 하는 양성 질환이다. 실제 임상적 의의는 신생아에서 호흡 곤란증을 가져오는 다른 중한 질환들과의 감별 질환으로 중요하다.

1) 개요

출생초기에 일괄성인 빈호흡, 경한 호흡곤란을 보이며 수 일 내에 저농도 산소치 료로 호전된다. 주로 만삭아에서 발생하며 미숙아에서도 나타난다.

2) 원인

출생 시 폐포내에 있던 폐액의 제거 및 흡수가 정상보다 지연되어 발생하며 제왕절개, 경산부의 아기, 둔위 분만, 주산기 가사, 당뇨병 산모 등에서 흔하다.

3) 임상 증상

출생 시부터 빈호흡, 흉부 함몰, 호흡곤란 등을 보이지만, 시간 경과에 따른 증상의 진행은 없다. 동맥혈 가스 분석상 경한 산혈증을 보이며 대부분에서 8-24시간 내 호전된다.

4) 방사선 소견(sun burst pattern)

양측 폐문부에서 방사되는 선상 울혈, 폐의 과도 통기, 폐엽간(minor fissure) 또는 늑막에 삼출액이 발견되기도 하며 경도의 망상 음영, 경한 심비대가 보인다.

5) 치료 및 예후

비강을 통한 보조적인 산소공급만으로도 충분하며 후유증 없이 회복된다.

표 12-2. 유리질막증과 신생아 일과성 빈호흡의 감별

유리 질막증	신생아 일과성 빈호흡
미숙아 주산기 가사 표면 활성제의 부족 호흡곤란 심함 생후 2-3일에 고농도 산소 필요 점증 폐혈관 관류 저하: 단락 형성 관류정상, 단락 형성 드묾 혈량 저하증: 흔하다 사망률: 높다	대부분 만삭아 산모 과진정, 제왕절개술 폐흡인, 폐액 흡수 장애, 미만성 무기폐, 호흡 곤란 경함 방사선: 망상과립상, 과소 통기 폐문 주위의 sunburst 상, 과도 통기 저농도 산소에도 증상 완화 혈량 저하증: 드물다 사망률: 낮다

6. 태변 흡인 증후군 (Meconium Aspiration Syndrome:MAS)

만삭아 및 과숙아에서 자궁 내 또는 분만 중 저산소증에 노출될 경우, 장 운동의 항진과 항문 괄약근의 이완으로 태변이 양수 내로 배출되고 태아의 헐떡 호흡(gasping respiration)에 의하여 기도 내로 흡인되면 기도 폐쇄에 의한 호흡 곤란, 즉 태변 흡인 증후군이 발생한다.

1) 발생 기전

산과적 합병증으로 태아 저산소증이 초래되면서, 태아의 장 허혈에 의해 장 운동이 항진, 항문이 이완되어서 태변이 양수 내로 배설된다. 태내 혹은 분만 중에 헐떡 호흡으로 인해 태변 착색된 양수가 호흡기도에 흡인된다.

2) 빈도

만삭아, 과숙아에 흔하다. 미숙아에서는 태아 저산소증이 있어도 장운동 항진이나 항문 이완 등이 없기 때문에 드물다.

3) 임상소견

출생 전후 태아 곤란증 및 신생아 가사 후 태변이 양수나 피부 및 제대에 착색되어 있으며, 출생 시부터 기도 폐쇄로 헐떡거림, 무호흡, 청색증과 빈호흡을 보인다. 부분적인 폐쇄로 인해 흉곽이 팽창되고, 청진 상 수포음이 들릴 수 있다.

4) 방사선 소견

거칠고 불규칙한 음영(무기폐와 양측 폐야의 과도 통기 소견)을 보이며, 횡격막이 수평화되고 흉곽 전후의 직경이 확대 된다.

5) 치료

산도에서 머리가 나오면 첫 호흡 전에 구인두강을 먼저, 비인강의 분비물을 나중에 제거한다. 호흡이 불규칙하고 호흡곤란이 있으며 심한 신생아 가사 징후가 있을 때 기도 삽관에 음압을 걸어 발관하면서 동시에 태변을 제거한다. 항생제 투여는 2차적 감염으로 인한 세균성 폐렴이 있을 때 시행한다. 고식적 인공호흡기 치료로도 산소포화도가 유지되지 않을 때 고빈도 인공환기 요법(HFO), 질소(nitric oxide) 치료, 계면 활성제 투여를 고려할 수 있다.

6) 예후

경한 경우는 문제가 되지 않으나 기계적 환기요법에 의한 집중 치료 시에는 저산소증에 노출 정도에 따라 중추 신경계 장애, 청각 장애, 또는 5-10세까지 만성적인 기침이 있을 수 있다.

7. 기흉 (Pneumothorax)

무증상의 기흉은 전 신생아의 1-2%에서 확인되며, 남아가 여아보다 발생 빈도가 높다. 보통은 편측성이며 우측이 좌측보다 흔하다. 양압 흡입의 병력 없이 특발성으로 발생하는 경우는 폐형성 저하증을 가져오는 여러 조건들을 동반하지만, 기계적 환기 요법 또는 심폐 소생술 후 발생하는 기흉은 고압의 양압 환기가 주된 원인이다.

증상은 ① 환아 호흡 상태가 갑자기 악화되면서 과도하게 보채고 무호흡, 빈호흡, 청색증, 흉곽 팽윤, 흉근 함몰, 신음 호흡 ② 타진상 과도 공명음, 청진상 호흡음 감소, 심첨부 박동 전위, 간 촉지 ③ 기계적 환기 요법 중에 호흡곤란 악화, 저산소증, 활력징후의 변화가 나타나면 의심한다.

진단은 ① 증상이 있는 경우 주사 바늘로 천자하여 확인하면서 감압하고 ② 흉곽에 투조기로 불빛을 투과하였을 때 불빛이 번지는 소견을 보이며 ③ 흉부 방사선 결과 내측 늑막이 쭈그러지고 흉막강 내 투과성 음영을 보이며 종격동이 전위된 소견을 보인다.

무증상의 기흉은 경과 관찰로써 충분하나, 심한 호흡 곤란 및 순환 장애가 있는 경우에는 늑강 천자 후 흉관을 삽입하여 지속적인 음압 배기를 시행한다. 기계적 환기 요법 중 발생한 기흉은 낮은 평균 기도압으로 산소 공급이 가능한 고빈도 환기 요법(HFV)이 효과적이다.

VIII. 신생아의 소화기 질환

1. 신생아 괴사 장염 (Neonatal Necrotizing Enterocolitis;NEC)

신생아 괴사 장염은 원인 불명의 신생아 중증 질환으로 다양한 장의 점막 및 전층의 괴사를 특징으로 한다. 빈도는 신생아 중환자실 입원 환아의 1-5%로 출생 체중과 재태기간이 감소 할수록 증가하나 드물게 만삭아에서도 발생한다.

1) 병리 및 병인

가장 큰 위험 요인은 미숙아이며, 장 허혈, 경구 영양, 병원균(*E.coli, Klebsiella, Clostridium perfringens, S. epidermidis* 및 rotavirus 등)과 관련이 있다. 이러한 요인들이 복합적으로 작용하여 장의 괴사, 창자벽 공기(pneumatosis intestinalis), 장천공이 발생하여 패혈증 및 사망으로 진행한다. 호발 부위는 회장의 원위부와 대장의 근위부이다.

2) 증상

대부분 출생 후 첫 2주 이내, 극소 저체중 출생아에서는 생후 3개월 까지 발생하는데, 복부팽만, 위저류가 초기의 주요 증상이다. 대부분 경구 영양 후에 발생하며, 25%에서 혈변을 보인다. 증상은 잠혈변만 보이는 경증에서부터 장천공, 복막염, 쇼크 및 사망 등 중증까지의 여러 양상을 보인다. 진행은 빠른 편이지만, 72시간 후에 경증에서 중증으로 진행되는 경우는 드물다.

3) 진단

단순 복부 촬영 상 창자 벽 공기가 진단에 가장 중요하고(50-75%), 문맥 정맥 내 공기(portal vein gas)는 중증을 의미한다. 장천공 시 기복, 낫인대(falciform ligament)가 보이는 football sign을 볼 수 있다. 간 초음파 검사는 정상 복부 방사선 소견을 보이는 경우라도 문맥 정맥 내 공기를 찾아 내는데 유용하다.

4) 감별진단

전신 또는 장내 감염, 장폐쇄, 장염전(volvulus) 등이 있다. 또한 스테로이드와 인도메타신이 국소적 장천공을 일으키는 경우도 있으므로 감별을 요한다.

5) 치료

내과적 치료: 금식, 비위강 감압, 산-염기 전해질 평형에 주의하면서 수액을 투여하는 것이 중요하다. 혈액 배양 검사 시행 후 전신적 항생제로 치료를 시작 해야 한다. Ampicilllin 또는 cephalosporin과 aminoglycoside를 투여하며, 장 천공된 경우는 clindamycin을 추가한다. 배꼽도관을 제거하고, 복부팽만이 저산소증 및 고탄산혈증을 유발한 경우에는 인공 환기 요법을 시행해야 한다.

외과적 치료: 장천공의 증거가 있으면, 개복술, 괴사된 장의 절제를 시행한다. 장 절제 수술을 받을 수 없을 정도로 심한 복막염이 있는 환아에서는 복막 배액술(peritoneal drainage)이 도움이 된다.

6) 예후

내과적 치료의 실패율은 진단 시 창자벽 공기가 있었던 환아의 20%이며, 이들 환아의 9-25%가 사망하게 된다. 조심스러운 영양법과 모유 영양으로 예방이 가능할 수도 있다.

2. 신생아 황달과 고빌리루빈 혈증

신생아 황달은 신생아기에 가장 흔히 볼 수 있는 질환이지만 대부분이 양성의 결과를 나타낸다. 그러나 심한 간접 황달을 치료하지 않는 경우 신경계에 손상을 주며, 직접 포합 황달도 심각한 질환을 일으킬 수 있다. 생후 첫 주 내에 만삭아의 약 60%, 미숙아의 80%에서 관찰된다.

빌리루빈의 생성은 세망 내피 세포에서 수명이 다한 늙은 혈색소로부터 heme oxygenase, biliverdin reductase 등의 효소에 의해 생성된다. 불포합, 비극성, 지용성인 간접 빌리루빈은 혈청 알부민과 결합되어

간으로 운반된다. 간세포 소포 내에서 uridine diphosphoglucuronic acid(UDP) glucuronyl transferase에 의하여 포합(conjugation)되어 극성이며 수용성인 직접 빌리루빈(direct bilirubin)으로 변환된 후에 담도를 거쳐 장으로 배설된다. 포합 빌리루빈은 신경 독성은 없으나 불포합 빌리루빈은 신생아에게 신경 독성을 일으킬 수 있다(그림 12-1).

그림 12-1. 신생아의 빌리루빈 대사: BMG(bilirubin monoglucuronide), BDG(bilirubin diglucuronide)

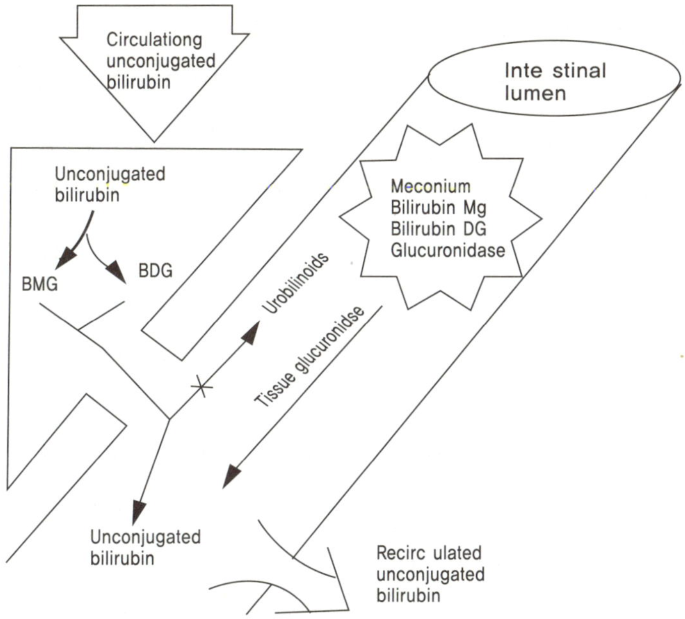

1) 원인

신생아 간접 고빌리루빈 혈증의 원인을 기전에 따라 분류하면 다음과 같다.

① 간에서 대사될 빌리루빈의 양을 증가시키는 요인 (용혈성 빈혈, 미숙 혹은 수혈에 의하여 적혈구 수명 단축, 장간 순환의 증가, 감염, 두혈종, 다혈증, 유전 구상 적혈구증)

② transferase 효소의 작용을 감소시키는 요인(저산소증, 감염, 저체온증, 갑상선 기능 저하증)

③ transferase 효소와 경쟁적 관계 있는 요인(배설에 glucuronic acid conjugation이 필요한 약물)

④ transferase 효소의 결핍이나 간세포에서 빌리루빈 uptake의 감소를 일으키는 요인(유전적인 요인, 미숙아)

(1) 생리적 황달(physiologic jaundice)

정상적으로 탯줄 혈청 내의 간접 빌리루빈치는 1-3 mg/dL이며, 하루에 5 mg/dL 미만으로 증가하여 생후 2-3일에 육안으로 관찰 할 수 있게 된다. 생후 2일에서 4일 사이에 5-6 mg/dL 이하로 감소한다. 이런 변화를 보이는 황달을 생리적 황달이라고 부르며, 발생 원인은 생존일이 성인 적혈구보다 짧은 태아 적혈구(80일 대 120일) 때문에 생성의 증가와 간에서의 빌리루빈 포합의 일과성 제한 등이 복합되어 발생한다. 간접 빌리루빈치는 만삭아의 6-7%에서 12.9 mg/dL 이상, 3%에서 15 mg/dL 이상까지 상승하기도 한다.

(2) 모유 황달(breast milk jaundice)

모유수유 중인 만삭아의 2%에서 생후 4-7일째부터 불포합 빌리루빈이 상승하여 2-3주째 최고치(10-30 mg/dL)가 된다. 1-2일간 수유를 중단하고 분유를 먹이면 혈청 빌리루빈이 급격히 감소하고 그 후 다시 모유를 먹여도 그 전의 높은 수치까지 증가하지 않는다. 황달 이외의 증상은 없으나 핵황달이 보고된 예도 있다. 원인이 명확하게 밝혀지지 않았지만 모유에 함유된 glucuronidase에 의해 발생한다. 모유 내의 5-βpregnane-3a, 2-βdiol이나 불포화 지방산이 간에서 glucuronyl transferase의 포합능력을 경쟁적으로 방해해서 발생한다고 하고, 또 모유 내에 존재하는 gluronidase에 의해 장간 순환이 증가해 발생한다고 한다.

조기 모유 황달(early breast milk jaundice)는 모유 수유아의 13%에서 생후 1주 내에 혈청 빌리루빈이 12 mg/dL 이상 증가하는 것을 말한다. 이것은 모유 수유가 충분하지 않아 생긴 탈수나 칼로리 섭취 감소 때문이다. 물이나 포도당액을 먹이면 오히려 높은 칼로리를 가진 모유 섭취량이 감소하여 빌리루빈 치가 증가 할 수 있으므로 빨리 모유수유를 시작하고 하루 10회 이상 하며 모자 동실을 시켜 밤에도 수유를 시키는 것이 조기 모유 황달을 감소시킬 수 있다.

(3) 병적 황달(pathologic jaundice)

병적인 황달을 의심해서 반드시 원인을 찾아야 하는 경우는 다음과 같다.

① 생후 24-36시간 이내에 나타나는 경우

② 혈청 빌리루빈이 24시간 내에 5 mg/dL 이상 증가하는 경우

③ 만삭아에서 혈중 빌리루빈이 12 mg/dL, 미숙아에서는 15 mg/dL 이상인 경우

④ 황달이 만삭아에서 생후 1주 이상, 미숙아에서 생후 2주 이상 지속되는 경우

⑤ 직접 빌리루빈이 1.5-2 mg/dL 이상인 경우

2) 증상

피부를 눌러보아 얼굴(5 mg/dL), 복부 중앙(12 mg/dL), 발바닥까지(20 mg/dL)로 추정하나 혈중

치를 대신할 수는 없다. 간접 빌리루빈 황달은 밝은 황색 혹은 오렌지색으로 보이며, 직접 빌리루빈 황달은 녹색 혹은 진흙색 같이 어두운 황색으로 관찰된다.

3) 감별진단

신생아 황달의 출생 후 시간에 따라 흔한 원인이 다르다. 생후 24시간 이내에 나타날 수 있는 황달은 ABO 부적합, Rh 부적합, 패혈증 등이다. 생후 2-3일에 나타나는 황달은 생리적 황달이 흔하다. 3

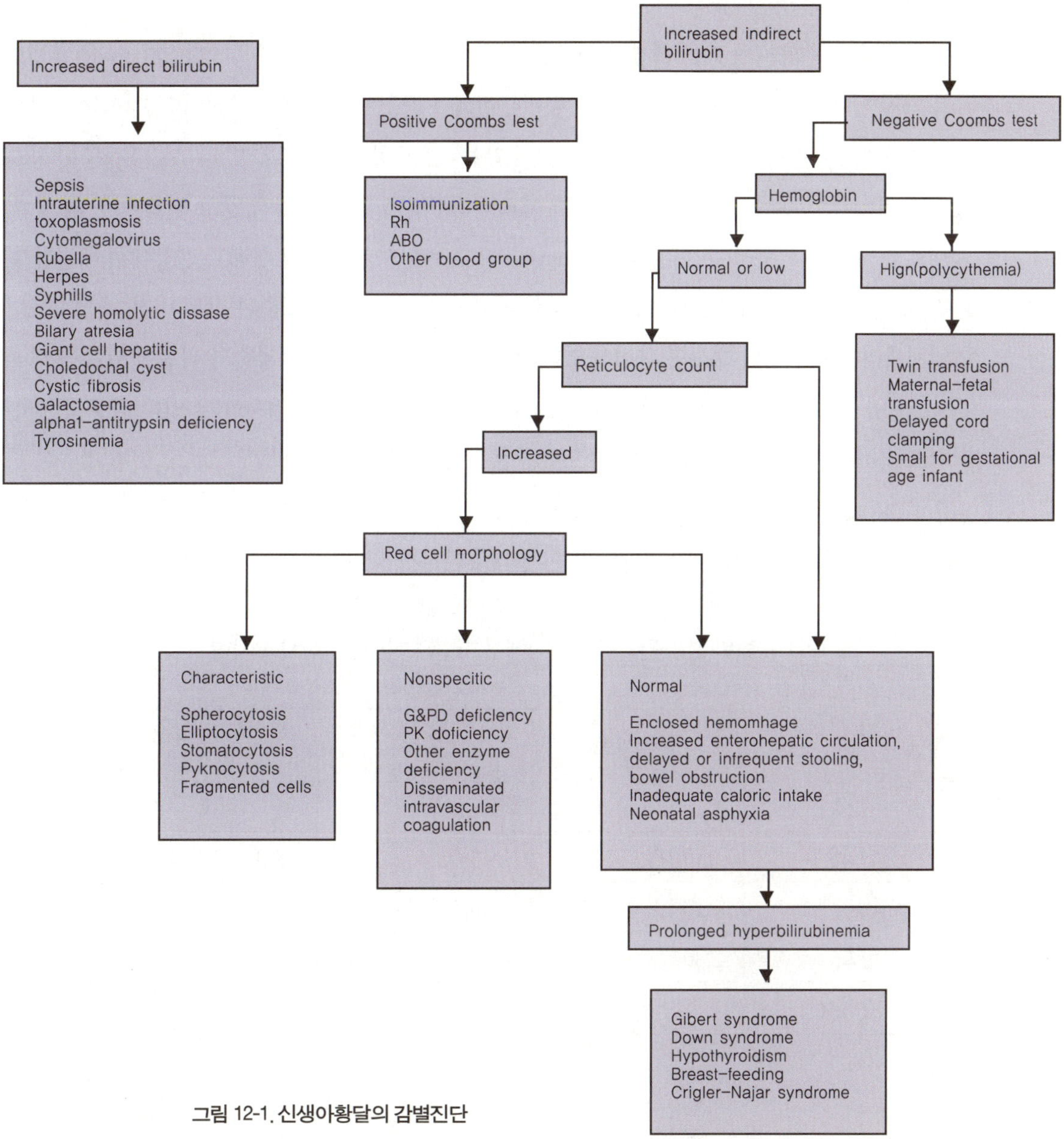

그림 12-1. 신생아황달의 감별진단

일 이후 1주 이내에 나타나는 황달은 패혈증과 기타 감염(선천 매독, 톡소플라즈마병, 거대세포함입병), 내출혈(광범위한 출혈반, 머리혈종)이 원인이다. 1주 이후에 나타나는 황달은 패혈증,담도 폐쇄, 간염, 갈락토스혈증, 약물에 의한 용혈성 빈혈, 모유 황달이 흔하다. 생후 1개월 이상 지속되는 황달은 간염, 선천 매독, 담도 폐쇄, 인공영양의 지속 등이다(그림 12-1).

4) 치료

(1) 광선 치료(phototherapy)

기시 광선을 쬐면 혈중의 간접 빌리루빈이 감소한다. 빌리루빈은 파장 420-470 nm의 청색빛을 가장 많이 흡수하며 흰색, 녹색빛도 빌리루빈치를 감소시키는 데 효과적이다. 원리는 피부의 빌리루빈은 광에너지를 흡수, 독성이 있는 불포합 4Z, 15Z 빌리루빈을 광이성화(photoisomerization)시켜 이성체인 4Z, 15E 빌리루빈(포합을 거치지 않고 담즙을 통해 배설)으로 변형시킨다. 또 다른 이성체인 lumirubin으로 변형시켜 불포합 상태로 신장에서 배설한다. 광선치료의 효과는 빛 에너지의 파장, 광원과 환아 사이의 거리, 노출된 피부 면적, 용혈속도나 인체내의 빌리루빈의 대사와 관련이 있다. 용혈성 질환이 있거나 핵황달의 위험이 있으면 매 4-8시간 마다 혈청 빌리루빈 검사를 하며 치료 중단 후 24시간 까지 검사한다. 안대 착용 후 광선치료를 해야한다. 광선치료의 합병증으로는 묽은 변, 홍반성 발진, 발열과 탈수, 오한, 청동아 증후군(bronze baby syndrome) 등이 있다.

용혈이 있는 경우에는 나이에 관계없이 빌리루빈치가 20이상이면 교환 수혈 시행.

표 12-3. 용혈이 없는 건강한 만삭아에서 고빌리루빈혈증의 치료 지침.

나이(시간)	치료전략		
	광선치료	집중적 광선 치료와 교환 수혈 준비 *	광선치료 실패시 교환수혈§
〈24	†	†	†
24-48 ‖	≥15-18	≥25	≥20
49-72	≥18-20	≥30	≥25
〉72	≥20	≥30	≥25
〉2 wk	‡	‡	‡

Ⅱ 생후 48시간 내에 빌리루빈 치가 이정도에 이르는 경우가 드물기 때문에 용혈, 혈종, 직접 빌리루빈혈증 등의 원인 질환을 찾아보아야 한다.

† 건강한 아기에서 생후 24시간 내에 황달은 나타나지 않는다.

‡ 출생 후 2주째 갑자기 황달이 생기거나 적절한 치료에도 불구하고 출생 2주째까지 황달이 있는 경우는 자세한 검사가 필요하며 담관 　쇄, 갈락토오스혈증, 갑상선 저하증, 신생아 감염 같은 원인 일 수 있다.

* 만약 처음 시행한 빌리루빈치가 높으면 집중적으로 광선요법을 시행하면서 교환 수혈을 준비해야 한다. 광선 치료 후 빌리루빈치가 오른쪽과 같이 감소하지 않으면 교환수혈을 시행한다.

§ 빌리루빈치가 이 정도이면 집중적으로 광선 요법을 시행해야 하며 일반적으로 4-6시간 내에 빌리루빈치가 1-2 mg/dL 정도 감소한다. 정맥 내 수액량은 유지량의 1-1.5배 투여해야 하고 경구 수유도 병행해야 한다.

(2) 교환 수혈(Exchange transfusion)

치료 지침에 제시된 수치 이하로 유지하기 위해 사용, 반복할 수 있다. 핵황달을 시사하는 소견이 있는 경우 빌리루빈치와 상관없이 시행한다. 생후 첫날이나 2일째는 점차 빌리루빈이 증가될 것으로 예상되므로 위험 수치라고 판단되면 수치에 근접하면 교환수혈 적응증이 된다. 그러나 만삭아에서 생후 4일 이후, 미숙아에서 생후 7일 이후에는 간의 포합 기전이 점차 활성화되므로 빌리루빈 수치가 떨어질 것으로 예상되므로 적응증이 되지 않으면 시행하지 않는다. 주석 프로토포피린(tin-protoporhyrin): heme-oxygenase에 의해 빌리버딘이 빌리루빈으로 변환되는 것을 억제하여 빌리루빈을 감소시킨다. 효과가 늦게 나타나고 많은 도움이 되지 않으며 병적 황달에서는 사용하지 않는다.

3. 핵황달(kernicterus, bilirubin encephalopathy)

핵황달은 basal ganglia, hipocampal cortex, subthalamic nuclei 내에 불포합 빌리루빈이 침착되어 생기는 신경학적 증후군이다. 알부민과 유리 빌리루빈이 증가하여 혈액-뇌 장벽을 통과하여 뇌세포 내로 확산되거나 신생아 가사나 고장성으로 인해 혈액-뇌 장벽이 손상 받아서 발생한다. 건강한 만삭아에서 용혈이 없는 경우 25 mg/dL미만에서는 핵황달이 거의 발생하지 않는다. 혈액 내에서 알부민과 빌리루빈의 결합을 저해하는 요인, 뇌세포로 빌리루빈 이동을 증가시키는 요인, 극소 저출생 체중아에서는 8-12 mg/dL 의 낮은 혈중 농도에서 핵 황달이 발생할 수 있다.

1) 증상

패혈증, 가사, 저혈당증, 뇌출혈과 같은 급성 전신성 질환과 구별이 잘 되지 않는다. 기면, 식욕부진, 모로(Moro) 반사 소실 등이 일반적이며 건반사의 감소, 호흡곤란이 발생한다. 후기에는 후궁 반장(opisthotonus), 천문 팽륭, 안면 및 사지 연축, 찢어지는 울음소리, 주먹을 쥐고 팔을 내회전한 상태로 뻣뻣하게 신전 시키는 자세를 보일 수 있다. 심한 신경학적 징후를 보이는 경우 사망이 많다. 생존하는 경우 2-3개월간은 거의 이상증상이 없지만 1세경에 후궁 반장, 근육 강직, 전신 경련, 2세경에 경련이 감소하나 불규칙, 불수의 운동 증가, 근육 강직, 3세경에는 양측성 무도성 무정위운동(choreoathetosis), 추체외로 증후(extrapyramidal sign), 사시, 청각 장애를 보일 수 있다.

2) 치료

원인에 관계없이 핵황달의 위험이 있는 혈중 간접 빌리루빈 농도에 도달하지 못하게 예방 하는 것이다. 광선치료를 시작하는 명확한 기준은 없지만, 광선 치료의 효과가 나타나는 데에는 6-12시간이 필요하므로 교환 수혈의 적응증이 되는 빌리루빈치보다 낮은 수치에서 광선치료를 시작해야 한다.

IX. 신생아의 혈액 질환

1. 신생아 용혈성 질환 (Erythroblastosis Fetalis, Hemolytic disease of newborn)

신생아기에 생기는 빈혈의 원인은 주로 출혈, 용혈, 그리고 조혈 기능 저하에 의한다. 그 중에서도 가장 빈도가 높은 것은 적혈구 조기 파괴로 인한 용혈 빈혈이다. 신생아 초기에 용혈 질환이 있을 경우, 용혈 현상이 빨리 진행하여 심폐 장애 현상이나 파괴된 적혈구로 인한 다량의 혈중 빌리루빈 때문에 핵황달 같은 생명의 위험을 초래하는 증상들이 합병될 가능성이 크다. 따라서, 신생아 용혈 질환은 조기에 진단하여 올바른 예방과 치료를 해야 한다. 신생아 용혈 빈혈이 있을 때 우선 수혈부터 시행하는 경우가 있는데, 이런 경우 올바른 원인 진단을 하기가 어려울 뿐 아니라 때로는 용혈 현상이 증폭되어 합병증이 더욱 커질 수 있다.

1) 신생아 용혈 질환의 진단적 접근 방법

신생아 빈혈 환자에서 시행해야 할 필수 검사는 혈색소, 망상 적혈구, Coombs 검사, 말초혈액 도말 검사이다. Coomb 검사가 양성인 경우에는 거의 예외 없이 동종 면역 혈액형 부적합에 의한 용혈

질환이다. Coombs 검사가 음성이고, 망상 적혈구가 정상 또는 증가된 경우 MCV를 알아보아 MCV가 정상 또는 증가되어 있으면, 말초혈액 도말검사를 시행하여 적혈구 형태 이상(구상, 타원형, 유구적혈구 등)에 의한 용혈질환을 감별해 낼 수 있다.

적혈구의 형태가 정상인 경우에는 Heinz body 검사와 적혈구 효소(G6PD 및 pyruvate kinase) 검사로 호소 결핍 용혈 질환을 감별한다. 그 밖에 희귀한 헤모글로빈 이상, 태내 만성 감염(TORCH complex) 및 비타민 E 결핍에 의한 용혈 빈혈을 생각해 볼 수 있다.

2) ABO 부적합증

엄마와 태아 사이에 주요 혈액형이 부적합 함으로써 Rh 부적합증 보다는 경한 질환이 발생한다. 우리 나라에서는 태아 적혈모구증에서 ABO 부적합증의 발생 빈도가 가장 높다. 산모 혈액형이 A형이라면 B 세포에 대한 항체가 생기고, B형이라면 A형 세포에 대한 항체가 생긴다. 그러나 보통 엄마는 O형이고, 아이는 A 또는 B형이다. ABO 부적합은 임신의 20-25%에 달하지만, 용혈 질환은 이 가운데 10%에서만 발생한다. 대부분의 경우 항원-항체반응이 경하고, 유일한 증상이 황달이다. 황달은 일반적으로 첫 24시간 동안에 나타난다. 핵황달은 드물다.

3) Rh 부적합증

자연 유산, 인공 유산 또는 출산 등의 원인에 의해 Rh 양성인 태아의 혈액(1mL 이상)이 Rh 음성인 산모로 들어가면(태아-산모 수혈) 임신 동안 D 항원에 대한 항체가 생성된다. 일단 면역화가 일어나면 소량의 항원도 항체 반응을 일으킬 수 있다. Rh 부적합증 발병의 빈도는 임신 횟수가 거듭될수록 증가된다. 임상증상은 경증의 용혈부터 심한 빈혈과 골수 외 조혈(간비 비대)까지 다양하다. 용혈에 대한 조혈계의 보상 능력이 감당하지 못할 때 빈혈이 심해져서 창백, 심부전, 심한 전신부종 및 순환 허탈이 일어난다. 황달은 출생 첫날부터 확연하다. 검사 소견 상 직접 Coombs 검사는 보통 양성이며 빈혈이 있다. 제대혈 혈색소는 심한 정도에 따라 다양하여, 태아 수종증이 있으면 3-4g/dL로 감소할 수 있다. 치료의 목적은 심한 빈혈과 저산소증으로 인한 자궁 내 또는 자궁 외 사망을 예방하며, 고빌리루빈 혈증에 의한 신경독성을 방지하는 것이다. 초음파와 양수 검사에 의해 태아를 수혈 치료함으로써 중증의 태아의 생존이 개선되었다. 출생 후에는 신선하고, 항체가가 낮은 O형이고 Rh 음성인 혈액을 즉시 공급해야 한다. 용혈 질환 또는 수혈을 가진 영아는 빈혈과 담즙 정체 발생을 주의깊게 모니터 해야 한다. Rh 음성인 엄마의 초기 감작 위험을 줄이기 위해 출산, 자궁 외 임신의 출산, 임신 중 복부 외상, 양수 천자, 융모막 생검, 또는 임신 중절한 지 48시간 내 인간 항D 글로불린(RhoGAM)을 근육 주사해야 한다.

2. 신생아의 다혈증 (Plethora, Polycythemia)

다혈증 또는 적혈구 증가증은 정맥 적혈구 용적률이 65% 이상인 경우를 말한다. 0.4-5%의 신생아에서 발생하며, 부당 경량아나 과숙아에서 빈도가 증가한다. 모세혈관에서 채혈한 경우 측정상 오류가 가능하며, 태반수혈, 태반부전, 산모의 흡연, 과량의 수혈, 당뇨병 산모의 태아에서 발병이 높다.

혈액 점도 증가와 혈류량 감소로 인하여 조직으로의 산소 공급이 감소되어 근긴장 저하, 무호흡, 경련, 뇌혈전증, 심부전증, 신정맥 혈전증, 혈소판 감소증, 파종 혈관내 응고가 생긴다. 증상이 있거나 적혈구 용적률이 70% 미만인 경우 환자의 혈액을 뽑아내고, 동일량의 생리 식염수를 동시에 정맥주입하는 부분교환수혈로 치료한다.

X. 신생아의 대사 장애

1. 신생아의 고체온 (신생아 일과성 열, 탈수열)

초기 신생아의 발열 중 1%에서 발견되며, 이중 90%는 과열(overheating)에 의한 것이며 10%만이 감염에 의한 것이다. 치료는 실내온도를 낮추고 미지근한 물에 담그는 것을 반복한다. 감염에 의한 발열과 구분하는 것이 필요하다. 과열의 경우에는 손발이 따뜻하고 피부 혈관이 확장되며 분홍빛이고 아파 보이지 않는다. 복부 피부 온도가 손의 피부 온도보다 2도 이상 차이가 나지 않는다. 감염이 발열의 원인인 경우, 체온 조절점이 상승되어 손발이 차고 피부는 창백하고 아파 보이고 복부 피부 온도가 손의 피부 온도보다 3도 이상 높고 직장 체온이 피부 체온 보다 높으며. 피부의 긴장도가 감소한다. 대천문이 함몰되고 빈맥, 빈호흡이 발생할 수 있다.

2. 저칼슘 혈증 (저칼슘 테타니)

1) 정의

저칼슘혈증은 총 혈청 칼슘 농도 7 mg/dL 미만, 혈청 이온화 칼슘 농도 4 mg/dL 미만으로 정의한다. 고인산 혈증(혈청 인 농도 8 mg/dL)이나 저마그네슘 혈증(1.5 mg/dL이하)과 관련되며, 조기 저

칼슘 혈증과 후기 저칼슘 혈증으로 나눈다

가장 흔한 것은 일과성 생리적 부갑상선 저하증(=신생아 저칼슘 혈증)이다. 조기 저칼슘 혈증은 생후 첫 72시간 동안 분유 수유가 제대로 이루어지기 전에 발생하며, 후기 저칼슘 혈증은 첫 5-10일에 증상이 시작하며 생후 6주까지도 보일 수 있다.

2) 병인

조기 저칼슘 혈증의 고위험 요인은 저출생 체중아, 당뇨병 모체의 아기 및 주산기 가사, 선종(adenoma), 가족성 부갑상선 저하증 등이다. 미숙아의 30-90%. 특히 호흡 곤란증이 있는 미숙아나 중탄산염(sodium bicarbonate)로 산혈증의 교정을 받는 경우에 빈도가 높다. 혈청 칼슘 농도는 재태 기간과 관련이 있어 낮을수록 증가한다. 무증상 저칼슘 혈증은 대부분이 회복된다. 경구 칼슘을 보충하면 회복을 촉진시키고 칼슘 정맥 주사의 사용을 줄인다. 당뇨병 산모의 50%에서 혈청 마그네슘 농도가 낮은 것과 관련되어 발생한다.

후기 저칼슘 혈증은 생후 2-4일이 지나서 생긴다. 주로 분유 수유로 인한 인의 과부하로 발생하고 신생아의 사구체 여과율이 낮아서 인의 요배설이 적고 혈청 인 농도가 증가한다. 인 농도의 증가에 따른 뼈나 다른 조직에서의 칼슘과 인의 침착이 심해 칼슘이 적어지고 생리적으로 부갑상선 호르몬의 분비가 증가되어 회복된다.

3) 증상 및 진단

경련은 유아기 저칼슘 혈증의 가장 중요한 증상으로 주로 전신형이며 의식 소실 없이 짧게

한다. 날카로운 울음소리, chvostek 징후(자극시 안면 근육 연축, 정상 신생아에서 보임), Trousseau 징후(상박 수축 시 carpal spasm) 등은 유용하나 출생 후 첫 수일간은 구별하기 어렵다. 신생아기에는 자극 과민성, 자극과민, 진전, 근육 연축과 전신적 경련의 증상과 청색증이 동반된 후 두 경련 및 무호흡도 볼 수 있다. 심전도 검사 상 QT 간격이 증가(corrected QT 〉0.4 sec)되며, 심 블록이 동반되는 서맥은 드물다. 경련 시 칼슘은 비 특이적으로 작용하므로 칼슘투여에 대한 반응 여부로 진단하는 것은 어렵다.

4) 치료

조기 저칼슘 혈증의 증상이 있는 경우 10% calcium gluconate 2 mL/kg(18 mgCa/Kg)을 정맥 내 주사하되 10분간 천천히, 심전도나 심박동수를 감시하며 시행한다. 고농도의 칼슘이 우심방에 도달하면 심장마비가 생길 수 있다. 혈청 알부민이 저하되어 있는 경우 단백 결합 칼슘이 감소되어 있어 칼슘 주사로 이온화 칼슘이 증가되어 신석회화증이 생길 수 있다. 증상이 없는 미숙아에서 초기 저

칼슘 혈증은 대부분이 호전되어 치료하지 않는 것을 주장하나 저칼슘 혈증이 심혈관계와 중추신경계에 영향을 미칠 수 있어 치료를 주장하는 경우도 있다. 혈청 칼슘 6.0 mg/dL 이하, 이온화 칼슘 3.0 mg/dL 이하에서는 치료가 필요하다

후기 저칼슘 혈증의 치료 목표는 혈청 인의 농도를 감소시키는 것이다. 조제분유가 인의 함량이 모유에 비하여 많으므로 분유에 칼슘을 첨가하고 칼슘과 인의 비가 4:1 되도록 하여 장 내 칼슘 침전물 형성으로 인의 흡수가 감소된다. 모유에 인이 적게 들어있어 모유 수유아는 저칼슘 혈증이 드물다. 장기간 보충이 필요한 경우에는 지속적인 칼슘과 인의 측정이 필요하며 이에 따라 투여 되는 양이 조절되어야 한다.

3. 신생아 저혈당증

1) 저혈당증의 정의

혈청 포도당 농도는 출생 후 1-3시간까지 감소하나 후에는 증가한다. 만삭 신생아는 생후 1-3 시간에 35 mg/dL(1.9 mmol/l) 이하, 3-24 시간에 40 mg/dl(2.2 mmol/l) 이하,

24 시간 후에 45 mg/dl(2.5 mmol/l) 이하, 미숙아는 25 mg/dL 이하를 저혈당이라 정의한다.

2) 원인 및 역학

패혈증, 뇌막염, 출혈 및 부종, 저칼슘 혈증, 저마그네슘 혈증, 가사, 미숙아, 무호흡, 선천성 심질환 등과 같이 나타날 수 있다. 정상 출생아의 1,000명 당 1-3명, 자궁내 성장 지연아의 5-15%에서 발생한다. 저혈당증의 고위험군은 인슐린 분비 증가 질환, 간 당원 저장 감소, 대사요구량의 증가, 대사장애로 나눌 수 있다.

① 인슐린 분비 증가: 당뇨병, 임신성 당뇨병 모체의 아기, 태아 적아구증, 인슐린종, Beckwith 증후군, 범발성 뇌하수체 저하증

② 태내 영양 불량으로 인한 간 당원 저장 및 총 지방의 감소: 태내 성장 지연, 미숙아, 쌍생아 중에서 체중이 작은 아기(특히 2 kg 미만, 체중 차이가 25%이상인 경우), 자간 전증 산모의 아기, 유리지방산의 산화 감소, 코티졸 생성 저하

③ 극소 미숙아 또는 중한 질환을 앓는 신생아에서 대사 요구량의 증가: 주산기 가사

④ 유전성 혹은 원발성 대사 장애: 당원병, 갈락토오스 혈증, 과당 불내증, 단풍 당뇨증

3) 증상

출생 후 수 시간 후부터 1주까지 다양하며, 나타나는 순서는 근경련, 진전, 무표정, 청색증, 경련, 간헐적인 무호흡 혹은 빈호흡, 약하거나 날카로운 울음, 기면 상태, 수유 곤란, 눈을 불규칙하게 굴리는 증상을 보이며, 땀이 나거나 갑작스러운 창백함, 저체온, 심 정지 및 심부전도 보일 수 있다.

4) 치료

경련 외의 증상일 때 10% 포도당 2 mL/kg(200 mg/kg)을 정맥 내 일시 주사하며, 경련 동반 시에는 10% 포도당 4 mL/kg(400 mg/kg)을 정맥 내 1분 이상 주사한다. 첫 회 주사 후 포도당은 8 mg/kg/min(10% 포도당 3.6-4.8 mL/kg/hr)의 속도로 주입하며, 포도당의 농도가 15-20%까지 올린다. 20%까지 올렸는데 증상이 소실되지 않는 경우 고인슐린혈증으로 생각하여 diazoxide 투여하고 반응이 없으면 octreotide를 주사한다. 혈당은 매 1-2시간 마다 측정하며 40 mg/dL 이상이 될 때까지 계속한다. 증상이 없고 혈당이 잘 유지되면 주입속도를 낮추고 24-48시간 동안 증상이 없으면 치료를 중단한다.

5) 예후

짧은 기간 동안의 무증상 저혈당은 예후가 양호하다. 오래 지속되는 경우 신경학적 장애와 관련이 있고 특히 저출생 체중아, 당뇨병 산모, 지속적인 고인슐린성 저혈당증이 있는 경우에는 예후가 좋지 않다.

XI. 신생아의 감염성 질환

신생아 감염은 다른 성인이나 소아의 감염과 다른데, ① 감염원의 전파 경로가 다양하며 출생 전 태내 감염, 분만 중 감염, 출생 후 감염 등으로 나눌 수 있다. ② 신생아는 감염에 대한 면역성, 예를 들면 망상 내피계, 보체계, 다형핵 백혈구, cytokine, 항체, 세포 면역 등의 결여로 감염에 대한 반응 능력이 떨어진다. ③ 타 질환이 공존하는 경우에는 진단과 치료가 용이하지 않다. (예를 들어, 유리질막병 같은 호흡기 질환이 세균성 폐렴과 같이 있는 경우) ④ 감염 질환의 임상 증상의 다양성과 비 특이성 및 감염원의 노출 시기, 원인균이 다양하다.

1. 신생아 패혈증(Neonatal sepsis)

1개월 미만의 신생아에서 사용되며 감염으로 인해 나타나는 전신 반응과 더불어 혈액 균 배양이 양성인 경우일 때 쓰인다. 임상적으로 아파 보이고 혈액균 배양이 양성인 경우로 정의 하고 있고 건강한 신생아에서 관찰되는 일시적인 균혈증(transient bacteremia) 와 구별 되어야 된다. 성인에서는 발열이나 저체온, 빈맥, 빈호흡, 백혈구의 증가 또는 감소, 혹은 미성숙 백혈구의 증가 중 두 가지 이상이 환자에서 나타나는 경우를 SIRS로 진단하고 원인이 감염으로 밝혀진 경우를 패혈증으로 확진한다. 이것을 신생아에서 적용시키기는 어려우나 감염으로 인한 대사성 및 혈역학적 증상에 근거를 둔 패혈증의 개념은 중요하다.

1) 신생아 패혈증의 시기적 구분

① 조기 발현 신생아 감염(early onset infection)

생후 1주일 이내에 나타나며, 엄격하게는 72시간 내의 증상 발현을 의미한다. 급격히 진행되어 치사율도 높다(10-30%). 조기 양막 파수, 산모의 발열, 양막염등의 산과적 위험요소를 지닌 경우에 많다. 우리나라의 원인균으로는 *S. aureus, S. epidermidis, E-coli* 미국, 유럽은 B 연구균, *E. coli, L. monocytogenes*가 많다. 미숙아, 저출생 체중아는 만삭아의 3-10배의 감염률을 보이며, 남아가 여아보다 2배 높다.

② 후기 발현 신생아 감염(late onset infection)

생후 3-4일 후에 나타나는 경우를 말하며, 대개 산모나 가족과의 접촉, 병원 내 직원이나 오염된 기구와 같은 불활성 매체에 의하여 발생한다.

③ 병원 내 감염(nosocomial nursery infection)

생후 48-72시간 이후의 감염은 대부분 병원 내 감염으로 생각되며, 산발적 혹은 유행적으로 병원 내 혹은 퇴원 후 집에서 발생한다. 감염율은 정상 만삭아의 경우 0.5-1.7%, 신생아 집중 치료실 저출생 체중아의 경우 20-33% 정도이다. 재태 연령과 재원 기간과 상관 관계가 있다. 신생아 가족, 중환자실 의료진에 집락화 할 수 있으며, 직접 전파 혹은 정맥 내 주사 투약, 소독약, 인공 호흡기, 대변, 모유, 혈액 등을 통해 전파할 수 있다. 원인균은 coagulase-negative *Staphylococcus, Klebsiella pneumoniae, E. coli, Salmonella, Campylobacter, Enterobacter, Citrobacter, Pseudomonas aeruginosa, Serratia* 등과 같은 gram negative bacilli, enterovirus, *S. aureus, Candida*, rotavirus, adenovirus, RS virus rhinovirus, parainfleunza, herpes simplex 등도 원인이 된다.

2) 역학

선진국을 기준으로 1,000명 당 1-4명이며, 발생률이 증가하는 경우는 저출생 체중아, 양막 파수(〉18시간), 산모의 주산기 발열 산모의 백혈구 증가증(18,000/uL), 자궁 압통, 태아 빈맥(〉180회/분), 양막염, 분만상 산모의 위험 요소가 있을 때이다.

숙주의 위험 요소(host risk factor)로는 저출생 체중아, 남아, 발달성 또는 선천성 면역결핍, 갈락토오스혈증(E.coli), 선천성 기형(요로 기형, 무비증, 수막 척수류), 제대염, 쌍생아(감염, 쌍생아 중의 후둥이), 주산기 가사이다.

3) 원인

1980년대 이후 국내에서는 gram positive *S. aureus, S. epidermidis*가 가장 흔한 균으로 보고가 되었으며, 미국과 유럽에서는 Group B streptococci(GBS)와 산모의 생식기로부터 온 장내 세균이 주요 원인이다. 우리나라에서 조발형 GBS 감염이 드문 이유는 우리나라 산모의 B군 연구균의 산도 집락률이 미국과 유럽에 비해 낮기 때문인 것으로 생각된다. 극소 저출생 체중아의 경우 지발형 패혈증의 흔한 원인균은 *candida*와 coagulase negative staphylococci(CONS) 등이 있다.

4) 병인론

신생아에서 보체 활성화의 전형적 경로와 부경로(classic & alternative pathway)의 생리적인 결핍으로 세균에 대해 부적절하게 옵소닌화(opsonization) 되고 병원균에 대한(*E. coli*, GBS) 특이 항체의 부족, 섬유결합소(fibronectin)의 부족 및 중성구의 정량, 정성적 부족 등이 신생아 패혈증의 병인이 될 수 있다. 감염을 증가시키는 요인으로는 산과적 합병증, 제대 동맥 도관, 중심 정맥 도관, 요도의 카테터 삽입과 기관 삽관의 경우이다.

5) 증상

신생아 감염은 비감염성으로 간주될 수 있는 많은 신체적 징후가 있으므로 감별 진단이 필요하다. 여러 기관 침범이나 심폐 징후가 있는 경우 의심한다. 첫 증상으로는 무호흡, 흉부 함몰을 동반한 빈호흡이나 빈맥, 이학적 소견의 이상을 보인다. 후기 증상으로는 뇌부종, 후천성 호흡 곤란 증후군, 폐동맥 고혈압, 심부전, 신부전, 고빌리루빈혈증, 간 기능 효소치 증가, PT/aPTT의 연장, 패혈성 쇼크, 부신출혈, 골수 부전, 범발성 혈액 응고 장애를 보인다(표 12-1).

표 12-1. Serious Systemic Illness in Newborns: Differential Diagnosis of Neonatal Sepsis

Cardiac
Congenital: Hypoplastic left heart syndrome, other structural disease; PPHN
Acquired: Myocarditis, hypovolemic or cardiogenic shock, PPHN
Gastrointestinal
Necrotizing enterocolitis
Spontaneous GI perforation
Structural abnormalities
Hematologic
Neonatal purpura fulminans
Immune-mediated thrombocytopenia
Immune-mediated neutropenia
Severe anemia
Malignancies (congenital leukemia)
Hereditary clotting disorders
Metabolic
Hypoglycemia
Adrenal disorders: Adrenal hemorrhage, adrenal insufficiency, congenital adrenal hyperplasia
Inborn errors of metabolism: Organic acidurias, lactic acidoses, urea cycle disorders, galactosemia
Neurologic
Intracranial hemorrhage: spontaneous, child abuse
Hypoxic-ischemic encephalopathy
Neonatal seizures
Infant botulism
Respiratory
Respiratory distress syndrome
Aspiration pneumonia: Amniotic fluid, meconium, or gastric contents
Lung hypoplasia
Tracheoesophageal fistula
Transient tachypnea of the newborn

PPHN = persistent pulmonary hypertension of the newborn.

6) 진단

세균성 패혈증이 의심되나 혈균 배양검사가 음성인 경우 적혈구 침강 속도, C-반응 단백질, haptoglobin, fibrinogen, IL-6, leukocyte alkaline phophatase 등이 제한적이나 도움이 될 수 있다. 총 백혈구 수와 분획, 총 중성구 수에 대한 미성숙 중성구의 비(immature:total neutrophil)가 0.16 이상이면 세균 감염을 강하게 시사한다. 신생아 감염의 경우 중성구의 증가보다 감소가 흔하다. 산모의 고혈압, 신생아 감작, 뇌실 주위 출혈, 경련, 수술, 용혈등과 관련된다.

7) 치료

조발형 신생아 패혈증이 의심되는 경우 원인균이 밝혀지기 전에 초기 경험적 항생제로 ampicillin과 aminoglycoside 또는 3세대 cephalosporin을 병합 투여하고 혈액균 배양 검사에서 원인균과 세균 감수성이 밝혀지면 가장 적합한 항생제를 선택한다.

원내 감염증에 의한 패혈증이 의심되는 경우 *Staphylococcus aureus, Staphylococcus epidermidis* 등을 치료할 수 있는 vancomycin의 사용과 Klebsiella 등 그람 음성균을 치료 할 수 있는 aminoglycoside를 쓴다.

L. monocytogenes 감염에는 ampicillin 투여, GBS 감염에는 페니실린과 aminoglycoside 병합 투여 시 상승 효과가 있다.

혐기성 세균 감염시에는 clindamycin 이나 metronidazole을 투여하고, enterococci는 penicillin(ampicillin 또는 piperacillin)과 aminoglycoside 의 병합 투여시 상승 효과를 기대 할 수 있다.

치료 기간은 7-10일이나 임상적 호전이 나타난 후 최소 5-7일간을 투여한다. 배양이 양성인 경우에는 감염된 유치도관(indwelling catheter), 심내막염, 숨겨진 농양, 부적절한 항생제 사용 등을 의심하고 도관제거, 치료기간 연장, 항생제의 교체 등을 고려한다. 패혈증에 많이 동반되는 저혈당증, 저나트륨혈증, 저칼슘혈증 등을 교정하고, 수액을 투여한다. 전해질, 혈당에 대한 검사가 필요하다.

패혈증과 같이 생긴 고빌리루빈혈증은 핵황달이 잘 생기므로 교환 수혈등 적극적인 치료를 해야 한다. 범발성 혈액 내 응고증 진단을 위해 혈소판수, 혈색소, PT, aPTT, fibrin split product 에 대한 검사를 시행하고, 발생한 경우에는 일반적인 패혈증 치료와 같이 신선 냉동 혈장(FFP), 혈소판 및 전혈의 수혈을 시행한다. 중성구 감소증의 경우 다형핵 백혈구 수혈이 시도되며 적절한 항생제에도 반응이 없는 경우에는 과립구 수혈을 할 수 있다. GM-CSF(granulocyte-macrophage colony stimulating factor)와 IVIG(intravenous immunoglobulin)의 투여가 시도되나 아직 정확한 평가가 이루어 지지는 않았다. 혈액 배양상 음성, 항생제에 효과가 없는 경우 반드시 virus, candida를 의심해야 한다.

2. 배꼽염(Omphalitis)

불충분한 배꼽 관리에 의해 초래되며, *Staphylococcus, Streptococcus, E. coli* 가 흔한 원인이다. 합병증으로는 복벽의 봉와직염, 복막염, 간농양 및 문맥정맥 혈전증이 있다. 치료는 경증인 경우 소독제나 국소 항생제 사용하고, 미숙아 혹은 전신 증상이 있는 경우 항생제를 정맥 주사하며, 완전히 나을 때까지는 목욕 시 제대에 물이 들어가지 않도록 주의한다.

3. 만성 자궁내 감염(chronic intrauterine infection)

TORCH(toxoplasmosis, others, rubella, cytomegalovirus, herpes simplex 근래에는 매독을 포함하여 STORCH 라고도 함)감염은 자궁 내와 주산기 감염의 대표적인 질환으로 임신 중에는 증상이 경미하여 인식하지 못하지만 만성적이고 재발의 위험이 크다. 과거 선천성 풍진 증후군이 가장 흔하였으나 예방 접종 이후 많이 감소하였고 선천성 CMV 감염이 가장 흔하게 되었다.

1) 거대 세포 바이러스(Cytomegalovirus; CMV) 감염

태반을 통하거나 분만 시 산도 주위의 분비물 흡인, 모유 수유나 수혈로 감염된다. CMV 항체는 바이러스의 재활성이나 재감염을 막지는 못하지만 독력(virulence)을 약화시킬 수는 있으며 산모로부터 태반을 통해 받은 CMV IgG 항체도 신생아에서 어느 정도 병의 중증을 방어하는 역할을 한다. 선천성 감염 환아의 5%는 심한 CMV 감염 증상, 90%는 무증상이다.

자궁 내 성장 지연, 조산, 간비 비대, 황달, 혈소판 감소와 점혈반, 맥락 망막염 청력 장애, 소두증을 보인다. CMV IgG. M의 발견이 진단에 도움이 된다. 확진은 바이러스 PCR이나 DNA 검출(소변, 타액)이다. Ganciclovir(12mg/kg/day, 6일)로 치료한다. 증상이 없는 CMV 감염에서도 20%에서 청력 감소, 학습장애가 나타난다. 증상이 있는 경우 사망률은 12-25%이다. 생존자의 60-75%: 시력 장애, 청력 장애, 경련 및 운동, 지능 장애가 있다.

2) 풍진(Rubella)

임신 8주 이내에 노출된 태아의 50-80%, 임신 2기에 10-20%, 3기에는 드물다.

조기에 감염될 수록 여러 기관을 침범하며, 심기형(특히 동맥관 개존증)과 청력 장애(100%)가 심하다. 풍진 감염이 의심되면 출생 직후 증상이 없더라도 성장하면서 관찰이 필요하다. 자궁내 성장 지연이 흔하다. 산전 진단으로 양수에서 바이러스 배양, 제대혈에서 풍진 특이 IgM 항체 검출 가능하다. 모든 가임 여성은 풍진에 대한 항체가 있어야 하며 항체가 없는 경우는 예방접종을 맞아야한다. 예방 접종 후 최소 4주간은 임신을 피해야 한다. 임신 초기에 풍진에 노출된 경력이 확실하고 태아 감염이 확실 시 되는 경우 임신 중절을 고려한다. 증상이 경미한 경우는 대부분 임신 후기에 감염된 경우로 예후는 좋다.

3) 단순 포진 바이러스(Herpes simplex virus: HSV) 감염

대부분이 HSV-2(75-80%)로 산도를 통과하면서 감염되지만 대부분이 무증상이기 때문에 알기가 어렵다. 분만 당시 1차성 질내염(primary genital herpes, 항체 없음)이 있는 경우 질식 분만 시 33-50%에서 감염된다. 고열, 기면, 수유 곤란, 보챔, 구토, 경련, 황달, 호흡 곤란, 간비 비대가 있다. 피부 병변은 수포성 혹은 궤양성 (30-43%) 소견이다.

HSV-specific fluorescent monoclonal antibody 검사가 사용된다. 산도에 HSV 감염이 있는 경우 양막 파수 전이나 파수 후 4시간 이내에 제왕절개를 시도하여 감염을 예방한다.

4) 톡소포자충증(toxoplasmosis)

세포 내에 기생하는 원충인 Toxoplasma gondii에 의한 질환이며, 태반을 통해 혈행성으로 태아에게 전파될 수 있다. 임신 전에 산모가 감염되어 항체가 있는 경우에는 태아가 위험하지 않다. 임산부는 증상이 없고 다음 임신에도 영향은 없다. 신생아는 수유 곤란, 발열, 혈소판 감소성 자반증, 림프절증, 간비비대, 황달, 소두증 증상을 보이며, 한 달 내에 사망 할 수 있으며 생존하는 경우 중증의 지능 장애, 발달 지연의 후유증이 남는다. 2주 간격으로 초음파(산전), 양수에서 PCR을 실시한다. 가임 여성에 대해 교육하고, 고양이를 기르는 상자나 대변에 오염되지 않도록 주의한다. 치료로는 pyrimethamine(daraprime)과 함께 leucovorin이 추천된다.

■ 참고문헌

1. 안효섭. 제 9판 홍창의 소아과학. 대한교과서. 2007
2. 제2판 신생아 진료 지침. 대한 신생아 학회. 2008
3. 홍창의. 개정 제9판 소아과 진료. 고려의학. 2003
1. Kliegman. Nelson textbook of pediatrics 18th edition. Saunders. 2007
2. McMillan. Oski's pediatrics 4th edition. Lippincott Williams & Wilkins. 2006

소아성장과 발달의학

13장. 감염 I 총론 · 예방접종

김 창 휘

I. 총 론

1. 감염성 질환의 검사실 진단

감염성 질환의 검사실 진단은 1) 검사물의 현미경 또는 항원검사, 2) 미생물 배양검사, 3) 혈청검사, 4) 분자 유전학적검사 중 하나 또는 두가지 이상으로 진단할 수 있다.

1) 세균감염의 검사실검사

(1) 현미경 검사

그람 염색은 세균이 있는지를 보는 빠르고, 경제적인 매우 유용한 방법이다. 원인 병원체가 알균인지 또는 막대균인지와 같은 형태와 그람 염색을 하여 그람 양성균은 푸른 색, 음성균은 붉은 색과 같이 색깔로 예비적인 평가를 할 수 있다. 뇌척수액 검사시 그람 염색을 통하여 빠르고 유용한 결과를 얻을 수 있으나 10^{4-5}/mL의 미생물이 필요하기 때문에 검사의 민감도가 낮다. 미생물의 현미경 검사는 많은 경험이 필요하며 반드시 배양검사를 시행하여 확인하여야 한다.

(2) 신속 항원검사

널리 사용되는 세균 병원체에 대한 신속 항원검사는 여러 가지가 있으며, 이 중 라텍스 응집 검사는 뇌척수액에서 b형 헤모필루스 인플루엔자, 폐렴사슬알균, B군 사슬알균, 수막염균의 검출, 그리고 인두에서 A군 사슬알균의 검출에 유용하다.

침습 폐렴사슬알균 감염 환자의 소변에서 폐렴사슬알균 항원을 검출하는 방법이 있으나 건강한 비인두 보균 소아와 감별이 어렵다.

(3) 미생물의 확인

임상적으로 중요한 세균의 대부분은 혈액 우무 (agar)나 초콜릿 배지와 같은 영양배지에서 잘 배양된다. MacConkey 우무배지는 그람 음성 막대균의 성장을 도와주며 그람 양성균은 억제시킨다. 액체 배지는 혈액배양 및 균의 수가 적은 임상검체에서 균의 성장을 촉진시키기 위하여 사용된다.

Sabouraud 포도당 우무배지는 세균의 성장을 억제시키기 위하여 항생제가 들어 있으며 곰팡이 배양에 사용된다. 바르토넬라 (*Bartonella*), 보르데텔라백일해 (*Bordetella pertussis*), 브루셀라 (*Brucella*), *Francisella*, 레기오넬라 (*Legionella*)와 항산균, 어루러기균 (*Malassezia furfur*) 같은 곰팡이, 미코플라스마와 클라미디아 등은 특별한 성장 배지와 배양 조건이 필요하다.

–혈액배양

여러 가지 방법이 있으나 50-100 mL 크기의 병에 세균과 곰팡이 (주로 효모) 배양에 필요한 배지가 들어있는 것이 가장 흔히 사용되며 소아용으로 사용하는 작은 병도 있다. 레진 (resin)이 들어 있는 배지는 환자의 혈액에 있는 항생제를 흡착하여 배양률을 높인다. 자동 배양 장치를 이용하면 병원균이 있을 경우 24시간내 양성을 보인다.

혈액 채취 전에 피부를 포비돈-요오드 (povidone-iodine)나 알코올로 소독하고 완전히 마른 다음에 혈액을 채취해야 한다. 요오드도 효과적이지만 피부반응을 피하기 위해서 알코올로 닦아내야 한다. 혈관내 카테터를 통하여 얻은 혈액에서 혈장 응고효소 (coagulase) 음성 포도알균이나 피부 균무리 (flora)가 배양될 때 임상적 중요성을 결정하기 어려워 피해야 한다. 세균혈증 (bacteremia)이나 곰팡이혈증이 의심되면 혈액검사를 2-3번 하는 것이 좋다. 혈액배양 검사는 항생제 투여 전에 적어도 2-3 mL의 혈액을 채취해야 한다.

소아 환자는 낮은 농도의 혈액 감염이 있을 수 있어 가능한 한 많은 양의 혈액을 채취하는 것이 좋다. 면역손상 (immunocompromised) 환자, 머리나 목 또는 복부 감염을 받은 환자는 무산소 패혈증 (anaerobic sepsis)의 위험성이 증가하므로 무산소 배양도 필요하다.

–뇌척수액 배양 검사

뇌척수액은 검사실로 빨리 보내서 원심 분리 후 현미경 검사를 해야 한다. 뇌척수액은 혈액 우무배지와 초코릿 우무배지에 배양한다. 결핵이 의심되면 결핵균이 잘 배양되는 배지에서 배양하도록 요구해야 하며 5 mL 이상의 많은 뇌척수액으로 배양하면 결핵균 검출을 높일 수 있다.

–소변 배양 검사

배양과 집락 수의 측정을 위한 소변 채취 방법에는 중간 소변, 카테터 또는 두덩뼈 상부 (suprapubic) 천자가 있으며 두덩뼈 상부 천자가 가장 확실한 방법이다. 샅 (perineum)에 붙이는 소변 채취용 주머니는 오염 때문에 배양검사에는 적합하지 않다. 그람 음성 장내 세균은 소변 채취 후 20-30분 지나면 죽기 때문에 빨리 검사실로 보내야 한다. 두덩뼈 상부 (suprapubic) 천자로 얻은 소변은 균이 없어야 하고, 카테터로 채취한 소변에서 10^3/mL 이상, 중간 소변에서 10^5/mL 이상의 세균이 배양되면 감염으로 생각할 수 있으며, 10^{4-5}/mL인 경우에는 감염의 가능성이 있는 것으로 생각할 수 있다. 그러나 청소년기 여자나 젊은 여자에게 세균성 요도염이 있을 경우 집락 수가 적게 나올 수 있다. 침전하지 않은 소변에서 현미경의 기름담금 (oil immersion) 시야 당 한 개의 세균이 보이면 10^5/mL의 세균 집락이 있음을 의미한다.

–생식기 배양

요도, 자궁 경부 및 항문 직장에서 면봉을 이용하여 검체를 얻을 수 있다. 임균 (*Neisseria gonorrheae*)은 취약하여 검체를 얻는 즉시 Thayer-Martin 배지에 심어야 한다. 검체는 요도, 항문 직장 및 인두에서 동시에 채취해야 검출률을 높일 수 있다. 클라미디아트리코마티스 (*Chlamydia trachomatis*)는 끝에 솜이 붙은 알루미늄 샤프트 요도 면봉 (aluminum-shafted urethral swabs)으로, 자궁목관속막 검체 (endocerval specimen)는 알루미늄 또는 플라스틱 샤프트 면봉을 이용하여 세게 문질러 가급적 많은 세포 가검물을 얻도록 해야 한다.

–인두와 호흡기 배양

인두 면봉 배양검사는 A군 사슬알균에 의한 인두염과 편도염 진단에 가장 믿을 만한 검사 방법이다. 원인 병원체를 최대한 검출하기 위해서는 편도와 인두 후방을 세게 문질러 배양해야 하며 한번 배양검사에서는 약 90%에서 검출된다. 인두에는 많은 정상 균무리들이 있어 대부분의 검사실에서는 A군 베타 용혈사슬알균만 선별배양검사를 하고 있다. 임상적으로 디프테리아, 백일해, 임균 인두염이나 *Arcanobacterium haemolyticum* 감염이 의심이 되는 경우 균이 검출되면 원인균으로 진단할 수 있다. 보르데텔라백일해 (*Bordetella pertussis*) 균을 배양하기 위해서는 코인두에서 흡인하거나 Dacron 또는 flexible aluminum wire calcium alginate swab (Calgiswab)으로 얻은 검체를 특수 charcol-blood (Regan-Lowe) 또는 Bordet- Gengou 배지에 심어야 한다.

소아에게서는 충분한 가래 검체를 얻기가 어렵고, 상부 기도 균무리 (flora)와 하부 기도 질환을 일으키는 균사이에 상관 관계가 없어 하부 기도 감염의 원인 진단이 쉽지 않다. 기관 삽관 환자에게서 기관내 흡인으로 얻은 검체는 기관내 관이나 상부 기도로부터 오염이 되었을 가능성이 있으나 그람염색에서 많은 중성구와 세균이 보이면 진단에 도움이 될 수 있다. 기관지폐포 세척액이나 기관지 브러시(brush) 검체의 정량배양은 하부 기도 감염 진단에 도움이 된다.

어린 소아의 폐결핵 진단은 이른 아침의 위흡인 배양검사를 3일 연속 시행하여야 가장 유용하나 위흡인 검체의 항산염색 (acid-fast stain)에서 양성으로 나오는 경우는 드물다.

–분변 배양

대변 배양에서 살모넬라 (*Salmonella*), 시겔라 (*Shigella*), 캄필로박터 (*Campylobacter*) 등을 검출할 수 있다. 대변 배양검사는 곧바로 본 대변이 좋으나 직장면봉법으로 얻은 검체로도 배양검사를 할 수 있다. 대장균 0157:H7, 콜레라균, *Yersinia enterocolitica*, 에어로모나스 (*Aeromonas*), *Plesiomonas* 등이 의심되는 경우에는 검사실에 의뢰하여 배양검사를 시행한다. 장독성생성대장균 (*enterotoxigenic E.coli*)는 여행자 설사의 가장 흔한 원인이다. 클로스트리듐디피실레 (*Clostridium difficile*)는 병원내 설사의 가장 흔한 세균이며 세포배양검사와 같은 독소 검출 방법으로 대치되고 있다.

–그 밖의 체액과 조직 배양

농양, 상처, 흉막액, 복막액, 관절액, 그 밖의 누출액과 삼출액은 고체우무 (solid agar)와 액체 배지에서 배양한다. 복부와 상처 부위의 농양은 무산소세균이 원인이 되며, 가검물의 배양은 무산소 운반 튜브 (anaerobic transport tubes)를 이용하여 검사실로 보낸다.

(4) 항생제 감수성 검사

페니실린에 감수성이 있는 A형 사슬알균을 제외하고 임상 검체에서 분리된 모든 균은 항생제 감수성 검사를 시행하는 것이 원칙이다. 널리 사용되는 방법은 우무배지 디스크 확산법 (agar disk diffusion method, Bauer-Kirby method)으로 우무배지 위에 균의 표준 접종량 심고, 항생제가 들어있는 여과지 디스크를 배지 위에 놓아 18-24시간 배양 후 디스크 주위에 세균 성장이 억제되는 구역을 측정하는 것이다.

희석검사(dilution testing)도 널리 사용되는 방법으로 단계적으로 희석한 항생제 농도에 표준 농도의 미생물을 접종하여 항생제의 최소 정균 농도 (minimal inhibitory concentration, MIC)와 최소 살균 농도 (minimal bactericidal concentration, MBC)를 측정하는 방법이다. 최소 정균 농도(㎍/mL)는 미생물의 성장을 억제시키는데 필요한 항생제의 가장 낮은 농도를, 최소 살균 농도는 미생물을 죽이는 필요한 항생제의 가장 낮은 농도를 의미한다. 최소 살균 농도는 최소 살균 농도가 최소 정균 농도의 4배 이상인 세균내성 (bacterial tolerance)을 알기 위하여 측정되기도 한다. 최소 정균 농도와 최소 살균 농도는 정적인 약물 농도를 이용한 검사로 생체에서는 약물 농도가 시간에 따라 변화하기 때문에 실제 감염 부위에서의 유리 약물 농도를 대변하지 못할 수 있다.

Microfilter plate를 이용한 자동화된 방법도 널리 사용되고 있으나 이 방법으로 측정된 최소 정균 농도는 페니실린에 대한 폐렴사슬알균 내성이나 반코마이신에 대한 장내구균 내성과 같은 어떤 병원체-항생제 조합의 해석에 주의가 필요하다. E-test는 우무배지에서 각각 항생제의 최소 정균 농도를 측정하는 방법으로 해석, 재현성 및 무산소 (anaerobic) 세균과 같이 특별한 배지나 성장 조건이 필요한 미생물에 대한 적응성이 좋은 장점이 있다.

(5) 외래에서 시행할 수 있는 세균 검사 (office bacteriology)

외래에서 신속 항원 시험 (rapid antigen test) 키트를 이용하여 A형 사슬알균에 의한 인두염 진단을 빨리 할 수 있다. 그러나 30% 정도에서 거짓 음성 (false negative)을 보이기 때문에 모든 음성 결과는 배양검사로 확진해야 한다.

2) 바이러스 감염의 검사실 검사

바이러스 감염 진단을 위해서는 바이러스 분비가 많은 감염 초기에 검체를 얻어야 한다. 검체는 면봉으로 점막 또는 피부 표면을 세게 문질러 가급적 많은 세포물질 (cellular material)을 얻는 것이 좋다. 바이러스 운반 배지에는 세균의 성장을 억제하기 위하여 항생제가 들어 있어야 하며 얼음에 채워서 운반하여야 하고 얼리면 배양 민감도가 크게 떨어진다.

(1) 신속 항원 검사법

항체를 시용하는 면역 형광 항체법 (immunofluorescent-antibody; IFA)은 임상 검체에서 신속하게 바이러스 항원 검출할 수 있다. 호흡기 분비물에서 얻은 검체에서 2-3시간 후에 호흡기세포융합바이러스 (respiratory syncytial virus; RSV), 아데노바이러스, 인플루엔자 바이러스, 파라인풀루엔자바이러스 등의 바이러스 항원 검출할 수 있다. 배양검사와 비교하여 호흡기세포융합바이러스나 파라인플루엔자바이러스 3형 은 95%의 민감도와 98%의 특이도를 보이는 반면 인플루엔자 바이러스와 아데노바이러스는 민감도가 낮다. 면역 형광 항체법은 수두대상포진바이러스와 단순헤르페스바이러스 검사에도 이용된다. 로타바이러스, Norwalk 바이러스 및 B형 간염 바이러스 등과 같은 배양이 어려운 바이러스도 EIA 검사로 빨리 진단할 수 있다.

(2) 분리와 확인

바이러스 증식에는 살아 있는 세포가 필요하므로 배양에 사람 배아 폐 섬유모세포 (human embryonic lung fibroblast)와 같은 사람 또는 원숭이 콩팥 세포와 같은 동물 세포 조직이 흔히 이용된다.

많은 바이러스들이 생성하는 특징적인 세포 변성 효과 (cytopathic effect)는 저배율에서 현미경으로 볼 수 있다. 인플루엔자와 볼거리 바이러스는 혈구흡착 (hemadsorption)으로 검출할 수 있다.

(3) 기생충 감염의 검사실 진단

대부분의 기생충은 임상 검체의 현미경 검사가 가능하다. 열원충 (*Plasmodium*)은 혈액 도말, 리슈만편모충 (*Leishmania*)은 골수 도말, 연충 충란 (helminth eggs), 이질아메바, 람블편모충낭 (*Giardia lamblia* cyst)과 영양형 (trophozoites)은 대변 펴바른표본 (fecal smear)에서 관찰할 수 있다.

대변 채취시 정확한 진단을 위하여 물이나 소변에 오염되지 않게 해야 한다. 광물성 기름, 바륨, 비스무스는 기생충의 검출에 영향을 주기 때문에 섭취한 경우 7-10일 후까지 검사를 연기해야 한다. 편모충 (*Giardia*)은 간헐적으로 대변에 분비되기 때문에 각각 다른 날에 최소한 3번의 대변을 채취해야 한다.

(4) 혈청학적 진단

혈청학적 검사는 배양이나 직접 검출이 어려운 바르토넬라 (*Brtonella*), 레기오넬라, (*Legionella*), 보렐리아 (*Borreria*), 매독균, 미코플라스마, 리케차, *Ehrlichia*와 사람면역결핍바이러스, 엡스타인-바바이러스, 간염바이러스 등과 같은 바이러스와 톡소플라스마, 섬모충 (*Trichinella*)와 같은 기생충 진단에 이용된다.

IgM 항체 반응은 감염 후 7-10일에 최고에 이르고 수 주내 소실되지만 수 개월간 지속되기도 한다. IgG 항체 반응은 4-6주 후에 최고에 이르고 평생 존재한다. IgM 항체 반응은 일시적으로 나타나지만 IgM 항체가 있으면 최근 감염을 의미하고, 한 번의 양성으로 진단적 의미를 갖는다. 그러나 IgM 항체 검출은 표준화하기 어려워 거짓양성 (false positive)이 나타날 수 있다. IgG 항체는 새로운 감염이나 과거의 감염을 의미할 수 있으므로 새로운 감염인지를 진단하기 위해서는 음성에서 양성으로 혈청전환이 있거나 병의 급성기와 2-3주 후 회복기의 혈청에서 4배 이상의 항체가 증가하여야 가능하다. 그러나 바르토넬라 (*Brtonella*), 레기오넬라 (*Legionella*), 와 리케차 감염에서는 한 번의 IgG 양성 혈청으로 진단할 수 있다. 최근에는 결핵 진단에 rapid enzyme-linked immunospot (ELISPOT) assay가 이용되고 있다.

(5) 분자 진단법 (molecular diagnostic technique)

분자 진단법은 배양이나 혈청검사가 어렵거나 안되는 경우에 유용하며 DNA 더듬자 (probe)를 이용하거나 중합연쇄효소반응 검사가 널리 사용되고 있다.

미코박테리움 종 (Mydobacterial species) 더듬자 (probe)는 결핵균과 미코박테륨아비움 복합체 (*Mycobacterium avium* complex)를 빠른 시간내 구별할 수 있다.

중합연쇄효소반응은 인간면역결핍바이러스, B형과 C형 간염 바이러스, 거대세포바이러스, 결핵균, 클라미디아트라코마티스의 진단에 사용되며, 최근에는 일부 검사실에서 바르토넬라 (*Brtonella*), 백일해균, 레기오넬라 (*Legionella*), 미코플라스마뉴모니아이, 폐렴클라미디아 (*Chlamydia pneumoniae*)와 단순헤르페스바이러스 진단에 사용되고 있다. 기존의 중합연쇄효소반응 보다 검사 시간을 줄이고 증폭과 검출이 같은 시험관에서 이루어져 검사 과정에서 오염의 기회가 적은 실시간 중합연쇄효소반응은 메티실린 내성 황색포도알균, 반코마이신 내성 창자알균 집락형성 (enterococcal colonization)을 빨리 검출할 수 있다.

중합연쇄효소반응은 정확한 진단을 위하여 정도 관리가 중요하다.

II. 예방접종 (Immunization, Vaccination)

예방접종이란 바이러스나 세균과 같은 병원체를 죽이거나, 약독화시켜 얻은 항원을 접종하여 체내 면역반응에 의해 항체를 형성하게 하여 해당 감염성 질환에 걸리지 않게 하는 것으로 우리가 흔히 말하는 예방접종은 능동면역을 의미한다.

이미 만들어진 항체를 우리 몸 속에 투여하여 일시적으로 빠른 시간내에 면역을 얻게 하는 것을 수동면역이라고 한다.

1. 제조방법에 따른 백신 종류 (표 13-1)

1) 독성약화백신

살아 있는 병원체를 약독화시킨 백신으로 접종 후 증식 (replicate)하여 면역반응을 유도하며 자연감염과 유사한 면역반응을 유도하여 1회 접종으로 평생 면역 상태를 유지한다. 백신 바이러스에 대한 항체가 있으면 면역반응 억제을 억제한다. 면역결핍 소아에게 접종시 치명적인 이상반응이 나타날 수 있다.

2) 불활성화백신

배양된 병원체를 정제한 후 가열, 자외선 조사 또는 포르말린으로 처리하여 병원체를 불활성화시킨 백신으로 접종 후 신체내에서 증식하지 못하며 1회 접종으로 장기간 면역 상태를 유지하지 못하기 때문에 여러 번 접종해야 한다. 또한 시간이 경과함에 따라 항체가 감소하여 추가접종을 해야 한다. 독성약화백신과는 달리 혈액내 항체가 백신 항원에 대한 면역반응을 방해하지 않는다.

3) 톡소이드

독성이 강한 병원체를 배양한 후 병원체는 제거하고 독소만을 정제하여 포르말린 처리한 백신.

4) 다당질

균세포막의 sugar molecules를 정제하여 만든 백신으로 2세 미만에게서는 면역원성이 떨어지며 추가접종을 하여도 항체가 상승하지 않는다.

5) 유전자 재조합

면역원성에 관여하는 특정 단백질을 전사하는 유전자를 분리하여 독자적으로 복제 능력이 있는 유전자 운반체 (플라스미드)에 삽입하여 배양한 후 면역에 관여하는 대량의 특정 단백만 생산하여 만든 백신.

6) 아단위 백신

불필요한 항원을 제거하고, 항체 형성에 필요한 면역원 (subunit) 만을 정제하여 만든 백신.

표 13-1. 제조기준에 따른 백신의 종류

독성약화백신	불활성화백신
비시지, MMR, 수두, 일본뇌염, 로타바이러스, 장티푸스, 경구용 폴리오 (현재 접종하지 않고 있음)	B형 간염, 개량 DTP (DTaP), 폴리오, b형 헤모필루스 인플루엔자, 일본뇌염, A형 간염, 폐구균, 인유두종바이러스(HPV), 장티푸스, 광견병, 콜레라, 신증후출혈열

2. 시행기준에 따른 백신 종류

1. 기본접종 (일정 지역내 감염병 역학 상황상 필히 시행해야 할 예방접종), 2. 선택접종 (기본접종 백신에는 포함되지 않으나 소아에게 권장되어야 할 예방접종), 3. 선별접종 (자연 감염 노출시 중증 감염이 발생될 수 있는 고위험군 소아 환자들이나 감염발생 위험에 노출되어 있는 대상자들에게 시행해야 할 예방접종)과 4. 임시접종 (정기적인 접종 이외에 돌발적 유행이 예상될 경우 이를 막기 위해 실시해야

하는 예방접종) 등이 있다 (표 13-2).

표 13-2. 시행기준에 따른 백신의 종류

분 류	백 신
기본접종	BCG, B형 간염, DTaP, Td, 폴리오, 일본뇌염, MMR, 수두, 인플루엔자 (6~23개월 소아), b형 헤모필루스 인플루엔자 (Hib)
선택접종	폐구균 단백결합, A형 간염, 로타바이러스, 인두종바이러스, 인플루엔자 (24개월 이상 건강한 소아)
선별접종	폐구균 다당질 (24개월 이상 고위험군), 인플루엔자 (24개월 이상 고위험군), 장티푸스 (고위험군)
임시접종	

3. 능동면역과 수동면역

능동면역은 백신이나 톡소이드를 투여하여 항체 형성 및 세포 면역반응을 유도하여 감염성 질환에 대한 방어력을 만들어 주는 것을 말한다. 수동면역은 경태반 항체, 면역글로불린과 같이 이미 만들어진 항체를 투여하여 일시적으로 방어 효과를 얻게하는 것으로 일정 시간 경과 후 반드시 능동면역을 시행해야 한다. 면역글로불린의 종류에는 근육주사용 면역글로불린, 정맥주사용 면역글로불린과 B형 간염 면역글로불린 (HBIG), 인 광견병 면역글로불린 (HRIG), 파상풍 면역글로불린 (TIG), 수두 대상포진 면역글로불린 (VZIG)과 같은 특수 면역글로불린이 있다.

1) 면역글로불린 투여 적응증

(1) 근육주사용 면역글로불린

항체결핍질환의 대치요법 (근육주사용 IG 대신 IVIG), A형 간염, 홍역 및 임신부의 풍진 노출 후 예방

(2) 정맥주사용 면역글로불린

항체결핍질환의 대치요법, 가와사키병, 소아 사람면역결핍바이러스 (HIV) 감염, 만성 B 세포 림프구백혈병의 저감마글로불린혈증, 줄기세포 이식, 이외 저출생 체중아 (1,500 gm 미만), Guilain-Barré 증후군, 독성쇼크증후군 등

(3) 특수 면역글로불린: 특정 항원에 대한 항체가가 높은 혈청으로 제조한 것으로 근육주사한다.

B형 간염 면역글로불린 (HBIG), 인 광견병 면역글로불린(HRIG), 파상풍 면역글로불린 (TIG), 수두 대상포진 면역글로불린 (VZIG) 등이 있다.

4. 면역반응에 영향을 미치는 인자

유전적 소인, 항원의 물리 화학적 상태, 접종 경로, 항원의 이화(catabolic) 속도, 숙주 인자 (나이, 영양 상태, 성, 기존하는 항체 등)과 항원의 처리 방법 등이 면역반응에 영향을 미친다.

5. 백신 접종 간격

독성약화백신을 먼저 접종한 후 다음 독성약화백신을 접종할 때에는 첫 번째 독성약화백신이 두 번 째 독성약화백신에 대해 면역 형성을 방해할 수 있고 독성약화백신의 이상반응이 나타나기까지 1~3주의 잠복기간 때문에 적어도 1개월의 간격을 두어야 한다 (표 13-3).

불활성화백신을 먼저 접종한 후 독성약화백신 혹은 다른 불활성화백신의 접종할 때에는 접종 부위를 달리하여 동시에 접종할 수 있다.

표 13-3. 백신의 접종 간격

백 신	접종 간격
≥ 2 불활성화백신	필요없음
불활성화백신 + 독성약화백신	필요없음
≥ 2 독성약화백신	4 주

6. 예방접종 간격이 길어지거나, 짧거나 불분명한 경우

접종 간격이 길어진 경우: 다시 접종을 시작하거나 추가로 더 접종할 필요가 없으나 접종 여부가 불분명한 경우에는 감염의 감수성이 있는 것으로 간주하고 접종하여야 한다.

7. 백신 보관 온도

대부분 2~8℃ 에서 보관한다.

8. 백신 투여 경로

백신의 투여 경로는 면역반응을 결정하는 중요한 요소로 추천하는 방법대로 접종해야 한다 (표 13-4).

표 13-4. 백신의 투여 경로

백 신	경 로	백 신	경 로
BCG	ID	Hib	IM
B형 간염	IM	A형 간염	IM
개량 DTP(DTaP)	IM/SC	장티푸스	IM/SC/PO
폴리오(eIPV)	IM/SC	수두	SC
MMR	SC	폐구균	IM/SC
일본 뇌염	SC	로타바이러스	PO
인플루엔자	IM	인유두종바이러스	IM

9. 예방접종 전 · 후 주의사항

예방접종 전 · 후 주의사항은 표 13-5와 같다.

표 13-5. 예방접종 전 · 후 주의 사항

I. 접종 전 주의사항

1) 어린이의 건강상태를 가장 잘 알고 있는 부모가 데리고 병원에 오는 것이 좋다.
2) 집에서 기상시 체온을 측정하고 데리고 오는 것이 좋다.
3) 육아수첩을 반드시 지참하여야 한다.
4) 접종 전날 목욕을 시키고, 청결한 의복을 입히고 데리고 와야 한다.
5) 예방접종을 하지 않는 어린이는 환자가 아닌 이상 병원에 데리고 오지 않는다.

II. 접종 후 주의사항

1) 접종 당일과 다음 날은 과격한 운동을 삼가한다.
2) 접종 부위는 청결하게 하여야 한다.
3) 접종후 20~30분간 병원에서 관찰한다.
4) 접종후 고열, 경련 등이 있을 때에는 곧 소아청소년과 전문의의 진찰을 받도록 한다.
5) 접종 후 3일간 이상반응 유무를 잘 관찰한다.

10. 예방접종 금기 사항

예방접종 금기 사항은 표 13-6과 같다.

개량 DTP (DTaP) 백신 접종시 주의하여 접종할 수 있는 사항(precautions)은 접종 후 3일 이내에 발열을 동반하거나 동반하지 않은 경련이 발생한 경우, 접종 후 48시간 이내에 3시간 이상 달랠 수 없이 고성으로 몹시 울 경우, 접종 후 48시간 이내에 collapse 또는 쇼크양 반응 (저긴장성 저반응 상태)를 보이는 경우와 접종 후 48시간 이내에 다른 이유으로는 설명되지 않는 40.5 ℃ 이상의 고열이 발생한 경우 등이 있다.

표 13-6. 예방 접종의 금기 사항

1) 급성 열성 질환 (단, 미열, 상기도 감염, 중이염이나 경한 설사가 있을 때에는 접종)
2) 급성기 또는 활동기에 있는 심혈관, 간장 질환이나 신장 질환
3) 면역억제 치료 (스테로이드, 항암제와 방사선 치료를 포함)를 받고 있는 경우
4) 감마글로불린이나 혈청주사를 맞았거나, 또는 수혈을 받은 경우
5) 백혈병, 림프종, 기타 악성 종양이 있는 경우
6) 면역결핍성 질환이 있는 경우
7) 임신
8) 과거에 알레르기 반응이나 과민반응을 일으켰던 백신
9) 백일해 백신 접종 후 뇌증이 발생한 경우

11. 예방접종 금기가 아닌 것을 금기 사항으로 잘못 알고 있는 경우

예방접종의 금기가 아닌 경우는 표 13-7과 같다.

표 13-7. 예방접종의 금기가 아닌 사항

1) 전에 DTaP 접종 후 접종부위에 통증, 발적, 종창이 있었거나 발열이 40.5℃ 미만인 경우
2) 미열이나 경한 설사가 있으나 건강한 경우
3) 항생제를 투여하고 있거나, 질병의 회복기
4) 미숙아
5) 엄마가 임신 중인 경우
6) 최근에 감염성 질환에 노출된 경우
7) 모유를 먹인 경우
8) 비특이성 알레르기의 병력이 있는 경우
9) Neomycin, streptomycin, erythromycin이나 kanamycin을 제외한 페니실린이나 기타 항생제에 알레르기가 있는 경우
10) 오리고기나 오리털에 알레르기가 있는 경우
11) 백일해나 홍역 접종시 경련의 가족력이 있는 경우
12) DTaP 접종시 영아 돌연사증후군의 가족력이 있는 경우
13) 백신 접종 후 이상반응의 가족력이 있으나 면역억제와는 관계가 없는 경우
14) 영양 실조
15) 황달, 몽고증

12. 면역글로불린이나 수혈 후 홍역 또는 MMR과 수두 백신 접종 간격

면역글로불린이나 수혈 후 홍역 또는 MMR 백신이나 수두 백신의 접종 간격은 표 13-8과 같다.

표 13-8. 면역글로불린이나 수혈 후 홍역 또는 MMR과 수두 백신 접종 간

면역글로불리 및 수혈 종류	접종 간격
세척된 적혈구	0 개월
파상풍 (TIG)	3 개월
A형 간염 (면역 글로블린)	
B형 간염 예방 (HBIG)	
복원된 (reconstituted) 적혈구	
광견병 면역글로불린 (HRIG)	4 개월
수두 예방 (VZIG)	
홍역 예방 (면역글로불린): 정상 소아	5 개월
홍역 예방 (면역글로불린): 면역결핍 소아	
농축 적혈구, 전혈	6 개월
혈장/혈소판	7 개월
정맥용 면역글로불린 (IVIG)	8~11개월

13. 소아청소년 기본 및 선택접종표

2008년에 개정한 대한소아과학회의 소아청소년 기본 및 선택 예방접종표는 표 13-9와 같다.

표 13-9. 대한소아과학회 소아청소년 기본 및 선택 예방접종표 (2008년)

연 령	백 신	연 령	백 신
출생시	B형 간염[1]	12~23개월	일본뇌염[6]
0~4주	BCG		A형 간염*
1개월	B형 간염	15~18개월	DTaP
2개월	DTaP, 폴리오, Hib[2], PCV7*, Rotavirus*	4~6세 6세	DTaP, 폴리오, MMR 일본뇌염
4개월	DTaP, 폴리오, Hib, PCV7, Rotavirus	11~12세	성인용 Td[7] HPV*
6개월	B형 간염, DTaP, 폴리오, Hib, 인플루엔자[3], PCV7, Rotavirus	12세	일본뇌염
12~15개월	MMR[4], 수두[5], Hib, PCV7		

* 선택접종

1) 0, 1, 6개월 방법으로 접종한다.

a. 모체가 HBsAg 양성인 경우, 초회 접종으로 출생 직후 (12시간 이내) HBIG와 함께 부위를 달리하여 B형 간염 백신을 접종한다.

b. 모체의 HBsAg 상태를 모를 때에는 출생 직후 (12시간 이내) B형 간염 백신을 접종하고, 모체의 결과가 양성이면 HBIG를 가능한 한 빨리 (늦어도 7일 이내) 근육주사한다.

c. 모체가 HBsAg 음성인 경우에는 B형 간염 백신을 가능한 한 신생아실에서 퇴원 전에 접종하며, 초회 접종을 2개월 이내에 접종하면 된다.

2) b형 헤모필루스 인플루엔자, 제품에 따라 2~3회의 기초접종과 1회의 추가접종.

3) 매년 6~23개월의 소아와 0~23개월의 소아를 돌보는 모든 사람에게 접종. 또한 인플루엔자 감염 위험 요인을 가진 2세 이상 소아와 고위험군과 가까이 접촉하는 사람, 접종을 원하는 모든 사람에게 접종한다. 처음 접종하거나 첫 해에 1번만 접종하고 다음 해에 내원한 9세 미만의 소아는 4주 이상의 간격을 두고 2번 접종한다.

4) 홍역의 유행이 있는 경우에는 6개월부터 홍역 단독 백신 (홍역 단독 백신이 없는 경우에는MMR) 접종.

5) 수두가 유행하는 기관에 다니는 소아에게는 2회 접종할 수 있다.

6) 불활성화백신과 독성약화백신 중 한가지를 선택하여 12~23개월에 접종한다. 불활성화백신의 경우 기초접종은 1~2주 간격으로 2회 접종하고, 다음 해에 1회 접종하며 추가접종은 6세, 12세에 한다. 독성약화백신의 경우 기초접종은 처음 내원시 1회만 접종하고 다음 해에 1회 접종하며, 추가접종은 6세에 한다.

7) 개량 DTP 백신 5회 접종 후 11~12세에 접종하고 그후 매 10년마다 접종한다.

접종이 지연된 소아청소년에 대한 따라잡기 접종

접종이 지연된 소아청소년에 대한 따라잡기 접종 스케쥴은 표 13-10과 13-11과 같다.

표 13-10. 접종을 늦게 시작하거나 접종 스케쥴이 1개월보다 더 지연된 4개월~6세 소아

첫 접종 (최소 연령)	최소 접종 간격			
	1st and 2nd	2nd and 3rd	3rd and 4th	4th and 5th
DTaP (6주)	4주	4주	6개월	6개월[1]
IPV (6주)	4주	4주	4주[2]	
HepB (출생시)	4주	8주 (첫 접종 16주후)		
MMR (12개월)	4주			
Hib[3] (6주)	4주: 첫 접종<12개월 8주 (접종완료): 첫 접종을 12~4개월에 받은 경우 (접종없음): 첫 접종을 15개월이후에 받은 경우	4주: 현재 <12개월 8주 (접종완료):현재 12개월 이상이면서 2번째 접종을 15개월 미만에 받은 경우 (접종없음): 이전 접종을 15개월 이후에 받은 경우	8주 (접종완료): 12개월 미만에 3회 접종받은 12개월~5세 소아에게만 접종	
PCV[3] (6주)	4주: 첫 접종을 12개월 미만에 받고 현재 24개월 미만인 경우 8주 (접종완료): 첫 접종을 12개월 이후에 받고 현재 24~59개월인 경우 (접종없음): 건강한 소아가 24개월 이후에 첫 접종을 받은 경우	4주: 현재 12개월 미만인 경우 8주 (접종완료): 현재 12개월 이상인 경우 (접종없음): 건강한 소아에게서 24개월 이후에 받은 경우	8주 (접종완료): 12개월 미만에 3회 접종을 받은 12개월~5세 소아에게 접종	

1) 4번째 접종을 4세 이후에 받은 경우 5번째 접종은 하지 않는다.
2) 3번째 접종을 4세 이후에 받은 경우 4번째 접종은 하지 않는다.
3) 5세 이후에는 접종이 추천되지 않는다.

표 13-11. 접종을 늦게 시작하거나 접종 스케쥴이 1개월보다 더 지연된 7~18세 소아청소년

백신	최소 접종 간격		
	1st and 2nd	2nd and 3rd	4th and booster
Td	4주	6개월: 첫 접종을 12개월에 한 경우 4주: 첫 접종을 12개월 미만에 한 경우	6개월: 현재 11세 미만인 소아가 첫 접종을 12개월 미만에 받은 경우
IPV[1)]	4주	4주	
HepB	4주	8주 (첫 접종 16주 후)	
MMR	4주		
Varicella	면역이 없는 13세 이상 청소년: 4주		

1) 18세 이후에는 접종이 추천되지 않는다

B형 간염

1. 주 전파경로

HBsAg 양성 모체에게서 신생아에게 수직감염, HBsAg 양성자와의 가족내 접촉, 오염된 혈액제제 투여 및 노출, 정맥용 약물 남용과 성접촉 (수평감염) 등이다.

2. 접종대상 및 방법

1) 11세 미만에게는 0.5mL, 11세 이상에게는 1.0mL를 0, 1, 6개월 일정으로 근육주사한다.

2) HBsAg 양성 모체에게서 태어난 신생아는 출생 후 12시간이내에 HBIG를 투여하고 B형 간염 백신을 접종한다. 접종 후 anti-HBs가 출생시 투여받은 HBIG 때문이 아니라는 것을 확인하고, late HBV 감염을 발견하기 위하여 생후 9~18개월에 HBsAg, HBsAb 검사를 한다.

3) 모체의 B형 간염 감염 여부를 모르는 경우에는 출생 후 B형 간염 백신을 먼저 접종하고, HBsAg이 양성이면 늦어도 생후 1주일이내에 HBIG를 투여한다.

4) HBsAg 음성 모체의 신생아는 가능한 한 신생아실 퇴원 전에 접종하도록 하며 초회 접종을 2개월 이내에 접종하면 된다.

3. 접종부위

영 · 유아는 넓적다리 전외측 (anterolateral aspect of thigh)에, 연장아와 성인은 삼각근에 근육주사하며 엉덩이는 면역원성이 떨어지기 때문에 피하여야 한다.

4. 접종 후 항체검사

건강한 소아는 접종 후 면역 획득 여부를 알아보기 위한 항체 검사는 필요치 않으나 혈액투석을 받는 경우 매년 항체 검사를 시행하여 음성 (<10 mIU/mL)이면 추가접종을 해야 한다. 이외 B형 간염 바이러스 보유자의 가족, 혈액 투석실 근무자, 사람면역결핍바이러스 (HIV) 감염자, 의료 종사자, 혈액 제제를 자주 수혈받아야 되는 환아 등과 같이 감염의 위험성이 높은 경우에는 3번째 접종 1~2개월 후 항체검사를 하여 항체가 없으면 다시 접종하여야 한다.

5. 이상반응

접종부위의 통증, 발적, 종창, 드물게 미열 등이 있다.

BCG

BCG는 결핵의 가족내 전파 예방과 5~6세 미만에게서 수막염, 좁쌀결핵, 파종결핵 등과 같은 중증 결핵을 예방하기 위하여 접종한다.

1. 접종시기

생후 1 개월내 (생후 될 수 있는 대로 빨리)에 접종한다.

2. 접종방법

0.1 mL (신생아: 0.05 mL)를 삼각근내에 피내주사하여 5~7 mm의 팽진 형성되도록 주사하며 엉덩이나 발바닥에는 접종하지 않는다. 접종에 2~4주 후 접종 부위에 구진, 4~6주 후 궤양, 6~9주 후 가피, 9~12주 후에 반흔이 형성된다.

3. 투베르쿨린 피부반응 검사 판독 방법

접종 후 72시간에 판독한다 (2~3일에 최대에 이름). 촉진으로 경결을 감지하고 가장자리를 표시한 후 전박선에 대해 횡직경을 측정하여 mm로 표시한다. 부종, 수포 및 괴사는 반응의 크기 측정에는 이용하지 않으며 추가 특징으로 기술하며 홍반을 판독해서는 안된다. 비시지 접종 여부와 관계없이 10 mm 이상이면 양성으로 판정한다.

4. 경결의 크기 15 mm 이상의 강양성

뼈 및 관절의 결핵, 결핵흉막염, 홍반결절 (erythema nodosum), 프릭텐결막염 (phlyctenular conjunctivitis)이나 당뇨병이 있는 소아에게서 나타난다.

5. 거짓음성

나이가 너무 어리거나 영양결핍이 있거나 면역결핍, 갑상샘저하증, 바이러스 감염성 질환 (홍역, 볼거리, 수두, 인플루엔자 등)이 있을 때, 바이러스 독성약화백신 (MMR, 수두 등) 접종 후, 스테로이드나 isoniazid 투여 후, 심한 결핵을 앓는 경우나 결핵수막염이나 파종결핵이 있을 때에는 약 50%에서 음성으로 나올 수 있다. 또한 피하주사를 했을 때 거짓음성으로 나타난다.

6. 접종금기

면역기능 저하, 심한 피부질환, 영양장애가 있을 때

7. 이상반응

국소 궤양, 국소 화농성 림프절염 (〈 1세: 0.1~0.5%), 골염, 골수염, 매우 드물게 전신 BCG감염 등이 있다.

개량 DTP (DTaP)

우리나라에서는 2성분 개량 DTP (pertussis toxin, filamentous hemagglutinin)와 3성분 개량 DTP (pertussis toxin, filamentous hemagglutinin 외에 pertactin [69-kd outer membrane protein]) 백신이 접종되고 있다.

1. 접종 시기 및 방법

2, 4, 6개월에 접종 (기초접종)하고, 18개월, 4~6세에 추가접종을 한다. 근육주사하며 기본접종이 끝난 후 11~12세부터 매 10년마다 성인용 Td를 추가접종을 한다. 대한소아과학회에서는 11~12세에 성인용 Td 대신 성인용 DTP 백신인 Tdap 접종을 권장하고 있다.

2. 이상반응

발적, 경결, 통증, 압통, 어지러움, 식욕 부진, 구토, 발열, 아나필락시스 반응, 뇌병증 등이 있다.

3. 주의하여 접종할 수 있는 사항 (precautions)

접종 후 3일 이내에 발열을 동반하거나 동반하지 않은 경련이 발생한 경우, 접종 후 48시간 이내에 3시간 이상 달랠 수 없이 고성으로 몹시 울 경우, 접종 후 48시간 이내에 collapse 또는 쇼크양 반응 (저긴장성 저반응 상태), 접종 후 48시간 이내에 다른 원인으로 설명되지 않는 40.5℃ 이상의 고열이 발생한 경우, 파상풍 톡소이드가 들어있는 백신 접종 후 6주 이내에 Guillain-Barré 증후군이 발생한 경우 등이 있다.

4. 금기 사항

DTaP 접종 후 즉각적인 아나필락시스 반응이 있었던 경우, 접종 후 7일 이내에 뇌병증이 발생한 경우와 진행하고 있는 신경학적 질환이 있는 경우 등이 있다.

폴리오

최근까지 경구용 독성약화백신 접종하였으나 접종 후 건강한 접종아나 접촉자에게서 백신 바이러스가 장내 증식과정에서 신경독소를 가지게 되어 마비 (vaccine-associated paralytic poliomyelitis: VAPP)가 나타나 2004년부터 불활성화백신 (eIPV)만 접종하고 있다. 불활성화백신 (eIPV)은 경구용 약독백신과 동일한 면역력을 획득하며 보관이 쉽고 (2~8℃), 마비의 이상반응이 없어 면역기능 저하자에게도 접종할 수 있다.

2, 4, 6개월에 접종 (기초접종)하고, 4~6세에 추가접종을 한다. 피하 또는 근육주사한다.

b형 헤모필루스 인플루엔자

1. 접종 방법

   생후 2개월부터 2개월 간격으로 3회 기초접종 후 12~15개월에 추가접종한다. 근육주사하며 고위험 소아에게 접종해 왔으나, 대한소아과학회에서는 2008년 10월부터 기본접종에 포함시켰다.

2. 이상반응

   발적, 종창, 통증, 발열, 보챔 등이 있다.

홍 역

우리나라에서는 1989~1990년, 1993~1994년과 2000~2001년에 홍역의 유행이 있었으며, 2001년 일제접종 후 2006년 11월 홍역 퇴치 (elimination)를 선언한 바 있다.

1. 접종 방법

   MMR (measles · mumps · rubella 혼합백신) 백신으로 12~15개월에 접종하고 4~6세에 재접종한다 (홍역 유행시에는 6개월이후 소아에게 홍역 단독백신 접종. 홍역 단독백신이 없으면 MMR 백신을 피하주사한다). MMR 백신은 첫 접종에서 누락된 소아에게 접종하여 접종률을 높이고, 1차 면역 확득 실패를 줄이기 위하여 2번 접종한다. 접종 전 투베르쿨린 피부반응 검사를 할 필요는 없으며 결핵이 의심되면 접종과 동시에 치료 시작하면 된다. 피하주사한다.

2. 이상반응

   발열 (5~15 %), 발진 (5 %), 뇌염, 뇌병증, 뇌신경 마비, 소뇌성 운동 실조, Guillain-Barré 증후군, 혈소판 감소성 자반증, 중독성 표피 괴사 융해증 등이 있다.

3. 면역글로불린이나 수혈 후 홍역 또는 MMR과 수두 백신 접종 간격 (표 13-8 참조)

볼거리

1. 접종방법

MMR (measles · mumps · rubella 혼합백신) 백신으로 12~15개월에 접종하고 4~6세에 재접종한다.

2. 이상반응

드물게 이하선염, 무균성 뇌막염, 발진, 가려움, 자반, 경련, 드물게 뇌염이 나타날 수 있다.

풍 진

1. 접종방법

MMR (measles · mumps · rubella 혼합백신) 백신으로 12~15개월에 접종하고 4~6세에 재접종한다.

2. 이상반응

미열, 발진, 림프절 종창, 관절통 및 관절염 (소아보다 사춘기 이후의 여자에게서 더 심하고 자주 발생), 드물게 일시적 이상 감각, 말초 신경염, 중추 신경계 합병증, 혈관염 등이 있다.

3. MMR 백신 접종 금기 사항

종양, 면역결핍 환아, 장기 이식아, 계란이나 neomycin (또는 erythromycin, kanamycin, streptomycin)에 알레르기가 있을 때, 임신을 했을 때에는 금기이다. 감마글로불린, 혈액제제 투여시에는 용량 및 종류에 따라 0~11개월 후 (표 13-8 참조), 종양이나 면역결핍이 있어 면역억제 요법을 받는 경우에는 치료 중지 3개월 후에 접종할 수 있다.

일본 뇌염

1. 접종방법

12~23개월 사이에 1~2주 간격으로 2회 접종하고 다음 해에 1회 접종한다. 추가접종은 6세, 12세에 접종한다. 독성약화백신: 12~23개월, 12개월 후, 6세에 접종 (모두 3회 접종)한다. 피하주사한다.

2. 이상반응

두통, 권태감, 발열, 국소 통증, 복통, 부종, 중추 신경계 증상 (1/1,000,000명), 사망 (1/10,000,000명) 등이 있다.

수 두

대한소아과학회에서는 2005년부터 기본접종에 포함시켰다.

1. 접종방법

생후 12개월 이후 1회 접종한다. 수두가 유행하는 집단에 다니는 소아에게는 2회 접종할 수 있으며 수두를 앓지 않은 13세 이상 소아에게는 4~8주 간격으로 2회 접종한다. 피하주사한다.

2. 이상 반응

발열, 수포성 발진과 대상 포진 등이 있다.

인플루엔자

대한소아과학회에서는 2008년부터 2세 미만 소아를 기본접종에 포함시켰다.

1. 접종대상

1) 건강한 6~23개월 모든 소아 (미국: 6개월~18세), 2) 24개월 이상의 고위험군 (천식 또는 만성 폐질환, 혈역학적으로 의미있는 심질환, 면역기능 저하 질환이 있거나 또는 면역억제 요법을 받고 있는 경우, 사람 면역결핍 바이러스 (HIV) 감염, 만성 신 기능 장애, 당뇨병 등 만성 대사 질환이 있거나, 류마티스양 관절염이나 가와사끼병으로 장기적으로 아스피린을 복용하고 있는 경우, 낫적혈구 (sickle cell) 빈혈, 3) 인플루엔자 유행시기에 임신하였거나 임신을 계획하고 있는 여성 (임신부는 인플루엔자의 합병증과 입원의 위험성이 높아 임신 중 언제든지 접종) , 4) 고위험 환자와 긴밀한 접촉을 하는 사람

2. 접종방법 및 시기

1) 인플루엔자 불활성화백신

(1) 생후 6개월부터 접종하고, 첫 해에는 기초접종으로 4주 이상의 간격을 두고 2회 접종하며, 그 이후에는 매년 1회 추가접종한다. 근육주사한다.

(2) 인플루엔자의 유행 시기를 감안하여 9월부터 접종을 시작하여 11월 중순까지 완료하는 것이

좋으나 이 시기에 접종하지 못했을 경우에는 그 이후에도 접종한다. 처음 접종하거나, 첫해에 1번만 접종하고 다음 해에 다시 온 9세 미만의 소아는 4주 이상의 간격을 두고 2번 접종한다.

2) 인플루엔자 독성약화백신 (양쪽 비강에 각각 0.1mL 스프레이)

2~49세에 접종하며 9세 미만에서는 최소 4주 이상의 간격으로 2회 접종, 다음 해부터 매년 1회 9세 이후에는 매년 1회 접종한다.

3. 신종인플루엔자

이전에 돼지와 사람에게서 발견되지 않았던 A(H1N1)의 새로운 아형 (subtype) 바이러스로 임상 증상은 계절 인플루엔자와 비슷하다.

선택접종

폐구균

단백결합 백신 (protein conjugate pneumococcal vaccine)과 다당질 백신 (pneumococcal polysaccharide vaccine) 2가지가 접종되고 있다.

1. 접종방법

단백결합 백신은 생후 2개월부터 2개월 간격으로 3회 기초접종 후 12~15개월에 추가접종한다. 근육주사한다. 다당질 백신은 침습성 폐구균 질환의 위험이 높은 생후 2세 이상 소아에게 접종한다.

2. 접종대상

1) 침습 폐구균 감염의 위험이 높은 소아 (침습 폐구균 질환 발생률 〉150/100,000/명) 24개월 미만 소아, 선천성 또는 후천성 무비증, 비장부전증, 낫 적혈구 빈혈, 사람면역결핍바이러스 (HIV) 감염자, 인공와우이식 (cochlear implant)

2) 침습 폐구균 감염의 위험이 높을 것으로 추정되는 소아 선천성 면역결핍증, 만성 심질환 (특히 청색증형 선천성 심질환과 심부전), 만성 폐질환 (고용량의 경구용 스테로이드 치료를 받는 천식환자 포함), 뇌척수액 누출 (CSF leaks), 만성 신부전 (신증후군 포함), 면역저하요법 또는 방사선요법으로 치료받는 질환 (악성 종양, 백혈병, 림프종, 호즈킨병 등) 및 고형장기 이식 등

3) 침습 폐구균 감염의 위험이 중등도인 소아 (침습 폐구균 질환 발생률 〉20/100,000/년) 24~35개월의 모든 소아, 보육시설에 다니는 36~59개월 소아

A형 간염

1. 접종방법

1차 접종은 12~23개월에, 2차 접종: 1차 접종 6~12개월 후에 접종한다. 근육주사한다.

2. 접종대상

고도 또는 중등도 A형 간염 풍토병 지역 거주하거나 여행하는 경우, 남성 동성연애자, 약물 중독자, 직업상 위험임자로 간염을 연구하는 연구소에 종사하는 사람과 만성 간 질환자 등이다.

로타바이러스

2007년 국내에 도입되었으며, 백신의 종류에 따라 2, 4, 6개월 (RotaTeq, 3회) 또는 2, 4개월 (Rotarix, 2회) 경구 투여한다. 1차 접종은 생후 6주부터 시작할 수 있다. 생후 15주 이후에는 접종을 시작해서는 안되며 8개월 0일까지는 접종을 완료해야 한다.

인유두종바이러스 (자궁경부암 원인 바이러스)

2007년 국내에 도입되었으며, 백신 종류에 따라 2, 4, 6개월 (Garasil) 또는 0, 1, 6개월 (Cervarix) 방법으로 접종한다. Gardasil은 9~26세 여자와 9~15세 남자에게 접종할 수 있고, Cervarix는 10~25세 여자에게 접종한다.

선별접종

장티푸스

식품 위생 접객업소 종사자, 집단 급식소 종사자, 간이 급수시설 미비 지역 주민, 급수 시설 종사 및 과거 2년간 환자 발생 지역 주민 및 장티푸스 유행 지역으로 여행하는 사람에게 접종한다.

미친개병

미친개병에 감염된 동물에게 물렸거나 상처를 받은 경우에 접종한다.

특수 상황에서의 접종

미숙아

재태기간 37주 미만, 출생체중 2,500gm 미만의 저출생 체중아는 만삭아와 같이 출생 후 연령에 따라 접종하며 접종 용량을 줄여서는 안된다. 미숙아가 2개월 째에도 입원 중이라도 개량 DTP와 eIPV를 접종한다. B형 간염 백신은 출생 체중 2kg 미만인 미숙아의 경우 모체가 HBsAg 양성이면 HBIG를 투여하고 B형 간염 백신을 접종해야 하며 이 때 접종한 B형 간염 백신은 3회 접종 횟수에 포함시키지 않는다. 모체가 HBsAg 음성인 경우에는 생후 1개월이 되면 출생 체중, 재태기간에 관계없이 접종한다.

인플루엔자 백신은 미숙아가 인플루엔자에 감염되면 합병증의 위험성이 높아 생후 6개월에 접종 (1개월 간격으로 2번 접종)하며 미숙아와 접촉하는 사람에게도 접종한다. 인플루엔자 백신을 접종받은 임신부에게서 태어난 신생아는 생후 6개월까지 예방이 가능하다.

모유 수유

모유 수유는 예방접종 효과에 아무런 영향을 미치지 않는다.

면역결핍성 질환 또는 면역억제 치료를 받고 있는 소아

면역억제 치료가 끝날 때까지 독성약화백신 접종 금기이며 불활성화백신은 접종 가능하나 예방 효과가 감소할 수 있다. 후천성 면역 결핍증 환아에게 MMR과 수두 백신 접종 가능 (면역억제 상태가 극심하게 저하되지 않은 경우)하며, 급성 림프구성 백혈병의 관해기에는 수두 백신 접종이 가능하다. 면역학적으로 정상인 형제나 가족에게는 MMR 백신을 접종할 수 있다. 저용량 스테로이드 (프레드니손 〈2 mg/kg/일 또는 체중 10 kg인 소아에게 1일 용량이 20 mg 미만)를 투여받는 경우 독성약화백신 접종이 가능하다. 그러나 프레드니손 2 mg/kg/일 이상 또는 체중이 10 kg이고 1일 용량이 20 mg 이상 투여한 경우에는 투약 중지 1개월이내에는 독성약화백신을 접종하지 않는다.

무비증

독성약화백신은 접종 금기이나 불활성화백신은 접종 가능하다. *S. pneumoniae, H. influenzae* type b, *N. meningitidis*의 치명적인 감염 위험성 때문에 폐구균, b형 헤모필루스 인플루엔자와 수막염균 백신을 접종해야 한다.

신경계 질환이 있는 소아

경련의 과거력이나 가족력이 있는 소아에게 백일해 (개량 DTP) 또는 홍역 (MMR) 백신을 접종하면 경련의 위험성이 증가할 수 있으나 영구적인 뇌손상, 간질을 일으키거나, 신경계 질환을 악화시키지는 않는다. 최근에 경련을 경험한 영 · 유아는 백일해 (개량 DTP) 백신 접종을 연기하는 것이 좋으며 현재 진행 중인 신경계 질환이 있으면 모든 백신은 접종 금기이다. 그러나 신경 장애가 비진행성이거나, 정지된 상태에서는 접종이 가능하다.

만성 질환 소아

심장, 호흡기 등 만성 질환 소아에게 폐구균나 인플루엔자 백신을 접종할 수 있으며 면역기능 저하 소아 (HIV 감염아 제외)에게 독성약화백신 접종은 금기이다.

해외 여행시 필요한 예방접종

목적지, 여행 목적, 체류 기간 등에 따라 다르며 황열, 콜레라, 장티푸스, A형 간염, 수막구균, 인플루엔자와 장티푸스 백신 등이 있다.

예방접종 예진표

질문 사항을 잘 읽어 보시고 보호자 기록란에 기록하여 주십시오. 뒷 쪽에 있는 예방주사의 이상반응도 잘 읽어 보시고, 질문 사항이 있으시면 담당 소아청소년과 의사와 상의하여 주시기 바랍니다.

				병록번호	
주 소				전화번호	
성 명		성 별	남 · 여	출생체중	kg
생년월일	년 월 일 (만 년 개월)			보호자 성명	

질 문 사 항	보호자 기록란	
오늘 아픈 곳이 있습니까? 아픈 곳이 있으면 증상을 간단히 적어 주십시오 ( )	예	아니오
출생 후 지금까지 선천성 기형?선천성 심질환?백혈병?신장?중추 신경계 질환등 특별히 아픈 곳이 있어 의사의 진찰을 받거나 치료를 받은 일이 있습니까? 있으면 병명을 적어 주십시오. (병 명:)	예	아니오
최근 1개월 이내 홍역?볼거리?풍진?수두?이외 다른 병을 앓은 일이 있습니까 ? 있으면 병명을 적어 주십시오. (병 명:)	예	아니오
경련을 한 일이 있습니까? (세경)	예	아니오
병원에 입원한 일이 있으면 병명을 적어 주십시오. (병 명:)	예	아니오
최근에 수혈을 받았거나 면역글로불린 주사를 맞은 일이 있습니까?	예	아니오
지금까지 약이나 계란 등 음식물을 먹고 두드러기나 발진이 생겼던 일이 있습니까?	예	아니오
전에 예방접종 후 이상반응이 생긴 일이 있습니까? 있으면 예방주사 이름을 적어 주십시오. (예방주사 이름:)	예	아니오
최근 1개월 이내에 예방접종을 한 일이 있습니까? 있으면 예방주사 이름을 적어 주십시오. (예방주사 이름:)	예	아니오

소아청소년과의사 기입란

체 온: ℃ 이상반응 설명 여부:

진찰 소견:

이상의 문진 및 진찰 결과 예방접종이 가능합니다. 서 명:

소아청소년과의사의 진찰 결과와 이상반응에 대한 설명을 듣고 예방접종을 하겠습니다.

보호자 서명:

예 방 주 사	접 종 방 법 및 용 량	접종 병 · 의원명, 의사 이름
예방주사 이름:	접종 부위:	접종 · 년 · 월 · 일:
제조 회사:	접종 방법:	접종 병 · 의원명:
제품 번호:	접 종 량: mL	소아청소년과의사 이름:

소아성장과 발달의학

13 장. 감염 II 세균성 감염질환

박 준 수

I. 골수염

1. 개요

골수염은 뼈[수질골 (골수강)이나 피질골]의 염증이다. 이것은 주로 감염에 의한다. 이 질환은 급성과 만성 질환, 혹은 혈행성 전파, 손상을 통한 직접 주입 그리고 주위 연부 조직 감염으로 부터의 전파로 구분할 수 있다.

이 때 골의 염증성 파괴와 새로운 뼈의 생성을 보인다. 침범된 뼈 부분은 통증이 있고, 국소적인 온감, 부종, 발적을 보일 수 있다. 흔히 고열과 강직 그리고 독성 모습을 보일 수도 있다. 열은 소아에서 더욱 흔하게 나타날 수 있다. 전신적인 불편함으로 두통, 권태감, 피로감, 그리고 식욕부진을 흔히 호소한다.

소아 하지 골수염의 경우는 갑자기 다리를 절거나 무게를 지탱하지 못한다. 소아에서는 특히 영구적인 장애를 유발할 가능성이 있기 때문에 골수염이 중요하다.

임상적으로 늘 이 질환을 의심하는 것이 조기진단의 가장 핵심 사항이다. 골 감염 유발가능 위험인자를 검출하기 위하여 환자의 과거력을 철저히 조사하는 것이 매우 중요하다. 그리고 병원체를 밝히는 것이 관리의 요체이다. 진단은 이학적검사, 영상의학적검사, 검사실검사를 종합하여 시행하는데 가장 중요한 것은 병원체의 검출과 감염된 뼈의 병리조직학적 소견이다. 치료기간은 이 결과에 따라 결정되는데 보통은 오래 치료해야 한다.

2. 소아에서 특히 고려되는 사항

소아기의 골수염은 주로 혈행성 전파에 의한다. 소아기의 골 감염은 영구장애를 유발할 수 있는 개연성 때문에 중요하다. 골감염의 빈도는 나이가 든 소아들보다 영아와 유아기에 더 높다. 감염이 보다 광범위하게 진행되기 전에 어린 소아들에서 골수염을 조기 진단하여 조기에 적절한 약물치료와 수술요법을 신속히 시행하는 것은 영구손상을 적게 한다. 그러한 영구손상은 뼈의 성장판이 손상되면 가장 크게 나타날 수 있다.

3. 역학 및 병리기전

1) 호발연령

어린 소아에 흔하다. 30%가 2세까지에서 발생하며, 50%가 5세까지 발생한다. 남녀비는 2:1로 남아에서 여아보다 흔하다. 남아가 외상을 입을 개연성이 높기 때문일 것이다.

2) 침범경로

평소 건강하였던 소아에서는 주로 혈행성으로 발생한다. 드물게 외상, 수술, 주위연부조직의 감염, 혈관기능부전(vascular insufficiency)이 원인이 된다.

3) 호발부위

주로 장골이 침범된다. 대퇴골과 경골이 같은 정도로 침범되고 이 둘이 합해서 전체의 50%를 넘는다. 상지의 뼈를 침범한 경우는 전체의 25% 정도이고 편평골은 덜 흔하게 침범된다.

4) 원인

세균이 급성골감염의 가장 흔한 병원체이다. 신생아를 비롯한 모든 연령에서 *S. aureus* 가 가장 흔한 원인균이다. Group B streptococcus와 gram negative enteric bacillli(*Escherichia coli*)는 신생아에서 흔한 원인균이지만 Group B streptococcus는 10%미만인 경우에 해당한다. 그밖에 *Pseudomonas aeruginosa, Salmonella, Kingella kingae, Atypical mycobacteria, Candidia*, Virus등이 원인이 될 수 있다.

5) 장골의 골간단에 주로 발생하는 이유

장골의 골단의 특이한 혈행과 해부학적인 구조가 혈액 속에 흐르는 세균들이 서식하기에 좋은 장소가 되기 때문이다. 골간단에서 영양을 공급하는 동맥들이 성장판 밑에서 문합(anastomosis)이 되지 않는 모세혈관으로 나뉘고 골수로 배출되는 정맥굴 모세혈관으로 들어가기 전에 고리(sharp loop)를 형성한다. 이 지역에서 혈행은 느려지게 되어 세균 파종(bacterial seeding)에 이상적인 환경을 제공하게 된다.

일단 세균이 들어오면 포식세포가 이동되어 염증성 삼출물(골간단 농양)이 형성된다. 단백분해효소, 독성산소라디칼, 그리고 사이토카인들이 생성되면 산소분압저하, pH감소, 뼈용해, 그리고 조직파괴가 초래된다. 이 염증성 삼출물이 진행되며 압력이 골간단의 구멍이 많은 공간을 뚫고 하버스관(Haversian canals)과 볼크만관(Volkmann canals)을 경유하여 골막하공간(subperiosteal space)으로 들어간다.

골막하 형성된 고름이 골표면의 골막막(periosteal membrane)을 들어올릴 수 있어서 피질과 골간단으로의 혈액공급에 지장을 줄 수 있다. 한편 사춘기 후반에 성장판이 닫히면 혈행성 골수염이 보다 흔히 골간(diaphysis)에서 시작되어 전체 골수강관(intramedullary canal)으로 전파될 수 있다.

6) 골수염시 관절염이 잘 오는 이유

신생아와 어린 영아에서 골간단과 골단을 연결하는 transphyseal 혈관이 골간단으로부터 관절강으로 고름을 통과시킨다. 1세 후반기에는 성장판이 형성되며 transphyseal blood vessel을 막게 된다. 일단 성장판이 형성되면 골간단이 관절내의 공간으로 위치하는 곳(고관절, 슬관절, 견관절 그리고 주관절)과 골막하 고름이 관절강내로 들어가 관절침범이 일어날 수 있다.

4. 임상증상

골수염의 증상과 이학적 소견은 연령에 상당히 좌우된다. 초기 증상과 이학적 소견은 흔히 경미하다. 신생아들은 침범된 사지를 움직일 때 가성마비나 통증을 호소할 수 있다. 신생아의 절반은 열을 보이지 않거나 아프지 않은 것처럼 보일 수 있다. 나이가 든 영아와 소아들은 열, 통증, 그리고 국소증상 즉 부종, 발적, 그리고 온감을 보이는 경향이 높다. 하지를 움직일 때는 환자의 절반에서 다리를 절거나 걷지 않으려 하는 모습이 보인다. 장골위에 국소적 압통은 중요한 소견이 될 수 있다. 골수염으로 국소부종과 발적은 감염이 골간단을 넘어서 골막하 공간까지 퍼졌다는 것, 2차적인 연부조직 염증반응을 나타낸다는 것을 의미한다.

5. 진단

원인균 검출을 위해 혈액, 뼈, 관절강액 배양검사를 시행할 수 있다. 골수염이 의심될 때는 반드시 혈액 배양검사를 시행한다. 병력청취와 이학적 검사에서 골수염이 강하게 의심되면 Gram stain과 배양을 위해 흡인(aspiration)을 한다. 이것은 세균배양의 가장 좋은 검체가 될 수 있으며 PCR로 검출될 수 있다.

1) 검사실검사

백혈구와 감별계산(differential count), ESR, CRP가 골감염에 대한 민감도가 높지만 특이도가 낮고 골감염과 다른 염증 단계를 구분하는데 도움이 되지 않는다.

2) 영상의학검사

골수염을 평가하는데 필수적인 역할을 한다. 기존 방사선 검사들, 초음파, CT, MRI, 그리고 동위원소검사들이 모두 진단을 확정하는데 도움을 줄 수 있다. 단순 방사선 검사는 외상과 이물질 같은 다른 원인들을 제거하기 위한 초기 평가에 흔히 도움이 된다.

3) 단순 방사선 검사

골수염의 증상이 발생하고 72시간 이내에 soft tissue technique와 반대편 사지와 비교하여 평가하는 방식으로 심부 부종에 의해 야기된 주위 골간단으로부터 심부근육층(deep muscle planes)의 이동을 보일 수 있다. 뼈용해(lytic bone)변화는 골질이 30~50%정도 파괴될 때까지 방사선소견에서 보이지 않는다. 관상골(tubular bone)은 감염 발생후 7~14일 이내에 용해변화를 보이지 않는다. 편평골과 불규칙뼈(irregular bone)는 시간이 더 오래 걸릴 수 있다.

4) 컴퓨터단층촬영과 자기공명영상

CT는 뼈와 연부조직이상을 보여서 연부조직의 가스를 검출하는데 이상적이다. MRI가 뼈 감염과 연부 조직 감염을 감별하는 것과 고름집(abscess)을 찾아내는데 가장 좋은 영상 의학적 방법이다. MRI는 혹시 있을지도 모를 수술을 위한 골막하 고름과 골수와 골간단의 고름조각들이 축적된 것의 정확한 세밀한 해부학적 구조를 제공한다. 염증에 의한 골수의 변화는 밝은 지방성 골수내에 저 신호강도(low signal density)의 영역으로 보인다. 급성골수염에서 MRI는 방사성 핵종 이메이징(radionuclide imaging)에 필적할 만한 양성 예측률을 보인다.

5) 방사성 핵종 이메이징(radionuclide imaging)

특히 여러 부분의 골감염이 의심될 때 가치가 있는 검사이다. 99mTc(99m Technetium)는 골 흡수와 생성의 균형에 변화가 많은 곳(bone turnover)에 축적되는데 이것은 방사성 핵종 이메이징을 보기 위해 선호되는 물질이다. 골수염은 혈관분포도 그리고 염증과 뼈모세포의 활동을 증가시켜 99mTc의 농도를 증가시키게 된다. 증상발현 24~48시간이내에 골수염을 진단할 수 있다.

6. 감별진단

외상, 백혈병, 신경모세포종, 골종양, 관절염 등과 감별이 요구된다.

7. 치료

포도알균에 관한 항생제인 nafcillin, vancomycin, clindamycin, 그리고 cefazolin을 사용한다. 병원체에 따라, 임상증상에 따라, 검사소견에 따라 투여기간을 결정한다. *S. aureus*나 그람 음성간균에 의한 경우에는 항생제를 최소한 4주간 투여한다.

8. 경과 관찰

매주 ESR, CRP, 간기능검사, CBC를 측정하여 약물치료에 대한 반응을 보고 항생제관련 백혈구감소증이 오는지 관찰한다.

9. 합병증

골성장의 손상, 사지길이 부동증(limb-length discrepancy), 관절염, 보행이상(abnormal gait), 병적골절이 올 수 있다.

10. 예후

적절히 치료하고 수술적 처치를 하여도 5~10%에서는 재발될 수 있다. 재발되면 정형외과 전문의와 감염전문의와 협진하며 철저히 치료한다. 재발되면 만성 골수염이 되어 discharging sinus등이나 다른 전신성 후유증이 초래될 수 있다.

II. 포도알균 화상 피부 증후군 (Staphylococcal scalded skin syndrome: SSSS)

Staphylococcal scalded skin syndrome은 *S. aureus*의 일부 균주로 부터의 박탈(exfoliative) 독소에 의해 야기된 피부표면에 물집을 형성하는 피부질환이다. 5세 이전에 주로 생긴다.

1. 병태생리

SSSS는 *S. aureus*에 의해 생성된 박탈성 독소에 의해 유발된다. 표피박리독소(epidermolytic toxin)들은 감염성 *S. aureus*에 의해 생성되며, 멀리 떨어져 있는 곳에 붉은 반점이 일어나게 하고 과립세포층(granular cell layer) 밑층에서 상피가 분리되게 한다.

2. 역학

환자의 대부분(62%)은 2세미만이며, 98%가 6세미만이다.

3. 증상

SSSS는 붉은 반점이 보이고 이어서 광범위한 상피박탈이 야기된다. 전신증상으로 전신쇠약감, 고열, 보챔, 피부압통 등이 호소된다.

4. 이학적 소견

열이 있거나 열이 없을 수도 있다. 만지면 아파한다. 만져보면 따뜻하다. 안면부종(facial edema), 입주위 딱지(perioral crusting), 탈수가 있을 수 있으며 매우 심할 수 있다. Nikolsky sign에 양성반응을 보인다.

광범위한 붉은 반점이 흔히 중심성으로 시작되어 샌드페퍼처럼 보이고 주름진 모습을 보이고 접히는 주름 부분에서 심하게 나타난다.

5. 원인

외독소를 분비하는 group 2 phage *S. aureus*에 의한 감염으로 시작된다.

6. 감별진단

bullous impetigo는 박탈독소가 감염부위에만 국한된다. 그리고 세균들이 물집의 내용물들로부터 배양될 수 있다. toxic epidermal necrolysis(TEN)는 SSSS가 상피세포층내에서 분리되는 것에 비해 상피전층 즉 기저막에서 괴사가 유발된다는 점에서 구분된다. 또한 TEN에서는 점막을 침범한다는 점이 다르다. 그리고 Toxic shock Syndrome, Steven-Johnson Syndrome을 감별한다.

7. 검사

백혈구가 증가될 수 있다. ESR이 흔히 증가되고, 전해질과 신장기능 검사를 벗겨진 피부를 통해 용액소실과 탈수가 염려될 경우에 시행한다.

독소를 검출하기 위해 PCR을 시행할 수 있으며, 물집의 내용물만 배양시에는 음성으로 나오고 소아에서 혈액배양 검사는 대개 음성이다. 멀리 떨어진 감염 부위에서의 배양에서 포도알균 감염이 확인될 수 있다.

8. 방사선검사

가슴사진은 감염의 원지점으로 폐렴을 감별하기 위하여 고려되어야 한다.

9. 치료

해열제를 주고 수액요법을 하여 탈수를 치료한다. SSSS를 정확히 진단하고 환자의 상태를 안정시킨다. 일단 진단되면 보조요법과 원발감염을 박멸한다. 그리고 *S. aureus*를 치료하기 위하여 항생제를 정맥주사한다. Nafcillin같은 페니실리나제 내성 합성용 페니실린을 선택약으로 사용한다. 그러나 제1세대 세파계 항생제가 대치되어 사용될 수 있고, 페니실린에 알레르기를 보이면 macrolide나 aminoglycoside로 대치하여 사용할 수 있다. 초기에 독성 모습을 보이거나 nafcillin에 대한 반응을 보이지 않으면 vancomycin 사용을 고려할 수 있다. 화상치료와 유사한 국소 상처 치료를 한다. 스테로이드는 면역기능을 악화시킬 수 있으므로 적용되지 않는다. 국소치료제로서 사용하는 정맥용 항생제에 추가하여 fusidinic acid나 mupirocin을 사용하지만 이것만 단독으로 사용해서는 안된다.

10. 합병증

탈수, 쇼크, 저체온증, 패혈증, 국소 혹은 원발성 감염의 전파, 흉터, 장애, 사망에 이를 수 있다.

11. 예후

소아 SSSS의 예후는 좋다. 심각한 흉터없이 10일이면 완전히 치유된다. TEN, pemphigus의 구별이 어려울 수 있으므로 유의한다.

III. 성홍열(Scarlet fever)

Group A 베타 연쇄구균감염 관련 exotoxin 매개 질환이다.

1. 병태생리학

성홍열에서 group A beta-hemolytic streptococcal 복제의 장소는 편도와 인두이다. 임상적으로 뚜렷하지는 않지만, 피부와 연부조직의 감염, 수술상처, 혹은 자궁의 연쇄구균감염에 이어 올 수 있다. erythrogenic toxin이 특징적인 성홍열의 발진을 유발한다. 병원체는 온도와 습도의 극한상황에서 생존할 수 있어서 매개물에 의해 전파될 수 있다. 감염은 지리적으로 따뜻하거나 열대기후에서 호발하며 온대기후지역에서는 여름이나 이른 가을에 주로 발생한다.

2. 호발연령

4세에서 8세 사이에 가장 호발한다.

3. 병력청취

잠복기는 1일에서 4일이다. 갑자기 열이나고 인두통, 두통, 오심, 구토, 복통, 근육통, 쇠약감을 호소한다. 열이 발생하고 12~48시간이내에 특징적인 발진이 생긴다. 치료받지 못한 경우 2일째에 열이 최고에 달하며 점진적으로 5~7일경에 정상화된다. 항생제를 사용하면 12~24시간이내에 열이 사라진다. 연쇄상구균 환자에게 접촉한 병력도 진단에 도움이 될 수 있다.

4. 이학적소견

삼출성 편도선염이 있고 흔히 붉은 구강점막이 동반되고 이어 경구개와 연구개 그리고 목젖에 점상출혈이나 점상 붉은 반점이 보일 수 있다.

1일이나 2일에 혀의 표면(dorsum)을 돌출한 붉은 유두들을 흰색으로 덮여서 하얀 딸기혀로 된다.

4일에서 5일경에 흰색 막은 사라지고 산딸기혀 모양을 띄운다.

발진은 발열후 12시간에서 48시간 후에 발생하는데 초기에는 귀밑, 가슴, 그리고 겨드랑이에 붉은색 반(patch)으로 나타난다. 24시간이 지나며 몸통과 사지로 퍼진다. 특징적으로 전반적인 홍반위에 성홍반들로 구성된다. 피부병변이 진행되며 보다 광범위해지고, 점상이 되었다가 햇볕에 탄 피부가 소름끼친 듯 보이기도 한다. 여러 개의 점상병변이 pinhead 크기로 커지면 피부가 거친 샌드페이퍼 재질로 느껴지게 한다. 병변들은 피부주름, 특히 목, 겨드랑이, 전주와, 그리고 서혜부와 오금부 주름에서 뚜렷이 나타난다. 이 자리에서 약해진 모세혈관들이 터지며 이 자리에서 파괴되면 점상출혈이 선 모양으로 나타나게 되는데 이것이 전반적인 발진이 소실 후 1~2일간 지속될 수 있다.

구강주위 창백증이 있다.

심한 질환의 경우, 작은 수포성 병변(miliary sudamina)들이 복부, 손, 발에 나타날 수 있다.

피부발진은 약 1주가 되면 사라지기 시작한다. 감염과 급성 발진 발생 후 치유기에 표피탈락이 나타난다. 이것은 발진 발생후 7~14일에 나타나고 6주까지 지속되기도 한다. 피부가 벗겨지는 것은 겨드랑이, 사타구니 그리고 손가락과 발가락 끝이 가장 뚜렷하다. 표피탈락의 범위와 기간은 초기 발진의 중증도에 직접적으로 관련된다.

5. 원인

A군 베타용혈성 연쇄구균(Group A beta-hemolytic streptococci)이다.

6. 감별진단

전염성 단핵구증, 가와사키병, 포도알균화상피부증후군, 장미진(roseola), 약물관련증후군들을 감별 한다.

7. 검사

인두 배양이 A군 연쇄구균상기도염을 확진하는데 좋은 방법이 된다. 면봉으로 인두, 편도선등을 세게 문질러서 검체를 얻는 것이 중요하다. 약 90%의 민감도를 보이지만 건강한 사람들에서도 10~15%의 carriage rate를 지니므로 A군 베타용혈성 연쇄구균의 존재가 성홍열의 증거가 되지는 못한다.

직접항원검출키트를 신속한 진단과 항생제투여를 위해 사용할 수 있다. latex agglutination이나 ELISA를 사용하는데 이러한 검사들은 70~90%의 민감도와 95%의 특이도를 보인다. 검출방법이 결과에 큰 영향을 미친다.

연쇄구균 항체검출법은 과거 A군 연쇄구균감염을 확진하는데 사용되어왔다. 가장 흔히 사용되는 방법이 antistreptolysin O 검사법이다.

전체혈구계산(complete blood count)을 시행하면 백혈구가 12,000에서 16,000/mm³까지 증가하며 다핵형호중구(polymorphonuclear)가 95%까지 증가되어 있을 수 있다. 2주경에 호산구가 20%까지 증가되어 있을 수 있다.

8. 치료

치료의 원칙은 다음과 같다. 급성 류마티스열를 예방하고, 감염의 전파를 줄이며, 화농성 합병증을 예방하고, 질병경과를 단축하는 것이다. 특히 류마티스열의 발생을 막기 위하여 가능한 신속히 치료를 시작한다.

페니실린이 선택약제이다. 제1세대 세팔로스포린이 대체약으로 사용될 수 있다. 만일 페니실린에 대한 아나필릭시스반응이 있다면 에리스로마이신을 대체약으로 사용한다.

적절한 항연쇄구균항생제로 최소한 10일간 투여한다.

9. 입원

연하통(odynophagia)이 심하면 입원시켜 수액공급과 항생제를 투여한다.

10. 합병증

경부림파선염, 중이염, 편도주위농양, 부비동염, 폐렴, 뇌막염, 뇌농양, 두개 내 정맥동혈전증(intracranial venous sinus thrombosis), 패혈증, 간염, 혈관염, 포도막염, 드물지만 심근염, 독성쇼크유사증후군, 류마티스열, 사구체신염이 후기에 올 수 있다. 탈모가 발생될 수 있다는 보고가 있다.

IV. 파상풍

급성으로 근육긴장항진증, 통증이 동반된 근육수축(대개는 턱이나 목의 근육), 그리고 전반적인 근육연축이 다른 명백한 내과적 원인이 없이 발생하는 질환을 말한다.

1. 병태생리학

Clostridium tetani는 어떤 특수한 환경에서만 살 수 있는 혐기성 그람 양성 막대균으로 파상풍을 유발한다. 이 병원균은 포자를 형성한다. 이 포자들은 도처에 존재하여 땅, 집먼지, 동물창자들, 그리고 사람의 똥속에서도 발견된다. 산소부족상태(anaerobic state)에서 이 포자들은 배아되고 tetanospasmin과 tetanolysin을 만들어 낸다. tetanospasmin이 신경독소(neurotoxin)이며 파상풍의 임상증상을 야기한다. tetanospasmin은 임파관과 혈관을 경유하여 모든 신경의 종판(end plate)까지 도달한다. tetanospasmin은 말단적으로 신경근접합부(myoneuronal junction)에서 신경계로 들어가 구심적으로 중추신경계의 신경원(neuron)으로 들어간다. 이 독소는 70kg 사람을 175나노그람으로 죽일 수 있을만큼 매우 독성이 높다. 이 신경원은 gamma-aminobutyric acid와 glycine을 분비하는데 이것은 주된 억제 신경조절인자로서 특히 tetanospasmin에 민감하다. 이로서 감각적 자극에 대한 운동 반사의 억제를 하지 못하게 된다. 일단 독소가 신경원에 부착되면, 항독소로도 중성화되지 못한다. 테타누스 독소로 부터의 신경 기능의 회복은 새로운 신경종말의 발아와 새로운 시냅스의 형성이 요구된다.

2. 역학

전 세계적으로 매년 50만에서 100만명이 환자가 발생된다. WHO 추산으로는 2002년도에 213,000명의 파상풍 사망자가 발생하였는데 이중 198,000명이 5세 미만 이었다.

3. 사망률

전반적인 사망률은 약 45%이다. 예방접종을 불충분하게 시행한 사람들과 비교하여 1차 접종을 시행한 사람들은 훨씬 중하지 않은 경과를 보인다.

4. 연령

나이가 들수록 파상풍의 빈도가 증가된다. 1980년부터 2000년까지 미국에서 보고된 파상풍환자들의 70%는 40세이상이다. 20세 미만은 단지 9%이었다.

5. 병력청취

보고된 거의 모든 파상풍 환자들은 예방접종을 받지 않았거나 기본접종은 받은 상태에서 최근 10년간 추가접종을 받지 않은 사람들이었다.

평균 잠복기간은 7일(4일~14일)이다. 상처난지 일주일이내에 증상이 발현된 사람들은 중한 임상 경과를 밟는다.

전신성 파상풍에 이환된 경우에는 75%의 경우에 trismus(입벌림 장애)를 보인다.

그 외에 증상들에는 경직, 목경축(cerviacal rigidity), 삼킴곤란, 보챔, 반사성 연축(reflex spasm)이 있다.

뒤를 이어 근육경축이 주요 소견이 된다.

근육경축은 24~48시간 동안에 턱관절과 안면근육으로부터 신근까지 퍼져나간다.

삼킴곤란은 제법 심한 파상풍의 경우에 인두의 근육경축에 의하며 처음에는 대개 수일 이상 뚜렷하지 않을 수 있다.

반사성 연축은 대부분의 환자에서 발생되며 최소한의 자극, 즉 소음, 빛, 접촉 같은 것들에 의해 촉발되어질 수 있다. 그 연축은 수초에서 수분간 지속되며 보다 강해지고 질병이 진행되고 빈도가 늘어난다. 그래서 호흡곤란, 골절, 탈골, 그리고 횡문근융해(rhabdomyolysis)가 올 수 있다.

후두 경축은 언제든지 올 수 있는데 이때 질식이 유발될 수 있다.

다른 증상들은 체온상승, 발한, 혈압상승, 그리고 주기적 빈맥 등이 있다.

안면근육들의 경축이 지속되며 risus sardonicus로 알려진 비웃는 듯이 웃는 모습을 보인다.

6. 이학적 소견

환자의 52%는 이전에 하지에 급성외상을 받았고, 34%는 상지에, 머리와 몸통은 5%였다.

중증 파상풍환자에서는 자율신경기능장애는 혈압, 부정맥과 심정지로 나타날 수 있다. 신생아 파상풍은 출생후 3일~10일에 수유곤란이 온다. 나타나는 증상으로는 보챔, 심한 울음, 찡그림, 심한 강직, 그리고 활모양강직을 보인다. 파상풍경련이 일어날 수 있으며 예후가 좋지 않을 전조이다. 경련의 빈도와 중증도는 질병의 중증도와 연관이 된다.

7. 원인

자상, 열상, 찰과상등의 급성 손상 이후에 생긴다. 못에 찔림이 자상의 32%를 차지한다. 화상입은 환자에서도 발생될 수 있다. 근육주사 후에, 문신 후에, 동상, 치과감염(예, 치주농양들), 뚫리는 눈 손상들, 그리고 배꼽 잘린 끝 감염을 가진 환자들에서 파상풍이 발생할 수 있다. 그 외에 당뇨병, 만성 상처들(즉, 피부궤양, 농양들, 괴저), 경정맥 약물 중독, 최근 수술 받은 후에 발생할 수 있다. 또한 발치 후에, 치아뿌리 치료, 그리고 눈 안의 연부 조직 손상 후에도 보고되었다. 신생아 파상풍인 경우는 접종받지 못한 산모, 가정 내 분만, 탯줄을 비위생적으로 절단할 경우 발생률이 증가된다.

8. 감별진단

급성 복통, 경련질환, 뇌염, 출혈성 뇌졸중, 뇌막염, 지주막하출혈, 편도주위농양 등을 감별한다.

9. 진단

특이검사는 없으며 진단은 임상적으로 입벌림 장애, 연하장애, 전신적 근육 경축, 연축이 있으면 진단을 내릴 수 있다. 말초혈액검사에서 중등도의 백혈구 증가증이 올 수 있다. 항독소의 농도가 0.01IU/mL이상이면 일반적으로 방어 가능한 상태로 판단된다.

Spatula test : 설압자등으로 구강인두를 건드리는 단순한 검사이다. 구역반사을 유발하는데 환자들은 설압자를 뱉아내려고 한다(음성 검사 결과). 만일 파상풍이 존재하면 깨물근의 반사성 연축이 오면서 설압자를 문다(양성 검사 결과). 이럴 경우 진단을 고려한다.

10. 치료

원발부위를 차단하고, 근육 연축, 호흡 및 대사합병증의 예방, 그리고 지속되는 퍼짐(spread)을 예방하는 것에 초점을 둔다.

중환자실에 입원시킨다. 반사성 연축의 위험 때문에, 환자를 어둡고 고요한 방에 둔다. 불필요한 조작을 피하도록 한다. 중등도에서 중증의 임상 증세를 가진 모든 환자들에서 예방적 기도삽관을 고려한다. 환자들이 67%는 기도삽관과 기계호흡이 요구된다.

10일이상 기도삽관을 해야할 경우는 기관절개술을 한다. 기관절개술은 전신 경련이 일어나면 권고된다.

tetanus immune globulin(TIG)는 파상풍의 치료에 권고된다. TIG는 오직 unbound tetaus toxin만 제거하는데 도움이 될 뿐이지 신경종단(nerve ending)에 결합한 독소에는 영향을 줄 수 없다. 소아나 성인에서 30,000~50,000 unit를 한번 근주하는데 상처가 발견되면 상처주위로 부분용량을 주입 한다. WHO는 TIG 500 unit를 가능한 빨리 근주하거나 정주하는 것을 권고하며 추가적으로 연령에 적합한 Tetanus Toxoid(Td, Tdap, DT, DPT, DTaP or TT) 0.5 cc를 다른 부위에 근주한다.

파상풍 질환은 면역을 유발시키지 않는다. 기초 TT 접종의 병력이 없으면 TT 예방접종을 처음 dose후 1~2개월 후에 그리고 3번째 dose를 6~12개월 이후에 한다.

외과적 수술은 병원체를 제거하기 위하여 상처의 죽은 조직 제거술을 포함하여 호기성 환경으로 만들어준다. 그러므로 상처 가장자리의 최소 2센티미터까지는 잘라낸다. 농양을 절개하고 배농한다. 항독소를 주입한 후 수시간 동안 까지는 혈행으로 tetanospasmin을 분비할 위험 때문에 어떠한 상처 조작도 연기한다.

11. 약물사용

근육연축, 경축, 그리고 파상풍 경련을 치료하기 위하여 sedative-hypnotic agents, 전신성 마취제, 중앙에 작용하는 근육 이완제, 그리고 신경 근육 차단제 등을 포함한다.

항경련제; Sedative-hypnotic agents가 파상풍치료의 주된 약물이다. Benzodiazepine 이 GABA 억제를 항진시킴으로 근육 연축 예방에 가장 효과적인 초기 약물들이다.

골격근 이완제; 이 약물들이 척수 수준에서 구심성 종단들의 hyperpolarization에 의해 단일 시냅스와 다시냅스 반사를 억제할 수 있다.

항독소; 이 약물 들은 아직 중추신경계에 도달하지 못한 모든 독소들을 중화시키는데 사용된다.

항생제; 효과는 의문시된다. 이론적으로 *C. tetani*의 증식을 예방할 수 있을 것이므로 독소의 생성을 중단시킬 수 있을 것이다. 그러나 항생제를 투여한 군과 그렇지 않은 군 사이에 사망률에서의 차이는 발견되지 않았다. 페니실린 G가 추천되고 일부는 metronidazole이 더 좋은 약으로 추천되기도 한다. 페니실린이나 metronidazole에 알레르기가 있으면 tetracycline을 사용한다.

신경근육 차단제; 골격근의 신경근 접합부나 자율 신경절에서 신경 자극(nerve impulse)을 방해하는 약물이다.

12. 예방

DTaP 를 2,4,6, 12~18개월, 그리고 4~6세에 접종한다. 7세 이상인 경우는 tetanus와 diphtheria toxoid를 접종한다.

만일 예방접종은 하였다고 하면서 그 기록을 가지고 있지 못하다면 tetanus와 diphtheria에 대한 항체검사를 고려할 수 있을 것이다. 그래서 tetanus와 diphtheria에 대한 항체가가 각각 0.1I U/mL보다 크다면 이전에 tetanus와 diphtheria 접종을 했다고 추정된다.

적절한 상처소독과 죽은 조직 제거(debridment), 그리고 적응증이 될 경우 Td와 human tetanus immune globulin(TIG)를 접종한다.

표 13-1. 예방 : 상처를 받았을 때 파상풍 예방 접종에 따른 파상풍에 대한 처치 기준
상처 치료에서의 파상풍 예방 지침

파상풍 백신 접종력	작은(깨끗한) 상처		이 외의 모든 상처1)	
	T[2)]	TIG[3)]	T	TIG
모르거나 3회 미만	투여함	투여 안 함	투여함	투여함
3회 이상	투여 안 함[4)]	투여 안 함	투여 안 함[5)]	투여 안 함

1) 토양, 분변, 타액, 오염된 상처와 천자, 화상, 동상, 총상 등에 의한 상처가 포함된다.
2) T (tetanus vaccine) 접종을 실시한 경우, 7세 미만의 소아에서는 DTaP 또는 DT백신(백일해 접종이 금기인 경우)을 접종하고, 7세 이상 소아에서는 T 또는 Td를 접종 한다.
3) TIG(tetanus human immunoglobulin)가 없을 경우에는 tetanus antitoxin(TAT)를 투여한다.
4) 마지막 파상풍 접종을 시행한 시기로부터 10년 이상 된 경우에는 접종한다.
5) 마지막 접종한 시기로부터 5년 이상 된 경우에는 접종한다.

13. 예후

예후는 최초 포자가 들어온 때로부터 최초 증상이 나타나기까지의 시간인 잠복기와 최초 증상으로부터 최초 파상풍 경련이 발생하기까지의 시간에 따른다. 일반적으로 간격이 짧을 수록 중증 파상풍과 불량한 예후를 보인다. 회복은 천천히 이루어져서 2~4달에 걸쳐서 이루어지기도 한다. 일부 환자들은 늘어진 상태로 있기도 한다. 파상풍을 앓았다고 해서 면역이 생기는 것이 아니므로 질병으로부터 생존한 환자들은 재발을 막기위하여 tetanus toxoid를 가지고 능동면역이 필요하다.

V. 결핵

결핵은 전 세계적으로 가장 흔한 감염 관련 사망의 원인 질환이다. *Mycobacterium tuberculosis*가 결핵의 가장 흔한 원인균이다. 그 외 드믄 원인으로 *Mycobacterium bovis*와 *Mycobacterium africanum*이 있다. *Mycobacteriae*의 acid-fast 특성은 이들의 유일한 특성이다. 총론 · 예방접종은 호산구성이며 포자형성이 없고, 움직임이 없으며, 천천히 성장하는 막대균(bacillus)이다. 굽어있고 염주알처럼 된 막대모양을 지녔다. 이것은 대단히 강인한 막대균으로 악조건의 환경속에서도 성장할 수 있다.

1. 병태생리

감염된 사람에 의해 분무된 세균들을 흡입할 때 결핵이 발생된다. 이 병원체는 천천히 자라며 세포내의 환경에서 잘 견뎌내며 재활성화 되어 질병으로 나타나기 전에 수년간 대사적으로는 불활성화된 상태에서 남아있을 수 있다. 결핵의 병원성을 결정짓는 주요인자는 대식세포와 지연 감작 반응 등의 숙주의 방어체계를 피하는 능력이다.

병원체는 작은 비말의 형태로 공기중에 떠서 오랜 기간 동안 부유한다. 병원체 한 개라도 질병을 유발할 수 있겠지만, 대개 4~200개의 세균이 감염에는 필요하다. 환기가 되지 않는 곳에서 감염의 위험이 높다. 흡입하면 세균들은 말단 호흡세기관지(subpleural에 위치하는 respiratory bronchiole)이나 폐포로 침착된다. 그러면 폐포의 대식세포가 흡입된 간균들을 포식하지만 이 대식세포는 mycobacteria를 죽이지 못한다. 그래서 간균들은 증식을 계속한다.

이후에 감염된 대식세포가 국소 림프절로 이동된다. mycobacteria 의 다른 림프절, 신장, 장골의 골단, 척추체, 지주막하에 인접한 뇌실막옆 뇌막(juxtaependymal meninges), 그리고 간혹 폐의 꼭대기 뒤쪽(apical posterior)부위로 림프혈행성 전파(lymphohematogenous dissemination)이 발생한다. 추가로 대식세포에서 분비된 화학주성인자들은 순환중인 단핵구들을 대식세포로 분화시켜 자유 간균(free bacilli)들을 섭취하게 유도한다. 초기 감염원에서 대식세포내 mycobacteria의 증식이 지수적으로 발생(logarithmic multiplication)한다.

세포매개면역반응은 초기감염 2~3주후에 *M. tuberculosis*의 중단되지 않는 성장을 종식시킨다. CD4 helper T 세포들은 대식세포가 상피육아종형성(epitheolid granuloma formation)을 하고 있는 세포내의 세균들을 죽일 수 있도록 활성화 시킨다. CD8 suppressor T세포는 mycobacteria에 감염된 대식세포들을 용해시켜서 건락육아종을 형성한다. 감염의 유일한 증거는 양성 투베르쿨린 반응이고 감염의 초기 호흡기 병변과 그의 관련된 림프절(즉 Ghon focus)은 때때로 그 크기가 충분히 커져서 괴사를 일으켜 이후 영상의학검사에서 석회화된 상태로 나타날 수 있다.

*M. tuberculosis*에 감염된 대부분의 사람들은 급성 질환을 일으키지 않는다. 건강한 사람들에서 생애동안 질병을 유발시킬 위험은 5~10%에 불과하다. 어떤 경우에 연령이나 세포매개면역이 좋지 않은 경우(즉 HIV, 영양실조, 화학요법, 장기간 스테로이드 사용)의 경우에 결핵이 발생할 수 있다.

초기결핵병변의 진행은 폐문림프절(hilar)와 종격동림프절(mediastinal nodes)을 크게 만들어 기도붕괴(bronchial collapse)를 유발한다. 진행성인 초기 결핵은 초기 병변이 공동을 형성하고 주위 기관지로 통하여 세균들이 전파될때 발생될 수 있다. 림프혈행성 전파로 특히 소아에서 일어나 건락성 물질(caseous material)들이 초기 병변(primary focus)이나 폐정맥의 벽에 있는 전이성 건락 병변(caseating metastatic focus)으로부터 혈행에 도달할 때 속립성결핵이 유발될 수 있다. 결핵성 뇌막염도 혈행성 전이로부터 결론되어 질 수 있다. 간균은 수개월이나 수년 동안 폐의 꼭대기 뒤편에서 잠복될 수 있으며 후에 질병이 진행하여 재활성화 결핵(즉 내인성 재감염 결핵)의 발생으로 이어질 수 있다.

2. 사망률

미국의 경우 10만명당 0.6명이 결핵으로 사망한다. 이것은 매년 1,700명이 사망하며 새롭게 발견된 환자의 7%에 해당되는 숫자이다. 1953년의 10만명당 12.5명에 비해 줄었는데 이것은 건강관리의 향상과 조기 치료의 시작이 증가했다는 것을 의미한다. 다약제내성결핵이 사망례의 70%이상을 차지한다. 전세계적으로 매년 3백만명이 결핵으로 사망한다.

3. 용어정리

초 감염 결핵(primary pulmonary tuberculosis)은 결핵균에 처음으로 감염된 경우를 말하며, 주로 소아에서 볼 수 있다. 드물게는 성인에서도 초감염 결핵을 볼 수 있으며, 반대로 소아에서 결핵균의 재감염(reinfection)에 의한 성인 결핵(chronic pulmonary tuberculosis, adult tuberculosis)이 발병할 수 있다.

잠복 결핵 감염은 결핵균을 지닌 비말을 흡입하여 발생하는 것으로 투베르쿨린에는 반응을 보이나 임상증상이나 방사선 소견은 동반되지 않는다.

결핵 질환은 임상증상이나 방사선 소견이 뚜렸해 졌을 때를 일컬으며, 보통 결핵이라고 할 때는 '결핵질환' 을 의미한다.

4. 검사

정확한 진단은 체액이나 조직검사검체로부터 병원균을 분리하는 것이다. 가래, 위세척, 기관지폐포세척, 폐조직, 림프절조직, 골수, 혈액, 간, 뇌척수액, 소변, 대변을 질병의 위치에 따라 정하여 얻는다.

위흡인은 6세미만 소아에서 가래대신에 사용된다. 소아에서는 특히 병원균이 드물기 때문에 정확한 방법으로 획득하는 것이 중요하다. 소아가 식사를 하거나 움직이기 전 아침에 획득하는 것이 좋다. 처음에 위 내용물을 흡인하고 소량의 깨끗한 물을 입위관을 통해 주입한 뒤 흡인한다. 위산도에서 결핵균이 견디기 어려우므로 10%의 sodium carbonate나 40%의 anhydrous sodium phosphage로 검체를 중화하는 것이 중요하다. 그렇게 세심하고 작은 것까지 주의하여 검사를 하여도 tubercle bacilli는 질환을 가진 영아의 70% 그리고 소아의 30~40%에서만 검출된다.

객담검사는 나이가 든 소아에서만 가능하다. 비인두액과 침은 적절하지 않다. 나이가 든 소아의 경우에 기관지액은 10% sodium chloride에 propylene glycol로 만든 액체를 분무하여 기침을 자극함으로 얻을 수 있다.

기관지폐포세척은 tubercle bacilli를 검출하기 위하여 기관지액을 공급하는데 사용될 수 있다.

검체에서 다른 미생물들에 대한 오염을 방지하는 것은 sodium hydroxide를 N-acetyl-L-cysteine과 함께 첨가하여 시행할 수 있다. 다른 체액들(즉 뇌척수액, 흉막액, 복수)등도 역시 원심분리하여 그 침전물을 염색하여 acid-fast bacilli(AFB)가 있는지를 볼수 있다. 뇌척수액은 일련의 환자군에서 10%미만의 경우에만 양성으로 나왔다. 검출률을 높이기 위하여 원심분리한 검체를 사용하거나 세워둔 검체를 이용할 수 있다.

소변도 검체로 이용할 수 있다. 이른 아침에 받아서 소변의 산성 pH를 견더내기 어려우므로 즉시 검사실로 보내어 검사가 시행되어야 한다.

그 외 PCR법이나 QuantiFERON-TB Gold 검사법을 시행해야한다. QuantiFERON-TB Gold는 최근 FDA에서 승인을 받고 CDC에서 사용에 대한 가이드라인을 발간하였다. 이것은 ELISA법을 이용하여 감작된 환자의 혈액을 early secretory antigenic target-6(ESAT6)와 함께 부화시키고 배양하여 interferon gamma release protein(IFN-g)의 존재를 검출하는 것이다. 이 검사법은 tuberculin skin test(TST)만큼 민감하며 보다 특이도가 높다. 그래서 모든 경우에 기본 검사법으로 인식되고 있다. 또한 이것은 TST의 경우처럼 다시 오게 할 필요가 없다는 장점과 검사를 함으로 증대(boosting)되는 효과가 없다. 이 검사법이 치료에 대한 반응을 알 수 있는 방법으로 사용할 수 있는지에 대하여 결정하기 위하여 연구되고 있다.

5. *M. tuberculosis* 약물 감수성검사

여러 가지 염색체 돌연변이가 약물내성과 연관된다. 유전형분류법은 현재 DNA sequencing, solid phase hybridization, PCR-single-strand combination polymorphism 분석법 등으로 시행되고 있다.

6. 방사선 검사

1) 흉부방사선 검사

Chest AP, lateral, Apical-lordotic view, lateral decubitus view등을 시행한다.

2) CT scan과 MRI

폐결핵환자에서 hilar lymphadenopathy, endobronchial tuberculosis, pericardial invasion, 그리고 초기 cavitation이나 bronchiectasis를 알기 위하여 시행한다.

7. 결핵반응검사(투베르쿨린 검사)

1) 투베르쿨린 검사 및 비씨지 접종 여부에 따른 판독

검사시약은 PPD(Purified protein derivatives)를 주로 사용한다. 2 TU PPD 0.1 ml를 전박내측에 피내 주사하여 48-72 시간 후에 경결(induration)의 크기를 판독한다. 72시간이 지난 후 경결이 발생하는 경우도 판독하여 사용한다.

국내에서는 현재 PPD 2 TU가 사용되고 있으며, 경결의 크기에 따라 5 mm 이하이면 음성, 6~14 mm 이면 양성, 15 mm 이상이면 강 양성으로 판독 한다. 5세 미만 소아에서 10 mm이상이면 결핵감염으로 간주한다.

BCG 접종후 경결의 크기는 대부분 10 mm 미만이지만 드물게 10 mm 이상일 수도 있다. BCG를 접종받은 경우 양성 투베르쿨린 반응이 결핵 감염 및 질환에 의한 반응인지, 아니면 BCG에 대한 반응인지 구별할 수 없어 BCG를 접종받은 사람에서 투베르쿨린 반응검사의 진단적 가치는 떨어진다. 그러나 결핵이 의심되는 경우에는 반응 검사를 실시하고, 진찰소견, 가족력 및 검사 소견 등과 함께 개별적으로 평가해야 한다.

2) 투베르쿨린 반응을 저하시키는 요인

매우 어린 나이, 영양 부족, 면역 결핍, 홍역, 볼거리, 수두 및 인플루엔자와 같은 바이러스 감염, 생 바이러스 백신 접종 및 아주 심한 결핵인 경우가 있고, 코르티코스테로이드 치료도 투베르쿨린 반응을 저하시킬 수 있다.

면역 결핍이 없는 사람이 결핵에 걸리는 경우 약 10%에서, 결핵 수막염 및 파종 결핵 환자의 약 50%에서 투베르쿨린 검사에 음성이며, 이들 대부분은 치료를 시작한 후 몇 개월이 지나면 양전된다.

8. 결핵의 치료

소아 결핵을 치료하는 기본 지침은 성인에서와 같으며, 몇 가지 약을 같이 사용하여 빠르게 치료되도록 하고 2차 내성 출현을 방지하는 것이다. INH, RIF, PZA(첫 2개월간)를 6개월간 투여하여 100%에 가까운 높은 성공률과 2% 미만의 부작용을 보인다.

지역의 INH 내성율이 5~10%에 이르거나, 원인이 된 성인이 높은 약제 내성율을 가진 결핵균에 의해 감염된 경우에는 SM, EMB 또는 ETH 중 하나를 더 추가할 것을 권장하고 있다.

뼈 및 관절 결핵, 파종 결핵 및 결핵 수막염은 6개월 치료로는 부족하고 9~12개월간 치료를 해야 하며, 필요하면 외과적 처치도 해야 한다.

표 8-2. 항 결핵의 종류, 투여 기간 및 주요 부작용

항결핵제	매일투약시	1회용량	주 2회 투약시	매회 용량
Isoniazid	10~15 mg/kg (최고 300mg)	20~30 mg/kg (최고 900mg)	경구 근주	간장애, 말초 신경염, 피부 발진, 과민 반응, 드물게는 발열
Rifampicin	10~20 mg/kg (최고 600mg)	10~20 mg/kg (최고 600mg)	경구 정맥	간장애, 혈소판 감소, 붉은 소변 및 분비물, flu-like reaction
Pyrazinamide	20~40 mg/kg (최고 2 g)	40~60 mg/kg (최고 2 g)	경구	간장애, 고뇨산혈증
Ethambutol	15~25 mg/kg (최고 2.5g)	25~50 mg/kg (최고 2.5g)	경구	시각신경염(고 단위 투여시는 미리 안과 검사 필요), 피부발진
Streptomycin	20~40 mg/kg (최고 1g)	20~40 mg/kg (최고 1g)	근주	제 8 뇌신경 장애, 피부 발진, 신장애
Ethionamide	15~20 mg/kg (최고 2.5g)		경구	위장 장애, 간염

9. 내성균에 의한 결핵

소아에서는 처음에 적어도 3~5가지 약을 투여하며 감수성 검사 결과에 따라 조절한다. INH에 내성인 경우 RIF/PZA/EBM을 9개월간 치료하며, INH와 RIF에 내성인 경우에는 치료기간을 12~18개월로 연장하며 매일 투약하는 방법을 택해야 한다.

10. 결핵 치료에 있어서 steroid 투여의 적응증

결핵수막염, 기관지내결핵, 급성결핵심낭염, 속립결핵, 심한늑막삼출액의 경우에 도움이 된다.

11. 결핵 감염의 치료

현재 INH 9개월 요법이 권장되고 있다. 결핵을 가진 성인에 노출된 6세미만의 소아가 투베르쿨린 반응 검사에 음성이면 INH 치료를 시작해야 하며, 성인에 노출이 차단된 후 3개월이 지난 후 투베르쿨린 검사를 다시 실시한다. 재검사에서 음성이면 결핵은 아니라고 판명되는 것이며, INH 투여를 중단한다. 그러나 반응 검사가 5 mm이상이면 결핵 감염이 인정되며 치료를 끝내야 한다.

■ 참고문헌

1. Mader JT, Shirtliff ME, Calhoun JH: The host and skeletal infection: Classification and pathogenesis of acute bacterial bone and joint sepsis. Best Pract Res Clin Rheumatol 1999; 13:1–20.
2. Vazquez M: Osteomyelitis in children. Curr Opin Pediatr 2002; 14:112.
3. Chihara S, Segreti J. Osteomyelitis. Disease a Month 2010;56:6–31
4. Gutierrez KM. Osteomyelitis. Long: principles and practice of pediatric infectious disease, 3rd ed. Churchill Livingstone, Elsevier, 2008. http://www.mdconsult.com/das/book/body/227842916-4/0/1679/84.html#4-u1.0-B978-0-443-06687-0..50083-7--cesec7_1657
5. Kalyoussef S, Tolan RW. Osteomyelitis. http://emedicine.medscape.com/article/967095-followup. accessed on Dec. 2010.
6. Balentine J, Lombardi DP. Scarlet fever. emedicine. http://emedicine.medscape.com/article/785981-overview. accessed on Dec. 2010
7. King RW, Victor PRS, Staphylococcal Scalded Skin Syndrome. emedicine. http://emedicine.medscape.com/article/788199-overview, accessed on Dec. 2010
8. Daniel JD. Tetanus. emedicine. http://emedicine.medscape.com/article/786414-overview, accessed on Dec. 2010
9. Batra V. Tuberculosis. emedicine. http://emedicine.medscape.com/article/969401-overview. accessed on Dec. 2010.
10. 안효섭 : 홍창의 소아과학. 제 9판. 대한교과서(주), 서울, 2007; 360~450.
11. Kliegman: Nelson Textbook of Pediatrics, 18th ed, Saunder, 2007.

소아성장과 발달의학

13 장. 감염 III 바이러스성 감염질환

신 미 용

I. 홍역(Measles)

홍역은 전염력이 매우 높은 급성 질환으로, 한 번 걸린 후 회복되면 평생 면역을 얻게 되어 다시 걸리지 않는다.

1) 감염 양식

전염성이 매우 높아서 접촉자의 90% 이상이 발병하고, 무증상 감염은 거의 없다. 바이러스의 전파는 호흡기 분비물에 의한 비말(droplet) 감염에 의한 경우가 가장 많다.

모체로부터 받은 경태반 홍역 수동항체에 의한 수동면역은 생후 4~6개월 동안 지속되며, 9개월에는 거의 소멸되지만 12개월까지는 백신 면역원성을 방해할 수 있다.

2) 역학

백신 접종 전에는 5~10세에 호발하였으나 최근에는 학동기 전 소아 및 10대 및 젊은 성인 연령층에서 발생하고 있다. 발진이 나타나기 6~7일 전부터 발진이 생긴 후 5일 후까지 전염력이 있으므로 이 시기에는 격리하여야 한다.

3) 임상 증상

잠복기는 10~12일이다.

전형적인 홍역의 경우 증상은 다음 3단계를 거친다.

(1) 전구기(catarrhal stage)

전염력이 가장 강한 시기로 3~5일간 지속되며, 발열과 기침, 콧물, 결막염("three C": cough, coryza, conjunctivitis)이 Koplik 반점보다 2~3일 먼저 나타난다. Koplik 반점은 발진이 나타나기 1~2일 전에 나타나고 12~18 시간 내 소실된다.

(2) 발진기(eruptive period)

발진이 나타나면서 발열이 심해져 고열이 나지만, 24~36시간 내에 열이 내린다. 홍반성 구진상(maculopapular) 발진이 귀 뒤에 발생하여 24 시간 내 얼굴, 목, 팔과 몸통 상부로 퍼지고 2일째 대퇴부, 3일째에는 발까지 퍼진다. 발진은 나타났던 순서대로 소실된다. 홍역이 심하면 발진이 융합, 정상 피부가 잘 안 보이며, 점상 출혈반, 또는 반상 출혈(ecchymosis)이 나타나는 경우도 있다.

(3) 회복기

발진이 소실되면서 색소 침착되고 작은 겨껍질 모양으로 벗겨지면서, 7~10일내에 소실된다.

손과 발을 벗겨지지 않는다. 이 시기가 합병증이 잘 생기는 시기이다.

그림 13-1. 홍역

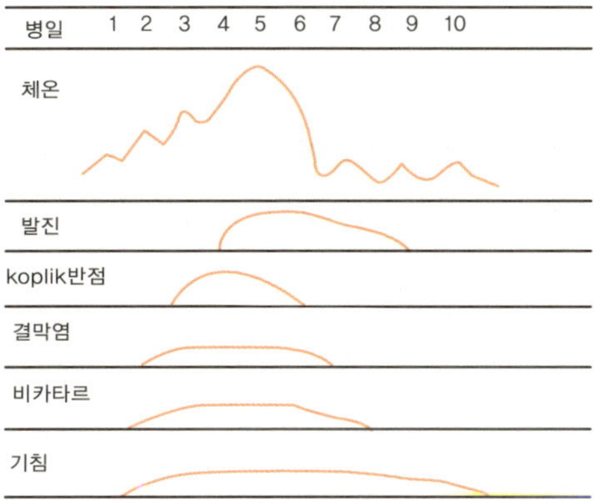

그림 13-2. 홍역 발진

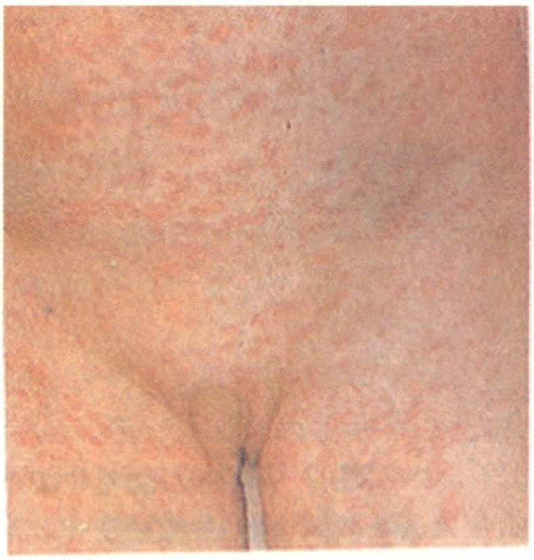

4) 합병증

(1) 호흡기 합병증이 가장 흔하며, 약 4%에서 발생하며, 주로 기관지염, 모세 기관지염, 크룹, 기관지 폐렴, 급성중이염의 형대로 나타난다. 폐렴은 2차 세균감염에 의한 기관지 폐렴에 의한 경우가 더 많으나 홍역 바이러스에 의한 간질성 폐렴(Giant cell pneumonia)이 발생하기도 한다.

(2) 신경계 합병증은 뇌염(encephalitis, 또는 postinfectious encephalitis)과 아급성 경화성 전뇌염(subacute sclerosing panencephalitis; SSPE) 두 가지 형태가 있다. SSPE는 홍역에서 회복된 후나 백신 접종 수년 후 발생하고, 홍역 바이러스가 중추 신경계에 지속적인 감염을 일으켜 야기되는 만성 뇌염이다.

5) 진 단

주로 특징적인 임상 경과로 진단을 내리며 혈청학적 진단이 필요한 경우는 드물다.

6) 예 방

(1) 능동 면역 : 12~15개월과 4~6세에 MMR 접종(유행시에는 6개월에 홍역백신 단독 접종)한다.

(2) 수동 면역(감마글로불린 투여) : 예방 접종을 받지 못한 소아가 홍역 환자와 접촉한 경우에 투여할 수 있으며, 임상 증상을 경하게 할 수 있다.

7) 치 료

합병증이 없는 경우에는 안정, 수분 공급, 기침과 고열에 대한 대증요법만 필요하며, 중이염과 폐렴 등의 세균성 합병증이 있는 경우에는 항생제를 투여하나, 예방적 항생제 요법은 필요하지 않다.

II. 풍 진 (German measles, Rubella, Three day measles, 3일 홍역)

1) 역 학

사람이 유일한 숙주로서 기침이나 재채기 시 나오는 작은 비말(droplet)로 주로 전파되며, 임신부가 풍진 감염될 경우에는 태반을 통하여 태아에게도 감염된다. 풍진은 발진 나타나기 7일 전부터 8일 후까지 전염력이 있고, 전염력이 강하여 집단 내 발생률이 높다.

예방 접종 전에는 5~14세에 호발하였으나 접종 후에는 10대와 성인에서 주로 발생하고 있다.

2) 임상 증상

잠복기는 17일 정도(14~21일)이고, 잠복기를 지나 가벼운 전구 증상을 보이게 된다. 임상 증상이 발현된 경우에는 귀 뒤, 목 뒤, 후두부의 통증을 동반하는 림프절 종창이 나타나고, 1~2일 후에 발진이 나타난다. 발진은 처음에는 얼굴에 나타나고, 2~3 시간 내에 머리, 팔, 몸통에 퍼지고 24시간 내에 온몸에 급속히 퍼진다. 연분홍색의 홍반성 구진(maculopapular)으로 서로 융합하지 않고 색소 침착도 되지 않는다. 발진은 첫날은 홍역과 비슷하고 둘째 날에는 성홍열과 비슷하며, 셋째 날에는 소실된다.

3) 진 단

최근에는 주로 혈청학적 검사로 진단한다. 급성기와 회복기 혈청을 검사하여 풍진 IgG 항체가가 4배 이상 증가하였거나 풍진 IgM 항체가 검출되면 최근 감염으로 진단할 수 있다.

그림 13-3. 풍진의 임상 경과

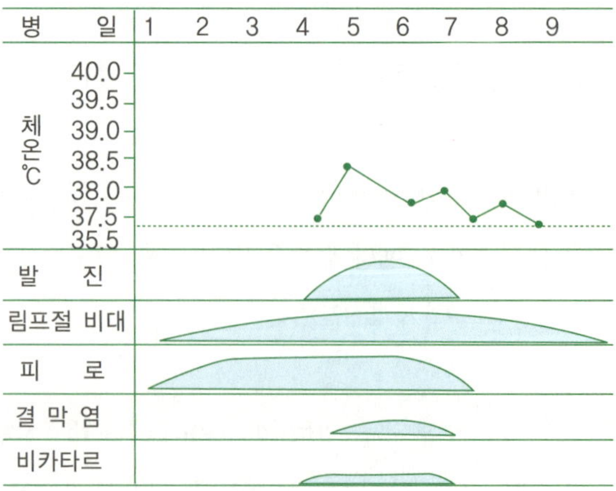

4) 치 료 : 대증 요법으로 한다.

5) 예 방 : 생후 12~15개월과 4~6세에 MMR 백신 접종을 통해 예방한다.

※ 선천성 풍진 증후군 (congenital Rubella Syndrome) : 임신 초기 3개월, 특히 임신 첫 달에 풍진에 감염되면 30~60%의 태아에서 선천성 기형을 초래할 수 있다. 임신 14주 이후에는 위험성이 감소한다.

III. 볼거리(유행성 이하선염, Mumps)

1) 전파 경로

타액의 비말 감염에 의해 전파된다. 전염성이 있는 시기는 종창이 발생하기 1~2일 전부터 종창이 소실된 후 3일 까지이다.

2) 역 학

백신 접종 전에는 대부분 15세 이하의 소아에서 발생하였으나 접종 후부터 젊은 성인에서도 발병이 증가하였다.

3) 임상 증상

약 2~3주 (peak: 17~18일)의 잠복기를 가지며 30~40%는 무증상 감염을 보인다. 드물게 발열, 두통, 근육통(특히 목), 식욕 부진 등의 전구 증상이 나타나기도 한다.

약 85%에서 이하선(parotid gland)을 침범하고, 이 경우 귀가 상측방으로 밀려나면서 귀를 중심으로 단단하게 부어올라 통증과 압통을 느끼게 된다(mandible angle이 소실). 종창은 1~3일째 최고조에 달하며 3~7일내에 가라 앉는다. 처음에는 한쪽에서 시작하여 2~3일 후에는 양쪽이 붓게 되지만 약 25%에서는 한쪽만을 침범하기도 하다. 입안의 Stensen관 입구 발적과 부종을 관찰할 수 있으며, 신 음식(lemon juice, vinegar)을 마시거나 먹으면 통증이 심해진다.

악하선(submandibular gland)도 흔히 침범되며, 대부분 이하선과 동반하지만 약 10~15% 에서는 악하선 단독 침범된다.

그림 13-4. 볼거리에 의한 이하선염

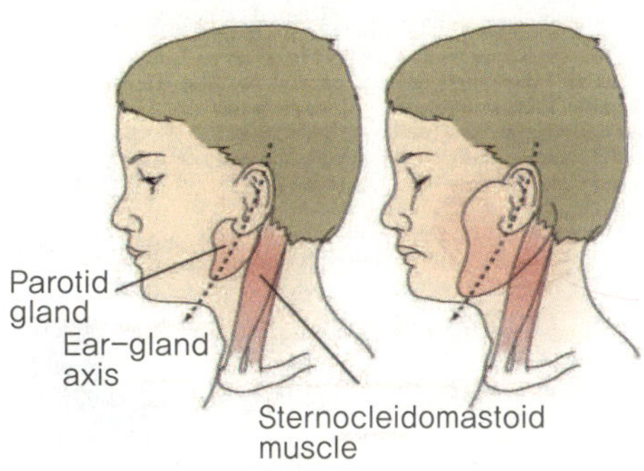

4) 진 단

특징적 임상 소견으로 진단하며 혈청학적 검사로는 볼거리 특이 IgM 항체를 검출하면 진단이 가능하다. 혈청 amylase가 상승이 진단에 도움을 주기도 한다.

5) 합병증

(1) 수막뇌염(mumps meningoencephalitis): 가장 흔한 합병증으로 남자에서 3~5배 많다. 실제로 임상 증상이 나타나는 경우는 10% 정도이며, 예후는 좋다

(2) 고환염, 부고환염(orchitis, epididymitis) : 사춘기 이후의 남자에서 볼 수 있는 합병증으로 대부분(70%) 한쪽만 침범하며, 불임이 되는 경우는 드물다.

(3) 난소염(oophoritis)

(4) 췌장염(pancreatitis) : 대개 무증상이나 경미한 증상을 보인다.

6) 치 료 : 대부분 자연 치유되므로 대증 요법만으로 충분하다.

7) 예 방: 생후 12~15개월과 4~6세에 MMR 백신 접종을 시행한다.

IV. 장바이러스(Enterovirus)

1) 원인 및 역학]

RNA 바이러스인 Picornaviruses에 속하며 polioviruses, coxackieviruses, echoviruses 및 enteroviruses로 분류된다. 8, 9, 10월에 많이 발생한다.

2) 임상 증상

(1) Poliovirus 감염(소아마비) : 예방 접종으로 거의 발생하지 않다.

(2) Poliovirus 이외의 enterovirus 감염 : 사람이 유일한 자연 숙주이며 Coxsackievirus와 echoviruses 감염의 50%는 불현성 감염을 일으킨다. 잠복기는 3~6일이며, 급성 출혈 결막염은 1~3일이다.

① 비특이성 열성 질환: 가장 흔한 질병 형태로, 전구증상 없이 급성으로 나타난다. 발열은 평균 3일 지속되고, 이상성(biphasic)으로 나타나기도 한다.

② 수족구병(hand, foot and mouth disease): Coxsackievirus A16이 주원인으로 여름과 가을에 호발한다. 구내 병소는 혀와 협점막, 구인두, 입천장 등에 4~8 mm 크기의 궤양이다. 발진은 발보다 손에 더 흔하며, 3~7 mm 크기의 수포로 손바닥과 발바닥보다는 손등과 발등에 더 많다.

대개 1주일 이내에 수포가 흡수된다. 엉덩이에도 종종 구진성 발진을 볼 수 있으나 수포화 되지는 않는다.

③ 포진성 구협염(herpangina): 대부분 A군 coxsackievirus에 의해 발생하며, 갑작스런 발열을 특징으로 하고, 나이가 어릴수록 열이 더 높다. 연장아는 흔히 두통과 배통(backache)을 호소한다. 구토가 5세 미만의 소아 25%에서 일어난다. 구인두(oropharynx) 부위에 1~2 mm 크기의 구진(평균 5개)이 시작되어 3~4 mm 크기의 소포, 궤양(지름 10 mm의 홍반으로 둘러싸임)으로 빨리 진행한다. 가장 흔한 곳은 tonsillar pillars이고, 연구개, 목젖, 편도, 인두벽에서 관찰된다. 대부분 3~7일 지나면 회복된다.

그림 13-5. 수족구병의 손과 발 병변

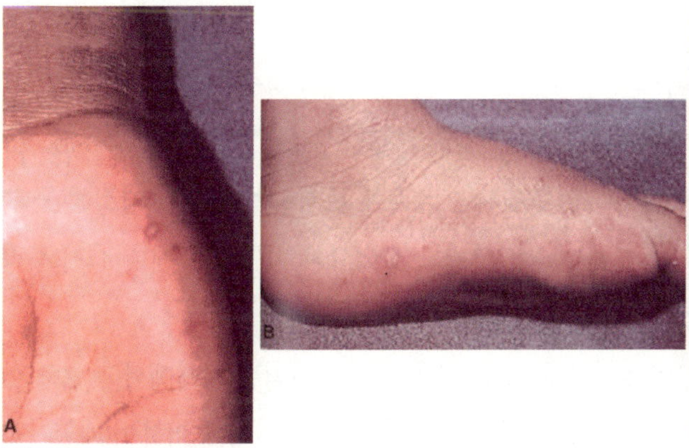

그림. 13-6 Herpangina

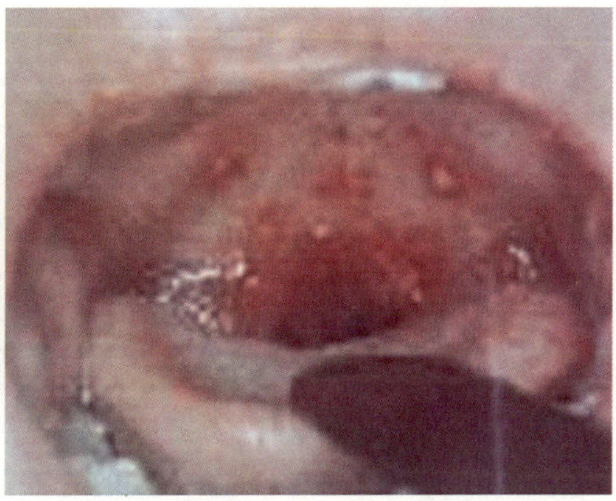

④ 급성 출혈성 결막염(acute hemorrhagic conjunctivitis): 유행은 폭발적으로 일어나며, enterovirus 70 에 의한다.

⑤ 신경계 증상: Enterovirus는 소아 무균성 뇌막염의 가장 흔한 원인으로 90% 이상을 차지한다. 성인보다 소아에서 더 흔하며, 대부분의 환자에서 예후는 좋다. 원인이 규명된 뇌염의 약 10~20%가 장바이러스에 의한다

⑥ 기타: 인두통, 콧물 등의 호흡기 증상이 장바이러스 감염에 동반되며 인두염, 편도선염, 인두편도염, 비인두염(nasopharyngitis)의 형태로 나타난다. 흉막통(pleurodynia, Bornholm disease)이 발생하기도 한다. 위장관 증상도 비교적 흔히 일어나나 주된 증상은 아니다. 장바이러스는 원인이 알려진 심낭염과 심근염의 가장 흔한 원인 병원체이다.

4) 진 단

임상 증상과 계절 및 유행 양상, 노출 경력, 잠복기 등이 진단에 중요하며, 확진은 바이러스를 동정

또는 분리하는 것이다. 혈청학적 검사는 유용성이 덜하다.

5) 치료 및 예후: 예후는 대부분 좋으며 특별한 치료는 없다

V. 단순 포진 바이러스 감염 (Herpes simplex virus infections)

1) 원 인

HSV-1은 흔히 입술, 구강 및 허리 위 피부의 감염을 일으키며, HSV-2은 생식기와 허리 아래의 피부 감염을 일으키고, 신생아 감염의 흔한 원인이 된다.

2) 감염 양식 : 2가지의 형태의 감염이 있다.

(1) 일차 감염(primary infection): HSV의 초감염을 받아 생기며, 대부분은 무증상 감염(subclinical infection)으로 경과하여 면역을 얻게 되며, 일부에서는 국소에 표재성 병변(헤르페스성 구내염, 피부 포진, 결막염, 질염)을 유발하며, 신생아나 면역기능에 이상이 있는 경우에 전신적 증상을 유발 할 수 있다.

(2) 재발성 헤르페스성 병변(recurrent herpetic lesions): 항체가 있는 면역된 개체에서 잠재해 있던 바이러스가 추위, 열, 자외선조사, 외상, 월경, 정신적 긴장 등의 유발 인자에 의하여 재활성화되어 주로 국소 병변을 유발한다.

3) 역 학

약 85%는 무증상 감염이며, 잠복기는 2~12일(평균 6일)이다.

4) 임상 증상

(1) 피부 및 점막 병변 : 홍반으로 둘러싸인 수포가 무리를 지어 나타나서 터지고 딱지가 앉으면서 7-10일이 지나면 상처를 남기지 않고 회복된다.

(2) 급성 헤르페스성 치은 구내염(acute herpatic gingivostomatitis): 1~3세 소아 구내염의 가장 흔한 원인이다. 고열, 구강의 통증, 침을 많이 흘리면서 먹지 않으려고 하고, 입에서 악취를 동반한다. 초기에는 수포가 생기나 바로 터져서 작은 궤양 (2~10mm)이 생긴다. 병변은 혀, 뺨, 구강 점막에 가장 흔히 발생한다. 보통 4~9일 지속된 후 자연 치유된다.

(3) 헤르페스성 습진(eczema herpeticum, Kaposi varicelliform eruption): 습진이나 아토피 피부염

이 있는 소아에서 HSV 감염이 오는 것이다. 40℃ 이상의 고열이 드물지 않게 발생한다. 습진성 피부에 수포가 급속하게 생기면 무리를 지어 나타나고, 7~9일 지속되다가 터지면서 딱지를 형성하면서 회복된다.

그림 13-7. Acute herpetic gingivostomatitis

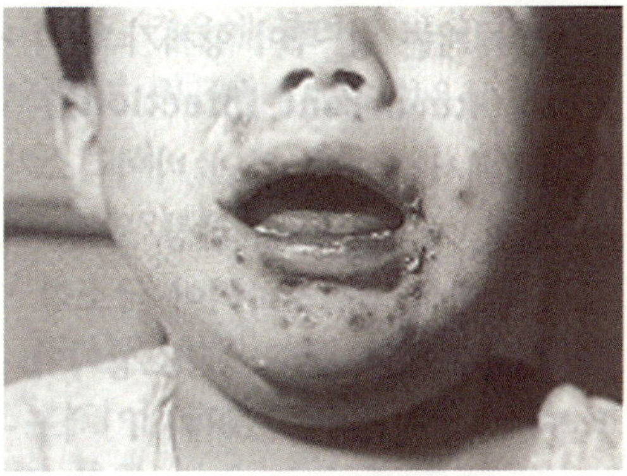

(4) 수막 뇌염(meningoencephalitis): 신생아는 HSV-2과 HSV-2 모두에 의해 그 이후에는 HSV-1 에 의해 발생하며, HSV-1 에 의한 뇌염은 드물지만 치명적인 뇌염의 가장 흔한 원인으로 사망률이 높고(75%), 살아도 심한 후유증을 남길 수 있다.

(5) 신생아 감염: 대개 출생 시 산도에서 감염이 되며, 대부분 HSV-2에 의한다.

5) 진 단

특징적인 임상 증상과 바이러스 분리, 특이 중화 항체, 뇌척수액과 조직에서 특징적인 세포 및 조직의 변화, 바이러스 항원, HSV DNA 검출 등을 통하여 진단한다.

6) 치 료

acyclovior, valacyclovir, famciclovir 등의 항바이러스 제제를 사용하며 acyclovir가 가장 중요한 약제이다.

VI. 수두(Chickenpox, Varicella), 대상포진(Shingles, Herpes zoster)

VZV(varicella-zoster virus)는 2가지 임상 증후군을 유발한다. 초회 감염은 수두이며 주로 소아에서 발생하고, 지각 신경절에 잠복해 있다가 재발하면 대상 포진의 증세가 나타난다.

대상 포진 : (dorsal root ganglia에서 VZV의 잠복 감염)

주로 성인에서 면역 기능이 저하된 경우 대개 한쪽 피판(dermatome)에 국한되어 통증을 동반하는 수포성 발진이다.

1) 역 학

수두의 전파는 타액에 의한 비말 감염(droplet infection)이나 직접 접촉에 의하며 전염성이 강해서 감수성이 있는 경우 65%이상에서 감염된다. 수두의 호발 연령은 1~4세이다. 전염력이 있는 기간은 발진이 나타나기 24~48시간 전부터 발진이 시작된 후 3~7일(모든 수포가 딱지가 될 때까지)이다. 대상 포진은 과거 수두를 앓은 병력이 있는 사람에서 대개 45세 이후에 발생하는 질환으로 건강한 소아에서는 드물다.

2) 임상 증상

그림 13-8. 수두 발진

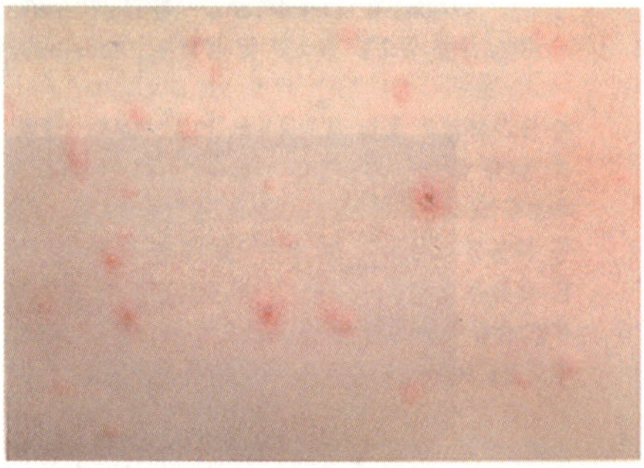

(1) 수두: 수두의 잠복기는 11~21일이며, 무증상 감염은 거의 없다. 전구 증상은 주로 연장아에서 나타나며 발진이 나타나기 24~48시간 전에 발열, 식욕부진, 두통, 권태감 등의 증세가 나타날 수 있으며, 이러한 전구 증상은 특히 성인에서 심하다.

발진은 반점 심한 가려움을 동반하는 홍반성 구진으로 시작하여 수포(tear drop vesicle)로 되어 1~2일 이내에 농포화 된 후 가피를 형성한다. 같은 시기에 여러 가지 형태의 발진을 동시에 볼 수 있는 것이 특징이다. 처음에는 두피, 얼굴, 몸통에 먼저 나타나며 구심성으로 분포하여 나중에는 사지에도 분포한다. 수포는 매우 가려우나 반흔은 별로 없다.

그림 13-9. 대상 포진

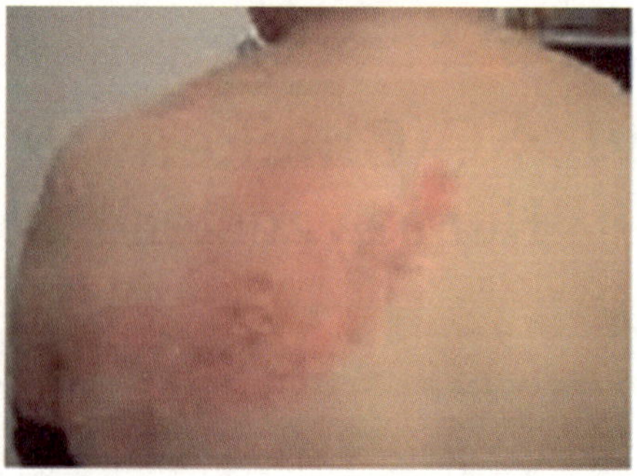

(2) 대상 포진: 대상 포진은 지각 신경절을 따라 후근 신경절(dorsal root) 또는 뇌신경 신경절(cranial nerve ganglia)에 잠복해 있던 바이러스가 재활성화되어 유행의 양상 없이 대개 한쪽의 피부 분절에만 국한된 통증을 동반한 수포성 병변을 일으키는 질환이다. 호발 부위는 흉곽 신경(thoracic nerve)의 피부 분절이다. 소아에서는 증상이 경미하여 통증과 압통이 어른같이 심하지는 않다. Ramsay Hunt syndrome은 대상포진의 드문 형태로 고막과 외이도에 대상 포진이 발생하고 안면신경 마비를 동반한다. 10세 미만에서는 드물고(면역 결핍아나 자궁내 감염시 제외), 성인에서 주로 발생한다

3) 진 단

전형적인 임상 증상 으로 진단하며, 검사에 의한 확진이 필요한 경우는 드물다.

4) 합병증

수두와 대상 포진의 합병증은 면역이 결핍된 사람에서 더 흔히 발생한다. 2차적 세균 감염(발진 부위의 staphylococcus, A군 β-hemolytic streptococcus)이 수두에 이환된 소아의 약 5%에서 발생한다. 수두 바이러스 자체에 의한 폐렴(소아에서는 드뭄), 신경염, Reye 증후군, 파종성 수두, 뇌염, 소뇌성 운동실조(cerebellar ataxia) 등이 드물게 올 수 있다.

5) 예 방

발진이 나타나기 1~2일 전부터 감염력이 있기 때문에 예방은 어렵다

(1) 능동 면역(백신 접종)은 12 - 15개월에 한 번 접종한다.

(2) 수동 면역: 수두에 이환되면 위험한 면역저하자, 임신부, 감염된 산모에 노출된 신생아에서는 ZIG(zoster immunoglobulin) 또는 VZIG(varicella-zoster immunoglobulin)를 접촉 후 96시간 이내에 근주한다. 또한 모체 분만 전 5일 전, 분만 후 2일 이내에 수두가 발생한 임신부의 신생아에게도 VZIG를 투여한다.

6) 치 료

일반적으로 합병증이 없는 수두에는 항바이러스제 치료는 필요하지 않다. 피부의 2차 세균 감염 방지하기 위해 피부를 청결히 하고 손톱을 짧게 깎아 피부에 손상을 주지 않게 하며, 가려움을 완화시키기 위해 calamine lotion을 피부에 도포한다. 해열제는 Reye 증후군 발생 위험성 때문에 아스피린 사용을 피해야 한다. 폐렴에 걸리거나 면역 부전 등의 고위험 환아가 수두나 대상 포진에 걸리면 정맥용 acyclovior를 사용한다.

VII. 거대세포 바이러스 감염(Cytomegalovirus infections)

대부분의 CMV 감염은 불현성 감염이나 후천성 면역기능 부전, 장기이식 환자에서는 폐렴, 망막염, 위장관 질환이 흔하며 치명적일 수 있다. CMV는 선천 감염의 가장 흔한 원인이다.

1) 역 학

CMV 감염은 연령이 증가할수록, 미개발 지역에서, 낮은 사회계층에서 더 흔히 발생한다. 청장년이 되면 대부분 불현성 감염에 의하여 CMV 항체를 보유하고 있다. 국내 보고에 의하면 생후 1년 이

내에 약 85%에서 1차 감염이 이루어진다. 바이러스는 인두, 소변, 자궁 경부 및 질 분비물, 정액, 모유, 눈물, 혈액 등 몸에서 분비되는 거의 모든 분비물에서 검출된다.

전파 경로에 따라 수직 전파와 수평 전파가 있다. 수직 전파에 의한 선천성 감염의 빈도는 0.2~2.4%이며 주산기에 분만 시 생식기의 분비물과 모유를 통하여 주로 전파된다. 1세 이후에는 수평 전파로 성접촉, 가족내 접촉, 수혈 및 장기이식 등에 의해 감염된다.

2) 임상 증상

임상 증상은 감염 당시의 연령과 전파 경로, 면역 상태에 따라 다르나 대부분은 증상이 없다.

(1) 면역약화자의 감염: 폐렴이 가장 흔하며 간염, 맥락망막염. 위장관 질환, 백혈구 감소증을 동반한 발열을 초래하는데 전신적인 경우는 치명적이다.

(2) 선천성 감염(congenital infection): 선천 감염이 있는 신생아의 5%에서만 출생시 임상 증상을 나타내는 세포 거대 포함증 (cytomegalic inclusion disease)이 발생하고, 또 다른 5%는 경미한 증상만 나타나며, 나머지 90%는 증상이 없다. 특징적인 증상 및 증후는 자궁내 성장지연, 미숙아, 간비종대, 황달, 혈소판감소증, 자색반, 소두증, 두개 내 석회화 등이고, 이 밖에 맥락망막염, 감각신경청력손실 등을 초래할 수 있다. 무증상의 선천 CMV 감염은 감각신경청력손실의 중요한 원인이다.

(3) 출생 전후기 감염: 분만 시 산모의 산도 분비물이나 분만 후 모유를 통해 감염되는 경우로, 대부분의 영아들은 증상이 없으며 후유증을 초래하지 않는다.

3) 진 단

선천성 감염의 진단은 생후 첫 2주내에 소변, 타액, 눈물 등에서 바이러스를 검출하는 것이다. 바이러스 검출은 검체에서 세포 배양을 할 수 있지만, 주로 CMV 항원의 정량적 신속 검출법과 정량적 PCR 방법이 이용되고 있다. CMV IgG 항체는 진단적 가치가 없으며, IgM 항체는 활동성 감염을 의미하나 예민도와 특이도가 떨어지는 단점이 있다.

4) 치료 및 예방

면역이 정상인 경우에는 치료의 적응이 되지 않으나 면역 약화자에게는 치료가 필요하다. 면역이 저하된 환자에게는 Gancyclovir를 투여하며, 선천 감염에도 gancyclovir를 치료할 수 있으나 백혈구 감소증의 부작용과 장기간의 치료 기간이 제한점이다.

VIII. 전염성 단핵구증(Infectious mononucleosis), 선열(Glandular fever)

전염성 단핵구증은 급성 열성 질환으로 주로 Ebstein-Barr(EB) 바이러스의 일차 감염에 의한 림프 증식 질환이다.

1) 역 학

한국에서는 5세까지 대부분의 소아가 항체를 가지고 있다. 사춘기 이전 소아의 일차 감염은 대부분 무증상이거나 경하게 앓는다. 하지만 17~25세에 초회 감염이 일어나는 경우에는 약 50%에서 임상 증상을 동반한다. 선진국에서는 어린 소아기에 초회 감염을 거치지 않고 사춘기가 되어야 초회 감염이 걸리는 경우가 많다.

2) 임상 증상

잠복기는 4~7주(30~50일)일로, EB 바이러스에 의한 초회 감염에 의한 림프구 증식 질환으로 자율 질환(self-limiting disease) 이다. 주로 발열(38~40℃), 권태감과 피로, 인후통, 두통, 식욕부진과 복통 등을 호소한다. 4가지 주된 증상과 징후(Tetrad)는 발열과 피로, 인두염, 림프절 종대이다.

(1) 전신성 림프절 종대: 90%이상에서 관찰되며, 주로 경부 림프절을 침범한다.

(2) 비종대: 50~60%에서 나타나며, 드물게 비장이 파열되어 출혈, 쇼크, 사망까지 이를 수 있다.

(3) 인두염: 발병 첫 주에 회백색의 막을 동반하는 인두부 종창과 편도 비대를 보인다.

(4) 피부 발진: 3~15%에서 나타나며, 연한 홍역과 같은 발진(morbilliform)이 24~48시간 지속 후 소실된다. ampicillin을 투여 받은 환자의 80%에서 발진이 나타난다

(5) 간기능 이상: 간비대는 10~15%에서 동반되며, 80% 이상에서 간효소치가 상승된다.

소아에서는 증상이 경미하고 비특이적이지만, 편도 인후염 또는 장기간의 발열이 나타날 수 있으며, 때로 림프절 비대가 나타나기도 한다. 2세 미만에서는 대부분 모르고 지나나 증상이 있으면 발진이 더 심하고, 호중구 및 혈소판 감소증, 기도 폐쇄 및 중추신경계 증상이 성인보다 흔하다.

그림 13-10. 편도

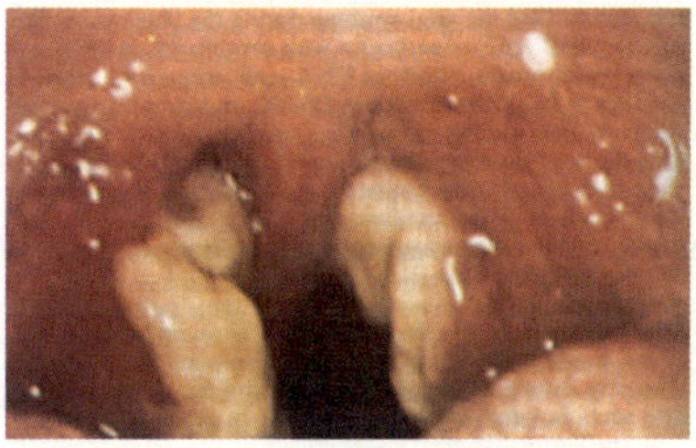

3) 진 단

(1) 비정형 림프구(atypical lymphocyte): 비정형 림프구는 정상 림프구보다 크며 액포성 세포질, 길쭉하고 함입된 핵(elongated, indented nucleus)을 보

인다. 발병 첫 2주 동안 백혈구 증가를 보이는데, 이중 약 20%가 비정형 림프구를 나타낸다. 비정형 림프구는 다른 바이러스 및 마이코플라스마, 결핵에서도 나타나지만, 전염 단핵구증 때처럼 많지는 않다.

그림 13-11. Atypical lymphocyte

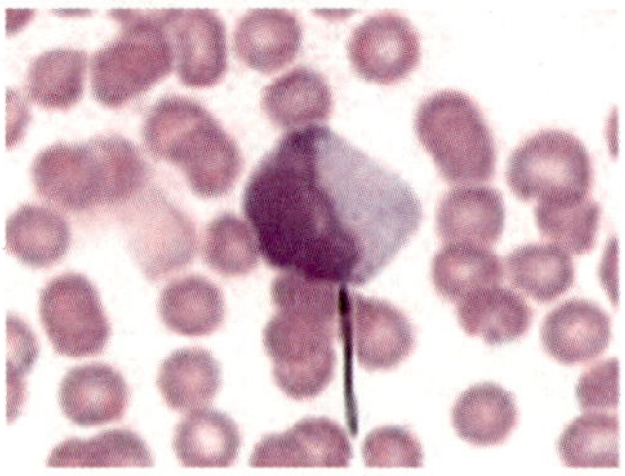

(2) 이종 항체(heterophil antibody, Paul-Bunnell test): 발병 초기에 낮은 혈청 항체치를 보일 때 도움이 된다.

(3) EBV 특이 항원에 대한 항체 검사

① Viral capsid antigen(VCA)에 대한 IgG 항체: 발병초기에 나타나며, 이미 최고치를 보인다. 항체가는 평생 지속된다.

② Viral capsid antigen(VCA)에 대한 IgM 항체 : 매우 진단적 가치가 있으나, 혈청내의 rheumatoid 인자에 의하여 거짓 양성이 나올 수 있다. 항체는 수 개월 지속된다.

③ Early antigen complex(EA) : 감염 초기에 나타나 6개월 내지 수년 지속된다.

④ EB nuclear antigens(EBNA)에 대한 IgG 항체 : 잠복 감염 항원으로 가장 늦게 나타나 영구히 지속되기 때문에 초회 감염과 과거 감염을 감별하는데 도움이 된다.

그림 13-12. 감염때 항체반응(Epstein-Barrvirus)

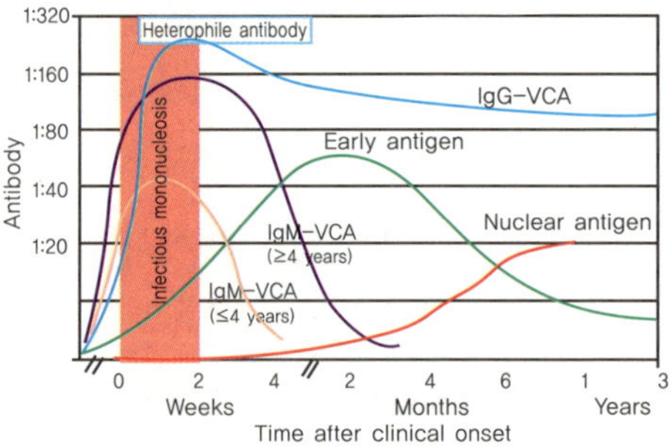

4) 합병증

대부분의 경우 양성으로 완전히 회복되지만 때로는 합병증이 나타나기도 한다.

(1) 비장 파열: 가장 무서운 합병증으로 발병 2주 내에 주로 발생하나 매우 드물다.

(2) 신경계: 뇌막염, 뇌염, Guillain-Barre 증후군

표 13-1. 여러 시기에 있어서의 EB 바이러스 항체 분포

	Anti-VCA-IgG	Anti-VCA-IgM	Anti-EA(D)	Anti-EBNA
감염 받은 일이 없는 경우	0	0	0	0
급성 감염	+	+	+/0	0
최근 감염	+	±/0	+/0	±/0
과거의 감염	+	0	0	+

(3) 심근염 및 간질성 폐렴

(4) 혈액학적 합병증: 용혈성 빈혈, 혈소판 감소성 자반증, 재생 불량성 빈혈

(5) 인두부, 기도 폐쇄: 극심한 편도 및 아데노이드 비대로 인해 기도 폐쇄가 일어날 수 있다.

5) 치 료

특별한 치료는 없으나, 기도폐쇄, 혈소판 감소증, 용혈성 빈혈, 경련, 지속적인 발열 등의 합병증이 발생하는 경우에는 스테로이드(prednisone 1mg/kg/일)를 투여할 수 있다.

6) 경과 및 회복

증상은 2~4주간 지속 후 점차 회복되지만, 소실된 후에도 체온은 지속적으로 상승하기도 한다.

IX. 인체 herpesvirus 6 감염(HHV-6 infection) 돌발진(Exanthem subitum, Roseola infantum, 제 6병)

1) 원인 및 역학

Human herpesvirus 6(HHV-6)가 주된 원인이며, 사람이 유일한 숙주이다. 6개월~15개월의 소아에서 잘 걸리며 잠복기는 잠복기 5~15일(10일) 정도이다.

2) 임상 증상

진찰 상 이상 없이 갑작스러운 발열(39~41℃)이 있는 것이 특징이다. 약 5~10%에서 열성 경련을 일으킨다. 고열은 3~5일간 지속되다가 갑자기 열이 내리면서 12-24시간 내에 발진이 나타나기 시작한다. 발진은 빨간 장밋빛이며, 반점상(macular) 혹은 반점 구진상(maculopapular) 이다. 발진은 주로 몸통에서 시작하여 목, 귀 뒤, 얼굴에 발생하고 다리에는 적고, 대개 24시간 내에 소실되지만 수일 지속되기도 한다. 피부 착색이나 낙설(desquamation)은 없다.

3) 진 단: 특징적인 임상 양상으로 진단한다.

4) 치료: 대부분에서 특별한 치료는 필요 없고 대증 요법만 시행한다.

X. 인플루엔자 바이러스 감염(Influenza viral infections)

1) 원인 및 역학

인플루엔자 바이러스는 orthomyxoviruses로서 항원형에 따라 A, B, C형 3가지가 있다. 이중 A, B형이 주요 병원체이며 유행성으로 발생한다. A형은 사람 뿐 아니라 동물에서도 감염을 일으키며 동물의 바이러스와 사람의 바이러스 간의 유전자 재편성이 가능하다. A형 항원의 대변이에 의하여 10~40년을 주기로 유행이 일어나며, 중간에 소변이로 인해 2~3년을 주기로 소 유행이 있다. 비말에 의해 호흡기로 전파되며, 잠복기가 2~3일로 짧아 전파 속도가 빠르다. 어린 소아에서 감염률이 높은데, 소아는 성인보다 바이러스 배출 농도가 높고 배출 기간이 길어 바이러스 전파에 더 중요한 역할을 한다.

2) 임상 증상

주로 호흡기 질환을 일으킨다. 갑자기 시작되며, 콧물, 결막염, 인두염 및 기침이 나타난다. 다른 호흡기 바이러스에 비해 발열, 근육통, 두통 등의 전신 증상도 동반되는 경우가 많다. 열은 2-4일이면 떨어지나 기침은 더 오래 지속될 수 있다.

어린 소아 및 영아에서는 증상이 성인보다 비특이적이며, 후두 기관지염, 기관지염, 폐렴 등을 일으킬 수 있다. B형 인플루엔자는 급성 근육염(특히 장단지의 gastrocnemius 와 soleus muscle을 침범)을 일으킬 수 있다.

3) 합병증

소아에서는 2차 세균감염에 의한 중이염과 폐렴이 가장 흔한 합병증이다. 폐렴은 바이러스 자체에 의해 발생할 수 있으나, 2차 세균 감염에 의한 폐렴인 경우가 더 많다. B형에 의하여 발열 5~7일 후에 급성 근육통(흔히 대퇴부)과 myoglobulinuria가 특징적으로 올 수 있으며, 심근염과 아스피린 사용과 연관되어 Reye증후군이 속발할 수 있다. 인플루엔자는 기존에 만성심폐질환이나 신경근육계 질환이 있는 경우에는 특히 심한 임상 경과를 밟을 수 있다.

4) 치 료

Neuraminidase 억제제인 oseltamivir, zanamivir 등이 A, B형에 모두 유효하다. Amantadine 또는 rimantadine이 A형 인플루엔자 치료에 사용될 수 있다. 모두 증상 시작 후 48시간 이내에 복용하기 시작하면 증상의 지속 기간을 단축할 수 있다.

합병증이 없거나 기존의 만성 질환이 없는 경우에는 보통 대증 요법을 시행한다.

아스피린 같은 Salicylate가 포함된 해열제는 Reye 증후군의 위험성 때문에 사용해서는 안 된다. 2차 감염이 의심되는 경우에는 항생제를 투여를 고려해야 한다.

XI. 파라인플루엔자 바이러스 감염 (Parainfluenza viral infection)

1) 원인 및 역학

직접 접촉이나 비말 감염에 의해 감염되며, 잠복기는 2-4일이다. 바이러스가 주로 후두, 기관, 기관지에서 잘 증식하기 때문에 상부 호흡기 질병을 일으키는 경향이 있다.

2) 임상 증상

대부분(80~90%)은 상기도 감염에 국한 되고, 입원한 크룹의 50%, 기관지염, 모세 기관지염 및 폐렴의 15%가 파라인플루엔자에 의한다. 고열은 흔하지 않고 전신 증상도 많지 않다. 제 1형은 크룹을 주로 일으키고, 제 3형은 기관지염, 모세 기관지염 및 폐렴 등의 하기도 감염을 일으킨다.

질병의 지속기간은 대개 4-5일 정도이다.

3) 치료

질환에 맞는 대증 치료를 한다. 심한 크룹시에는 분무형 epinephrine 및 steroid가 도움을 줄 수 있다.

XII. Respiratory syncytial virus(RSV) 감염

1) 원인 및 역학

RSV는 영아 및 어린 소아에서 모세기관지염과 폐렴의 주요 원인 병원체이다. 거의 매년 유행하고, 겨울에 발생하며 4~5개월간 지속된다. 모체로부터 받은 항체가 어느 정도 예방 효과가 있어서, 생후 4~6주 내에는 조산아 외에는 심한 감염이 흔하지 않다. 초 감염시 무증상 감염은 드물고 대부분 코감기와 인두염 증상을 보이며, 대개 발열이 동반된다. 전 소아기를 통해 각 유행시마다 10~20%가 재감염된다. 모세 기관지염은 영아기 RSV 감염의 가장 흔한 형태이며, 영아에서는 RSV 폐렴과 감별이 어렵고, 두 가지가 같이 오기도 한다. 모세기관지염은 2~7개월에 가장 호발한다. 잠복기는 약 4일이며, 큰 비말의 공기 전염이나 손에 의해 감염된다.

2) 임상 증상

영아에서는 비루와 인두염으로 시작하여 기침은 흔히 1~3일 후에 나타나며, 기침이 있은 직후 천명이 들리기 시작한다. 청진시 건성수포음(rhonchi)과 라음(fine rales), 천명이 들린다. 진행되면 기침과 천명이 증가하고 늑간 및 늑골하 함몰, 호흡수의 증가, 청색증이 나타나고 심한 경우에는 분당 70회 이상의 빈호흡과 무호흡 발작 등이 나타나며, 호흡음이 감소한다.

흉부 방사선 검사에서 10%는 정상이며 50%에서 흉부 과팽대(hyperexpansion)가 보인다. 간질성 폐렴 소견이 50~80%, segmental consolidation이 10~25%에서 관찰된다. 어린영아, 특히 조산아에서는 비교적 가벼운 모세기관지염에서도 periodic breathing과 무호흡 발작이 발생할 수 있으므로 주의해야 한다.

3) 진 단

호흡기 분비물에서 바이러스 분리하거나 바이러스 항원 검출, PCR 방법으로 바이러스를 확인하여 진단할 수 있다.

4) 치료 및 예후

대증 요법을 한다. 필요한 경우 산소를 공급하고, 흔히 탈수가 동반되어 있으므로 적절한 수액 요법을 한다. 기도 부종을 감소시키기 위해 Epinephrine을 분무하면, 호흡 곤란 호전에 도움을 줄 수 있다. 무분별한 항생제 치료는 지양해야 한다. 증상이 심하거나, 청색증형 심질환, 기관지 폐 이형성증(bronchopulmonary dysplasia)이 있는 고위험 환아에서는 ribavirin 분무 요법이 도움을 줄 수 있다.

RSV에 의한 하기도 감염으로 입원한 환아의 사망률은 2%로, 조산아와 신경 근육계, 호흡기, 심혈관계 질환 및 면역 기능 저하가 있는 경우에는 예후가 나쁘다. 영아 때 RSV 모세기관지염을 앓은 소아의 상당수가 이 후에 천명이 동반되는 기관지염을 반복적으로 앓을 수 있다.

XIII. 아데노바이러스 감염(Adenoviral infection)

1) 원인 및 역학

연중 발생하나 봄 또는 초여름 및 겨울에 더 많이 발생한다. 형에 따라서는 유행성으로 발생하며 3, 7, 21형은 심한 폐렴을 일으킬 수 있고, 3형은 인두염, 11형은 출혈성 방광염, 8, 19, 37형은 유행

각결막염을 일으킨다. 호흡기, 분변-경구로 전파되며 결막을 통해서도 감염될 수 있다.

2) 임상 증상

(1) 호흡기 감염

가장 흔한 임상 양상이다. 주로 1, 2, 3, 5 또는 6형에 의해 발생하며 호흡기 감염 시 설사가 동반되는 경우가 많다. 소아 인두염 환자의 10~15%에서 아데노바이러스가 분리된다. 입원한 소아 폐렴 환자의 7~9%에서 아데노바이러스 원인이 되고, 심한 폐렴(3, 7, 21형)의 원인이 될 수 있다. 아데노바이러스는 백일해 같은 발작 기침을 일으킬 수 있다(pertussis-like syndrome). 인두 결막염(pharyngoconjunctival fever)는 제 3형에 의해 발생하며, 발열, 인두염, 결막염, 경부 림프절염 및 비염이 특징이다.

(2) 결막염 및 각결막염: 급성 포상 결막염과 유행성 각결막염(epidemic keratoconjunctivitis; 8, 9, 37형)의 가장 흔한 원인이며, 각막 혼탁 같은 후유증을 남길 수 있다.

(3) 위장관염(5~9%에서 분리): 유행성 및 산발적 설사의 원인이 되며 약 반수에서 호흡기 증상을 동반한다. 장간막 림프절염을 일으켜 장중첩증의 원인이 되기도 한다.

(4) 출혈성 방광염 갑자기 나타나는 혈뇨, 배뇨 곤란, 절박뇨(urgency)가 특징이며 1~2주간 지속된다.

(5) Reye 증후군 또는 유사 Reye 증후군: 어린 소아에서 여러가지 형의 아데노바이러스 감염에 이어 전형적인 라이 증후군이 발생한 예가 있다.

3) 진단

진단에는 배양이나 PCR 방법으로 바이러스 검출, 바이러스 항원을 검출하는 방법이 주로 이용되고 있다.

4) 치 료

대증 요법을 한다.

XIV. 라이노 바이러스 감염증(Rhinoviral infections)

1) 원인 및 역학

성인에서 `감기`를 일으키는 가장 흔한 원인 바이러스이다. 소아에서는 중요성이 덜 하나, 어린 영아 및 기저 질환이 있는 소아에서는 심한 하기도 감염을 일으키기도 한다. 천식이 있는 소아에서는 급성 천식 증상을 일으키는 흔한 원인이 된다.

2) 임상 증상

가장 흔한 양상은 비염, 인두염 등의 상기도 감염 증상이다. 2~4일의 잠복기를 거쳐 코막힘, 콧물 및 인두통 등이 나타나며 30~40%에서 기침과 쉰 목소리(hoarseness)를 동반한다. 대개 1주 이내에 좋아지나, 35%의 소아에서는 2주 이상 지속된다.

XV. 로타 바이러스 및 위장관 감염을 일으키는 기타 바이러스 감염증 (Rotaviral infection and other agents of viral gastroenteritis)

1) 원인 및 역학

Rotavirus, astrovirus, adenovirus, calicivirus(Norwalk virus)가 현재까지 알려진, 사람에서 위장관염을 일으키는 바이러스이다.

(1) Rotavirus :6~24개월 영유아에서 발생하는 설사의 가장 흔한 원인으로, 3개월부터 2세 이하의 소아에 빈발하고 무증상 감염도 흔하다. 개발도상국에서 입원을 요하는 급성 위장관염 원인의 60%를 차지하며, 선진국에서도 중요한 원인이 된다. 호흡기 증상도 흔히 동반한다. 우리나라 같은 온대 지방에서는 늦가을~겨울(특히 1~2월)에 가장 많다.

(2) Astroviruses: 어린 소아에서 rotavirus 다음으로 흔한 위장관염의 원인으로, 경증 및 중등도 물설사의 중요한 원인이다.

(3) Enteric adenoviruses: 혈청형 40, 41형만이 위장관염을 일으킨다. 장 아데노바이러스 감염은 연중 발생하며 2세 이하의 소아에서 흔하다.

(4) Norwalk agents(calcivirus): 큰 소아 및 성인에서 동시 다발하는 위장관염의 가장 흔한 원인이다.

2) 발병 기전

설사를 일으키는 바이러스는 소장의 융모 끝(villous tip)의 세포를 파괴시켜 소장 내 수분 흡수 장애를 일으키며, lactose 같은 복합 탄수화물의 흡수 장애를 유발할 수 있다.

3) 증 상

Rotavirus에 감염되면 48시간 이하의 잠복기를 거쳐 중등도의 발열과 구토가 시작되고, 이어서 물 설사가 시작된다. 구토와 발열은 2일째 호전되나 설사는 흔히 5~7일간 지속된다. 대변 내 혈액이나 백혈구는 포함되어 있지 않다. 설사가 심하면 탈수가 되며 특히 영 유아에서 잘 일어난다. Astroviruses 는 로타바이러스와 증상이 비슷하나 다소 가벼운 경과를 밟는다. Norwalk 바이러스의 잠복기는 12시간 정도로 매우 짧으며, 오심과 구토가 현저하며 보통 1~3일 지속된다. 임상 증상이 포도알균에 의한 식중독과 비슷하다.

4) 진 단

상품화된 Immunoassay 검사 kit는 A군 rotavirus와 enteric adenovirus를 검출하는데 예민도와 특이도가 90% 정도이다.

5) 치 료

바이러스 위장관염 치료의 주 목표는 탈수를 치료하고 전해질 이상 교정하고 예방하는 것이다. 대부분의 경우 특별한 금기가 없는 한 급성 설사시작 후 24 시간 내에 정상적인 식이를 시작할 수 있다.

XVI. 일본 뇌염(Japanese encephalitis)

모기에 의하여 전파되는 급성 바이러스 질환으로 말, 돼지 등의 가축에서도 발생하고 이들이 중간 숙주의 역할을 한다. 바이러스의 전파는 뇌염 모기에 의해 이루어진다. 한국을 비롯한 일본, 중국, 극동 러시아, 타이완, 필리핀 및 동남아시아 일대에서 발생한다.

바이러스에 감염된 사람의 대부분(95%)은 무증상 감염을 일으킨다. 발병은 갑작스런 고열, 두통, 호흡기 증상, 식욕부진, 구역과 구토, 복통 등으로 나타난다. 발병하면 사망률 및 후유증 발생 높아 대개 발병 10일 이내에 사망하게 된다. 특별한 치료 방법은 없으며, 적절한 대증 요법이 필요하다.

XVII. 광견병(Rabies)

1) 원인 및 역학

Rhabdovirus에 속하는 rabies 바이러스에 의한 중추 신경계의 감염성 질환이다. 광견병에 걸린 동물(개, 이외 고양이, 박쥐, 스컹크 등)에 물렸을 때 동물의 타액에 있는 바이러스가 상처를 통하여 감염되며 약 50% 미만에서 발병한다.

2) 증상

잠복기는 매우 다양하나, 일반적으로 20~180일이며 30~60일이 가장 많으며, 물린 장소로부터 머리까지의 거리, 상처의 정도, 바이러스의 양에 따라 다르나 목이나 머리를 물렸을 경우가 짧다

보통 2-10일간의 전구기 후 침범 부위의 피부가 저리거나 감각 이상이 동반되며 발열, 두통, 구토, 보채고, 흥분하거나 불안해지거나 우울해진다. 이후 급성 신경기로 진행하며, 이 시기에는 공수(hydrophobia) 증상이 나타나, 음식이나 물을 보기만 해도 근육(특히 목의 근육)에 경련이 일어나게 된다. 공기를 무서워하는 증상(aerophobia)은 얼굴에 바람에 스치면 인두 및 경부 근육에 경련을 보인다. 경련, 마비, 혼수상태를 보이다가 결국에는 많은 합병증이 발생되어 사망하게 된다.

3) 진단

동물에 물린 병력이 잇고 특징적인 신경 증상이 있으면 의심하게 된다. 환자의 조직과 침 등에서 바이러스를 검출 할 수 있으며, 혈청과 뇌척수액에서 중화 항체 상승을 증명하여 진단하기도 한다. 뇌신경 세포에서 Negri body를 증명하기도 한다.

4) 치 료 및 예후

특별한 치료방법은 없으나, 일단 발병하면 interferon과 antirabies serum을 사용하나 단지 임상경과만을 연장시킬 뿐이다. 진정제 투여하고 어둡고 조용한 방에 두도록 한다. 예후는 나쁘며, 대부분 사망한다.

5) 예방

물린 상처를 가능한 빨리 물과 비누로 철저히 씻는 것이 가장 중요하다. 노출 후에 신경에 바이러스가 부착하는 것을 막기 위해 human rabies immunoglobulin(HRIG)을 투여한다. 수동 면역만으로는 완벽한 예방을 할 수 없기 때문에, 반드시 능동면역을 같이 시행한다.

■ 참고문헌

1. 안효섭. 제 9판 홍창의 소아과학. 대한교과서. 2007
2. Kliegman. Nelson textbook of pediatrics 18th edition. Saunders. 2007

소아성장과 발달의학

14 장. 결체조직질환

임 정 우

결체조직 질환은 전신의 각종 결체조직(connective tissue)에 염증반응이 나타나는 질환으로, 류마티스 질환 또는 교원병(collagen disease)이라고도 한다. 결체조직 질환은 근골격계, 혈관, 피부의 결체조직에 급성기와 만성기 염증을 나타내는 만성질환이다. 나타나는 염증은 무균성으로, 발병 조직에 파괴성, 퇴행성 또는 증식성 병변이 나타나는 것이 특징적이다. 이런 질환들의 정확한 발병 원인은 현재 밝혀지지 않았으나, 여러 가지 이상 면역반응이 관찰되는 자가 면역질환의 하나이다.

Ⅰ. 소아기 류마티스 관절염 (Juvenile rheumatoid arthritis: JRA)

소아가 류마티스 관절염(Juvenile rheumatoid arthritis: JRA)은 소아에서 가장 흔히 발병하는 류마티스 질환으로 진단의 정의는 16세 미만에서 시작된 적어도 6주 이상 지속된 특발성 관절염이다. 관절염이란 용어는 부종 또는 통증과 움직임의 제약이 적어도 한 관절 이상에서 관찰될 때 적용된다. 그런데 침범되는 관절의 부위와 수, 전신 증상의 존재 여부, 합병증 및 예후 등이 환자마다 다양하게 나타나기 때문에 이제까지는 발병 후 처음 6개월 내에 나타나는 증상을 바탕으로 하여 크게 3가지 형, 즉 전신형, 소수 관절형, 다수 관절형으로 나누어 진단하는 경향이며, 이 분류가 널리 쓰이고 있는 미국 류마티스 학회(American College of Rheumatology: ACR) 분류이다.

1. 역 학

소아기 류마티스 관절염의 발생 빈도는 국내에서는 아직 조사된 바가 없다. 그러나 구미의 보고에 의하면 지역, 인종마다 차이는 있으나 매년 15세 이하 소아 100,000명당 13.9명으로, 유병률은 대략 소아 100,000명당 113명 정도이다. 일반적인 자가면역성 질환에서와 마찬가지로 전신형을 제외하고는 여아가 남아보다 2배 정도 많이 발생하며 포도막염의 경우에도 여아가 남아보다 5-6배 정도 발병률이 높다.

2. 원인

이 질환의 원인은 잘 알려져 있지 않으나 외부 환경적인 항원의 노출과 개인의 감수성에 의한 것으로 생각되고 있다. 만성 활막염에서의 T 세포의 이상, Th1/Th2의 불균형이 관찰되며, 또한 IgM 류마티스 인자가 포함되어 있는 면역 복합체, 보체 활성화, 염증성 cytokines(IL-1, IL-6와 TNF-α)의 증가가 발견되기도 한다. 유전적 배경으로는 비멘델성 유전형태로 다양한 유전자들이 연관되어 있으며 6번 염색체의 주 조직 적합성 항원내의 유전적 경향이 이 질환의 일부와 연관되어 있다. 이외에 정신적인 스트레스, 신체적인 외상, 호르몬 이상, 감염(parvovirus B 19, rubella, Epstein-Barr virus) 등과의 연관성이 보고되기도 한다.

3. 병인

소아기 류마티스 관절염의 활막염은 활막 하 조직의 비대, 증식, 부종으로 나타나며 혈관 내피세포의 증식과 단핵 세포와 형질세포의 침윤이 뚜렷하다. 병이 진행되면 판누스(pannus)가 형성되고 관절 연골이 점차 파괴된다.

4. 임상 증상

1) 전신성 증상

식욕부진, 체중감소, 성장 저하가 동반된다. 심각한 피로 증상은 소수 관절형에서는 드물지만, 다수 관절형이나 전신형에서는 흔히 볼 수 있다.

2) 관절 증상

관절통은 주로 휴식 후에 관절 운동을 시작할 때 심하게 나타난다. 관절을 많이 움직이게 되면 부종이 나타난다. 홍반은 잘 나타나지 않는데, 홍반이 있을 경우 화농성 관절염이나, 급성 류마티스열, 혹은 다른 반응성 관절염에 의한 경우를 생각해 보아야 한다. 관절 주위 압통이 있으며, 염증이 있는 활액막 부위에서 더 잘 관찰 된다. 이는 뼈의 압통과 감별되어야 하며, 뼈의 압통이 있는 경우에는 다른 질환들을 고려해야 한다. 손 발의 신전부위에 건활막염도 종종 관찰 된다. 병의 경과가 만성으로 오래 지속되는 경우 관절의 구축이 초래된다.

3) 관절 외 증상

일반적 성장과 발달 장애가 소아기 류마티스 관절염 그 자체 혹은 치료로 인한 흔한 합병증이다. 사춘기와 이차 성징도 종종 지연되며, 국소적 성장 장애로 단지증, 다리 길이의 차이, 소악(micrognathia) 등이 초래되기도 한다.

전신형에서 특징적 피부 발진이 관찰 되는데, 발열과 함께 나타나며 2-5 ㎜ 크기의 연한 분홍색으로 가렵지 않으면서 주로 몸통과 사지 근위부에 발생하는데, 이동성이고 열이 떨어지면 흔적을 남기지 않고 없어진다. 발진 주위는 약간 창백하다. 그외 손의 작은 관절을 침범하는 다수 관절형에서는 피부가 검게 착색되는 데, 이는 질병의 만성도를 반영한다. 건선이 동반되는 경우는 건선 관절염을 생각해야 한다.

그 외 림프절 종대와 비 종대, 간 종대, 혈관염, 심막염, 늑막 삼출, 장의 가성 폐쇄, 간헐적인 혈뇨와 단백뇨, 중추 신경계 침범 소견이 관찰 된다.

4) 포도막염

만성 비육아종성 포도막염으로 주로 전방의 홍채 모양체염(iridocyclitis)으로 후방의 맥락막은 거의 침범하지 않는다. 항핵항체가 양성인 소수 관절형을 가진 어린 여아에서 잘 오며, 평균적으로 소수 관절형에서는 15-20%, 다수 관절형에서는 5% 정도에서 오는 것으로 알려져 있다.

5. 검사 소견

혈액 검사 소견에서 백혈구 증가는 활동성 질환을 가진 환아에서 흔하고 전신형의 경우 30,000-50,000/㎣까지 증가되기도 하며 다핵형 백혈구가 주로 증가한다. 소수 관절형의 경우 경한 빈혈 외에는 거의 정상 소견을 보이며, 만성 질환에 따른 빈혈 소견을 보이나 철 결핍이 동반될 수 있다. 혈침속도와 C-반응 단백은 다수 관절형과 전신형을 추적관찰할 때 유용하나 약물에 대한 관절 반응과 항상 상관관계가 있는 것은 아니다. 혈청 면역 글로불린 수치와 C3 혈청 보체가 증가할 수 있고, 류마티스 인자가 양성인 경우 예후가 불량한 기능적 분류를 가진다.

6. 치 료

1) 치료적 접근

치료의 목적은 통증을 조절하고 운동 범위, 근력과 기능을 유지하며 전신적인 합병증을 치료하고 정상적인 영양과 성장, 신체적 그리고 정신적 발달을 도모하는 것이다. 이상적인 접근은 소아 류마티스 전문가, 정형외과 의사, 안과 의사, 간호사, 영양사, 사회사업가, 물리치료사, 작업치료사, 심리치료사 등으로 구성된 팀접근에 의해 이루어 져야 한다.

질병이 시작되었을 때 환아의 예후를 예측하는 것은 불가능하지만, 알려진 예후인자들을 고려하고, 기능 장애를 유발할 수 있는 관절의 손상이 진행 되지 않도록 초기 치료적 접근이 강도 높게 시작하면서 질병의 경과에 따라 조절되어야 한다.

2) 비스테로이드성 항염제

대부분의 환아에서 비스테로이드성 항염제 중 하나를 기본적으로 사용하게 되는데 기전은 cyclooxygenase 1과 2의 활성도를 억제하는 것이다. 미국에서는 오직 소수의 비스테로이드성 항염제(naproxen, tolmetin, ibuprofen)만이 소아에서 사용이 허가 되었고, 다른 종류의 소염제가 이보다 효과가 더 우월하지는 않다.

Naproxen은 하루 15-20 mg/kg의 용량으로 관절 염증을 조절하는데 효과적이다. 다른 비스테로이드성 항염제보다 하루 두번 복용한다는 간편성 때문에 환자들의 순응도가 높은 것이 장점이다. Ibuprofen은 상대적으로 약한 항염증제로서 35 mg/kg/day를 하루 네 번, tolmetin은 25-30 mg/kg/day를 세 번에 나누어 복용한다.

3) Methotrexate

Methotrexate는 상대적으로 효과가 빨리 나타나고, 독성이 심하지 않아, 많은 환아에서 초기에 2차 약제로 고려될 수 있다. 장점으로는 상대적으로 적은 용량에서도 효과적이고, 경구 투여가 가능하며, 암유발 및 불임의 가능성이 희박하다. 적절한 치료 기간은 3-6 개월이고 골수, 간, 폐에 독성이 올 수 있어 1-2개월 마다 일반혈액검사, 간기능 검사를 시행하는 것이 바람직하다. 경구 methotrexate는 1주일에 1번 투여하는데(최소 시작용량은 10 mg/m²/week) 아침 먹기 전 물과 함께 공복상태에서 투여한다.

4) Disease-modifying antirheumatic drugs(DMARDs)

항말라리아제제, 주사용과 경구 gold, sulfasalazine, D-Penicillamine이 여기에 속한다. 이러한 약제들에 대한 연구는 대부분 비대조 연구이고 수주-수개월간 이로운 효과가 나타나지 않는 경우도 있어 정확하게 소아기 류마티스 관절염에서의 역할을 논하는 것은 어렵다. 또한 이들 약제의 독성도 보고되고 있어 다소 제한적으로 사용된다. 그러나 이들 약제는 현재까지 비스테로이드성 항염제가 반응을 보이지 않는 다수 관절형 환아에서 여전히 이차 약제로 사용되고 있다. 최근 methotrexate의 도입이 이들 약제의 사용을 대치하게 되었지만, 비스테로이드 항염제와 methotrexate의 조합으로도 반응이 불완전한 경우 사용되기도 한다. 최근 TNF-α억제제의 도입은 또한 새로운 치료적 접근을 가능하게 하였다.

5) 글루코코르티코이드

글루코코르티코이드는 조절되지 않거나 생명을 위협하는 전신질환이 있는 경우, 만성 포도막염의 치료(안약이나 주사), 관절강 내 주사 등 다양한 용도로 사용된다.

7. 예후

과거에는 전반적으로 소아기 류마티스 관절염을 가진 환아의 70-90%는 심각한 장애 없이 회복되는 양호한 결과를 가진다고 언급되어왔다. 그러나 이러한 낙관적 예후를 뒷받침할 구체적인 근거는 희박하며, 실제로 10-17%의 환아가 심한 기능적 장애를 가지고 성인기에 접어든다. 평균 7년 정도 추적 관찰하고 있는 환아의 60%가 일상 생활 활동에 어느 정도 어려움을 겪고 있으며, 50%에서는 여전히 약을 필요로 하고 있었다. 10년 이상 추적 관찰하고 있는 환아에서는 약 30%가 심각한 기능적 제한을 가지고 있었다. 따라서 예후가 안 좋을 수 있는 환자들을 미리 예측하고 그에 대한 충분한 설명과 적극적인 치료를 조기에 시작하는 것이 장기적으로 의사-환자 관계에서 신뢰를 형성하는 데에 필요하겠다.

II. 전신성 홍반성 루푸스 (Systemic lupus erythematosus: SLE)

전신성 홍반성 루푸스(Systemic lupus erythematosus, SLE)란 항핵항체(ANA) 및 항dsDNA항체가 존재하는 만성 자가면역질환으로 혈관과 결체조직의 광범위한 염증반응을 특징으로 한다. 임상 양상은 매우 다양하며 이환율 및 사망률 또한 예측하기 어렵다. SLE의 진단은 관절염, 흉막염, 피부염 등과 같은 간헐적인 병력이 발병 몇 개월 혹은 몇 년 전부터 있으며, 여러 장기를 침범하여 각종 증상이 발생하고, 검사 소견에 다양한 자가 항체가 나타난다.

1. 전신성 홍반 루푸스의 진단 기준

SLE의 임상증상은 여러 증상과 징후가 모여 하나의 질환으로 분류되는 질환이다. 이러한 다양한 소견 중 가장 흔히 관찰되는 소견들을 모아 진단과 치료를 위한 기준이 제시되었다. 미국류마티스학회(ACR)의 진단

기준에 따라 11개 항목 중 4개를 만족하면 90%의 확률로 전신성홍반성루푸스를 진단할 수 있다.(표 14-1).

표 14-1. 전신성 홍반성 루푸스의 진단 기준

1. 안면홍조(Malar rash)
2. 원판상 발진(Discoid rash)
3. 광과민성(Photosensitivity)
4. 구강 내 궤양(Oral ulcer)
5. 관절염(Arthritis): 2 개 이상의 관절
6. 장막염(Serositis)
1) 흉막염(Pleuritis) 2) 심막염(Pericarditis)
7. 신장애(Renal disorder)
1) 지속성 단백뇨(〉0.5g/일 또는 〉3 plus proteinuria
2) 세포 원주(Celluar casts)
8. 신경계 장애(Neurologic disorder)
1) 경련(Seizures) 정신병(Psychosis)
9. 혈액학적 장애(Hematologic disorder)
1) 용혈 빈혈(Hemolytic anemia with reticulocytosis)
2) 백혈구 감소증(〈4,000/㎣, 2회 이상)
3) 림프구 감소증(〈1,500/㎣), 2회 이상)
4) 혈소판 감소증(〈100,000/㎣)
10. 면역학적 장애(Immunologic disorder)
1) LE 세포 양성
2) 항DNA 항체 양성
3) 항Sm 항체
4) 거짓 양성 매독 혈청 반응
11. 항핵 항체(Antinuclear antibody)

2. 역 학

미국 내 조사에 의하면 성인 루푸스의 발병률은 1년에 인구 10만 명당 2.0-7.6명, 그리고 유병률은 인구 10만명당 12-50명으로 추산한다. 캐나다 어린이의 발병률은 10만 명당 0.36명이었다. 미국내 어린이에 대한 유병률의 정확한 자료는 없지만, 대략 5,000명-10,000명 정도로 추론한다. 성인 루푸스의 경우 남녀의 비가 1:5-1:10 정도로 월등히 여성의 유병률이 높으나, 소아 환자와 노인 루푸스 환자에서의 남녀 비는 이보다 훨씬 낮을거라 추산되고 있다.

3. 원인 및 병인

1) 면역 조절의 장애

면역 조절의 이상과 관련된 질환으로 자기관용(selftolerance)의 상실로 환자는 자가항원에 대한 관용을 잃어버리고 자가면역반응이 발생하게 된다. 그로 인해 세포독성 T 림프구와 억제 T 림프구 수의 감소, T 림프구 활동성의 악화, help T 림프구의 증가, B 림프구의 활동성 증가 및 B 림프구에 대한 면역관용의 이상으로 인한 B 림프구 수명 증가 등 다양한 면역반응의 이상을 초래한다. 또한 세포자멸사(apoptosis) 도중에 세포내의 항원들은 세포 표면으로 이동하여 대식작용을 통해 자가항원에 대한 면역반응을 자극하게 된다.

2) 호르몬

에스트로젠 호르몬의 증가는 안드로젠 호르몬의 상대적 결핍으로 인한 것이지, 혹은 성호르몬과의 관련성이 낮다고는 하나 여성의 초경과 폐경기 사이에 빈발하는 점은 시사하는 바가 크다. 실제로 SLE 환자는 난포 자극 호르몬(FSH), 황체화 호르몬(LH) 및 프로락틴(prolactin) 등이 증가해 있다.

3) 환경적 요인

자외선 특히 UVB에 노출되면 피부의 각질세포(keratinocyte)가 세포자멸사를 일으키면서 Ro/SS-A와 같은 snRNPs(small nuclear ribonucleoproteins)를 많이 표현하게 하면서 ICAM-1, IL-1, IL-3, IL-6, IL-8, GM-CSF, TNF-α 등이 많이 분비된다. 그러나 UVA에 의해서는 ICAM-1(intercellular adhesion molecular)이 억제되는 효과가 있어 UV A1을 이용한 치료법도 있다.

4. 임상증상

임상증상은 매우 다양하며 열, 피로감, 체중 감소, 식욕부진, 관절통, 발진이 나타나고 그 증상은 간헐적이기도하고 지속적이기도 한다.

1) 피부 점막 증상

피부증상은 가장 흔히 침범되는 장기 중의 하나로 SLE의 분류 기준 11중 뺨의 발진, 원판성 발진, 광과민성, 구강 궤양 등 4가지가 피부증상으로 진단 기준을 만족 시킬 수 있다. 뺨의 나비모양 발진은 코 상부를 포함한 대칭성 발진으로 약간의 부종이 있다. 원판상 발진은 두피와 사지에 경계가 분명한 홍반으로 비대칭성 분포를 하며 흑인 어린이에 더 호발한다. 호전과 악화를 거듭하면서 위축반흔, 색소 탈색/침착을 남기며 치유되나, 두피에 병변이 있으면 반흔성 탈모를 보인다. 광과민 발진은 나비모양의 발진 없이도 피부의 어느 부위에나 발생할 수 있다. 따라서 광과민 반응과 나비모양의 발진은 서로 독립적으로 하나의 기준으로 분류된다. 구강병변은 구개 및 비점막에 주로 통증없이 함몰 부위가 발생할 수 있다.

2) 근 골격계 증상

관절통이나 관절염은 대개 손.발의 작은 관절, 손목, 팔꿈치, 어깨, 무릎 그리고 발목 등에 일과성으로 잠시 지속되다 관절 여기저기로 이동한다. 류마티스 관절염과 달리 골 미란이 드물며, 관절 변형도 드물다. 그러나 뼈의 허혈 괴사가 흔한데 이는 혈관 장애 및 스테로이드 치료 후유증으로 생긴다. 무혈성 골괴사는 고관절에 국한되어 관절통을 호소한다.

3) 신장 증상

루푸스 신염의 진단 기준은 24시간 요단백량이 500 mg을 초과 하거나, 요검사에서 3+ 이상의 단백뇨나 세포성 원주의 확인으로 명시하고 있다. 신염은 성인보다 어린이에 더 빈번하다는 보고도 있다. 고혈압은 신질환 활성도와 기능 장애를 반영하기 때문에 정기적인 혈압 측정이 꼭 필요하다. 세계 보건 기구(WHO)는 루푸스 신염을 변화에 따라 분류하고 있다. 메산지움 증식과 확장을 포함한 메산지움 변화(WHO 2형)가 가장 흔한 변화이다. 증식성 변화는 초점성(WHO 3형) 혹은 미만성 사구체 신염(WHO 4형) 등이 있다. 이런 3형과 4형의 루푸스 신염의 경우 신질환의 임상 양상을 보이면서 신 기능이 저하되어 있고, 미만형 증식성 루푸스 신염은 신기능 소실과 환자의 생존에 있어서 모두 나쁜 예후 인자이다.

4) 뇌신경 증상

신경계 증상 진단 기준으로 발작과 정신병이 포함되며, 중추 신경계와 말초 신경계의 신경학적 증상과 자율 신경계 증상, 정신과적 증상 등이 나타날 수 있다. 신경 정신 증상으로 우울증, 집중력과 기억력의 어려움 그리고 정신병(환각 및 편집증) 등이 있다.

이러한 신경 정신 증상의 기전은 밝혀지지 않았지만, 혈관염증에 의한 혈관의 폐쇄 및 혈전증 등이 원인으로 제시되고 있다. 루푸스 두통이란 마약성 진통제에 반응하지 않는 지속적이고 심한 두통이다. 급속히 진행하는 횡단성 척수염(transverse myelitis)은 상행성 또는 하반신 마비를 나타내는 응급 증상이다. 때로는 급성 탈수초 다발 신경병증(Guillain-Barre syndrome)이 관찰되기도 한다.

5) 심장 침범

심장 침범은 심낭염, 심근염, 심내막염, 관상동맥 질환 등의 형태로 심낭염이 가장 흔한 형태이다.

심근염은 울혈성 심부전증으로 나타나며 심장비대, 부정맥 그리고 열이 동반되지 않은 빈맥 등의 증상이 있다. 승모판을 잘 침범하는 전형적 Libman-Sacks 심내막염은 성인에 비해 소아에서는 비교적 드물다. 성인 루푸스에서 관상동맥 경화증의 위험인자로 초 저밀도 지질 단백(very-low-density lipoprotein), 고콜레스테롤 및 트리글리세리드 혈증, 고혈압 등이 알려져 있다. 반면 항말라리아 제제는 혈장 콜레스테롤, 저밀도 지질 단백의 농도를 감소시킬 수 있다.

6) 폐 침범

폐 침범 형태는 흉막염, 폐장염, 폐 출혈, 폐 색전증 및 폐동맥 고혈압 등으로 나타난다. 급성 폐장염은 발열, 호흡 곤란, 기침 등으로 활동성 루푸스의 징후이고, 만성 폐장염은 만성 간질성 폐질환으로 가래 없는 기침, 폐 기저부의 나음 등이 특징적이다. 폐 혈관염으로 인한 폐출혈은 매우 심각한 징후이나 드물다. 또한 횡격막의 기능 저하로 수축 폐 증후군을 보이며, 이 증후군은 스테로이드 치료에 반응한다. 이 밖에 Pneumocystis carinii에 의한 기회감염도 보고되고 있다.

7) 위장관 증상

위장관 질환은 흔한 것은 아니나, 약물 복용으로 인한 부반응으로 복통은 드물지만은 않다. 췌장의 혈관염으로 인한 췌장염은 루푸스의 치명적인 합병증 중 하나이며, 이때 스테로이드가 치료제이다. 그러나 또한 스테로이드제제가 췌장염을 유발할수 있다.

5. 검사 소견

급성기에는 질병의 활성도와 관계되어 혈침속도, Immunoglobulin 등이 증가하게 된다. C-반응단백은 장막염이나 관절염이 동반된 경우 증가한다. 활동성 루푸스에서 혈청 ferritin은 항dsDNS 항체가와 함께 증가하는 반면, 보체가는 감소한다. von Willebrand 인자가 증가되어 있다는 보고도 있다.

1) 일반 혈액 검사

(1) 빈 혈

약 반수에서 빈혈이 동반된다. 혈청 철은 감소하며 TIBC는 정상 혹은 약간 감소한다. 또한 적혈구에 대한 보체결합 항체에 의하여 자가 면역 용혈성 빈혈이 발생한다.

(2) 백혈구 및 혈소판

급성기에 백혈구 감소증 특히 림프구 감소증(〈1,500/㎣)이 흔하다. 혈소판 감소증은 중등도(50,000-100,000/㎣)이며 증상이 없는 경우가 흔하다. 다행히 혈소판의 질적 장애가 있는 경우는 드물어 생명을 위협하는 출혈은 드물다.

2) 자가 항체 검사

자가 항체 검사로 anti-Ro 항체, anti-La 항체, 항 DNA 항체와 항 인지질 항체는 진단 초기에 의심되는 모든 환자에서 검사를 실시한다. 항 인지질 항체 유무를 알기 위해서는 항 cardiolipin IgG, 루푸스 항 응고인자, aPTT 검사, VDRL 검사를 실시한다.

3) 항핵항체 검사

SLE의 진단에 가장 중요한 검사는 항핵항체(antinuclear antibody, ANA) 검사이다. ANA가 양성인 전신성 자가 면역질환은 SLE, 전신성 경화증, 혼합 결합조직 질환, 다발성 근염/피부근염, 류마티스 관절염, 류마티스 혈관염, 쇼그렌 증후군, 억제 유발성 루푸스, 소수성 청소년 관절염 등이다.

(1) antibodies to DNA

이중나선 DNA(dsDNA)에 대한 IgG 항체의 역가가 높은 것은 SLE에 대해 특이적이며, 시간에 따라 변화하는데 양이 증가하는 것이 SLE의 악화, 특히 신경증상이나 혈관염의 악화를 미리 알려줄 수 있다. 그러나 이런 관련성에 대해 아직 논란의 여지가 있다. 그러나 보체 값의 감소와 함께 동반될 경우 활동성 신장 질환이 발생할 수 있는 단서가 된다.

(2) antibodies to Extractable Nuclear Antigens

핵항원 추출물에 대한 항체들(Sm, Ro/SS-A, La/SS-B)은 SLE, 신생아 루푸스, 그리고 쇼그렌 증후군 등과 강한 연관이 있다. 또한 높은 anti-RNP의 역가는 SLE와 혼합 결체조직 질환(mixed connective tissue disease, MCTD)과의 관련이 있다.

항Sm 항체는 항dsDNA 항체와 함께 SLE의 혈청학적 표지이다. Smith 항체가 anti-U1 RNP 항체와 함께 출현하면 중추신경계 질환과 관련이 있다. 항histone 항체는 약제 유발 루푸스에서 특징적으로 나타난다. 약물 사용을 중단하면 회복을 보이지만, 자가 항체는 6개월에서 1년정도 양성 반응을 보일 수 있다.

4) 보체 검사

혈청 CH50, C3, C4 역가가 병의 활동기에 감소하며, 활동성을 반영하는 지표로 사용할 수 있다. CH50은 활동성 신장염의 90%에서 감소되어 있다. C3 농도는 C4 혹은 CH50에 비해 덜 떨어져 있다. SLE에서 C4 농도의 감소는 활동성 신장염의 지표로 삼을 수 있다.

6. 치 료

아직까지 SLE를 완치시킬 수 있는 방법은 없다. 그러나 치료의 목적은 급작스런 악화를 완화하고, 질병의 활성도를 적절히 억제하여 장기 손상을 예방하는데 그 목적이 있다. 약물치료는 질병의 정도와 침범된 기관에 따라 치료 방침이 결정되는데, 병의 활성도를 나타내는 혈청 표지자를 지표로 삼아 환자의 임상적 호전을 유도하고, 정상화하는데 목적을 둔다.

1) 비스테로이드성 항염증제(Nonsteroid anti-inflammatory drug, NSAID)

진통효과 뿐만 아니라 항염효과가 있기 때문에 근육통, 관절통, 관절염 등의 근골격계 증상을 치료하기위해 쓰인다. 저용량의 aspirin은 항 인지질 항체 증후군에서 사용될 수 있다. Ibuprofen은 SLE에서 무균성 뇌수막염이나 다른 과민반응과 관련될 수 있다.

2) Hydroxychloroquine

항말라리아 제제는 코르티코스테로이드 치료의 보조제로 사용된다. 또한 하이드록시클로로퀸은 혈장 지질을 전환하여 콜레스테롤의 농도를 감소시킬 수 있다. 그러나 SLE에 의한 신장 기능의 손상은 망막독성의 위험성을 더해준다.

3) 글루코코르티코이드(glucocorticoids)

생명을 위협하고 장기 손상이 예측되는 모든 SLE의 증상 치료에 대해서는 전신적 글루코코르티코이드의 투여가 주된 치료이다. 초기에 고용량 글루코코르티코이드를 사용한 후 글루코코르티코이드의 용량을 임상적 증상이 나빠지지 않는 범위에서 빨리 줄여나가며 유지 치료를 하게 된다.

4) 면역억제제(immunosuppressive agent)

성인 SLE 환자를 대상으로 한 연구에서 prednisone 단독 치료 보다 면역억제제와 함께 사용했을 때 효과가 더욱 뛰어났다. 다음 azathioprine, cyclophosphamide, methotrexate, cyclosporine, mycophenolate mofetil 중에서 선택할 수 있다.

(1) Azathioprine

그 안전성 때문에 소아 SLE의 2차 치료 약제로 오래 동안 사용된 약물이다. 스테로이드의 적정 용량으로 조절되지 않는 SLE 환아에서 azathioprine을 병행하면 스테로이드의 용량을 줄일 수 있다.

(2) Cyclophosphamide

중증 루푸스 신염이나 중추신경계 질환의 치료에 중요한 약물이다. 그러나 심각한 독성 때문에 약물로 인한 장단점을 잘 알고 있는 경험이 풍부한 의사에 의해 사용되어야 한다. 정주 cyclophosphamide와 경구 prednisone을 함께 사용하면 신 기능을 보존할 수 있다. 가장 흔한 부작용으로 오심, 구토, 탈모 등이 있다. 심각한 부작용으로는 비가역적인 난소와 고환의 기능부전과 출혈성 방광염 그리고 악성종양의 위험이 있다.

(3) Methotrexate

비록 성인 루푸스에서는 광범위하게 사용되나, 소아 루푸스에서의 사용 경험은 아직 제한적이다. 그러나 저항이 생긴 관절염이나 피부 질환을 조절하는 역할을 할 것이라고 생각한다. 중추신경계 루푸스 치료로 intrathecal dexamethasone 및 methotrexate 를 동시에 투여하는 방법도 제안되고 있다. 무반응 루푸스 신염 치료로 정주 cyclophosphamide 및 methotrexate를 혼합해 효과적인 치료 결과도 있다.

(4) Cyclosporine

신독성은 있지만 골수억제의 부작용이 없기 때문에 스테로이드에 반응하지 않는 혈구감소증이나 세포독성 물질에 의해 발생한 골수 기능부전 환자에서 사용해 볼 수 있다. 연구에 의하면 cyclosporine은 스테로이드 용량을 줄이는 중요한 효과가 있다고 시사하고 있다. 그러나 이 약의 신독성으로 루푸스 신염의 효과를 판정하는데는 어려움이 있다.

III. 소아기 피부근염(Juvenile dermatomyositis)

소아기 피부근염은 소아기에 발생하는 특발성 염증성 근병변 중에서 가장 흔한 질환으로, 소동맥과 모세혈관을 침범하는 면역매개성 폐쇄성 혈관병증이다. 일차적으로 횡문근과 피부를 침범하지만 위장관, 심장, 폐 등의 다른 여러 장기들도 침범할 수 있다. 소아기 피부근염은 전형적으로 대칭적이고, 진행하는 근위부 근육의 쇠약감과 눈 주위, 얼굴, 사지의 신전부의 홍반성 발진을 포함한 염증성 피부 병변을 특징으로 한다. 소아기 피부근염은 18세 이하에서 발생하는 경우로 정의하나, 주로 2세에서 15세 사이에 호발하며, 연간 백만 명당 0.8-4.1명 꼴로 발생한다.

소아기 피부근염의 정확한 원인이나 병태생리는 알려져 있지 않으나, 유전적 요인, 지역, 기후, 감염 인자와 같은 환경적 요인과 자가면역반응 등의 복합적인 요인들이 관계하는 것으로 알려져 있다. 소아기 피부근염은 피부와 근육을 침범하는 염증이라는 점에서 성인형 피부근염과 동일하지만, 초기에는 피부, 근육, 위장관계의 혈관염과 관련된 증상이 발생하고, 후기에는 피하 조직의 석회증(calcinosis)이 자주 관찰되며, 악성 종양과는 관련이 적다는 점에서 다르다.

1. 진단

아급성의 근위 근육 약화로 질병이 나타나는 경우가 대부분이다. 견관절보다 고관절이 흔하게 침범되어 계단을 이용하기 어렵고 의자에서 일어나거나 다른 하지의 운동 기능의 장애를 보인다. 견관절의 병변이 있으면 머리를 빗거나 머리 위의 물건을 잡지 못한다. 치료하지 않는 경우에 근육 약화는 점차 진행되며 침범한 근육의 통증의 정도와 비례하지는 않는다. 손이나 발의 원위 근육의 기능은 질병의 후기에도 유지된다. 심한 경우에는 발성장애나 설하장애를 보일 수 있다. 진찰 상 목의 굴근, 어깨 근육(shoulder girdle), 복근, 둔부근의 약화를 보인다. 둔부 근육의 약화를 보상하려고 팔 근육을 사용하여 다리를 붙들며 일어나는 Gower 징후를 보인다. 심건 반사나 다른 신경학적 검사는 정상이다.

대부분의 환자에서 다른 어떤 질환에서도 볼 수 없는 특이한 분포의 발진을 찾을 수 있다. 주먹결절, 팔꿈치, 무릎의 신근 표면에 가장 잘 나타난다. 초기에 나타나는 홍반성 인설성 발진을 Gottron' s papules라고 한다. 양측 뺨에 루푸스에서 보이는 발진이 나타나기도 하며 상흉부를 둘러싸는 shawl 형태의 발진이 생긴다. 마지막으로 상 안검부에는 창백한 보라색의 탈색반이 나타나는데 보라색 꽃과 같다고 하여 heliotrope 발진이라고 한다. 광과민성을 보이기도 한다. 발진은 진단에 필요하나 그 정도가 근육 약화의 진행과 비례하지는 않는다.

일반적으로 5가지 요소를 갖추면 진단한다. 근위 근육의 약화, 특징적인 발진, 근효소의 증가, 근전도나 근생검에서 근육병증의 소견이 있어야 한다. 혈액학 검사로 급성 염증을 시사하는 소견, 즉, 혈침 속도의 증가, 빈혈, C-반응 단백의 증가 등이 나타난다. 혈청내 근육 효소의 증가는 근육 손상을 의미하는 유용한 검사이며 치료에 대한 반응을 평가할 수 있다. 질병 초기에 LDH, SGOT, SGPT, CPK, Aldolase 상승이 있다.

2. 병리

발진의 병리는 상피의 위축과 기저세포의 퇴행, 중등도의 혈관 확장에 의한 피부 침윤을 보이고 면역형광 검사는 음성이다. 근육 병리는 근 섬유의 퇴행, 괴사, 신생과 함께 혈관성 염증 소견을 보인다. 근육의 근막주위 위축은 생검 조직에서 염증 소견이 없더라도 소아기 피부근염의 특이적인 소견이다.

3. 치료

고용량의 스테로이드로 치료 한다. 근육 약화가 심한 환자에서는 Methylprednisolone 정주를 3일 간 시행한다. 치료와 함께 근육 효소가 떨어지기 시작하면 경구 스테로이드제로 조절이 될 때까지 투여한다. 질병의 조절은 근육 효소의 정상화와 근력의 회복으로 알 수 있다. 물리 치료는 구축의 회복에 유용하다. 저항성 운동은 8세 이상에서 근력 회복을 위해 시행된다.

4. 예후

소아기 피부근염의 경과는 다양하며 3가지 경우로 나뉜다. Monocyclic 에서는 환아가 2년 정도 앓게 되며 치료에 의해 정상으로 회복된다. Polycyclic 의 경우 질병기와 관해기가 반복되며 관해기에는 치료를 요하지 않고 그 기간이 길게는 5년까지 지속된다. 만성 소아기 피부근염은 2년이 지나서도 치료를 필요로 한다.

석회증은 염증 후 후유증으로 1-2개가 남을 수 있으나 드물게는 다수가 나타날 수 있다. 효과적인 예방법은 없다.

Ⅳ. 가와사끼병(Kawasaki disease: KD)

가와사끼병은 1967년 일본의 가와사끼에 의해 처음 보고된 급성 전신성 염증성 질환으로 관상동맥을 포함하는 전신의 여러 동맥 및 세동맥에 괴사성 동맥염을 일으키는 질환이다.

1. 역학

가와사끼병의 인종에 따른 발생 빈도의 순위는 아시안계, 흑인, 백인의 순 이었으며, 국가별 발병률은 일본, 한국, 대만의 순으로 높다. 5세 미만 소아 10만 명당 발병률은 일본은 130명이 넘으며, 국내는 2003-2005년 역학 조사에서 발병률이 105명 이었다.

2. 병태생리

가와사끼병은 중간 크기의 혈관을 주로 침범하는 전신 혈관염이다. 급성기와 아급성기에는 혈관 내피 세포와 평활근 세포의 염증과 부종이 관찰된다. 초기에는 다형 백혈구가 침윤되나 곧이어 단핵구들로 대치된다. IgA 형질 세포가 주로 관찰된다. 혈관들은 벽이 약해져 늘어나며, 경우에 따라서는 동맥류가 생기고 이곳에 혈전이 생기기도 한다. 회복기에는 손상된 혈관들이 점차적으로 섬유화되며, 내피의 증식이 발생하여 시간이 경과함에 따라 혈관이 협착 또는 폐쇄될 수 있다.

3. 임상 증상

적어도 5일 이상 지속되고 원인을 알 수 없는 고열로 시작된다. 환아는 대개 보채는 증상이 있고, 농이나 분비물이 없는 결막충혈(눈의 충혈)이 열과 동반하거나 고열 후에 나타날 수 있다. 여러 가지 형태의 피부 발진(두드러기, 구진 등)이 있을 수 있으며 이는 주로 팔다리와 기저귀 부위에 나타난다. 구강의 변화는 선홍색의 갈라진 입술, 일반적으로 딸기혀라고 불리는 붉은 혀, 인후 발적이 있다.

손발은 손바닥과 발바닥이 붓고 붉어질 수 있다. 이 증상이 나타난 지 약 2~3주 후에는 손가락과 발가락 끝부분의 껍질이 벗겨지는 특징적인 증상이 나타난다. 환자의 반 이상에서 목의 림프절이 커지는데, 때때로 림프절 한 개의 크기가 1.5cm 정도 된다. 때로는 관절통, 관절 종창, 복통, 설사, 보챔(irritability), 두통 같은 증상도 나타난다.

심장 침범은 가와사키병의 가장 심각한 증상으로 장기적인 합병증이 될 수 있다. 심장 잡음, 부정맥 그리고 초음파 검사상의 이상도 발생할 수 있다. 심장의 각각의 내층에 염증이 생겨 심장막염, 심근염, 심장 판막 침범이 발생할 수 있다.

4. 진단

표 14-2. 가와사끼병의 진단 기준

· 5일 이상 지속되는 발열
· 다음 5가지 중 4항목 이상 만족
1. 화농이 없는 양측성 결막 충혈
2. 입술, 입 안의 변화: 입술의 홍조 및 균열, 딸기 혀, 구강 발적
3. 부정형 발진
4. 비화농 경부 림프절 비대 (1.5 cm 이상)
5. 소발의 변화 : 급성기의 손발이 경성 부종과 홍조, 아급성기의 손발톱 주위의 박양 낙설

전형적인 임상양상에 의해서 진단된다(표 14-2). 그러나 5가지가 다 나타나지 않는 불완전형 가와사끼병도 드물지 않다. 불완전형 가와사끼병도 관상동맥 합병증을 일으킨다. 특이적인 검사 소견은 없지만 흔히 나타나는 것으로는 백혈구 증가, 혈침 속

도 항진, C-반응단백 증가, 단백뇨, 농뇨, 경도의 SGOT, SGPT 상승이 있고, 아급성기에는 혈소판 수가 증가한다. 성홍열, 전염성 단핵구증 등과 감별해야 한다.

5. 치료

가와사끼병 환아들은 정맥내 면역글로불린(2 g/kg)과 고용량 아스피린 치료를 진단 후 가능한 빨리 하여야 하며, 발병 후 10일내에 하는 것이 좋다. 면역글로불린 치료의 기전은 아직 밝혀지지 않았지만, 이 치료로 85-90% 환자에서 빠른 해열과 임상증상의 완화가 나타난다. 면역글로불린 치료 후에 C-반응 단백이 혈침속도보다 훨씬 빨리 정상화 된다. 면역글로불린 치료는 관상동맥 병변 발생 빈도를 줄인다. 아스피린 단독으로 투여했을 때의 관상동맥병변 유병률은 20-25%이고, 아스피린과 면역글로불린 병합 치료시에는 2-4%이다. 아스피린 용량은 발병 후 14일 째나 해열 상태로 3-4일 정도 경과하면 항염증 용량 대신 항혈소판 용량(3-5 mg/kg/day as a single dose) 량으로 감량한다. 아스피린은 혈침속도가 정상화 되고, 심초음파에서 이상이 발생하지 않으면, 항혈전 효과로 6-8주간 유지한다.

하나의 작은 동맥류가 있는 환자는 아스피린을 계속 유지한다. 크거나 여러 개의 동맥류가 있는 경우에는 Clopidogrel, Warfarin, 저분자용량 Heparin 치료를 추가 해야 한다. 관상동맥류가 있는 환자들은 주기적인 심초음파, 운동부하검사, 그리고 큰 동맥류인 경우에는 혈관조영술을 포함해서 장기간의 추적 관찰을 해야한다. 회전죽종 절제술(percutaneous transluminal coronary rotational ablation, PTCRA), 관상동맥 죽종 절제술(direct coronary atherectomy, DCA), 스텐트 삽입술과 같은 중재적 심도자술은 가와사끼병으로 인한 관상동맥 협착의 치료로 이용되며, 일부 환자들은 관상동맥 우회술(coronary artery bypass graft, CABG)가 필요한 경우도 있다.

장기간 아스피린을 복용한 환자들은 라이증후군의 위험도 때문에 매년 인플루엔자 예방접종을 해야한다. 면역글로불린 2 g/kg 투여를 받은 환자들은 면역글로불린 내의 특이 항바이러스 항체가 바이러스 생백신의 면역 반응을 방해 할 수 있기 때문에, MMR과 수두 예방접종을 투여 후11개월 이후에 해야한다. 다른 접종은 미룰 필요가 없다.

6. 예후

관상동맥병변이 발생하지 않은 환자들은 별다른 후유 없이 완전히 회복된다. 재발률은 1-3%에 불과하다. 관상동맥병변이 있는 환자들의 예후는 관상동맥병변의 중증도에 달려 있다. 일본에서의 사망률은 약 0.01%로 매우 낮다. 전체적으로 관상동맥병변은 발병 후 1-2년 내에 50% 정도가 소실된다. 거대동맥류는 회복되기 쉽지 않으며, 대부분 혈전이나 협착이 발생한다.

V. Henoch-Schönlein 자반증 (Henoch-Schönlein purpura: HSP)

Henoch-Schönlein 자반증은 소아에서 발생하는 흔한 혈관염이며, 작은 혈관을 침범한다. 병의 경과는 대부분 자연 회복이지만, 장기간의 신장 이환이 나타나는 경우도 있다. 임상 증상에 대해서는 잘 알려져 있지만, 병태생리에 대해서는 확실히 밝혀지지 않았으며, 치료와 적절한 추적 관찰에 대한 합의점이 부족한 상황이다.

1. 역 학

모든 연령에서 발병할 수 있지만, 주로 2-6세 경에 발생한다. 발생률은 소아에서 10.5-20.4/100,000 이다. 발생률은 4-6세에 가장 높으며, 70.3/100,000이다. 남녀 비는 1.2:1로 남아에서 조금 더 호발하며, 백인에 비해서 흑인의 발생률이 낮다. 계절별로는 겨울에 호발한다.

2. 진단 기준

2006년도에 European League against Rheumatism(EULAR)와 Paediatric Rheumatology European Society(PReS)는 1990의 미국류마티스학회(ACR) 진단기준을 대체하는 다음과 같은 새로운 진단기준을 발표하였다.

표14-3. Henoch-Schönlein 자반증의 진단기준

촉지자색반(필수)과 함께 다음 항목 중에서 한가지 이상 만족하는 경우
• 미만성 복통
• 조직 생검에서 IgA가 주로 보임
• 급성 관절염/관절통
• 혈뇨나 단백뇨가 있는 신침범

3. 임상 증상

자반증, 관절통, 복통이 임상적 주증상이다. Henoch-Schönlein 자반증의 발진은 전형적이지만, 첫 증상이 아닌 경우도 있다. 30-54%의 환자들은 관절 증상이나 복통이 발진 보다 14일 정도까지 선행하며, 이 시기에는 정확한 진단을 할 수 없다.

피부 병변은 팽진, 구진, 두드러기로 시작되고 자반으로 진행한다. 신체의 다른 부분에 생기기도 하나 주로 하지와 둔부에 흔하다. 관절통과 관절염은 하지에 가장 흔하고, 손발의 부종과 동반될 수 있다. 나이가 어린 소아에서는 부종이 두피와 음낭에 올 수 있다. 급성 복통은 위장관의 침범을 시사한다. 점막하 혈관염과 출혈은 잠혈반응 양성으로 나타난다. 장의 혈관염은 장중첩증으로 이어지기도 하고 드물게 장파열이 생길 수 있다.

신 침범은 현미경적 혈뇨와 단백뇨로 확인할 수 있다. 간혹 육안적 혈뇨로 나타나기도 한다.

4. 검사 소견

Henoch-Schönlein 자반증의 확정적 진단 검사는 없다. 전혈구계산은 혈소판 감소가 보이지 않으며 이는 다른 혈소판 감소성 자반증과의 감별점이 된다. 혈침속도는 정상이거나 약간 증가한다.

5. 병인

Henoch-Schönlein 자반증은 면역복합체 매개성 질환으로 알려져 있으나, 아직 병리기전이 확실히 밝혀지지 않았다. 유전적 선행인자로 인한 HSP 발병과 신장 병변의 발생도 가능하며, 여기에는 HLA class II 유전자, Renin-angiotensin system의 유전적 다형성(polymorphisms), 그리고 IL-1 과 같은 Cytokine등의 여러가지 인자가 관여한다. 가족성 지중해열이 있는 소아에서 HSP가 더 흔하다. IgA 복합체가 형성되고 피부, 위장관과 사구체에 침착하여서 국소 면역 반응을 유발한다. Leukocytoclastic 혈관염 후에 작은 혈관들의 괴사가 발생한다. 혈청과 점막액에서 IgA는 정상적으로 발견된다.

6. 치 료

이 질환의 자연 경과는 대부분 별다른 치료가 필요 없이 자연 회복된다. 환자들은 증상 조절을 위해서 때때로 입원이 필요하기도 하다. 병의 예후에는 영향이 없지만, 급성 관절통이나 복통시에는 침상 안정이 필요하다.

비스테로이드 항염증제는 관절염에 도움이 된다. 복통이 심한 환자에서 장중첩증이나 장파열과 같은 합병증을 줄이기 위해 스테로이드(1-2 ㎎/kg/day)를 사용한다. 복통이 다시 나타나는지 관찰하면서 2-3주에 걸쳐 사용한 후 줄여 나간다. 신장을 침범한 경우 스테로이드와 면역억제제를 대부분 쓰지만 논란의 여지가 있다.

7. 예후

신염이 없는 환아들의 경과는 대부분 자연 회복이며, 급성 증상은 거의 모든 환자들이 8주 내에 소실 된다. 1년 내의 재발은 약 30% 정도이다. 신병변 발생은 97%가 6개월 이내에 나타나므로 이 기간이 추적관찰을 하는 최소 기간으로 추천되며, 고혈압, 신장기능이상에 대한 주의 깊은 관찰이 요구된다.

■ 참고문헌

1. Cassidy JT, Petty RE, Laxer RM, Lindsley CB. Textbook of pediatric rheumatology. 5th ed. Philadelphia: WB Saunders Co, 2005.
2. Kliegman RM, Behrman RE, Jenson HB, Stanton BF. Nelson textbook of pediatrics, 18th ed. Saunders Co, 2007.
3. Macdermott EJ, Adams A, Lehman TJ. Systemic lupus erythematosus in children: current and emerging therapies. Lupus 2007;16:677-83.
4. Ravelli A, Martini A. Juvenile idiopathic arthritis. Lancet 2007;3;369:767-78.
5. McCarthy HJ, Tizard EJ. Clinical practice: Diagnosis and management of Henoch-Schönlein purpura. Eur J Pediatr 2010;169:643-50.

소아성장과 발달의학

15 장. 두경부 및 사지의 선천성 기형

김 용 배

두부 및 안면부의 선천기형 기형에는 구순열, 구개열을 포함하여 두개안면기형인 머리뼈조기유합증, 머리뼈조기유합 증후군(Coruzon syndrome, Apert syndrome 등), 두개안면왜소증, 안와먼거리증(Hypertelorism), 머리얼굴갈림증(craniofacial cleft), Treacher-Collins 증후군 등이 있으며 턱안면 기형에는 위턱이 작은 상악왜소증, 위턱이 상하로 길어진 수직성과상악증 등이 있으며, 아래턱뼈기형에는 아래턱돌출증, 작은아래턱증, 턱끝기형 등이 포함되어 있으며 이들의 진단을 위해서는 뇌 실질과 머리뼈의 성장, 치아의 맞물림(occlusion), 안면 및 구순구개의 발생 등의 이해해야 진단을 할 수 있으며 두개안면수술 및 악안면수술에 대한 수술목표 및 방법을 알아야 치료에 대하여 이해할 수 있다.

I. 기본용어

1) 치아맞물림(occlusion)
2) Angle 치아맞물림분류: Class I : neutro-occlusion
Class II : disto-occlusion
Class III : mesio-occlusion
3) 머리덮개(clavarium, cranial vault)
4) 머리뼈바닥(cranial base)
5) 가운데얼굴뼈(midfacial skeleton)
maxilla, zygoma, nasal bone
6) 턱뼈 : mandible

II. 머리 얼굴의 발생

머리와 안면은 두부중배엽(cephalic mesoderm)을 신경외배엽(neuroectoderm)에서 기원하는 신경능세포(neural crest cell)가 파고들어가면서 만들어진다. 골형성은 골막성 골형성(intramembranous ossification)과 연골성 골형성(endochondral ossification)이 모자이크처럼 부위별로 섞여서 일어나게 되며 골막성 골형성은 신경능세포(neural crest cell)가 배아의 등쪽에서 앞쪽으로 이동 후 골원세포(osteoblast)

로 분화하면서 일어나며 머리덮개, 위쪽얼굴, 가운데 얼굴 및 아래턱뼈의 대부분을 만들게 된다(그림 15-1). 연골성 골형성은 간엽세포(mesenchimal cell)들이 연골기저(cartilagenous matrix)를 먼저 이룬 후 골기질이 침착되어 이루어지며 머리뼈바닥(cranial base)를 만든다.

그림 15-1. 신경릉의 발생

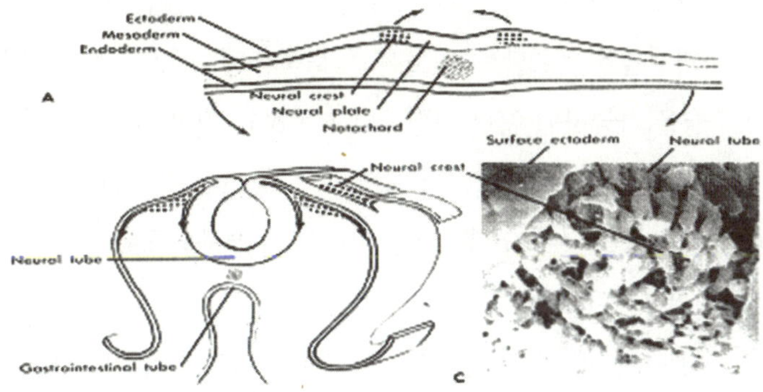

III. 머리안면골의 성장

정상에서 뇌의 용적은 생후 2년 사이에 3배가 된다. 뇌의 성장에 따라서 이차적으로 머리뼈의 성장이 일어나는데 1세가 되면 머리안 용적(cranial cavity)이 출생시의 3배, 어른 크기의 2/3 이상이 되며 머리뼈의 성장은 6세경 거의 완성된다. 얼굴부위는 5세경 어른의 약 65% 까지 성장한 후 정체되다가 사춘기가 되면서 다시 한 번 빠르게 성장한다. 코옆 동굴(maxillary sinus)이 발달하고 영구치가 나옴에 따라 위턱뼈는 10-12세경까지 성장하며 아래턱뼈는 여자의 경우 14-15세에 남자는 16-18세 까지 성장한다.

1) 두개안면기형

두개안면기형이란 안와를 중심으로 두개골과 안면골에 걸쳐있는 여러 질환을 말한다. 때로는 이들의 모습이 다른 사람들과 매우 달라보여서 주목의 대상이 되기 때문에 신체 다른 부위의 기형 환자 보다도 심한 정신적 고통을 받고 있으며 사람들의 눈을 피해 숨어서 살아가는 실정이다. 이들을 대상으로 하는 두개안면수술은 19세기 말에 두개골봉합이 조기에 유합되어 뇌압이 올라간 환자의 두개골 봉합선을 따라서 선상으로 절제하면서 시작되었으며, 1951년 영국의 Gillies가 악안면수술

기법을 두개안면기형에 적용하여 두개골 조기유합증후군의 하나인 Crouzon질환의 중안면부의 함몰을 교정하기 위하여 Le Fort III 전진절골술만으로 교정하였으나 안와골을 중심으로 머리와 안면의 기형을 동시에 가지고 있는 두개안면기형 환자에서 안와를 원하는 대로 움직일 수 없었기 때문에 수술결과에 한계가 있었다. 1967년 프랑스의 Tessier가 처음으로 두개강을 통해서 전두개와 및 안와를 완전히 노출시키고 안와골을 한단위로 움직여서 현대 두개안면수술의 새 역사를 열었다. 그 이후로 다양한 수술법이 발전하여 지금은 거의 모든 두개안면기형에 대한 수술이 가능하게 되었고, 환자들이 정상적인 사회생활을 영위할 수 있도록 큰 도움을 주고 있다. 보다 만족스러운 결과를 얻기 위해서 두개안면수술을 가능하면 어린 연령에서 시행하는 것이 바람직한데 현재는 수술기법과 마취법의 발달에 따라서 1세 이하에서도 많이 시행 하고 있으며 이렇게 어린 환자에서 큰 수술을 하는데 따르는 합병증과 사망률을 낮추기 위해서는 여러 과의 전문의들로 구성된 경험 많은 수술팀이 치료를 담당하는 것이 필요하다. 또한 일차 수술이 성공적으로 기형을 교정해주었다고 하더라도 성장에 따른 변화를 장기간 관찰하는 것이 필수적이며 종종 환자가 성장함에 따라 다른 기형이 나타나게 되어 이차수술을 요하는 경우가 많다.

2) 두개안면수술의 기본원칙

① 가능한 한 눈에 띄지 않는 부위를 절개해서 두개안면골격을 충분히 노출시킨다.

② 두개안면골을 절골해서 큰 골편들을 안전하게 원하는 방향으로 이동시킨다. 이에 따라 연부조직도 이동시킬 수 있고 특히 시력 저하 없이 안구를 이동시킬 수 있다.

③ 골 결손부를 자가골 이식편으로 채워준다.

④ 골격을 단단히 고정해준다.

⑤ 골격을 먼저 재건해주고, 그 다음에 연부조직을 복원해준다.

⑥ 여러 분야의 전문가들이 팀을 이루어 시행한다. 성형외과, 마취과, 신경외과, 신경과, 안과, 교정치과, 이비인후과, 소아과 또는 내과, 방사선과, 정신과, 유전학자, 사회사업가 등 모든 관련분야의 전문가들이 서로 충분히 의견을 교환하고 치료에 임해야 이상적이며 이중에서도 특히 성형외과의사, 신경외과의사, 교정치과의사의 역할이 중요하다.

⑦ 청소년기가 될 때까지 정기적으로 추적 관찰해야 한다.

⑧ 종종 상 하악골, 안와, 관골 및 코에 남아있는 변형을 교정하기 위한 이차수술이 필요하다.

3)수술의 적응증

우선 수술의 대상이 되는지를 생각해본다. 두개안면수술의 목적은 일차적으로는 정상적인 용모의 회복이기 때문에 비정상적인 모습의 두개안면기형이 있고 환자가 원할 경우 선천성이든 후천성이든 상관없이 수술의 대상이 된다. 다만 이때 기능의 회복에 대해서 생각해 볼 필요가 있다. 예를 들어 선천성 두개안면기형이 있을 때 일차적인 것인지 또는 소뇌증이 있기 때문에 이차적으로 두개골이 작은 것인지 방사선검사와 정기적 신체검사를 통해 구별을 해야 하며 후자의 경우 예후가 좋지 않기 때문에 수술의 필요성은 아주 낮아지게 된다. 또 수술의 적기인 유아기가 지나서 내원한 두개골 조기유합증환자의 경우 이미 지능저하가 와있거나 실명해 있다면 수술로 외모는 향상시킬 수 있으나 기능적으로는 호전되기 어렵다.

4) 수술전 계획

① 수술 전 평가 및 계획

가능하면 치아교합과 얼굴모양을 동시에 교정해주는 것이 바람직하지만 악안면 수술과 달리 치아교합보다는 얼굴과 머리의 모양교정이 더 중요하다. 또한 안와골을 수술을 통해 이동시키게 되므로 시력, 시야, 안저검사, 시능훈련평가(orthoptic evaluation), 눈이 어느정도 돌출되어 있는지 등의 검사가 반드시 필요하다. 유전학자는 염색체 검사를 할 수 있고 환자가족들과 유전상담을 해볼 수 있다. MRI 검사를 통한 뇌실질의 병변 여부를 조사해야 하며 최근에는 컴퓨터를 이용한 3차원 모의수술을 해서 수술방침을 결정하는 방법이 활발히 연구되고 있다.

② 수술에 대한 대비

대부분의 수술이 소아에서 이루어지게 되며 장시간 수술하게 되므로 수술 전에 일반적인 수술 전 검사와 함께 수두증(hydrocephalus)의 여부, 충분한 기도확보, 경추부의 이상 여부 및 대량 실혈에 대한 대비와 함께 충분한 보호자의 이해를 구해야만 한다.

5) 수술 중 감시

어린 연령의 환자에서 장시간의 수술을 해야하므로 수술전부터 마취과와의 긴밀한 협조가 필요하고 아래와 같은 수술 중 감시를 해야만 안전하게 수술할 수 있다.

① 안구의 보호: 수술 시 안와골이 앞으로 움직임에 따라 각막이 노출될 우려가 있기 때문에 상하안검을 임시로 봉합해 놓는다.

② 체온 유지: 일정한 체온을 유지하기 위하여 보온패드를 사용한다.

③ 저혈압마취(hypotensive anesthesia)를 하면 실혈량을 줄일 수 있다.

④ 뇌압강하:Mannitol 1g/kg 을 신속히 정맥 내에 주사하고 나서, 척수액을 배액(drainage of CSF)하고, 과호흡(hyperventilation)을 시키면 뇌압을 낮출 수 있고 따라서 두개강 노출을 더 좋게

할 수 있다. 수술 후 척수액을 배액 시켜주면 작은 경막의 상처가 막히는데 도움이 된다.

⑤ 수술 중 30분마다 동맥혈가스(ABGA)와 Hematocrit치를 검사하고 2시간마다 혈청 전해질 농도를 검사한다.

⑥ 환자의 추정 혈액량의 150% 정도를 수혈할 수 있도록 혈액교차시험(blood crossmatch)해둔다. 가능하면 전혈 대신에 농축적혈구와 신선냉동혈장으로 실혈량을 보충해주면 혈액 응고에 미치는 출혈성 경향이 적다.

두개안면기형을 크게 나누어보면 두개골의 조기유합에 의해 나타나는 여러 기형들과 안면의 어떤 부위가 융합이 안되고 갈라져서 생기는 안면열현상(clefting phenomenon)에 의한 기형들로 나눌 수 있다.

IV. 두개골조기유합증

1. 정의

뇌의 용적은 생후 2년 사이에 3배가 된다. 머리뼈의 봉합선은 서로 느슨하게 연결되어 있어서 출생 후 빠르게 발육하는 뇌 조직에 반응하여 두개관(cranial vault)이 커지게 된다. 그러나 뇌 실질의 용적이 커지기 전에 먼저 봉합선이 유합되어 버리면 두개골의 발달이 저해되는 것은 물론 안에 있는 뇌조직, 나아가서는 중안면골격의 성장에까지 장애를 초래할 수도 있다. 두개골조기유합증이란 원인 모르게 두개관과 두개저(cranial base)에 있는 하나 또는 그 이상의 두개봉합선이 생후 몇 개월 내에 유합해 버려서 두개골과 뇌조직의 성장에 장애를 초래하는 선천성 기형이다.

2. 병태(두개관 봉합선의 유합이 원인인가 혹은 두개저의 기형이 원인인가?)

여러 개의 봉합선 중 어느 것이 유합되느냐에 따라 여러 가지 모양의 두개관 기형이 생긴다. 두개골들은 그 사이에 있는 두개봉합에 수직방향으로 이동하고 성장한다. 만약 어떤 두개봉합이 조기에 유합 된다면

1) 뇌의 성장에 맞게 두개봉합이 벌어지지 못해 두개골 가장자리에 골신생이 일어나지 못하므로 두개골이 유합된 두개봉합에 대해 수직방향으로는 성장하지 못하게 된다.

2) 열려있는 두개봉합에서 보상성 과대성장이 일어나서 유합된 봉합선에 평행한 방향으로 과잉성정이 일어나게 된다(Virchow의 법칙)

이에 반해서 Moss 등은 두개저의 기형이 일차적인 병변이고 이에 이차적으로 두개안면기형이 일어나게 된다고 주장하였다(Moss의 학설).

현재 밝혀진 바에 따르면 두개관 봉합선의 유합이 일차적인 병변으로서 수술로 두개관 모양을 교정해주면 이미 발생해 있던 두개저기형도 좋아지는 것으로 관찰되었다.

3. 분류

두개골 조기유합증을 크게 비증후군성 두개골조기유합증(simple nonsyndromic craniosynostosis)과 두개골조기유합 증후군(craniosynostosis syndrome)으로 나눈다. 단비증후군성 단순 두개골 유합증에는 사두(plagiocephaly), 단두(brachycephaly), 주두(scaphocephaly) 및 삼각두(trigonocephaly) 등이 있으며 두개골 조기유합증후군에는 Crouzon 증후군, Apert 증후군, 양안격리증(orbital hypertelorism), 두개안면갈림증(craniofacial cleft), Treacher-Collins 증후군 등이 포함된다.

이들의 차이는 첫째, 비증후군성에는 변형이 두개골에 변형뿐만 아니라 중안면의 변형까지 일어나게 되고 둘째, 대부분의 비증후군성 두개골조기유합증은 산발성이나, 두개골조기유합 증후군은 유전성이다.

4. 기능적 문제점

아래와 같은 문제점이 있을 수 있으므로 주의해야 한다. 단, 이같은 기능적 이상은 항상 일어나는 두개골의 기형과는 달리 흔하지는 않으며 여러개의 봉합선이 유합된 경우나 두개골조기유합 증후군에서 일어날 확률이 높아진다.

1) 뇌압상승: 기능적 문제점 중에서 가장 흔하다. 뇌압 상승을 치료하지 않으면 뇌의 기능저하를 가져오고 안저검사상 유두부종(papilledema)을 일으키며, 계속 진행시 시신경위축(optic atrophy)과 시력저하가 일어난다.
2) 수두증
3) 지능저하
4) 시력저하: 대부분 뇌압상승과 만성유두부종에 이차적으로 시신경이 위축되어서 일어난다.

5) 임상양상

두개관에 잇는 여러 봉합선 중 어느 것이 침범되는지에 따라 다른 임상양상을 나타내게 된다. 기본적으로는 병태에서 다룬 Virchow의 법칙처럼 유합된 두개봉합에 대해 수직방향으로는 성장하지 못하게 되고 열려 있는 두개봉합에서의 보상성 성장이 일어나서 유합된 봉합선에 평행한 방향으로 과잉성장이 일어나게 된다

5. 단순 비증후군성 두개골조기유합증(simple nonsyndromic craniosynostosis)

1) 사두(plagiocephaly) : 원래 용어는 obliqueskull이란 뜻으로 사두에는 전사두, 후사두, 자세에 따른 두개골 주형 이렇게 세가지가 있다.

(1) 전사두(anterior plagiocephaly:unilateral coronal synostosis) : 한쪽 관상봉합(coronal suture)의 조기유합으로 그 쪽 이마가 자라지 못한다. 또한 흔히 두개저의 전두접형봉합선(frontosphenoidal suture)도 함께 유합되어 안면골도 비대칭이 된다. 비정상측 이마가 평평하고 눈썹이 위로 올라가 있다. 정상측 이마는 반대로 튀어나와 있고 후두부도 더 튀어나와 있다. 비근부가 비정상측으로 기울어져 있다.

(2) 후사두(posterior plagiocephaly : unilateral lambdoidal synostosis): 한쪽 삼각봉합(lambdoidal suture)의 조기유합으로 그 쪽 후두부가 자라지 못하고 보상적으로 그쪽 이마는 튀어나온다. 후사두는 드문 반면 자세에 따른 두개골 주형(positional plagiocephaly of occiput)은 흔하기 때문에 반드시 구별해야 한다. 자세에 따른 두개골 주형은 자궁내 태아의 위치이상이나 신생아를 계속 한쪽으로만 눕혀놓을 때도 올 수 있고 사경(torticollis), 일측성 두개안면왜소증(craniofacial microsomia), 수직사시(vertical strabismus)등에 이차적으로도 올 수 있는데 대개 후두부에 비대칭이 오고 봉합선의 유합이 없다. 이들 세가지의 감별진단이 중요한 이유는 자세에 따른 두개골 주형의 경우 대개 저절로 좋아지거나 교정용 헬멧을 쓰면 되지만 실제로 두개골 조기유합증이 있을 경우에는 기형이 점점 심해지기 때문에 조기에 수술을 해서 교정을 하지 않으면 안되기 때문이다.

2) 단두(brachycephaly : bilateral coronal synostosis) : 양측 관상봉합의 조기유합으로 발생하며 두개골이 전후 방향으로 자라지 못하고 위쪽 또는 좌우쪽으로 발육하여 높은 두정부와 전후보다 좌우폭이 넓은 변형을 초래한다. 안와상연(supraorbital rim)이 발육하지 못하기 때문에 경도의 안구돌출

증이 동반될 수 있다.

3) 주상두(scaphocephaly : sagittal synostosis) : 시상봉합의 조기유합으로 발생하며 유합되지 않은 관상봉합과 삼각봉합에서 발육이 이루어지므로 두개골이 배(boat)모양으로 좌우로는 짧고 앞뒤로는 긴 모양을 하고 있다.

4) 삼각두(trigonocephaly : metopic synostosis) : 전두봉합의 조기유합으로 발생하며 이마가 발육하지 못해서 좁고 유합된 전두봉합선이 이마의 정중선에 돌출해 있기 때문에 마치 뱃머리를 연상시킨다. 양쪽 안와 가운데 부분도 발육이 안되기 때문에 양안단축증(orbital hypotelorism)이 온다.

5) 비증후군성 두개골조기유합증의 치료

(1) 두개골 대상절제술(strip craniectomy: 두개강의 감압은 이루어지지만 두개 안면모습의 교정이 충분치 않기 때문에 단독으로 쓰이지 않고 전두골 전진절골술과 같이 쓰인다.

(2) 전두골 전진절골술(frontal bone advancement):전두골의 생김새를 보면 안와상 골간(supraorbital bar)과 그 위의 상부전두(upper forehead)로 구성되어 있다. 전두골 전진절골술은 안와상 골간과 그 위의 상부 전두골을 따로 잘라낸후 안와상 골간은 앞으로 이동시키고 그 위에 원하는 모양으로 잘라서 맞춘 상부 전두골을 고정해 주는 수술이다. 사두(plagiocephaly), 단두(brachycephaly), 삼각두(trigonocephaly)의 치료방침이다.

(3) 두개관 개조술(cranial vault remodeling) : 탑상두(turricephaly)일 경우 두개관이 높기 때문에 이를 낮추기 위해서 전두골 전진절골술과 함께 두개관개조술(cranial remodeling)을 시행한다.

6) 두개골 조기유합증후군

그림 15-2. 전두골전진술

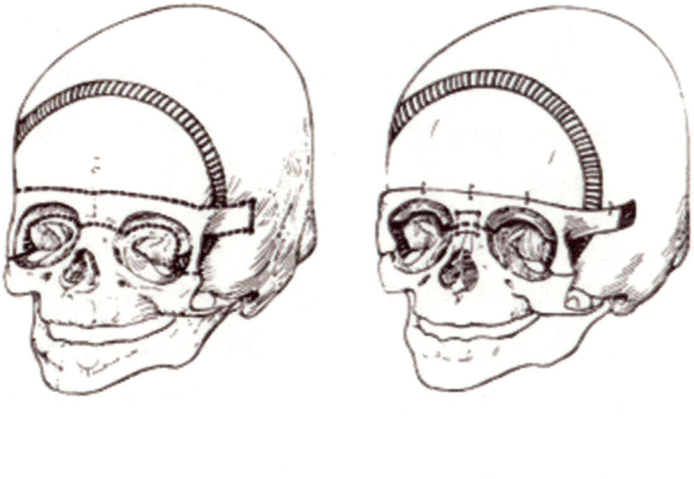

Crouzon 증후군

Apert 증후군

양안격리증(orbital hypertelorism)

두개안면갈림증(craniofacial cleft)

Treacher-Collins 증후군 등이 포함된다.

(1) Crouzon 증후군

두개골 조기유합증, 안구돌출증(exorbitism), 중안면부 함몰등 세가지 특징적 소견을 나타낸다. 두개골 조기유합증은 일정치 않고 유합되는 양상에 따라 주상두, 삼각두, 첨두, 단두등 다양한 형태를 보인다. 상악골의 발육부전으로 안와하벽까지 짧아지기 때문에 안와용적이 줄어들게 되서 안구 돌출증이 나타나게 된다. 사판(cribriform plate)이 아래로 밀려 내려와서 양쪽 안와간 거리가 늘어나게 되면 양안격리증(orbital hypertelorism)이 동반될 수 있다.

(2) Apert 증후군

두개골 조기유합증, 안구돌출증, 중안면부 함몰 등의 기형에 이에 더하여 양쪽 손발의 대칭성 합지증을 특징으로 가진다. 제 2, 3, 4 수지에 골성 합지증이 있어서 손이 벙어리 장갑모양을 한다.

치료방법

① 전두안면골 단일블록전진절골술(frontofacial monobloc advancement)

3-4세 시행하며 정상에 가까운 얼굴 모습을 얻을 수 있는 유일한 길이다. 두개관 기형을 고쳐주기 위한 안와 안면골 전진 절골술을 한꺼번에 한 덩어리로 해주는 방법이다. 비강을 통한 두개내로의 상행성 감염, 시력상실, 뇌손상, 사망 등의 빈도가 높아 3-4세 이전에 시행하기에는 위험하다.

② 전두골 전진절골술(frontal bone advancement)과 LeFort III 전진절골술을 시행한다. 뇌압상승이 있을 경우 1세 이전에 전두골 전진절골술을 해주고 5-12세경 LeFort III 전진절골술을 단계적으로 해준다.

(3) 양안격리증(Orbital hypertelorism)

양안격리증이란 양쪽 안와사이의 거리가 비정상적으로 떨어져 있는 경우를 말한다. 이때 안와간거리(interorbital distance, IOD)를 측정해서 양안격리증을 진단하고 그 정도를 결정하게 된다. 안와간 거리는 정면 두개 계측 방사선 사진이나 CT상에서 양쪽안구의 내측벽 사이를 잇는 최단거리를 측정하게 된다. 그 후 환자와 동일한 나이와 성별의 정상인에서의 데이터를 비교하여 그 정도를 경증, 중등증, 중증으로 나누게 된다.

양안격리증은 하나의 질환이나 증후군이 아니라 여러 기형 또는 증후군에 이차적으로 나타나는 하나의 현상 또는 이학적 증상일 뿐이다. 발생학적으로 태생 3-4주에 멀리 떨어져 있던 양쪽 안배(optic placode)가 태생 5-8주가 되면 전두비돌기(nasofrontal prominence)의 성장이 감소하고 측두부의 성장이 증가하여 안배가 안쪽으로 이동하고 안와간 거리가 정상으로 된다. 이때 태생 5-8주 사이에 발육에 이상이 있다면 양안격리증이 생긴다. 치료는 경증인 경우 내안각 성형술(medial canthoplasty), 융비술(augmentation rhinoplasty) 등 연부조직 수술을 통해 보정할 수 있지만 그 이상의 경우 골격구조의 조정이 필요하다 중등증인 경우 두개강외 접근법을 써서 양쪽 안와 사이의 과잉 성장된 비골 및 사골을 제거하고 양쪽 안와의 일부분을 가운데로 모아준다. 제일 심한 중증의 경우 두개강내 접근법을 써서 안와 전체를 안쪽으로 이동시켜줘야 한다.

(4) 두개안면열(Craniofacial cleft)

두안면의 어떤 부위가 융합이 안되고 갈라져서 생기는 안면열 현상(clefting phenomenon)에 의해 심한 추형을 초래하는 선천성 기형으로 다양한 형태로 나타날 수 있다.

1976년 Tessier에 의해 발표된 분류로서 임상적 또는 수술적 박리에 의한 해부학적 관찰에 의해 이루어진 것으로 치료에 적용하기가 용이하다는 장점이 있다. 분류시 두개골과 안면골의 공동구역인 안와를 기준으로 해서 안검열보다 위쪽을 북반구, 아래쪽을 남반구라 칭하고 번호를 남반구 중앙선에서 시작해서 북반구 중앙선까지 시계 반대방향으로 돌아가면서 0에서 4까지 붙였다(cleft numbering system). 남반구에 있는 개열을 안면열(facial cleft), 북반구에 있으면 두개열(cranial cleft)라 칭한다. 대개 정중선에서부터 안와하공까지는 (0-4번열) 연조직 결손이 골결손보다 심하고 안와하공 바깥쪽은 (5-8번열)그 반대이다. 치료원칙은 침범되어 있는 각 해부학적 층별로 조직결손을 메워주는 것이다. 수술 시기는 기형의 정도와 생명유지에 영향을 줄 수 있는 기능장애의 유무에 따

그림 15-3. 두개안면열

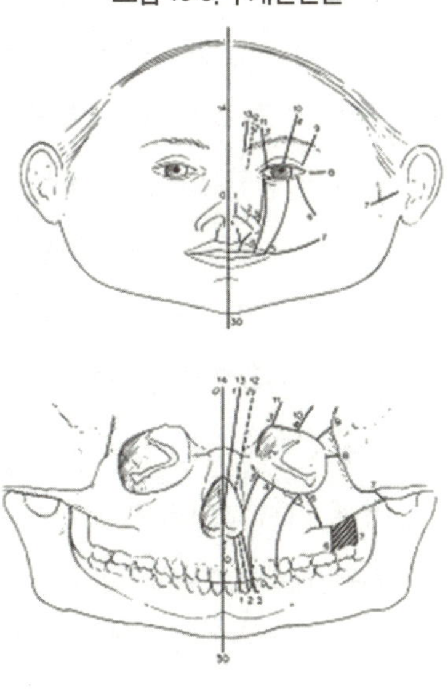

라 결정된다. 심한 개열인 경우에는 영아가 환경에 적응하고 체중이 늘면 즉시 수술을 해주며 그렇지 않은 경우 어느 정도 성장한 후 재건술을 해주는 것이 유리하다. 유아기에는 연부조직에 국한된 수술을 해주고 골이식술은 어느 정도 성장이 끝난 후 시행을 한다.

(5) 두개안면왜소증(Craniofacial microsomia)

두개안면왜소증이란 제1, 제2 새궁(branchial arch)에서 유래하는 골격 및 연부조직의 저형성을 보이는 선천성 얼굴기형이다. 특히 하안면부로 내려갈수록 비뚤어지게 된다. 발생빈도가 선천성 얼굴기형중에서는 구순구개열 다음으로 많다

선천적인 발육장애로 인해 하악골이 제대로 성장하지 못하고 이차적으로 상악골도 성장하지 못하여 주로 중하안면부에 다양한 변형이 나타나며 얼굴이 비대칭이 된다. 양측성인 경우가 20%인데 항상 어느 한쪽이 심하다. 하악관절돌기의 병변이 항상 뚜렷이 나타나며 상악골의 발육부전, 귓바퀴의 발육부전 등을 특징으로한다. 이러한 기형에 안유피종과 선천성 척추기형이 동반된 것을 Goldenhar 증후군이라 부르며 상염색체 우성의 유전형식을 가진다.

치료는 기울어진 치아교합평면을 교정하고 구순절치 관계 및 웃을 때의 치은 노출을 정상화하려는 목적을 가진다. 치료는 변형의 정도를 제일 중요시하여 조기에 수술해주는 경향, 특히 병적 상태가 심할수록 수술을 더 일찍 한다. 골격 수술 완료 후 연부조직변형을 수술하며 골격수술 중에서는 하악골에 대한 수술을 최우선적으로 해서 이차적인 상악골의 변형을 막는다. 변형이 경한 경우 골 또는 연골의 중첩이식(onlay graft), 심한 경우 절골술(osteotomy)로 얼굴의 비대칭과 부정교합을 교정한다.

(6) Treacher-Collins 증후군(Mandibulofacial dystosis)

악안면 골화장애라고 불리기도 하는데 환자 대부분이 거의 비슷한 특징적인 얼굴기형 형태를 보인다. 신경릉세포(neyral crest cell)의 증식이 불충분해서 양쪽 상악돌기와 하악돌기의 근위부에서 유래된 구조에 발육부전이 있으면 관골이 전혀 없거나 매우 작고 소하악증, 소이증, 중이 결손, 구개열 등이 생기게 된다. 항상 양측성이며 상염색체 우성유전을 한다. 임상증상은 안검열이 외측으로 경사져 내려와 눈꼬리가 밑으로 쳐져 있고(antimongolid slant) 하안검 외측의 V자 모양의 결손(coloboma), 하안검 내측의 속눈썹 결손, 관골과 하악골의 발육부전으로 관골이 쏙 꺼져 보이며 아래턱이 작고 뒤로 들어가 있다. 그 밖에 귓바퀴의 결손 및 구렛나룻의 전방 변위가 있다. 완전형의 경우 관골궁이 아예 없고 Tessier의 두개안면열분류중 제 6. 7, 8번의 안면열을 동시에 양측성으로 가지는 경우에 해당한다. 치료는 출생 직후부터 기도유지에 신경을

써야 하고 심한 경우 폐쇄성 수면무호흡증후군 이나 유아급사증후군을 방지하기 위해 기관절개를 해야할 경우가 있다. 전도성 난청을 치료하기 위해 전문가들의 협조가 필요하며 여러번의 수술이 필요하기 때문에 환자의 안면골 성장 및 정신사회적인 면을 고려하여 수술시기와 계획을 결정해야 한다. 일반적으로 골격변형을 고친 후에 연조직변형을 교정해 주는데 하안검결손의 경우 효과적인 재건을 위해 연조직 교정을 먼저 해준다.

V. 구순열 및 구개열(입술 갈림증 및 입천장갈림증) (Cleft Lip and Cleft palate)

구순열 및 구개열은 안면부에서 가장 흔한 선천성 기형의 하나로 안면부가 형성되는 임신 4-7주 사이에 구순 및 구개를 형성하는 간엽조직(mesenchymal tissue)의 융합(merge)및 투과(penetration)가 정상적으로 일어나지 못함으로써 발생하는 상구순 및 구개의 조직결손이다. 그러나 이 질환은 단순히 피부 및 점막조직의 결손 뿐 만이 아니라 근육, 연골, 골에 이르는 총체적인 변형을 야기하며 따라서 구순 및 구개이 외에도 코, 치아 및 치조골, 상악골 등의 성장과 형태에 영향을 미쳐 안면부 전체가 비정상적인 구조를 갖게 될 수 있다.

이와 같이 이 질환은 악안면부의 성장에 따라 영향을 미칠 수 있으므로 그 치료도 성장에 따라 시기 별로 나누어 단계적으로 그때마다 가장 적절한 술기(구순열수술, 구개열수술, 이차적 구순열-비변형 수술, 치조골 수술, 치아교정치료, 상하악 절골수술)를 판단하여 시행하여야 한다.

1. 구순열 및 구개열의 발생

구순열과 구개열의 발생은 시기적으로나 부위 면에서 서로 밀접히 연관되어 서로 분리하여 설명하기는 어려우며 그 결과도 개열의 정도 차이에 따라 환아마다 다르게 나타날 수 있다. 발생 원인은 아직 정확히 규명되어 있지 못하나 다른 선천성 기형과 마찬가지로 산모의 질환, 약물 복용 혹은 유전적인 요인 등이 관여된다고 보고 있으며 결국 여러 가지가 종합된 다요인적 결과로 발생된다고 생각되어지고 있다.

1) 구순열의 발생

임신 첫 3개월간은 기관 발생기로 모든 조직과 기관은 이 시기에 발생하기 시작한다.

상구순은 임신 4주경에 발생하기 시작하여 임신 7주경에 완성된다. 임신 3주경 신경판(neural plate)에서 발생한 전두돌기(frontal process)는 곧 전두비부의 표면이 융기하면서 비원기(nasal placode)가 형성되고 제 1 새궁(the first branchial arch : mandibular arch)의 상부로부터 상악돌기(maxillary process)가 분리되어 점차 증대된다. 비원기의 중심부는 점차 들어가면서 그 가장자리는 융기된 내측비돌기(medialnasal process)와 외측비돌기(lateral nasal process)로 둘러싸이게 된다(그림 15-4 C). 내측비돌기와 외측비돌기는 임신 6-7주경에 상악돌기와 융합되고(그림 15-4 D,E) 여기에 간엽대치(mesenchymal replacement)와 상피화(epithelization)가 일어나서 상구순이 형성된다. 이 과정에서 간엽대치의 장애가 있으면 구순열이 발생하게 되며 그 기전에 관해서는 여러 학설이 있지만 중간엽 세포의 형성부족(failure of mesodermal reinforcement), 증식부전, 돌기들의 성장 장애 등으로 구순열이 발생한다고 한다.

2) 구개열의 발생

그림 15-4. 태아의 안면부 발생

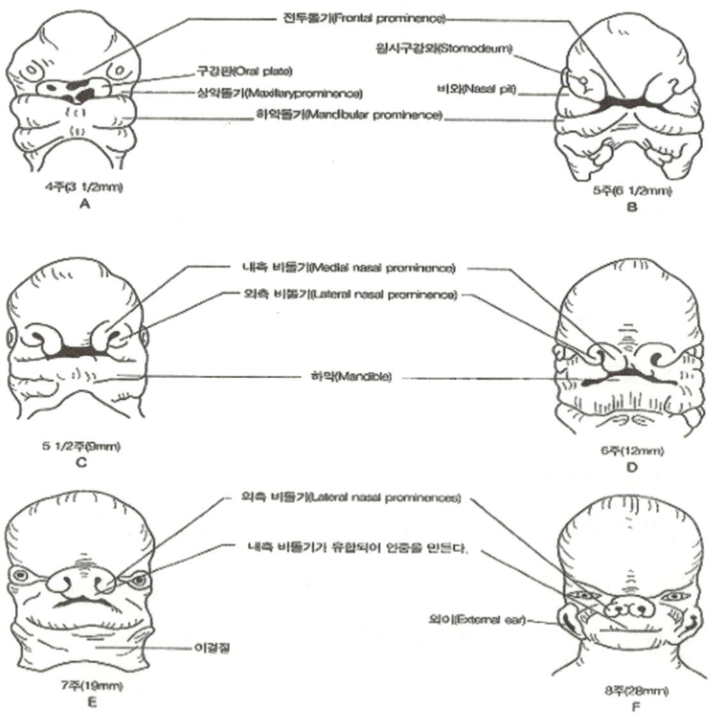

태아의 윤곽 형성도

절치공(incisive foramen)을 중심으로 그 전방을 일차성 구개(primary palate), 후방을 이차성 구개(secondary palate) 혹은 구개라고 하며 이 후방부위는 임신 7주에서 시작하여 12주경에 완성된다. 중간엽에서 유래된 좌우측 구개가(palatal shelf)는 임신 7주부터 혀 양편에서 수직으로 자라 내려오다가 배아(embryo)의 목이 굴곡상태에서 신전됨에 따라 혀가 구강내로 내려오게 되면 차츰 혀 상방으로 이동하여 수평 위치에 놓이게 된다(그림 15-5). 구개가가 수평 위치에 놓이게 되는 시기는 남자는 7주, 여자의 경우는 8주경이 되며 이와 같이 여성에서 구개가 열려 있는 시간이 더 긴 현상은 구개열의 발생 빈도가 여자에서 더 많은 이유를 발생학적으로 설명하고 있다. 구개가(palatal shelf)가 혀 상방으로 이동하는 양상은 전방부와 후방부가 달라 전방부는 문짝의 경첩처럼 이동하며 후방부는 아메바처럼 이동한다. 이렇게 수평으로 이동한 양편 구개가는 중앙 쪽으로 자라 경구개 앞쪽 1/3이 제일 먼저 만나 앞쪽으로 치조공과 접촉되고 다음에 뒤쪽으로 목젖(uvula)까지 접촉된다. 이와 같은 접촉의 장애나 접촉 후 중배엽의 간엽대치가 결여되어 구개열이 초래되는데 하악골의 발육부전으로 혀가 정상 위치로 떨어지지 않아 양측 구개가의 접촉 및 융합장애로 구개열을 일으키는 것은 Pierre-Robin sequence가 좋은 예가 된다.

그림 15-5. 성장에 따른 태아의 목의 굴곡상태에서 신전상태로 변화

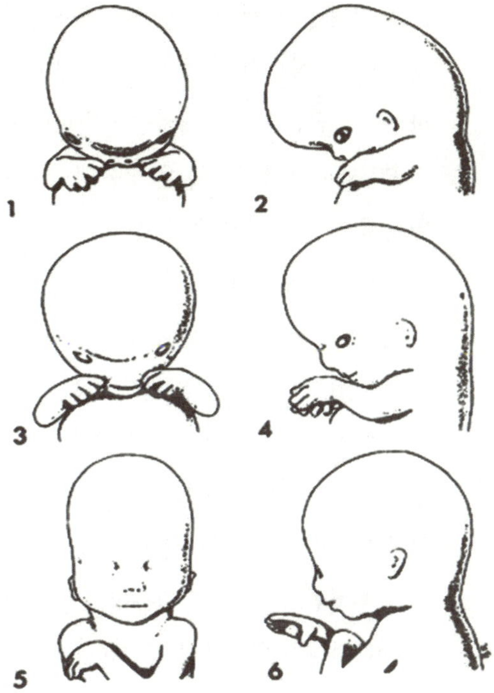

2. 구순열

1) 정상 상구순의 해부학

정상 상구순은 하구순보다 전방으로 나와 있고 양측이 대칭을 이루고 있으며 상단이 활모양으로 이루어져 'cupid bow'라 불리우며 중앙부는 약간 돌출되어 홍순 결절(vermillion tubercle)을 형성한다. 상구순부의 피부는 점막과 만나는 경계에서 약간 융기되어 상구순의 형태를 확실히 해주고 있

는데 이를 백색선(white line, mucocutaneous ridge)이라 한다. 홍순 결절부에서 비주(columella)에 이르기까지 수직으로 홈이 져 있는데 이를 인중와(philtral groove)라 하며 이 홈의 양편에 있는 융기된 수직 등성이를 인중주(philtral column)라 한다. 홍순부위는 각화가 잘 일어나지 않는 편평상피세포로 덮여 있고, 투명도가 높아 피하의 풍부한 모세 혈관이 잘 투시되어 붉은 색조를 띤다. 상구순에는 구륜근, 상순거근과 코와 관련된 비근 및 비중격 내림근 등이 있다. 입을 다무는데 주된 역할을 하는 구륜근은 정상인에서는 구각(oral commissure)에서 기시하여 입술에 평행하게 돌아 올라가며 정중선에서 반대측에서 온 구륜근 섬유와 교차하여 다른 안면근의 움직임에 따라 어느 방향으로든 입을 움직일 수 있게 되어 있다.

2) 구순열의 해부학적 특징

홍순부의 경미한 함몰 정도만 있는 미세한 구순열에서부터 전악골(premaxilla)이 전방으로 튀어나오고 인중이 거의 없을 정도로 짧으며 입술의 중앙부가 짧은 비주에 붙어 있으며 비익 연골 및 비중격 연골의 변형을 볼 수 있는 양측성 완전 구순열등 다양한 형태로 나타난다.

특징적 소견은 1) 피부, 근육, 점막 및 치조부위의 개열, 2) 비주가 짧고 변형되어 있고, 3)인중이 불완전하며, 4) 전순부위(prolabium)의 돌출, 5) 전악골(premaxilla)의 돌출, 6) 비중격이 정상측으로 치우쳐짐, 7) 비익이 뒤틀리고 발육이 부진함 등이다. 구륜근은 양측 입구석에서 일어나 수평으로 주행하다가 개열부의 양옆으로 평행하게 상방으로 주행하여 비익 및 인중의 기저부위에 부착된다.

3) 발생빈도

정확한 통계는 아직 없으나 대체적으로 동양인의 경우는 1:700-800 정도이며 백인의 경우엔 1:1000, 흑인의 경우엔 1:2000으로 추산된다. 우리나라의 경우 650명당 1명 꼴로 빈도가 높은 편이다. 이 중 구순열만 있는 경우는 25%, 구개열만 있는 경우가 25%이며 구순열 및 구개열을 같이 동반하는 경우가 50%정도이며 구순열 및 구개열을 동반하는 경우는 남성이 여성보다 2배 정도 많으며, 구개열만 있는 경우는 여성이 남성보다 2배 정도 많다. 확실한 유전양상은 규명되지 않았으나 유전적 소인이 있는 것으로 보이며, 부모의 연령이 높을수록 발생빈도가 높아진다. 가족력에 있어서 정상 부모의 한 아이가 구순열이나 구개열이 있을 때 다음 출산시 발생될 확률은 약 4%이지만 부모 중에 기형이 있다면 14-17%로 그 빈도가 매우 높아진다.

4) 분류

구순열 및 구개열은 발생학적으로 서로 떼어놓고 생각할 수 없는 관계이며, 다른 안면열(facial

cleft)과도 분리할 수 없다. 병인론과 형태론을 근거로 하여 국제적으로 어느정도 보편 타당성을 가진 방법 중 일반적으로 Kernahan 분류법이 통용되고 있다. 이는 상구순, 치조부 및 절치공(incisive foramen) 전방의 구개가 갈라진 것을 일차성 구개열이라고 하고 절치공 후방의 구개가 벌어진 것을 이차성 구개열이라고 분류하며, 일차성 구개열 및 이차성 구개열을 각기 전구개열(prepalatal cleft) 및 구개열 (palatal cleft)이라고도 한다. 일차성 구개열은 다시 일측성, 양측성 및 정중성으로 나누고 이들을 다시 완전 및 불완전으로 나눈다. 구개열만 잇는 경우 불완전 구개열(abortive type포함)과 완전 구개열로 나누며 후자의 경우 비저부(floor of nose) 및 치조부(alveolus)까지 개열된 것과 Simmonart band로 연결된 경우가 있다. 점막하 구개열(submucous cleft palate)은 점막으로 은폐되어 있는 구개열로서 외관상 이열수(bifid uvula)외에는 정상인것처럼 보이지만 비정상적인 언어를 구사하며 특징으로는 이열수 외에 경구개 후연에 절흔이 있으며 연구개부의 근육 결손등을 들 수 있다.

그림 15-6. 구순 구개열의 Kernahan 분류

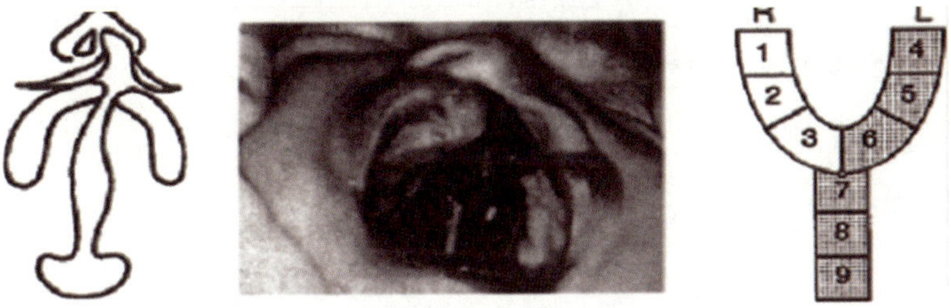

5) 치료

(1) 치료의 일반적 원칙

일반적으로 치열의 불균형이 심하지 않을 경우엔 수술 전 처치가 필요없고 젖이나 우유를 먹이는 문제만 해결하면 된다. 구순열 환자의 경우 구륜근의 기능이 불완전하므로 정상아보다 공기를 많이 삼키게 되므로 수유시 아이의 위치 및 삼킨 공기의 배출에 유의해야한다. 개열이 넓거나 양측성 완전 구순열 환아의 수유는 더욱 어려워지고 전악골의 전방돌출이 심한 경우 적절한 처치가 필요하다. 구순열 수술의 원칙은 피부,근육 및 점막을 정확하게 결합시켜 주어야 하며 양측 비공, 홍순이 대칭이 되고 입술이 외번(eversion)되게 해주고 수술반흔이 최소로 남아야 하며 치조열이 자연스러운 arch의 형태를 이루도록 해주는 것이며, 그후 지속적으로 변화하기 때문에 치료 역시 성장이 끝나는 시기까지 지속적 관찰로 환자의 각각의 특성에 맞는 다각적인 치료가 적절한 시기에 이루어질 수 있도록 하여야 한다.

(2) 수술 시기

구순열은 출생 후 즉시 시술 할 수도 있으나 일반적으로 어느정도 성장하여 해부학적 기준점이 확실해진 후 실시하는 것이 좋다. 일반적으로 "Rule of over ten" 즉 (1) 생후 10주 이후, (2) 혈색소치가 10 g/dL이상, (3) 몸무게가 10파운드이상 그리고 백혈구수가 10,000이하일 때 교정해 주는 것이 좋다고 한다. 심한 완전 구순열이나 양측성 구순열의 경우 일차로 구순접합(lip adhesion)을 하고 해부학적인 위치가 어느 정도 교정되었을 때 이차 수술을 실시 할 수도 있다. 보통 이러한 시기는 생후 3-4개월에 해당된다.

3-4개월	구순열 수술
9-14개월	구개열 수술
15-18개월	언어평가와 언어 치료
1-2세	청력검사
4-5세	Minor revision
5-6세	인두성형술
8-12세	alveolar bone graft
8-14세	orthodontics
17세 이후	Secondary cheiloplasty
	Facial bone syrgery

(3) 일측성 구순열의 치료

a) 술전교정

구순열이 매우 넓어서 내, 외측 치조골의 거리가 너무 클 경우 술전교정장치를 이용하여 구순열의 내측 및 외측 치조열을 동시에 이동시켜 치조열의 연속성을 유지시키고 치궁을 정렬할 수 있다.

b) 구순 접합술

정상측 상악분절의 앞부분이 많이 돌출되었거나 구순열의 내측 및 외측 치조골의 거리가 넓어 구순수술시 상구순부에 지나친 긴장도가 예상될 경우 이를 감소시켜 주기 위해 생후 2개월경 점막부와 피부의 봉합만을 임시로 실시하여 연결된 연부조직의 긴장도에 의하여 치조열의 연속성을 유지시키고 치궁을 정렬한 후 확실한 구순 수술을 시행할 목적으로 시행할 수 있는 방법이다.

c) Tennison-Randall법

삼각피판 Z-성형술(triangular flap repair)이라고도 하며 조직이 부족한 넓은 구순열 환자에서 유용하고 홍순부의 Cupid' s Bow를 보존할 수 있으며 구순의 하방 1/3에 충분한 조직이 들어갈 수 있고 조직의 손실이 적은 장점이 있어 60-80년대 가장 보편적으로 많이 사용되었던 방법이다. 그러나 수술 반흔이 인중릉(philtrum)에 가로 놓이며 수술 후 개열측 입술이 길게 자라는 경향을 보이며 작도가 복잡한 단점이 있다.

d) Millard 법

일명 회전전진법(rotation advancement method)라고도 불리우며 근자에 가장 많이 사용되고 있다. 구순열의 내측은 회전하여 정상측의 길이와 맞추고 외측의 피판을 전진하여내측 결손부위를 메워주는 방법이다(그림 15-7).

그림 15-7. Millard법을 이용한 일측성구순열의 교정

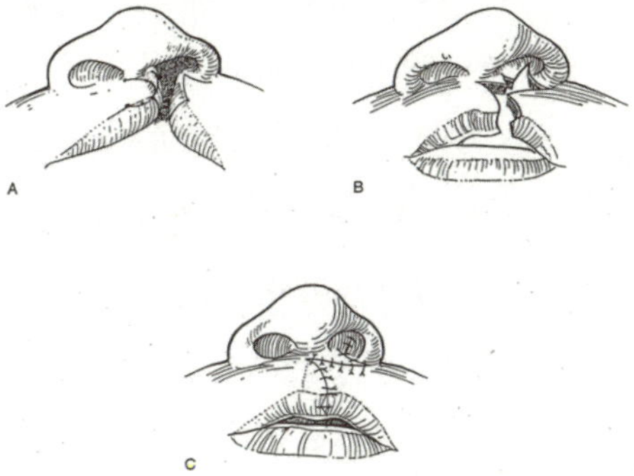

VI 수부의 선천기형

수부의 선천기형은 2-4%정도의 발생율을 가지고 있다. 수술시기는 아주 중요한데 기형이 성장을 막거나 수축 등이 변형을 악화시킬 때는 조기에 수술을 해주는 것이 좋다. 일반적으로 운동능력을 향상시키기 위한 수술, 예를 들면 무지화수술 같은 것은 2세 전에 시작하는 것이 좋으며 미세혈관수술을 요하는 경우 혈관이 어느 정도 커진 후 3세쯤에 하는 것이 좋다. 건이식 같이 이해와 협조가 필요한 경우는 8세 이후에 하도록 한다.

1. 수부기형의 분류

1) 형성장애(발육정지)(Failure of the formation of parts or arrest of development)

선청성 절단 같은 횡축성 결손과 요골변형수, 중앙변형수, 척골변형수 같은 종축성 결손이 있다.

2) 분리장애(Failure of differentiation or separation of parts)

견갑골 고위 또는 대흉근의 결손, 요골, 척골유합증, 단순한 형의 합지증이나 근, 건, 인대등의 분리장애에 의해 2차적으로 발생하는 굴지, 만지증이 있다.

3) 중복(Duplication)

여러 가지 형태의 다지증과 거울손 등이 그 예인데 조직의 중복현상이다.

4) 과성장(Overgrowth or gigantism)

거지증, 지방섬유종성, 과오종, 신경섬유종 등이 속한다.

5) 발육부전(Undergrowth)

다양한 수지나 무지의 발육부전이 여기에 속한다.

6) 선천성 교액륜 증후군(Congenital constriction band syndrome)

교액륜의 원인이 되며 교액륜성 절단, 선단합지증(acrosyndactyly)등이 속한다.

7) 골격계통 이상증(Generalized skeletal abnormalities)

전신성 질환의 일부분 증상으로서 상지, 손에 나타나는 이상이 이 항목에 속한다.

2. 합지증(Syndactyly)

발생학적으로 외배엽 첨부융기의 이상 때문에 손가락이 분리가 잘 이루어지지 않아서 발생되었다고 생각되는데 다지증과 함께 가장 흔한 수부의 선천기형이다. 발생율은 1,000-3,000명에 1명꼴이며 남녀 비율은 2:1 이다. 제 3, 4 수지가 가장 많이 호발하며 제 1, 2 수지에서는 발생하기 어렵다. 합지증은 두개안면 기형과 동반되는 수가 있는데 특히 Apert 증후군이 대표적인 예이다. 족지의 합지증, 심장기형, 귀의기형, 선천성 탈고관절증과 동반하는 수가 있다.

1) 합지증의 치료

수술시기는 5-6세가 적당하지만, 서로 붙어 있는 손가락이 성장의 불균형을 초래하고, 손가락이 변형, 전위가 일어난 경우에는 2세정도의 조기에 수술하는 것이 좋다.

2) 수술방법

단순 합지증은 붙어 있는 손가락을 분리하고 피부를 잘 덮어서 지간격을 잘 만들어 주면 되는데 손등쪽에서는 사다리꼴 피판을 근위지골간관절의 삼분의 이쯤 도안을 하고 붙어 있는 수지 끝에서부터 지그재그로 피부절개를 한 후 수장부에서는 기저부까지 지그재그 절개를 해서 피판을 봉합하고 부족한 곳은 피부이식을 해준다. 수지골의 분리가 필요한 복합합지증은 나오고 구부러진 골을 다듬고 골절시키고 K강선으로 고정한다.

3. 다지증

중복장애의 대표적인 예이며 수부 기형 중 가장 흔하다고 할 수 있으며, 주로 무지에 많이 발생하는데 특히 동양계에 많다. 제 1형은 단순히 피부로만 연결되어있는 다지증이고 제 2형은 수지골을 모두 가지고 있는 좀 더 완벽한 중복기형으로서 골의 이상이 있고 수지골이나 지골간 관절에 덤으로 있는 수지가 붙어있다. 제 3형은 덤 수지가 수장골까지 가지고 있다.

1) 무지의 다지증

가장 빈도가 높은 수부의 선천기형으로서 남자에 많고 오른손이 왼손보다 두 배 정도 많이 발생하며 Wassel은 7가지 형으로 분류하였는데 제일 많은 형은 제 4형이다.

제1형은 원위지골의 일부가 갈라진 경우, 제 2형은 원위지골이 완전히 둘로 갈라진 경우, 제 3형은 원위지골과 근위지골의 일부가 갈라진 경우, 제 4형은 원위지골과 근위지골이 모두 둘로 갈라진 경우, 제 5형은 제 4형에 중수지골의 일부가 갈라진 경우, 제 6형은 중수지골이 완전히 갈라진 경우, 제 7형은 세 개의 지골이 중수지골 위에서 별도로 있는 경우이다. 제 1, 2형은 분리된 손톱을 잘라서 보통의 무지의 손톱 모양을 만들어주고 운동에 지장이 없으면 골에 대한 조작은 하지 않아도 무방하다. 제 3, 4형은 손톱의 모양은 작고 미용적으로 덜 만족하지만 손톱이 크고 변형이 적은 수지를 남겨서 다른 수지를 희생시키는 방법을 택하는 수가 많다. 중심성 다지증은 주로 환지에 발생하고 시지에는 아주 드물게 발생한다. 가족력이 있는 경우가 많으며 이것은 조기에 절제해 주는 것이 좋다. 소지에 발생하는 다지증 역시 가족력이 있고 단순 절제술로 처리한다.

4. 선천성 교액 증후군 (Congenital constriction band syndrome)

양막인대(amniotic band)에 의해서 발생한다고 알려져 왔으나 발생학적으로 국한성으로 피하의 조직에 중배엽의 발육장애로 인해서 발생한다는 설이 설득력을 얻고 있으며 교액륜이 깊으면 깊을 수록 중배엽의 장애가 심하다고 생각된다. 이것은 자궁안에서 교액륜이 심해서 절단되는 경우도 있고 단순히 교액륜만 형성되어 있는 경우가 있는데 교액륜이 깊으면 임파 부종이 심하게 나타나고 어떤 경우에는 손끝이 합쳐져서 산단합지증(acrosyndactyly)을 나타내기도 한다. 치료방법은 정도에 따라 다르지만 피부와 연부조직의 교액을 제거하고 Z 성형술이나 W 성형술을 해주어서 피부와 연부조직을 풀어준다.

■ 참고문헌

1. McComb H: Primary correction of unilateral cleft lip nasal deformity: A 10-year review. Plast Reconstr Surg 75: 791, 1985
2. Huffman XC, Lierle DM: Studies on the pathologic anatomy of the unilateral hare-lip nose. Plast Reconstr Surg 4: 255, 1949
3. Matsuo K, Hirose T, Otagiri T, Norose N: Repair of cleft lip with nonsurgical correction of nasal deformity in the early neonatal period. Plast Reconstr Surg 83: 25, 1989
4. Maull DJ, Grayson BH, Cutting CB, Brecht LL, Bookstein FL, Khorrambadi D, Webb JA, Hurwitz DJ: Long-term effects of nasoalveolar molding on three-dimensional nasal shape in unilateral clefts. Cleft Palate Craniofac J 36: 391, 1999
5. Salyer KE: Primary correction of the unilateral cleft lip nose: A 15-year experience. Plast Reconstr Surg 77: 558. 1986
6. McComb H: Treatment of the unilateral cleft lip nose. Plast Reconstr Surg 55: 596, 1975
7. Stenstrom SJ: The alar cartilage and the nasal deformity in the unilateral cleft lip. Plast Reconstr Surg 38: 223, 1966
8. Sadove AM, Eppley BI: Correction of secondary cleft lip and nasal deformities. Clin Plast Surg 20: 793, 1993
9. Stal S, Hollier L: Correction of secondary deformities of the cleft lip nose. Plast Reconstr Surg 109: 1386, 2002
10. McComb HK, Coghlan BA: Primary repair of the unilateral cleft lip nose: Completion of a longitudinal study. Cleft Palate Craniofac J 33: 23, 1996
11. Kane AA, Pilgram TK, Moshiri M, Marsh JL: Long-term outcome of cleft lip nasal reconstruction in childhood. Plast Reconstr Surg 105: 1600, 2000
12. Cohen M, Smith BE, Daw JL: Secondary unilateral cleft lip nasal deformity: Functional and esthetic reconstruction. J Craniofac Surg 14: 584, 2003
13. Kwon I, Kim YB, Park ES, Jung SK: Alar base augmentation by various methods in secondary lip nasal deformity. J Korean Soc Plast Reconstr Surg 32: 287, 2005
14. Salyer KE, Genecov ER, Genecov DG : Unilateral cleft lip-nose repair: A 33-year experience. J Craniofac Surg 14: 549, 2003

소아성장과 발달의학

16 장. 안질환

박 성 희

I. 시각의 발달 및 평가 (Development and Evaluation of Vision)

1. 눈의 일차 기능

눈의 일차기능인 시기능은 시각(Vision)을 말하며, 이것은 단 하나의 기능이 아닌 여러 기능들을 포함하고 있다. 여기에는 시력(Visual Acuity), 시야(Visual Field), 색각(Color Vision), 입체시(Stereoacuity), 대비감도(Contrast sensitivity) 등이 포함된다.

2. 정상시각발달

어린이가 출생하였을 때의 시각은 성인과 같은 정도가 아니라 미숙한 채로 태어나서 어린이의 신체가 정상적으로 성장함에 따라 시각의 각 요소들도 각기 개별적으로 성숙하게 된다. 각 요소가 성숙되는 시기는 표 16-1 과 같다.

표 16-1. 정상시각 발달시기

시각 요소	발달 시기
동공의 대광반사(Pupillary light reflex)	재태기 30주
시각적인 위협에 대한 순목반사(Lid blinking reflex)	2~5개월
주시 (Fixation)	2개월
추종운동(Smooth Pursuit)	6~8주
신속운동(Saccade)	1~3개월
시운동안진(OptoKinetic Nystagmus, OKN)	2~4개월
안구운동(Ocular Movements)	1개월
입체시(Stereopsis)	3~7개월
조절(Accommodation)	4개월

3. 정기 검사시기

어린이, 특히 말 배우기전의 어린이들은 눈의 질환에 대해 주관적으로 표현할 수가 없고, 중요한 눈 질환의 대다수에서는 눈곱, 충혈, 통증과 같은 증상이나 증세보다는 겉으로 드러나지 않는 경우가 더 흔하므로 정기적인 선별검사(screening) 형태로 눈 검사를 시행해야 한다. 출생 이후 각 시기에 따른 눈 검진을 할 때 포함되는 안과검사의 종류는 표 16-2와 같다. 출생직후 신생아에서 눈의 검진을 목적으로 할 때는 특별한 경우를 제외하고는 시력검사를 하지 않고 밝은 조명아래서 어린이 눈의 외견을 손전등을 비추어 살펴보는 것으로 충분하지만 미숙아, 대사성질환, 유전성질환 등 눈의 문제점이 동반될 수 있는 질환이 의심될 때는 그에 따른 눈 정밀검사를 한다.

표 16-2. 정기 검사시기

시기	검사내용	비고
출생시	외안부External eyes	안과문제점이 예상되는 신생아 (특히 미숙아는 안저 검사)
생후 6개월	외안부 + 시력 + 안구운동	시력: 주시형태Fixation Behavior; (Fixation & Following)
3~4세	외안부 + 시력 + 안구운동 + 안저	시력: 인식능력시력Recognition acuity
5~16세	외안부 + 시력 + 안구운동 + 안저	취학 전 안과검진이 중요

4. 어린이 시력측정방법

시력을 측정한다는 것은 피검자의 협조가 필요하기 때문에 출생 이후부터 협조가 가능한 3~4세가 될 때까지의 어린이의 시력측정은 검사자의 숙련도가 필수적이다. 시력측정은 두 눈을 각기 따로 재야 하나 어릴수록 한 눈을 가리고 다른 눈의 시력측정을 할 때 거부감이 심하므로 우선 두 눈을 같이 뜬 채로 시력평가를 하고 난 다음에 한 눈을 가리개가 아닌 검사자의 손가락이나 손바닥으로 가리면서 시력평가를 한다. 시력평가도구는 어릴수록 사용하기가 불편하므로 우선 어린이의 행동이나 정서상태를 관찰하면서 주위환경에 대한 반응, 물체나 사람을 찾거나 알아보는지를 본다. 어린이에서 대략적인 시력의 유무가 있는지를 표현하는 방법으로는 주시 및 따라보기 Fixation & Following movement가 있는데 얼굴이나 큰 물체는 2개월, 작은 물체는 5~6개월에 잘 반응을 한다. 시운동안진(Optokinetic Nystagmus(OKN))은 출생 직후부터 시력유무를 알기 위한 검사로 시행할 수 있으며, 주시선호검사의 일종인 Teller acuity cards나 시유발전위(Visual Evoked Potential(VEP = Visual Evoked Response) 등은 인식능력이 성숙해지기 전인 3세 이전까지, 그 이후에는 어린이의 발달상태에 맞게 그림, Landolt 'C', E-game, 숫자, 문자 등을 이용한 시력표로 측정한다.

II 소아 · 청소년기의 눈질환

1. 굴절이상(Refractive error)

안구의 굴절이상 질환에는 각막(cornea)과 수정체(lens)의 굴절력과, 안구의 앞뒤길이(안축장)간의 불균형 때문에 생긴다. 이 세 요소 모두 출생 후 성장과 함께 점차 변화하면서 원시, 근시, 난시와 같은 굴절 이상이 생기게 된다. 우리나라의 초등학생 중 굴절이상안은 50~60%이고 근시가 32%, 원시는 13~25%이다. 검사방법은 망막검영굴절법(retinoscopy), 자동굴절검사법(aut- orefractometry)으로 굴절이상의 정도를 측정하여 최대교정시력이 나오는 도수의 안경을 처방한다. 두 눈 모두 도수가 너무 높거나 두 눈의 도수간에 차이가 심할 때 약시가 생기기 쉬우므로 눈 검진을 했을 때 두 눈 혹은 한 눈의 시력저하가 의심되면 정밀굴절검사 후 적절한 안경을 끼우도록 하여 약시예방을 해야 한다.

2. 사시(Strabismus)

한 물체를 주시할 때 두 눈에서는 각각의 망막의 같은 위치에 초점이 맺어져서 시선이 일치하는 것을 정위(orthophoria)라고 하며, 두 눈의 망막에 서로 다른 점에 초점이 맺어지면 사시라 한다.

사시는 전 인구의 약 2~4%에서 나타나며, 출생 후부터 가끔 눈의 운동이 불규칙할 수 있지만 생후 6개월부터는 안정된다. 즉 생후 6개월 이전이라도 두 눈의 안구운동의 부조화가 자주 눈에 띄면 안구운동정밀검사를 하여 결과에 따른 치료를 함으로써 정상시각발달을 하도록 한다.

두 눈의 망막의 서로 다른 위치에 초점이 맺어지는 것이 어렸을 때 교정되지 않고 지속되면서로 다른 상이 인식되는 복시가 발생하여 이것을 피하기 위해 대뇌피질에 의해 억제라는 기전이 생기면서 종국에는 사시 약시가 생길 수 있다.

사시검사는 여러 가지 있으나 가장 중요한 것으로는 6 m이상의 원거리의 물체를 주시시킨 상태에서 한 눈씩 가려보아 눈의 이상 움직임을 찾아내는 가림검사와, 프리즘을 사용하여 사시각을 측정하는 프리즘가림검사가 있다. 흔히 손전등을 이용한 각막반사법인 Hirschberg법은 사시진단을 놓치기 쉬우므로 시력이 나쁘거나 협조가 되지 않은 환자에서만 시행한다.

어린이에서 보이는 사시는 단순한 사시가 아닌 여러 안구내 질환 혹은 시신경경로질환의 한 증상으로 나타날 수 있으므로 사시가 의심되면 가능한 한 빨리 주의 깊게 안구운동검사를 해야 한다.

1) 사시의 종류

(1) 내사시(esodeviation) : 눈의 위치가 정면보다 코 쪽으로 편위되어 있는 것을 말한다. 6 m 이상 떨어진 원거리에서 측정한 내사시각에 비해 근거리의 내사시각이 큰 조절내사시(accomm-odative esotropia)와 두 거리에서의 내사시각의 차이가 없는 비조절내사시(nonaccommodative esotropia)로 크게 나누며, 기전에 따라 원시안경으로 내사시의 각이 조절되는 굴절조절내사시(refractive

accommodative esotropia) 등 여러 종류의 사시가 여기에 포함된다. 한 눈에만 계속 사시가 있으면 사시약시의 발생률이 더 크므로 내사시는 발견 즉시 정밀검사를 하여 결과에 따른 치료를 빨리 하여 약시를 예방해야 한다.

(2) 외사시(exodeviation) : 눈의 위치가 귀 쪽으로 편위되어 있는 것을 말한다. 영유아에서는 정상적으로도 매우 짧은 시간에 관찰되기도 하지만, 2~3세 지나 좀 더 자주 간헐적으로 보이거나 지속적으로 나타나면 외사시(exotropia)에 대한 정밀검사를 시행한다.

(3) 수직사시(hyperdeviation) : 한 눈이 다른 한 눈에 비해 위 혹은 아래로 편위되어 있는 것을 말한다. 동안신경마비, 활차신경마비 등 다양한 원인에 의해 발생하며, 흔히 이상두위(abnormal head position)와 동반된 경우가 많으므로 어린이에서 사경(torticollis)을 보일 경우 꼭 사시검사를 해보아야 한다.

(4) 거짓사시(pseudostrabismus) : 사시가 없는데도 불구하고 사시처럼 보이는 경우를 말한다. 우리나라에서는 어릴 때 흔히 넓은 내안각주름(wide epicanthal folds), 두 눈 사이가 가까울 때(closely placed eyes), 콧대가 낮을 때(flat nasal bridges), 내사시로 오인하는 경우가 많으며 이것은 가림-벗김검사(cover-uncover test)로 감별진단이 가능하다.

3. 안구 및 주위조직의 질환 및 기타 질환(Diseases of the eyes and their surrounding structures)

1) 안구(eyeball) : 겉으로 보아 안구 크기의 이상유무를 본다.

2) 눈꺼풀(eyelids)

(1) 윗 눈꺼풀 처짐(안검하수, blepharoptosis)은 선천성 혹은 후천성으로 생기며, 다른 외안근이상 중복이나 종괴, 염증, 중증근무력증(myasthenia gravis), 중추신경이상과 관련되어 나타날 수 있다. 처진 눈꺼풀에 의해 동공이 가리거나 하여 시자극결핍약시(visual deprivation amblyopia)를 일으킬 수도 있으므로 시력저하의 유무를 정기적으로 확인하여 가림치료(occlusive therapy) 혹은 상황에 따라 눈꺼풀처짐에 대한 수술적 치료를 한다.

(2) 속눈썹증 혹은 첩모난생(trichiasis)은 속눈썹의 방향이 안구 쪽으로 향하여 각막과 결막을 자극하여 상처가 생기는 것으로 여기에는 눈꺼풀속말림(entropion) 혹은 덧눈꺼풀(epiblepharon) 등이 속하며, 심하면 전기소작, 혹은 눈꺼풀에 대한 수술을 한다.

(3) 다래끼는 눈꺼풀샘의 염증으로 세균감염인 맥립종(hordeolum)의 경우에서 저절로 배농되지

않거나 무균성 염증인 산립종(chalazion)에서와 같이 종괴가 작아지지 않으면 수술적 치료가 필요하다.

3) 눈물샘 및 눈물길관계(lacrimal gland and nasolacrimal drainage system) : 어린이에서 눈물샘질환은 드물며 주로 눈물길질환이 중요하다. 눈물길 협착(nasolacrimal duct obstruction)은 매우 흔하여 출생 1주된 신생아의 30%에서 막힌 채로 태어난다. 신생아에서 눈물흘림이나 눈곱이 있을 때 제일 먼저 의심해볼 수 있는 질환이 되며, 자연히 없어지지 않으면 마사지, 국소항생제 점안, 눈물길 부지법(probing), silicone관 삽입, 누낭비강문합술(dacryocystorhinostomy)을 환자의 상태와 나이에 따라 시행한다.

4) 결막(conjunctiva) : 결막염(conjunctivitis)이 특히 신생아기에 발생할 신생아결막염(ophthalmia neonatorum)이라 하며 그 원인은 발생시기에 따라 감별하기도 한다표 16-3. 신생아 이후의 어린이에서도 흔히 호흡기질환에서 발열과 함께 동반되기도 한다.

표 16-3. 신생아결막염의 원인에 따른 잠복기

원 인	잠복기
Chlamydial infection	5~14일
Chemical trauma(silver nitrate; Credé방법)	1~2일
Bacterial infection Staphylococcus, Hemophilus, Streptococcus Pseudomonas, Neisseria	2~5일 (2~3일)
Viral infection Herpes simplex	3일~3주(1주)

5) 각막(cornea) : 여러 감염 혹은 염증질환으로 인한 각막염(keratitis) 이나 각막궤양(corneal ulcer)이 생길 수 있으며, 전신질환과 동반되어 각막혼탁(corneal opacity)을 보일 수 있다.

어린이에서 외상으로 인한 각막열상(corneal laceration)은 실명의 위험성이 크다.

6) 녹내장(glaucoma) : 선천 또는 유아녹내장(congenital or infantile glaucoma)은 눈물흘림, 각막부종, 각막혼탁, 각막직경확대, 소눈(buphthalmos)을 보이며, 약시, 굴절이상, 사시 뿐만 아니라 실명에 이를 수도 있다. 이차 녹내장(secondary glaucoma)은 다른 안질환 혹은 전신질환과 동반되어 녹내장이 생기는 것을 말하며, 여기에는 Wilm씨 종양, Sturge-Weber 증후군, 신경섬유종(neurofibromatosis), Lowe 증후군을 들 수 있다

7) 전방(anterior Chamber) : 어린이에서 전방출혈(hyphema)의 가장 큰 원인은 외상이며, 전방내 염증세포가 심하여 농(pus)으로 고여있는 상태가 되는 것을 전방축농(hypopyon)이라 한다.

8) 홍채 : 선천적으로 홍채 일부가 결손을 보이는 홍채결손(iris coloboma)이 있으며, 홍채가 형성이 되

지 않는 무홍채증(aniridia)은 Wilm씨 종양에서 나타난다. 염증질환으로서는 포도막염(uveitis)의 한 부분으로 홍채염(iritis)이 있다

9) 백내장 : 원인은 매우 다양하여 유전, 염색체이상, 독성, 외상 및 다른 증후군과 동반되어 나타난다. 조기에 발견하여 적절한 치료를 하지 않으면 약시가 생기기 쉽다. 아주 어릴 때 발생하면 눈떨림(nystagmus)을 보일 수 있고 시력의 예후는 매우 불량하다.

10) 망막 : 어린이에서 중요한 망막질환은 망막, 맥락막결손과 같은 선천성 이상, 톡소플라스마증(toxoplasmosis), 풍진(rubella), 거대세포봉입체질환(cytomegalic inclusion disease)와 같은 망막염(retinitis), 미숙아망막병증(retinopathy of prematurity)을 들 수 있다. 미숙아망막병증은 소아실명의 주원인이 되므로 미숙아에서 검진으로 안저검사는 매우 중요하다. 그 외 망막모세포종(retinoblastoma)과 같이 눈에서만의 특별한 악성종양이 어린이에서 발생한다.

11) 시신경(optic nerve) : 시신경유두부종(papilledema)은 망막, 맥락막, 시신경 및 뇌의 여러 변화에 이차적으로 나타나며, 다양한 선천성 질환에서 시신경이상이 동반된다.

12) 안와 : 염증질환으로서 안와봉와직염(orbital cellulitis)은 눈꺼풀의 다래끼와 감별을 요하며, 그 외 유피낭종(dermoid cyst), 혈관종(hemangioma) 과 같은 종양이 어린이에서 유의할만한 것들이다.

13) 외상 : 어린이는 외상을 받기 쉬운 요소가 많음에도 불구하고 안와와 머리의 뼈에 의해 상대적으로 안구와 시신경이 보호받고 있지만 외상에 의한 실명도 어린이에게서 중요한 원인이 된다. 각막열상, 전방출혈, 망막출혈, 안와골절 등이 외상으로 흔하게 나타난다. 빈번한 눈주위 및 안구내 출혈은 어린이학대증후군(child abuse syndrome, shaken baby syndrome)을 의심해야 한다.

14) 눈떨림(안진, nystagmus) : 어느 한 방향으로 보거나 혹은 모든 방향으로 눈을 주시할 때 한 눈 또는 두 눈이 반복적으로 율동적으로 떨리는 것을 말한다. 선천눈떨림은 시각계 이상을 동반하기도 하며, 영유아기 이후에 눈떨림은 뇌질환과의 관련성도 있기 때문에 신경학적 검사가 필요하다.

15) 약시(amblyopia) : 안구의 기질적 이상이 없이 발생하는 한 눈 혹은 두 눈의 시력저하로 안경으로도 정상시력으로 교정되지 않는 경우를 말한다. 시력발달에 필수적인 어린시기(7세 이하)에 적절한 시자극이 차단된 경우에 발생하며, 조기에 치료하면 정상으로 치유되는 질환군이다. 약시의 원인에 따른 분류로 사시약시(strabismic amblyopia), 굴절부등약시(anisometropic amblyopia), 굴절약시(refractive amblyopia, 시자극결핍약시(visual deprivation amblyopia)가 있으며, 치료로는 먼저 원인을 제거하고, 가림법(occlusion), 처벌치료(penalization)를 한다.

■ 참고문헌

1. 안과학, 이진학, 이하범, 허원, 홍영재, 제9판, 일조각 2011년
2. 최신사시학, 한국사시소아안과학회, 제2판, 도서출판내외학술, 2008년
3. Pediatric Ophthalmology and Strabismus, KW Wright, PH Spiegel, 2nd ed, Springer-Verlag Inc, New York, 2003
4. The Eye in Infancy, SJ Isenberg, Year Book Mediacal Publishers, Inc, Chicago, 1989

소아성장과 발달의학

17 장. 피부질환 I

황 규 왕

I. 신생아홍반(Erythema neonatorum)

원인

원인은 잘 알려져 있지 않으나, 물리적 혹은 온도자극에 대한 정상적인 신생아 일과성 반응이라 생각된다. 혈청 호산구증가증이 동반되기 때문에 알레르기라는 주장도 있지만 우유에 대한 과민증이나 태반이나 질분비물을 통해 유아에 전해진 약물에 대한 과민반응이라는 확증은 없다. 조직의 호산구증가가 신생아 염증반응의 특이한 양상이며, 고름물집이 모낭 내에 위치하므로 피지성분에 의해 야기되는 염증반응으로 생각하기도 하지만 세균배양에는 음성이다.

증상

그림 17-1. 신생아홍반

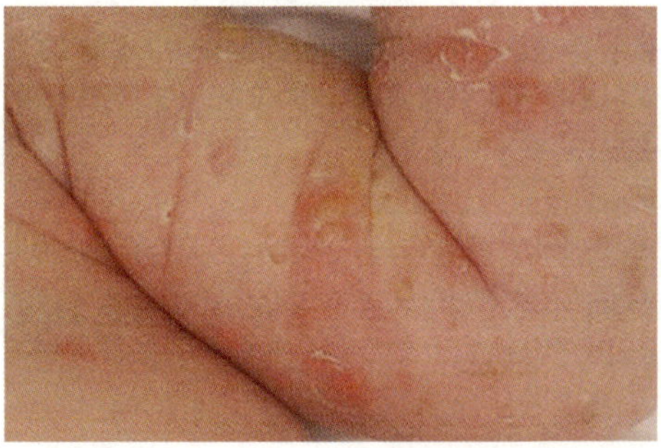

1~4 mm 크기의 백색 혹은 연황색 구진, 물집 및 고름물집이 직경 1~3 cm 홍반의 중심에 나타난다. 대개 생후 24~48시간에 시작하며, 정상 신생아의 75%에서 발생하고, 미숙아에게서는 발생이 적은 편이다.

발생 부위

병변은 손발바닥을 제외한 가슴, 등, 얼굴, 생식기 및 팔다리에 나타난다.

진단

물집이나 고름물집의 내용물을 도말하여 Wright 염색이나 Giemsa 염색을 시행할 경우 90% 이상의 호산구가 발견된다. 세균 배양 바이러스 배양도 진단에 도움이 된다. 혈청 호산구증가증이 20%까지 나타나며, 병변이 다수 발생한 신생아의 조직에서도 호산구 축적을 볼 수 있다.

치료

자연 소실되므로 필요하지 않다.

경과

개개의 병변은 4~5일에 소실되고 새로운 병변이 출생시부터 10일 사이에 발생할 수 있으며, 생후 6주까지 지속되는 경우도 있으나 대개 생후 2주일 이내에 모든 병변이 소실된다.

II. 신생아여드름(Acne neonatorum)

원인

병인은 잘 모르나 여드름이 있는 신생아의 혈중에 산모로부터 받은 안드로겐이 일시적으로 증가하는 것으로 보아 호르몬과 연관되어 발생하는 것으로 생각된다. 그러나 최근에는 많은 경우에서 Malassezia 군집이나 감염에 의해 발생하여 neonatal cephalic pustulosis로 불리기도 한다.

그림 17-2. 신생아여드름

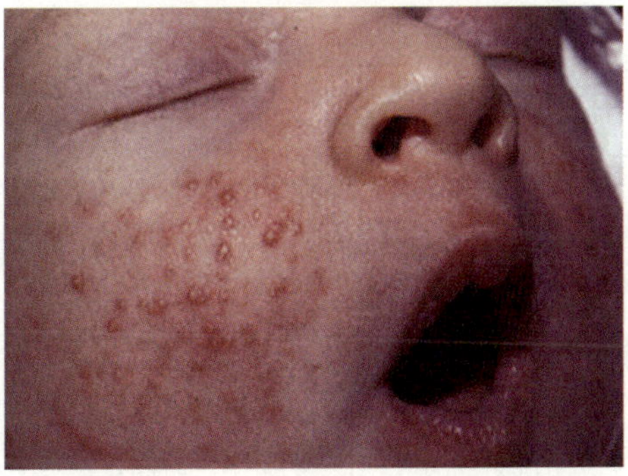

증상

신생아의 50%에서 발생하며 출생 시에 드물게 나타나지만, 생후 2~4주에 얼굴, 가슴, 등, 엉덩이에 다수의 구진이 산재되어 나타나며 2~3주가 되면 고름물집으로 된다. 고름물집이 심한 낭포성 병변은 드물다.

경과

수 주 내에 소실되거나 생후 8개월까지 지속되기도 한다. 증상이 심한 경우 청소년기에 심한 여드름이 나타날 수 있다는 보고도 있다.

그림 17-3. 몽고반

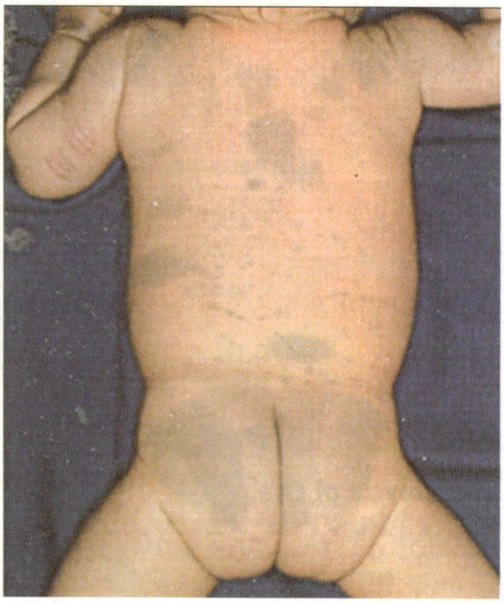

III. 몽고반(Mongolian spot)

한국인을 포함하는 유색인종에 발생하는 정상 신생아의 천골부의 청회색 반이다. 진피의 멜라닌세포증 중에서는 가장 흔하며 진피의 멜라닌세포의 잔류로 인해 발생한다. 반점은 직경이 2~8 cm 정도이며 연하고 불분명한 경계선을 갖는 원형 또는 타원형으로, 대개는 단발 병변이나 다발성인 경우도 있다. 몽고반은 출생 시부터 존재하며 대부분이 천골부에 생기나 둔부, 옆구리, 심지어는 어깨 부위에도 생길 수 있다. 반점은 출생 후 일정기간 색조가 증가하다가 3~4세경에 이르면 대부분이 소실되므로 대부분 특별한 치료가 필요 없지만, 드물게는 성인기까지 지속된다.

IV. 모세혈관기형(Capillary malformation)

정의

그림 17-4. 포도주색 반점

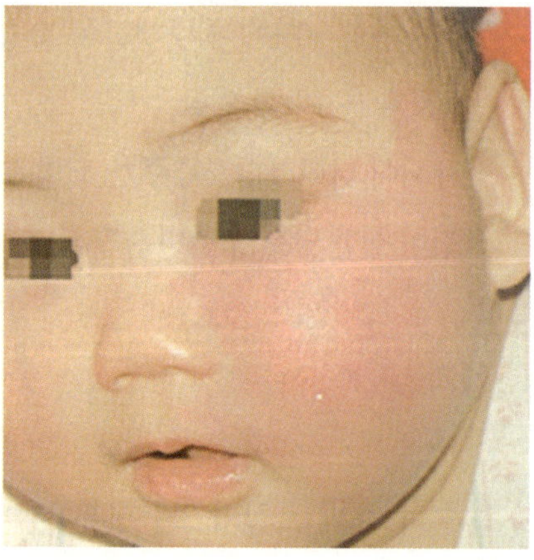

선천성으로 발생하는 발생학적 이상에 의한 모세혈관 기형이다.

증상

모세혈관기형은 서로 다른 2가지 질환을 일컫는다. 연어반(salmon patch) 또는 fading macular stain 은 신생아의 40~50%에서 미간(glabella), 눈꺼풀, 목덜미에 연분홍색 내지 적색의 반점으로 발생하여 목덜미의 반점을 제외하고는 대부분 1년 이내에 자연

소실된다. 다른 이상소견을 동반하지 않는다. 포도주색 반점(portwine stain)은 신생아의 0.3%에서 한 개 내지 여러 개의 적색 반점이나 반이 주로 얼굴과 목의 편측에 발생하고 대부분 평생 지속된다. 나이가 들면서 색이 점점 짙어지고 융기되며, 다른 혈관의 이상을 동반할 수 있다.

1) Sturge-Weber 증후군(Encephalotrigeminal angiomatosis)

삼차신경의 제1분지 경로에 분포하는 포도주색 반점, 동측의 연수막(leptomeninges)과 안구 맥락막(choroid)의 혈관기형을 보이고, 녹내장, 뇌피질의 위축과 석회화, 간질, 지능발달지연과 반대측 마비가 나타날 수 있다.

2) Klippel-Trenaunay 증후군(Osteohypertrophic capillary malformation)

대개 한 사지에 국한된 포도주색 반점, 정맥류성 정맥, 뼈 및 연조직 비대가 특징이다. 동정맥기형, 모세혈관 혈관종과 정맥기형이 동반될 수 있다.

그림 17-5 오른쪽 팔에 국한된 포도주색 반점

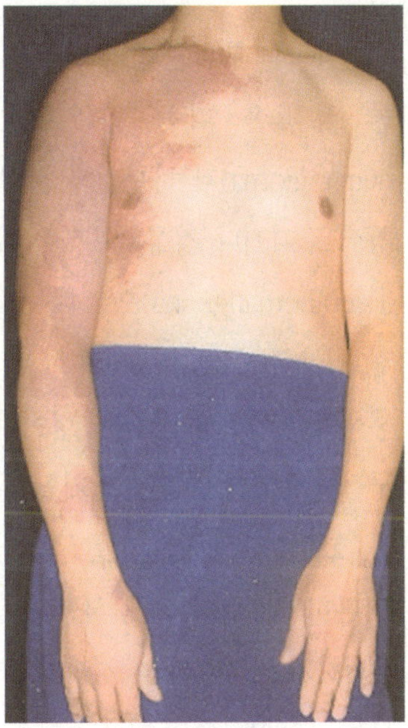

치료

미용적인 문제점이 있는 경우 flashlamp-pumped pulsed dye 레이저가 현재 많이 이용되고 있다.

V. 딸기혈관종(Strawberry hemangioma)

정의

새로 형성된 혈관, 혈관 내피세포, 혈관주위 세포들로 구성된 양성종양이다.

증상

그림 17-6. 딸기혈관종

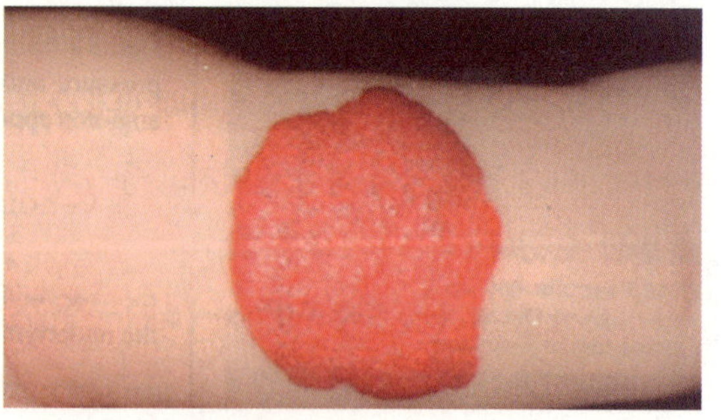

침범되는 부위에 따라 상부진피에 발생하여 선명한 적색을 띠는 얇은 혈관종(superficial hemangioma)과 하부진피나 피하지방에 발생하여 청색을 띠거나 정상피부색을 보이는 깊은 혈관종(deep hemangioma)으로 나누지만 병리조직학적소견, 임상 경과 및 치료에 대한 반응은 차이가 없다. 얕은 혈관종은 한 개 또는 여러 개의 다양한 크기의 선홍색의 반점 또는 반 내지 멍이나 모세혈관확장증으로 나타난 후 서서히 자라서 부드러운 딸기 모양의 반구형이 되어 이를 흔히 딸기혈관종(strawberry hemangioma) 또는 딸기 모반(strawberry nevus)으로 부른다. 호발부위는 머리, 얼굴, 목, 어깨이다. 남아에 비해 여아에서 3배 정도 흔하게 발생하며, 미숙아에서 좀 더 흔히 발생한다. 출생 시 또는 출생 후 수주 내에 나타나서 9개월 내지 1세 까지 크기가 커지다가 그 후에 퇴화하기 시작하여 5세경까지 약 50%에서, 7세경까지 약 70%에서, 9세경까지 약 90%에서 완전 소실된다. 모든 유아혈관종은 어느 정도의 퇴화가 일어나지만 완전히 정상피부로 퇴화하기 보다는 약 50%에서 위축, 모세혈관확장증 및 쭈글쭈글한 피부를 남긴다.

치료

대부분의 딸기혈관종은 성장기간이 지나면 자연히 없어진다. 따라서 치료는 자연퇴화를 기다리는 것이 좋다. 그러나 심한 출혈, 혈소판감소증, 고박출성 심부전(high-output cardiac failure)에 의한 심혈관계의 손상 가능성, 음식섭취와 호흡 및 대소변 배설의 장애, 조직 파괴, 시야 장애를 일으킬 때는 치료가 필요하다. 레이저 치료, 스테로이드제의 병변내 주사나 경구투여, 알파 인터페론 및 수술이 이용된다.

VI. 좁쌀종(Milia)

정의

1 mm 내외의 백색 혹은 황색의 공모양 광택 구진으로 신생아의 얼굴 특히 코에 가장 흔하며 이마, 뺨 등에 군집되어 나타나는 양성 표재성 각질낭종이다.

원인

미상이지만 분만시 또는 자궁내에서 피부표면에 외상을 받아서 발생하기도 한다.

증상

그림 17-7. 좁쌀종

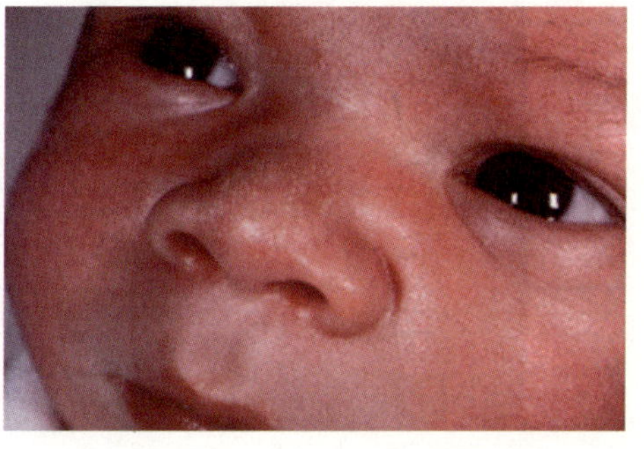

신생아의 40%에서 좁쌀종이 발생하며 구강에 나타나는 경우를 Epstein' s pearl 이라고 하며 64%에서 구개에 발생한다. 구진은 피부표면으로 파열되어 생후 2~3주에 그 내용물이 탈락된다. 수주 지나면 자연소실 된다.

VII. 결절 경화증(Tuberous sclerosis)

정의

보통염색체우성 유전을 하며 주로 피부, 신경계, 심장, 신장 등을 침범하여 나뭇잎모양의 저색소성 반(ash-leaf), 피지샘종, 발작, 정신지체 등의 임상증상을 보이는 질환이다. 유병률은 100,000명에 3~10명이며 남녀 발생비는 같다.

임상증상

대개 증상은 출생시부터 있으나 인지되지 않으며 발달지연의 동반 여부와 상관없이 국소적 또는 전신적 발작이 첫 징후인 경우가 많다. 피지샘종은 아동기 후기에 발생한다.

1) 피부병변

가) 선천성색소침착저하반

(congenital hypomelanotic macule)

그림 17-8. 선천성색소침착저하반

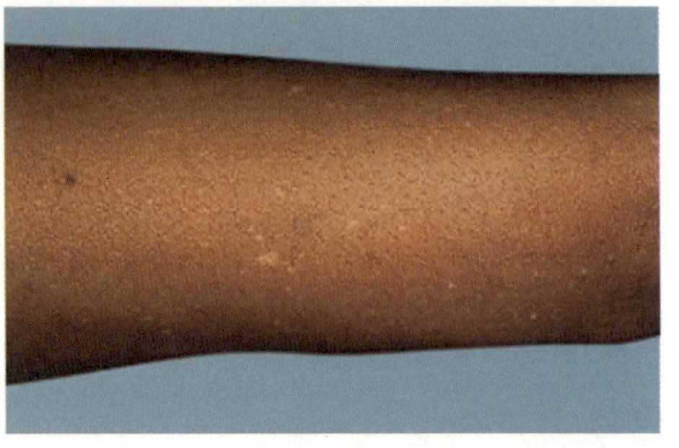

보통 1~3cm 정도의 창-계란 모양으로 ash-leaf 반이라 불리며 사지에 분절 또는 색종이 조각모양(confetti-like)으로도 발생하며 환자의 87%에서 보인다. 세 개의 병변이 있을 경우 결절경화증이 강력히 의심되며 가장자리는 정상피부와 구별되나 백반증만큼 분명하진 않으며 우드등(wood' s light)검사가 도움이 된다.

그림 17-9. 안면 혈관섬유종

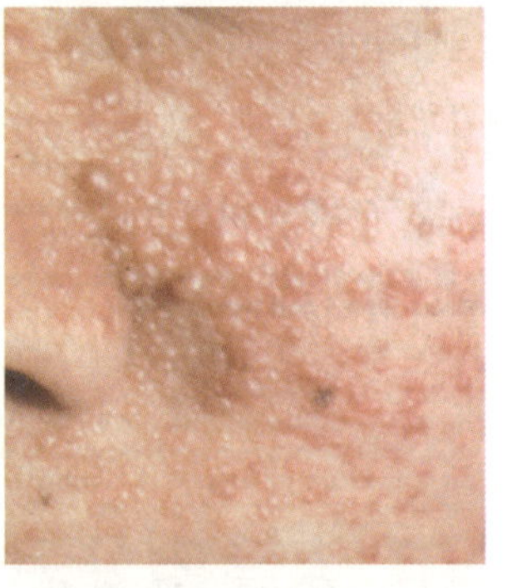

나) 안면 혈관섬유종(Facial angiofibroma)

피지샘종(adenoma sebaceum)으로 잘못 알려져 있으며 환자의 96%에서 나타나며 진단적 가치가 있다. 초기에는 뺨, 이마에서 경미한 홍반으로 나타나며 부드럽고 반짝이는 표면을 갖는 0.1~0.3mm 의 붉거나 분홍색의 구진을 특징으로 한다. 코입술주름, 뺨, 턱에 주로 나타나며 이마와 두피에도 나타난다.

다) 큰결합조직모반(Large connective-tissue nevi)

그림 17-10. 샤그린반

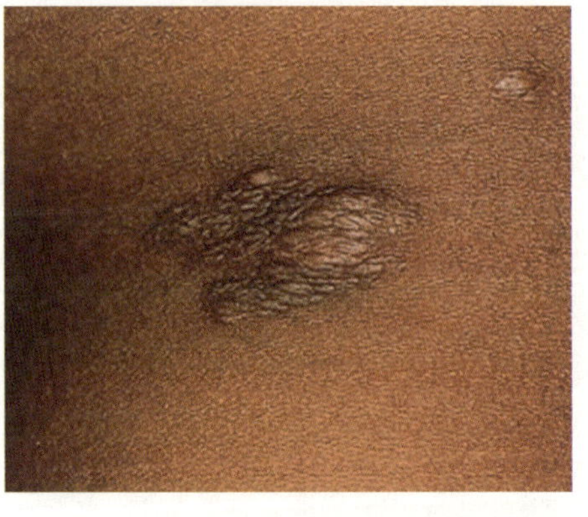

환자의 25%에서 발생하며 출생 시 발견될 수도 있으며 진단적 가치가 있다. 이마에 섬유성판으로 발생하며 안면혈관종과 유사하나 혈관요소가 없는 것으로 구분된다.

라) 샤그린반(Shagreen patch)

요천골부에 흔히 발생하는 특징적인 몸통의 병변으로 편평하고, 약간 상승한 피부색의 판으로 나타나며 '코끼리 가죽' 또는 '오렌지 껍질' 모양이다. 크기는 1 cm 이하에서 10 cm 정도까지 다양하다.

마) 손발톱주위섬유종(Periungual fibroma)

Koenen 종양이라고도 하며, 사춘기 이후에 발생하며 환자의 50%에서 보인다. 손발톱 밑에 발생하기도 하며 손발톱바탕질이나 손발톱바닥에 생긴 경우 손발톱을 손상시킬 수 있으며 절제술로 치유된다.

그림 17-11. 손발톱주위섬유종

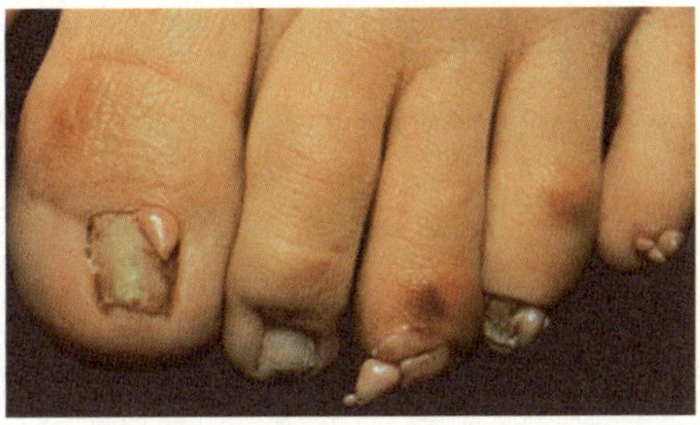

2) 피부외 병변

가) 발작

뇌병변의 믿을만한 지표로 생후 1~2년 내에 영아연축(infantile spasm)의 형태로 발병하며 발작, 지체의 정도는 피부병변과 관련이 없다. 뇌의 병리는 피질 결절과 뇌실 표면의 뇌실막하 결절 등으로 나타날 수 있으며 피질 결절의 수가 많고 크기가 클수록 발작과 정신지체의 발병률이 높아진다.

나) 망막모반

망막에서 발견되는 회색 또는 노란색의 판(단일 또는 다발성)으로 환자의 약 50%에서 나타난다. 무증상이며 신경 및 아교세포 요소로 구성되어 있다.

다) 심장의 양성횡문근종

Wolff-Parkinson-White 증후군과 관련이 있을 것으로 생각되며 이 종양을 갖는 환자의 80%는 대부분은 자연적으로 사라지며 치료를 필요로 하지 않는다.

치료

발작과 신경계 합병증을 치료하는 것이 주된 관리이며 피지샘종의 경우 피부박피술(dermabrasion), 전기건조법(electrodesiccation), 레이저치료 등으로 제거할 수 있다. 한 아이에 이환되었을 경우 다음 출생 전 유전상담이 필요하다(각 임신 시 50% 위험율).

경과와 예후

정신지체와 발작은 정도가 심하며 점점 진행한다. 사망률과 이환율은 전신합병증의 정도와 연관이 되며 사망률은 생후 첫 10년간 심혈관합병증, 20년까지 뇌종양에 의한다. 30대 이후부터는 폐림프관근종증(lymphangiomyomatosis)이 사망률에 중요하며 대부분 점차 진행하는 신경계통의 문제로 20대에서 30대에 사망한다.

VIII. 보통 비늘증(Ichthyosis vulgaris)

정의

비늘증 중 가장 흔한 형태로 인구 250명당 1명꼴로 발생하고 있으며, 보통염색체우성유전을 한다. 병변은 생후 3개월 이후에 나타나기 시작하며 늦어도 1세 전에 병변을 보인다. 주로 전두부, 몸통 및 사지의 폄쪽면에 병변이 발생한다.

증상

그림 17-12. 보통비늘증

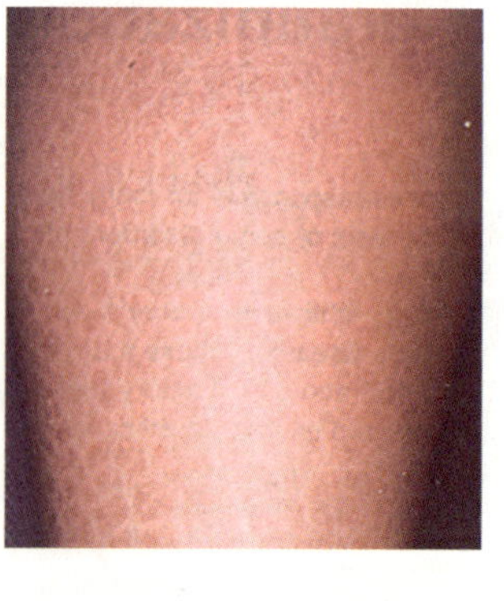

미세한 비늘이 전신을 덮고 있으며 피부는 전반적으로 건조한 편이다. 사지에 있는 비늘이 몸통의 것보다 굵고 거칠다. 몸통의 폄쪽면을 대부분 침범하나 팔오금, 오금, 겨드랑이 등의 굽힘면은 침범하지 않는다. 계절적으로 춥고 건조한 시기에 악화되고, 따뜻하고 습기가 많은 여름철에는 좋아지는 경향이 있다. 손바닥에 잔주름이 많이 생기고(hyperlinear palm), 아토피피부염이나 모공각화증 등이 동반되는 경우가 많이 있다.

예후

경과는 대체로 양호하며 나이가 들면서 증상이 호전되는 경향을 보인다.

IX. 포도알균화상피부증후군 (Staphylococcal scalded skin syndrome, SSSS)

정의

황색포도알균이 생산하는 탈락독소(exfoliative toxin)에 의해서 광범위하게 압통성 홍반과 물집이 생긴 후에 낙설을 일으키는 피부 포도알균 감염증을 말한다.

원인과 병인

대부분이 Staphylococcus aureus의 phage group II (type 3A, 3C, 71과 55) 균주가 생산하는 탈락 독소 A 또는 B가 직접 desmoglein-1에 결합하여 결합체(desmosome) 사이를 분할시켜 과립층에 무균성 물집을 만들어 발생한다. 최근 우리나라에서 검출되는 균은 아직은 methicillin-sensitive S. aureus가 많지만 methicillin-resistant S. aureus(MRSA)가 늘어가고 있다.

증상

결막, 코점막, 목구멍, 귀, 배꼽, 요로에 감염 또는 불현성으로 감염된 황색포도알균이 생산한 탈락 독소가 혈류를 타고 전신으로 퍼지면서 증상이 시작된다. 전신에 압통성 홍반이 나타나고 입 또는 눈 주위에 삼출과 딱지가 있어 지저분한 급성습진 증상을 보이고 마르면서 갈라진다.

그림 17-13. 포도알균화상피부증후군 (SSSS)

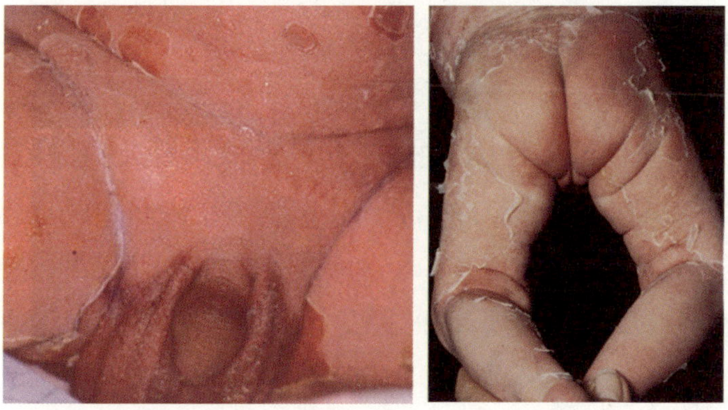

진단

1) 균 배양검사
물집에서 균이 배양되지 않으므로 국소 감염 부위나 목구멍, 결막, 콧속, 귀에서 균을 배양한다.

2) 빠른 진단
냉동 조직 생검이나 탈락 세포 진단법을 이용하면 도움이 된다.

치료

(1) 일차적으로 ampicillin/sulbactam이나 cephalosporin을 투여하고, MRSA로 확인되면 linezolid나 vancomycin을 투여

(2) 수분 및 전해질 교정

(3) 국소병변에는 mupirocin, silver sulfadiazine 연고

(4) NSAID, 부신피질 호르몬제는 금기

(5) 젖은 찜질은 물집이 터져 짓물렀을 때만 한다

예후

치료 2주 내에 낙설과 함께 대부분이 후유증 없이 치료된다.

X. 선천성 매독(Congenital syphilis)

태반을 통한 매독 감염은 임신의 모든 시기에 가능하며 임신한 여성이 매독에 감염된 기간이 최근이고 임신말기일수록 태아에게 주는 영향은 크다. 임신기 매독은 조산 또는 사산, 선천성 매독, 신생아 사망 등을 초래한다. 1기 또는 2기 매독을 가진 산모에서 출생한 신생아 50%에서 매독이 발병한다. 나머지 25%는 혈청검사만 양성이고 증세는 없고 다른 25%는 감염소견이 없다.

가) 조기 선청성 매독(Early congenital syphilis)

생후 2년 이내에 대부분 발생하며 피부병변은 후천성 2기 매독과 유사하다. 40~60%의 유아환자가 무증상 신경매독을 가지지만 증상 신경매독으로의 진행은 단지 10%에서 발생한다.

나) 만기 선천성 매독(Late congemital syphilis)

생후 2년 이후에 발생하지만 보통은 소아기 이후에 나타나며 후천성 3기 매독에 해당된다.

표 17-1

	조기 선천성 매독	만기 선천성 매독
증상	미숙아 저체중출생 간비장비대 빈혈 황달 비염(코감기) 가성마비(pseudoparalysis) 골연골염(osteochondritis) 구리색 또는 적색의 반구진상 발진 (손발바닥, 기저귀 부위)	고무종 이마뼈 돌출 위턱뼈 단축 아래턱뼈 융기 *Hutchinson' s triad* ①허치손 치아(Hutchinson' s teeth) ②사이질 각막염 (interstitial keratitis) ③속귀신경 난청 (vestibulocochlear nerve deafness)

그림 17-14. 허치손 치아(Hutchinson' s teeth)

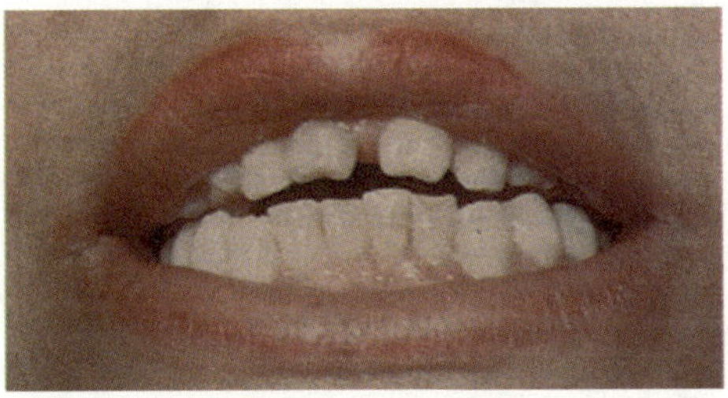

선천성 매독의 진단

산모의 IgG 항체를 정상 태반을 통하여 태아에게 전달 할 수 있기 때문에 신생아에서 VDRL 또는 RPR, TPHA, FTA-ABS 검사에서 양성결과를 나타내도 반드시 선천성 매독으로 진단할 수 없다.

선천성 매독의 치료

선천성 매독으로 치료를 필요로 하는 경우는 다음과 같다.

가) 신생아의 FTA-ABS-19S-IgM검사에서 양성결과

나) 신생아의 RPR 또는 VDRL 역가가 산모보다 4배 이상

다) 선천성 매독의 증세의 발생

라) penicillin 외의 약물로써 산모에게 매독을 치료

XI. 농가진(Impetigo)

어린이에서 흔히 발생하는 전염력이 매우 높은 표재성 화농성 피부 감염으로 물집농가진과 접촉전염농가진으로 분류할 수 있다. 황색포도알균이 주 원인균이나 화농성 사슬알균(*Streptococcus pyogenes*)에 의해서도 발생한다.

가. 물집농가진 Bullous impetigo

원인균

황색포도알균 phage Ⅱ, type 71, 55에서 분비되는 exfoliative toxin(exfoliatin)이 desmoglein 1에 serine protease로 작용하여 표피 상층부에 가시세포 분리(acantholysis)를 야기한다.

증상

신생아에서 주로 발생하며 무력증, 발열, 설사 등이 동반되기도 한다. 물집은 외견상 정상피부에서 발생하며 신생아실에서 전염병으로 전파되기도 한다. 얼굴, 몸통, 엉덩이, 샅(회음부), 손발에서 잔물집으로 발생하여 이완성의 투명한 큰물집으로 빠르게 번져가면서 쉽게 터지나 두꺼운 딱지를 형성하지는 않는다. 물집주변에 홍반을 동반하지는 않으며 경계가 명확하다. 패혈증이나 폐렴 수막염이 급속히 동반

될 경우 치명적인 경과를 초래한다. 성인의 경우에는 기후가 따뜻한 곳에서 생기기도 하는데 겨드랑이, 샅고랑(서혜부), 손에 발생하고 두피에는 발생하지 않는다.

치료

증상이 심하지 않은 경우에는 딱지를 제거하고 청결한 상태를 유지하며 국소치료제로 mupirocin 연고를 도포한다. 치료에 잘 반응하나 감염 부위가 넓은 경우에는 전신적인 치료로 dicloxacillin 이나 erythromycin을 1주일(Streptococcus 감염이 있는 경우에는 10일)간 복용한다. 항생제 감수성검사에서 erythromycin에 내성이 있는 포도알균인 경우에는 amoxacillin과 clavulinic acid 혼합제제(Augmentin)나 cephalexin, cefaclor, cefprozil, clindamycin 등을 10일간 경구 복용하는 것이 효과적이다.

그림 17-15. 물집농가진

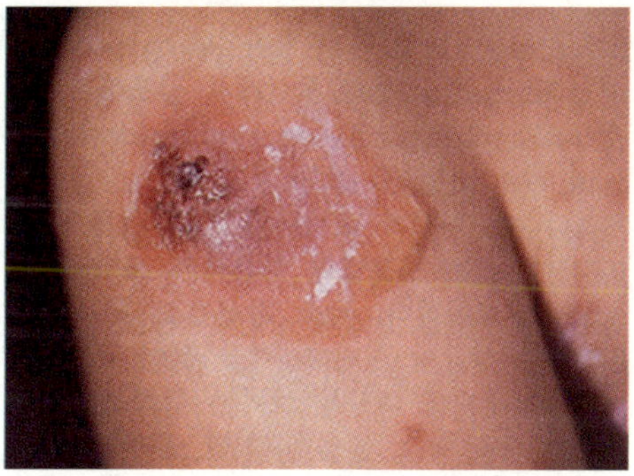

나. 접촉전염농가진 Impetigo contagiosa

원인균

포도알균이 주 원인균이나 화농성 사슬알균에 의해서도 발생하며 피부에 상처가 있는 부위를 통해 세균이 침입한다.

증상

전체 농가진의 70% 정도를 차지하며 2~4mm의 홍반성 반점으로 시작하여 빠르게 물집, 고름물집으로 이행한다. 특징적인 증상으로 미란(짓무름)이 생긴 부위에 노란색의 딱지가 형성된다. 얼굴, 특히 코와 입주위, 팔 다리에 호발하며 가끔 림프선 종창을 동반하기도 하나 대부분의 경우 2주내에 자연 치유되는 경과를 밟는다. 하지만 화농성 사슬알균(S. pyogenes, 혈청형 12, 4, 12, 25, 49)에 의해 발생한 약

5%의 환자에서는 급성사구체신염이 병발할 수 있다. 이 빈도는 항생제의 사용과 관계없이 발생하나 대부분의 소아의 경우 후유증을 남기지 않고 호전된다. 합병증으로 성홍열, 두드러기, 다형홍반 등이 있으나 류마티스열은 발생하지 않는다.

치료

그림 17-16. 접촉전염농가진

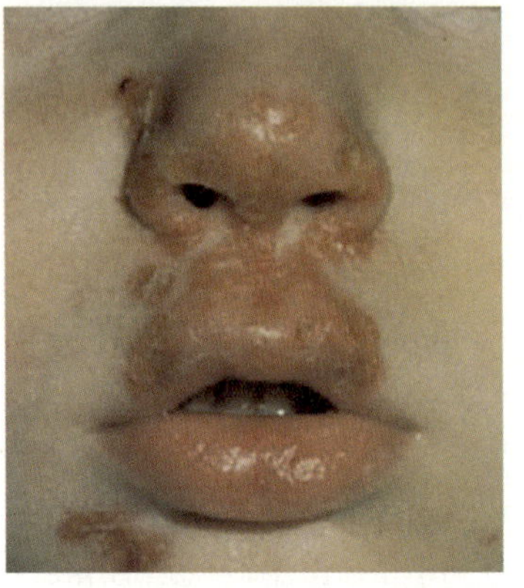

건강한 환자에서 병변이 경미하거나 수가 적은 경우, 전신 증상이 없는 경우 가장 좋은 치료제는 2% mupirocin 연고이다. 합병증이 동반되거나 병변이 광범위한 경우에는 β-lactamase-resistant 항생제인 cephalexin, amoxicillin/clavulanate를 경구 투여한다. 그 외에도 azithromycin이나 clarithromycin을 처방할 수도 있다. 자주 재발하는 경우에는 코나 외음부의 포도알균의 보균 가능성을 염두해 두고 검사를 해야 한다.

XII. 물사마귀(Molluscum contagiosum)

원인

물사마귀는 pox 바이러스 중 molluscum contagiosum 바이러스에 의해 유발된다. 이 바이러스는 인간에 질병을 일으키는 바이러스 중 가장 크며 감염된 세포의 세포질 내에서 증식을 하여 호산성으로 염색되는 연속 종소체(molluscum body)를 형성한다.

역학

주로 성인보다 소아에 많으며 남아에서 여아보다 더 흔히 발생하며, 후천성 면역 결핍증 환자나 항암치료 등으로 면역기능이 저하되어 있는 성인에게서 호발하기도 한다. 자가 접종 및 접촉에 의해 전파가 가능하다.

증상

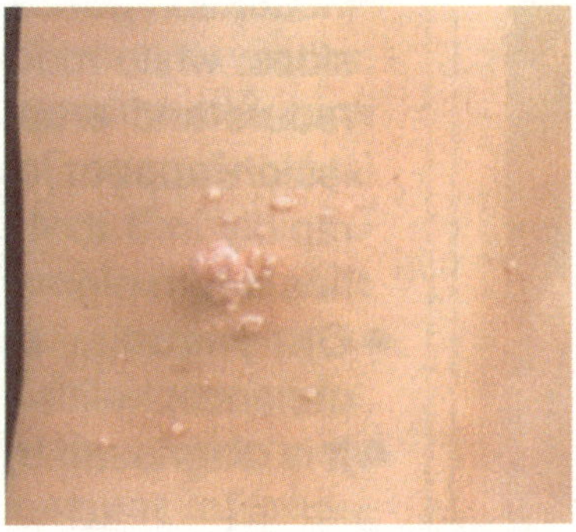
그림 17-17. 물사마귀

병변은 3~6 mm의 반구형 모양의 구진이 특징적으로, 피부색 혹은 분홍색을 보이며 크기가 큰 병변은 대부분 중앙부에 제형성(umbilication)이 있다. 몸의 피부와 점막 어느 부위라도 발생할 수 있으나 주로 안면, 손, 구간부 등에서 자주 발견 할 수 있고 손바닥과 발바닥에는 발생하지 않는다. 대개는 무증상이나 소양증을 호소하기도 한다. 아토피피부염 환자나 면역기능이 저하되어 있는 환자에게서 발생할 경우에는 광범위하게 침범하고 이차적인 세균감염도 흔히 발생할 수 있다. 각 병변들은 2~4개월 정도 지속되나 자가 접종 및 접촉에 의해 계속 전파될 수 있기 때문에 자연 치유는 약 6~9개월 뒤에 이루어지며 수년 동안 지속되는 경우도 있다.

진단

특징적인 병변인 중심부에 제형성이 있는 반구형 모양의 구진으로 임상적 진단은 쉽게 내릴 수 있다. 확진을 위해 중심 제형성 부위를 적출하여 Giemsa 혹은 Wright 염색하여 광학현미경으로 보면 특징적인 벽돌모양의 연속종 소체를 관찰할 수 있다.

치료

대부분 이차적인 세균감염이 없다면 반흔 없이 자연 치유되기 때문에 반드시 치료가 필요한 것은 아니지만 소양증과 자가 접종 및 소아들에게 전염가능성이 있어 큐렛이나 작은 핀셋을 이용하여 소파술(curettage)을 시행하는 것이 좋다. 안검 부위는 전기소작하는 것이 좋다. 크기가 큰 병변이나 후천성 면역결핍증 환자의 경우에도 전기소작(electrocautery)이나 레이저로 제거하기도 한다. 국소 치료로 액화 질소, 포도필린, trichloroacetic acid, 레티노인산 등을 도포하여 통증을 최소화하면서 치료효과를 보는 경우도 있다.

XIII. 수두(Chicken pox)

1) 선천수두증후군(congenital varicella syndrome)

임신 첫 20주 동안의 산모가 수두에 감염이 되었을 경우 산모로부터 출생한 아기는 소수에서(2% 미만) 사지 발육부전, 눈과 뇌 손상, 수두증(hydrocephalus), 맥락망막염, 소안구증, 백내장, 체중미달, 정신발육지연 등이 발생할 수 있다. 임신초기에 산모가 수두나 대상포진에 노출되면 산모의 면역상태를 점검하고, Varicellazoster 면역글로불린(VZIG)이 선천성 수두 증후군이나 신생아수두를 예방할 수 있다는 확실한 증거는 없지만 산모 자신의 수두 합병증 예방 목적에라도 반드시 투여해야 한다.

2) 신생아수두(Neonatal varicella)

신생아들에게서 수두는 대개 출생 후 10일 이내에 발병하며 특히 산모와 수두 발병이 분만 전 5일 이내와 분만 후 2일 이내에 발생한 경우 신생아에서도 수두가 발생할 확률이 높다. 이러한 경우 나이가 많은 소아에서의 경우보다 폐렴과 뇌염의 발생빈도가 높고 사망률도 30%정도로 높게 보고되어지고 있다.

진단

대부분 임상적 소견만으로 진단이 충분하여 특징적인 발진과 최근에 역학적으로 노출되었던 병력으로 적절하게 진단을 내릴 수 있으며 특히 2~3주 안에 노출된 병력이 있을 경우 진단내릴 수 있다. 그 외 수포나 농포의 Tzanck 검사 결과 다핵 거대 표피세포를 관찰할 수 있으며 바이러스 배양검사나 혈청학적 검사를 통해 바이러스를 입증할 수 있다.

수두 피부소견

피부소견은 수두감염의 지표가 되는데 초기 병변으로 구진이나 팽진이 나타날 수 있으나 관찰하기 대부분 어려우며 24시간 이내에 수포로 진행되어 처음에는 이슬방울 보양을 보인다. 수포의 막은 얇고 표재성이고, 홍반으로 둘러싸여 있으며 중심부에 함몰이 있어 배꼽모양함몰(umbilication)을 보인다. 처음에 얼굴과 두피에서 시작하여 몸통과 사지로 퍼져 나간다. 대부분 견갑골 사이의 등, 옆구리, 겨드랑이, 슬와 및 주와부에 같이 압박을 적게 받는 부위에 많이 발생한다. 몸통과 얼굴에 가장 많고 사지에는 적게 발생한다. 대개 손바닥과 발바닥은 침범되지 않는다. 이러한 병변들은 점막도 침범하나 수포성 병변보다는 미란의 형태로 구강내, 비점막, 결막, 기관, 위장관, 요로, 질에서 관찰할 수 있다. 일반적으로 3~4일 동안 새로운 병변이 생기며 수포는 1~2일 후 농포로 변하고 결국에는 딱지가 형성되어 탈락된다. 딱지는 1~3주 후에 탈락되어 다소 붉게 함몰된 바닥을 남기게 되며, 영구적인 함몰된 반흔이 남을 수도 있다. 일정 해부학적 부위에 여러 형태의 발진이 동시에 보이는 특징이 있다.

치료

일반적으로 수두는 저절로 치유되지만 합병증을 예방하는 것이 중요하다. 이차적 세균감염을 피하기 위하여 주의를 기울이고, 소양증에 대해 적극적으로 대처하여 경감시켜 주어야 한다. 수두를 앓는 어린이에게는 Reye 증후군을 유발시킬 수 있기 때문에 아스피린은 절대 금기이다. 심한 수두, 수두 폐렴, 수두 뇌염 등의 합병증이 동반되었거나 면역이 억제된 사람에서 발생된 수두에 대해서는 acyclovir 등의 항바이러스 제재의 정맥내 주사가 필요하다. Varicella-zoster 바이러스에 대한 예방접종이 가능하다. Varicella-zoster 면역글로불린을 수두 접촉 후 96시간 이내에 투여하거나 분만 전 5일 이내 또는 분만 후 2일 이내에 수두가 발생한 산모에서 분만된 신생아에게 투여할 수 있으며 예방접종 후 일부의 경우에서 수두의 발병이 일어날 수도 있다.

그림 17-18. 수두

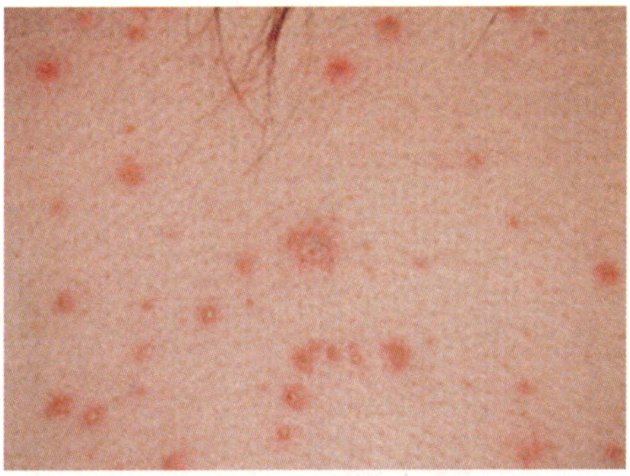

XIV. 장병말단피부염(Acrodermatitis enteropathica)

정의

아연(zinc) 결핍에 의해 나타나는 드문 보통염색체 열성유전질환으로 구멍 주변과 말단부의 피부염, 설사, 탈모가 특징적으로 나타난다.

원인

아연의 장내 흡수장애로 인한 혈청 내 아연 수준이 감소하나, 특정하게 아연의 흡수장애를 유발하는 병리 기전은 잘 알려져 있지 않다.

증상

우유를 먹인 경우는 출생 후 수주 만에 일찍 발생하며, 모유를 먹인 경우는 모유을 떼면서 증상이 시작되는데, 유아기나 청소년기에 처음 증상을 보이는 경우도 있다. 흔히 초기 증상으로 구석입술염(perleche)이 나타나며, 입, 코, 눈, 귀 주변, 항문, 엉덩이, 성기 부위, 손발에 물집, 고름 물집, 미란, 딱지를 보인다. 이차적으로 그람 음성균이나 칸디다감염이 흔하게 일어나며, 탈모, 설사가 동반된다. 수주 후 미각이 떨어지거나, 철분 보충에 반응하지 않는 빈혈이 나타나고, 정서 장애, 정신 장애, 발육부진 등을 보인다.

그림 17-19. 장병말단피부염

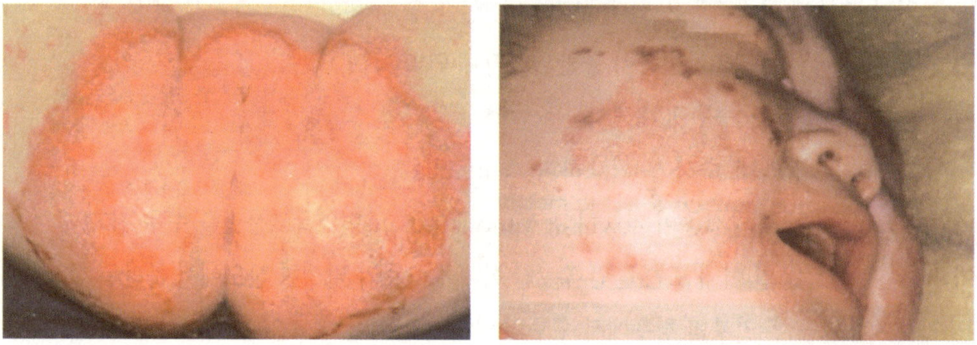

치료

황산아연을 하루에 kg 당 2~3 mg 용량으로 경구투여하면 2주 이내에 피부병변이 소실되며, 수개월 이내에 정상발육과 모발 성장을 볼 수 있다. 계속 투여하지 않으면 재발하므로 평생 투여가 필요하다. 아연 투여로 인한 오심, 구토, 위출혈 등의 부작용이 나타날 수 있다. 혈청 내 구리와는 반비례 관례가 있어 아연이 과다하면 구리 부족으로 인한 빈혈, 호중구감소를 보이므로 혈청 내 아연과 구리 농도, 일반혈액검사 등을 주기적으로 측정하는 것이 필요하다.

소아성장과 발달의학

17 장. 피부질환 II 아토피피부염

편 복 양

아토피피부염은 만성적으로 재발하는 가장 흔한 알레르기성 피부 질환으로 주로 영유아기에 호발한다. 전 세계적으로 약 10~20%의 이환율을 보이고 있으며, 국내에서도 최근 환자가 증가하여 2005년도 초등학생을 대상으로 한 전국적 역학조사에서는 26.4%로 보고 되고 있다. 또한 천식, 알레르기 비염, 식품 알레르기가 있는 가족 내에서 호발 하는 것으로 보고 되고 있다.

아토피피부염이 있는 영아는 자라면서 알레르기 비염이나 천식이 유발되기 쉬운데 이를 '알러지 행진(allergic march)' 이라고 한다.

원인과 악화 요인

다양한 원인에 의한 복합적인 알레르기 질환으로 유전적인 소인과 환경적인 요인, 피부 장벽의 손상, 피부의 선천 면역 반응의 장애 등이 주요 발병 원인으로 알려져 있다.

아토피피부염의 증상을 유발하고 악화시키는 요인들에는 피부 자극, 식품이나 흡입성 항원, 피부의 이차 감염, 정신적 스트레스 등이 있다.

피부에 자극이 되는 모든 요인들이 아토피피부염의 증상을 초래하고 악화시킬 수 있다. 예를 들어, 실내가 너무 건조하거나 온도가 높은 경우, 땀을 많이 흘리는 경우, 어린 영유아의 경우 침을 흘리는 경우, 꽉 끼거나 거친 소재의 옷을 입는 경우, 손톱이 긴 경우 등이 피부에 자극을 주는 요인들이 될 수 있다.

영유아의 약 30%에서는 식품이 아토피피부염을 유발시키거나 악화시키게 된다. 흔한 식품 항원으로는 우유, 계란, 콩류 등이 있다.

영유아기를 제외한 소아 청소년기 아토피피부염 환자의 약 50%에서는 집먼지진드기, 꽃가루, 동물의 털이나 비듬, 진균류 등의 흡입성 항원이 원인이 되기도 한다.

최근 아토피피부염에서 가장 중요한 악화 요인으로 피부의 이차 감염을 들 수 있다. 특히 포도상구균(*Staphylococcus aureus*) 감염이 많고, 바이러스로는 헤르페스 바이러스, 진균 감염이 흔하다. 포도상구균은 아토피피부염 환자의 환부에서 약 90%에서 검출되며 아토피피부염의 중증도와 만성화에 주요한 역할을 하는 것으로 알려져 있다.

임상증상

아토피피부염은 특징적으로 영아기부터 시작한다. 환자의 약 50%는 생후 1년 이내에 증상이 시작되며,

나머지 30%가 1~5세 사이에 진단이 된다.

아토피피부염의 가장 특징적인 증상은 심한 가려움증이다. 가려움증은 대부분 밤에 심해지며 긁어서 피부에 상처를 내고 상처로 인해 더 가려워지는 악순환을 거듭하면서 피부 소견이 더 악화되고 만성화되는 특징을 갖고 있다.

아토피피부염의 증상은 개인별로, 연령별로, 인종별로 다양한 양상을 보일 수 있다. 또한 연령에 따라 증상이 나타나는 부위와 모양이 다를 수 있다. 영아기(2세 이전)에는 주로 얼굴과 팔, 다리의 바깥쪽 부분에 삼출성 병변으로 나타나며, 소아기(2~12세)에는 팔꿈치 안쪽과 무릎 뒤쪽 같은 팔, 다리의 접히는 부분에 나타난다. 성인기에는 이마, 손목, 발목, 목 등에 피부가 건조하고 뚜꺼워진 태선화(lichenification) 현상을 보이게 된다.

검사 소견

아토피피부염을 진단하기 위한 특별한 진단적 검사법은 없다. 대부분의 환자들은 말초혈액 내 호산구가 증가되어 있으며, 혈중 IgE 농도가 증가되어 있다.

알레르기 피부 시험이나 특이 IgE 검사로 감작된 항원을 찾을 수 있다.

자세한 병력을 통해 유발물질과 임상증상과의 관계를 확인하는 것이 중요하다.

진단 및 감별진단

아토피피부염의 진단은 임상적 진단기준에 의한다. 임상적 진단기준은 주 소견과 부 소견으로 나눌 수 있다.

주 소견으로는 가려움증(pruritus), 특징적인 분포를 보이는 홍반성 피부염(erythematous dermatitis), 그리고 만성적으로 재발하는 경과의 3가지 요소이다. 부 소견으로는 천식이나 고초열의 가족력, IgE의 증가, 즉시형 피부반응 등 다양하다.

많은 염증성 피부질환, 면역결핍증, 피부악성종양, 유전질환, 감염성 질환, 기생충 감염 등이 아토피피부염과 증상과 징후가 비슷하므로, 아토피피부염의 진단은 이들 유사 질환에 대한 감별이 우선되어야 한다.

생후 1년 이내에 성장지연(failure to thrieve), 설사, 전신성 비늘이 있는 홍반성 발진, 그리고 반복적인 피부 및 전신 감염이 동반될 때에는 중증 복합면역결핍증을 감별하여야 한다. Histiocytosis 역시 infant에서 아토피피부염과 failure to thrive 가 있으면 감별하여야 한다. Wiskott-Aldrich 증후훈은 X-linked recessive로 유전되는 질환으로 혈소판감소증, 면역 결핍, 그리고 재발하는 심한 세균감염을 특징으로 한다. Hyper-IgE syndrome은 심한 IgE 증가와 재발하는 심부 세균감염, 만성적인 피부염, 잘 조절되지 않는 dermatophytosis(백선증)이 동반된다. 사춘기에서 습진성 피부염이 있으며 어렸을때 피부염이나 알러지, 아토피의 가족력이 없는 경우에는 allergic contact dermatitis를 고려하여야 한다.

그 외에도 psoriasis(건선), ichthyosis(비늘증), seborrhic dermatitis 등도 감별하여야 한다.

치 료

적절한 피부 보습을 통해 피부 장벽 기능을 회복시키고, 유발 요인의 파악과 회피가 중요하며, 필요한 경우 약물 치료를 한다.

1. 피부 장벽 기능(skin barrier function)의 회복

아토피피부염 환자의 대부분은 피부장벽기능의 손상으로 피부를 통한 수분 손실이 증가하여 건조한 피부를 갖고 있다. 피부는 각질층이라고 하는 피부 보호막으로 보호되는데 이는 각질 세포와 세포 사이 사이를 채우는 세포간 지질로 구성되어 있다. 세포간 지질은 세라마이드, 콜레스테롤, 지방산 등이 주 성분으로 외부로부터의 각종 이물질이나 유해병원균, 물리적 자극 등으로부터 피부를 보호하고 수분과 전해질 손실을 방지하는 보호막 역할을 한다. 따라서 이런 피부 장벽 기능을 정상화시키기 위한 노력으로 피부 보습과 청결이 중요하다.

1) 청결

목욕을 통한 피부 청결은 피부 각질층에 수분을 공급해 줄 뿐 아니라 피부에 자극을 주는 각종 유해물질을 제거하는 역할을 한다. 목욕물은 너무 뜨겁지 않게 목욕 시간은 15분 이내로 하는 것이 좋다. 약산성 보습 비누를 가볍게 사용하는 것이 도움이 된다. 목욕 후에는 부드러운 수건으로 두드리듯이 물기를 닦고 3분 이내에 보습제를 바르도록 한다

2) 보습

피부 보습의 목적은 피부에 적절한 수분을 유지시켜서 피부장벽기능을 정상으로 회복시키는데 있다. 또한 아토피피부염 치료를 위해 사용되는 국소용 스테로이드제 등의 외용제의 사용을 줄일 수

있는 효과가 있다.

보습제는 수분 함량에 따라 로숀, 크림, 연고 등의 형태로 구분할 수 있는데, 환자의 피부상태, 사용할 부위, 개인의 취향에 따라 적절한 보습제를 선택하는 것이 중요하다.

보습제는 세안 또는 목욕 후 3분 이내에 물기가 남아 있는 상태에서 부드럽게 바르는 것을 추천하며, 목욕 후 뿐 아니라 피부 상태나 계절 등에 따라 건조해지지 않도록 자주 발라주는 것이 좋다.

2. 약물 치료

가려움증을 감소시키기 위한 항히스타민제, 피부 염증을 치료하기 위한 항염증제로 국소 스테로이드제나 비스테로이드성 국소용 면역조절제, 이차 감염 치료를 위한 항생제 등이 사용될 수 있다.

1) 항히스타민제

전신용 항히스타민제는 가려움증의 감소에 도움이 되나 진정 작용 등의 부작용이 있으므로 최근에는 이런 부작용을 줄인 2세대, 3세대 항히스타민제가 개발되어 사용되고 있다.

2) 스테로이드제

스테로이드제는 강한 항염증제로 효과가 있으나 환자의 피부 상태, 부위, 연령 등을 고려하여 적절한 강도의 제제를 선택하여 사용하여야 한다. 국소용 스테로이드의 강도는 분류에 따라 5단계 또는 7단계로 분류하는데, 1단계가 가장 강한 강도이고, 5단계 또는 7단계가 가장 약한 강도이다.

3) 비스테로이드성 국소용 면역조절제(calcineurin 억제제)

최근 개발된 비스테로이드성 국소면역억제제로 T 세포의 활성을 억제하여 피부 염증을 감소시키는 항염증제이다.

4) 항생제

피부의 이차 감염으로 인한 심한 가려움증과 염증에 사용한다. 가장 흔한 세균감염으로 포도상구균(*Staphylococcus aureus*) 감염에 대한 항생제 치료를 할 수 있다. 헤르페스 감염이 의심되면 국소용 스테로이드제를 중단하고 경구용 항바이러스제제를 투여하여야 한다.

■ 참고문헌

1. 안효섭. 홍창의 소아과학, 제9판. 서울:대한교과서주식회사, 2008:1142-6.
2. 편복양. 소아 청소년 아토피피부염 진료가이드라인. 서울:광문출판사, 2008:5-48.
3. Ben-Gashir MA, Derm D, Seed PT, Hay RJ. Predictors of atopic dermatitis severity over time. J Am Acad Dermatol 2004;50:349-56.
4. Boguniewicz M, Schmid-Grendelmeier P, Leung DYM. Atopic dermaitis. J Allergy Clin Immunol 2006;118:40-3.
5. Jung T, Stingl G. Atopic dermatitis : Therapeutic concrepts evolving from new pathophysiologic insights. J Allergy Clin Immunol 2008;122:1074-81.

소아성장과 발달의학

18 장. 소아 영상의학 Ⅰ 뇌 신경계 질환

홍 현 숙

I. 진단방법 및 해부학

1. 단순두개골 촬영 (plain skull radiography)

단순두개골 촬영은 환자에게 아무런 처치 없이 간단히 머리의 전후면 및 측면 X-선 사진을 찍는 방법으로서 골절, 뼈의 비후나 경화증(sclerosis), 뼈의 파괴 여부 등 두개골 자체의 병변과 두개내압(intracranial pressure)의 상승, 뇌의 병적 석회화, 뇌하수체종양(pituitary tumor)에서와 같이 두개내 종양에 의한 인접 뼈의 압박미란(pressure erosion) 등 두개내부 병변의 극히 일부를 알아내는 데에 이용된다.

정상 봉합선(normal suture line)과 혈관구(vascular grooves)는 방사선 투과성의 선으로 보일 수 있다. 정상 성인의 봉합선은 톱니모양으로 서로 얽혀 있고, 봉합선 주위가 약간 경화(perisutural sclerosis) 되어 보이는 것이 특징이다. 어린이에서는 이러한 특징이 없어 골절선과의 감별이 어려운 경우가 많다. 또한 신생아에서는 정상적으로 많은 방사선 투과성의 선이 마치 골절처럼 보일 수 있으므로 특히 주의하여 골절 유무를 판독해야 한다. 혈관구는 두개골의 내판(inner table)이나 외판(outer table)의 어느 한쪽에만 골이 파여져 있으므로 골절보다 방사선 투과성이 덜하고(less radiolucent) 말초부위로 갈수록 가늘어지며 분지되는(branching) 양상을 보이고 이미 알려져 있는 혈관의 해부학적 위치에서 보이는 것이 특징이다. 두개골 자체가 전체적으로 두꺼워지고 고음영의 경화증 소견을 보이는 질환은 골화석증(osteopetrosis)이 대표적이며, 국소적 비후는 섬유성 이형성증(fibrous dysplasia), 골종(osteoma), 수막종(meningioma) 등에서 주로 나타난다. 부분적인 골파괴로 인하여 국소적인 방사선 투과성 결손으로 나타나는 질환은 골전이(bone metastasis)가 대표적이다.

두개내압의 상승이 있을 때는 원인에 관계없이 다음과 같은 소견이 나타난다.

① 머리가 커지고, ② 두개골이 얇아지며, ③ 봉합선이 분리되고, ④ 뇌회 흔적이 증가하며(increased convolutional markings) ⑤ 후상돌기(posterior clinoid process) 또는 안배부(dorsum sella)에 압박미란의 소견을 보이고, ⑥ 터키안(sella trucica)이 확장된다. 위의 소견 중 ①, ②, ③ 은 주로 신생아나 소아에서 관찰되며, ④, ⑤, ⑥ 은 성인에서 관찰된다.

병적인 석회화를 잘 보이는 종양은 핍지교종(oligodendroglioma)과 두개인두종(craniopharyngioma)이 대표적이며, 동정맥기형, 혈관종에서도 나타날 수 있다. 그 외에 가성부갑상선 기능저하증(pseudohypoparathyroidism)이나 가성가성부갑상선 기능저하증(pseudopseudohypoparathyroidism)에서 기저핵(basal ganglia)에 석회화가 나타낸다. Sturge-Weber 증후군에서는 두정후두엽(parietoccipital lobe)에 기찻길 같은 꾸불꾸불한 이중 석회화선이 나타나는 것이 특징이다.

2. 전산화 단층촬영(computed tomography: CT scan)

각 연부조직의 X-선 감약계수를 계산하여 영상화한 CT는 뇌척수액, 뇌백질, 뇌회질 등을 명확히 구분해 주기 때문에 뇌출혈, 뇌경색, 뇌종양 등 뇌질환을 의심하는 거의 모든 경우에 가장 보편적으로 이용되고 있다. 석회화의 유무, 급성출혈, 뼈의 이상유무 등을 알기 위해서는 CT가 MR보다 더 좋다. 정상인의 뇌 CT에서 가장 희게 고음영으로(high attenuation) 나타나는 부위는 두개골이며 회백질, 백질, 뇌척수액, 지방조직의 순서로 음영이 낮아진다. 석회화는 뼈와 같은 고음영으로, 급성출혈 시의 혈괴(blood clot)는 뼈보다는 약간 낮으나 회백질보다는 매우 높은 고음영으로, 부종이나, 경색, 탈수초증(demyelination)은 백질과 뇌척수액의 중간 음영으로 나타난다.

3. 자기공명영상(magnetic resonance imaging)

MR은 CT에 비해 연부조직의 대조도(contrast)가 훨씬 뛰어나고, 횡단영상(transverse, axial imaging) 뿐만 아니라 관상영상(coronal imaging)과 시상영상(sagittal imaging) 등 원하는 어떤 단면의 영상도 얻을 수 있기 때문에 거의 모든 신경계 질환의 영상진단에서 CT보다 진단적 가치가 높아 CT에 우선하여 이용되는 표준검사로 정착되었다. 그러나 ① 작은 석회화 병변, ② 골절, ③ 급성 지주막하 출혈(acute subarachnoid hemorrhage), ④ 24시간 이내의 급성 혈종(acute hematoma)의 진단에는 CT가 MR 보다 더 진단적 가치가 높다. 심박동기(cardiac pacemaker), 내이이식(cochlear implant), 안구내 금속성 이물질을 가진 환자는 MR의 자장에 영향을 받아 위험할 수 있으므로 MR의 금기증이다. 정상조직의 MR 신호강도를 보면 지방조직이 T1 강조영상에서는 T1이 가장 짧아 가장 높은 고신호강도를 보이고, 뇌백질이 그 다음의 고신호강도를 보이고, 그 다음 뇌회백질, 뇌척수액의 순서로 신호강도가 낮아진다. T2 강조영상에서는 T2가 짧을수록 저신호강도를 보이므로 T2가 가장 긴 뇌척수액이 가장 높은 고신호강도를 보이고, 뇌회백질, 뇌백질의 순서로 신호강도가 낮아진다. 담창구(globus pallidus), 적핵(red nucleus), 치상핵(dentate nucleus)은 T2를 짧게 하는 철분함량이 많아 가장 낮은 저신호강도를 보인다. 대부분의 병변은 T1 및 T2 가 정상 뇌회질보다 길어서 T1 강조영상에서는 저신호강도(검게 보임)로, T2 강조영상에서는 고신호강도(희게 보임)로 나타나는데(예외도 있음), 그 정도는 대체로 물(H_2O) 즉 양자(proton) 의 양에 비례한다. 즉 물 성분이 많을

수록 T1 강조영상에서는 더 검게, T2 강조영상에서는 더 희게 보인다.

4. 뇌혈관 조영(cerebral angiography)

뇌를 공급하는 경동맥(carotid artery) 이나 추골동맥(vertebral artery)에 도관을 삽입한 후, 조영제를 주입하여 뇌혈관을 나타내는 검사방법으로서 뇌동맥류, 동정맥기형, 혈관의 협착 또는 폐색 등 뇌혈관 자체의 병변과 과혈관성 종양(hypervascluar tumor)에서 종양혈관의 분포 등을 정확히 알고자 할 때 주로 시행된다.

5. 초음파 검사(ultrasongraphy) 및 도플러검사(Doppler method)

초음파는 뼈를 통과하지 못하므로 성인의 두부에서는 이용되지 않고, 신생아에서 숫구멍(fontanelle)을 음창(sonic window)으로 이용하여 뇌출혈, 뇌수두증 등을 진단하는 데에 주로 사용된다. 성인에서는 수술 도중 또는 수술 후 골편(bone fragment)을 제거한 경우에 이용될 수 있다. 도플러 검사는 경동맥의 폐색, 협착 등의 진단과 좁아진 혈관의 혈류 속도를 파악하기 위해 주로 이용된다.

II. 뇌 초음파

뇌 초음파 검사는 숫구멍(fontanelle)이 열려있는 소아에서 뇌 질환의 선별검사로 사용되는 간편하고 비침습적인 검사이다. 앞숫구멍 이외의 추가 음창을 이용한 뇌 초음파 스캔은 뇌초음파 검사의 정확성을 향상시킨다.

1. 기본적인 뇌 초음파 검사 방법

일반적으로 5-8 MHz의 섹터(sector) 또는 볼록(convex) 탐촉자를 사용한다. 이 때 숫구멍을 압박하지 않도록 주의한다. 앞 숫구멍을 통한 관상면 및 시상면 영상이 표준 영상에 해당하는데, 스캔을 시행할 때는 숫구멍에 탐촉자를 고정한 후 각도만을 변경하여 시행한다.

1) 기본 영상

관상면 영상의 경우 전두엽실질, 측뇌실의 전두각, 제 3뇌실, 사구수조(quadrigeminal cistern), 삼각(trigone), 난형중심(centrum semiovale) 이 보이는 6개 정도의 영상면을 얻게 된다. 시상면 영상은 뇌량 전체가 보이는 정중앙 시상면, 꼬리시상 고랑(caudothalamic groove), 맥락사구(choroid glomus), 뇌실주위 백질(periventricular white matter), 가쪽 고랑(Sylvian fissure) 의 순서로 편측 스캔을 시행한 후 반대쪽 시상면 스캔을 시행한다. 추가 음창(Supplemental window)을 사용한 초음파 검사 방법으로는 1) 뒤숫구멍(Posterior fontanelle), 2) 뒤가쪽숫구멍(mastoid fontanelle), 3) 측두 음창을 통한 검사(Temporal approach), 4) 큰구멍(Foramen magnum)을 통한 검사가 있다.

2) 뇌혈관의 도플러 검사

(1) 색도플러(Color Doppler) 초음파 검사 : 색도플러 초음파 검사는 숫구멍 가까이에 위치한 정맥동 내 혈전 유무, Galen 기형 등의 혈관기형의 진단에 도움을 주며, 지주막하 공간에 정상적으로 관찰되는 혈관들을 관찰하여 축외 액체 저류 또는 출혈이 있을 때, 경막하 공간과의 감별에 도움을 준다.

(2) 도플러 파형 분석 대뇌동맥의 도플러 파형 분석은 대부분 앞숫구멍을 통해 내경동맥, 전뇌동맥 또는 중뇌동맥의 파형을 얻어 혈류 속도와 저항지수(resistive index, RI)를 평가한다. 뇌혈관의 혈역학적 변화를 평가하는데 저항지수가 사용되는데 만삭아의 전뇌동맥 및 중뇌동맥의 저항지수의 정상범위는 0.6-0.8 정도로 알려져 있다. 저항지수가 혈관마다 조금씩 차이가 있고, 정상 범위도 넓지만 같은 환자에서 저항지수의 변화를 관찰함으로써 혈류역학적 변화를 관찰할 수 있다. 저항지수가 증가하는 상태로는 출혈, 뇌부종, 경막하 삼출, 수두증, 동맥관개존증 등으로 혈류 내 저항 증가나 뇌혈류의 감소를 의미한다. 저항지수가 감소하는 경우는 심한 저산소성 허혈성 손상, shock 등으로 뇌혈관의 자동조절능(autoregulation)이 파괴된 상태로 혈관을 확장시키는 독성물질 분비로

그림 18-1 A. 신생아 뇌 초음파 스캔은 patent anterior(AF) and posterior fontanelle(PF), 혹은 mastoid suture(MF) 를 이용하여 검사한다. B. anterior fontanelle 에서 coronal scan, C. sagittal scan을 하는 모식도이다.

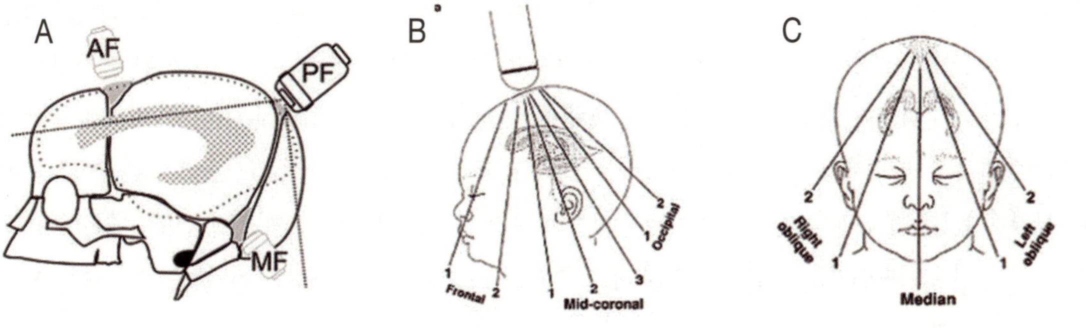

이완기 혈류가 상대적으로 많아 저항지수가 감소하게 된다.

III. 저산소증 및 허혈성 뇌손상

저산소증은 혈중 산소량의 감소를 의미하며, 허혈은 혈류의 감소를 의미한다. 뇌 손상을 초래하는 저산소증 및 허혈성 뇌 손상은 주산기 질식에 의해 초래되는 경우가 많고 구체적인 원인으로는 분만 중 외상, 태변 흡입, 청색성 심장 질환, 유리질막병 등이 있다. 주산기 질식이 있으면 저산소증, 과탄산혈증(hypercarbia), 산증(acidosis), 그리고 전신 혈압의 저하를 초래하는 것으로 알려져 있다. 저산소증과 과탄산혈증으로 인하여 뇌 혈류 자동 조절기능(autoregulation)이 소실되거나, 전신적인 저혈압이 왔을 때 혈액의 뇌 관류량이 감소하고 결국 허혈성 뇌손상이 온다. 허혈성 뇌손상은 환아의 연령에 따라 다양하게 나타나는데 미숙아에서는 뇌실 주위 백질연화증(periventricular leukomalacia; PVL)의 형태로, 만삭아에서는 분수계성 경색(watershed zone infarction), 선택적인 신경 손상(selective neuronal injury), 부분적인 또는 다발성 뇌 괴사(focal, multifocal neuronal necrosis) 등의 소견을 볼 수 있다.

1. 미숙아의 뇌실 주위 백질연화증

미숙아에서 뇌 혈류의 자동 조절이 잘 안되고 전신적인 저혈압이 있으면 분수계에 해당하는 부분에 혈류 공급이 부족해진다. 재태 기간 중 처음 2/3 동안은 뇌실에서 대뇌 표면으로 나가는 혈관이 발달하지 않고 대뇌 표면에서 내부로 들어오는 혈관에 의해 대부분의 뇌 실질이 공급받게 되므로 미숙아에서는 뇌실 주위 백질이 가장 혈류가 불안정한 분수계에 해당한다. 그 중에서도 측뇌실의 삼각부(peritrigonal region)와 몬로공 주위, 그리고 부챗살관(corona radiate)의 백질이 쉽게 손상되는 반면 대뇌 피질은 뇌막동맥으로부터 오는 측부 혈관 덕분에 상대적으로 손상을 적게 받는다. 손상받은 뇌는 뇌실 주위 백질의 괴사가 있은 후 2주 정도의 시간이 경과하면 공동(cavity)이 생긴다. PVL에 의한 신경학적 이상은 손상된 위치에 따라 다르다. 삼각부 주위 병변일 때는 피질성 시각 장애(geniculocalcarine tract involvement) 가 생기고 몬로공 주위 병변은 강직성 사지마비(spastic cerebral palsy: corticospinal tract involvement)가 올 수 있다. 하지가 상지보다 심하게 손상되고 병변이 심하지 않는 한 인지기능은 보전된다. 초기 백질연화증(PVL)의 초음파 소견은 전두각과 삼각부 주위 뇌실질의 에코 증가인데 경한 허혈성 손상을 진단하는 데는 민감도가 떨어진다. 병변의 정도가 심하면 출혈성 괴사가 초래되며 뇌실 내 출혈을 동반할 수도 있다. 손상이 경한 경우 2~3주 이내에 에코가 정상화되고 15 % 정도는 뇌실 주위 낭종이 형성된다. 뇌실 주위 낭종이 생겨야 백질연화증(PVL)이 비로소 확진된다고 할 수 있다. 일단 형성된 낭종은 줄어들거나 사라지기도 하지만 두꺼운 벽을 가진 낭종이 그대로 남기도 하고 뇌실 벽이 없어지면서 뇌실과 교통이 생기기도 한다. 오래된 백질연화증(PVL)의 초음파 소견은 전반적인 뇌 위축, 반구 간열의 확장, 뇌실의 확장 등이다.

2. 만삭아에서의 저산소증 및 허혈성 뇌손상

방시상(parasagittal) 또는 분수계성 손상(watershed zone infarction)

만삭아에서 혈액 공급의 분수계는 전뇌동맥, 중뇌동맥, 후뇌동맥의 경계부이고 전두엽과 두정-후뇌엽의 방시상 피질과 피질하 백질(subcortical white matter)에 해당한다. 양측에 오는 경우가 흔하고 초음파로 부분적으로 증가된 에코의 소견을 볼 수 있다. 도플러 초음파를 사용하여 혈관박동의 유무를 볼 수 있다. 그런데 이 부위는 두개골과 인접한 부위라 음창(sonic window)이 충분하지 않으면 탐촉자의 각도를 기울여 살펴보아도 진단이 어려울 때가 있다. CT 스캔에서도 이 부위는 정상적으로 다른 부위에 비해 저음영으로 보일 뿐 아니라 두개골에 의한 선경화 인공물(beam hardening artifact)이 발생할 여지가 많아 진단에 어려움이 있다. 따라서 급성기의 병변을 평가하는 데는 MR 영상이 가장 적당한 것으로 알려져 있다. 만삭아의 성숙된 뇌실질의 병변이 오래 되면 조직의 손실, 낭성 변화와 함께 교세포(gliosis) 작용이 동반되고 그 밖에 뇌실 확장과 석회화의 소견을 보인다.

IV. 출혈

두개내 출혈은 신생아의 사망과 신경학적 이상의 중요한 원인이 된다. 출혈의 형태와 기전은 미숙아와 만삭아 간에 차이를 보이는데 미숙아에서는 배아 기질 출혈에 의한 뇌실내 출혈(germinal matrix-intraventricular hemorrhage; GMH-IVH)이 많은데 비해 만삭아는 주산기 질식이나 외상에 의한 경막하 혹은 지주막하 출혈이 흔하다.

1. 미숙아의 배아 기질 및 뇌실내 출혈

주산기 저산소증은 모세혈관을 손상시켜 투과성에 변화를 주고 과탄산혈증은 뇌 혈류의 증가를 초래하여 결국 뇌동맥압의 상승으로 이어지는데 보고에 따르면 질식된 신생아의 뇌 중심으로의 혈류가 240% 까지 증가된다고 한다. 기전으로는 저산소증에 의한 신경 세포의 파괴에 작용하는 것으로 생각되는 아미노산(N-methly-D-aspartate)이 뇌 혈류의 급격한 증가를 초래한다는 설이 유력하다. 손상된 혈관으로 뇌 혈류가 증가되면 출혈이 발생한다.

미숙아에서의 출혈의 가장 흔한 위치는 배아 기질(germinal matrix)이다. 배아 기질은 태생기에 미상핵(caudate head)의 상부와 측뇌실 바닥을 따라 상의하(subependymal)에 위치한 혈관이 풍부한 조직으로 신경모세포(neuroblast)가 존재하여 이로부터 대뇌 피질과 기저핵을 형성할 신경원(neuron)이 만들어진다. 배아 기질은 태생 8~28주 동안 발달했다가 점차 퇴화하기 시작하여 6개월 정도 되면 마지막으로 미상핵의 머리에만 남아있게 된다. 따라서 34주 이후 신생아의 배아 기질 출혈은 드물다. 최근 배아 기질의 출혈이 소정맥으로부터 비롯되어 정맥 주위 공간을 따라 퍼져서 말단 정맥들을 압박하여 배아 기질의 정맥성 경색을 일으킨다는 연구 결과가 있는데 이는 장차 대뇌피질을 구성할 신경 세포의 일부가 파괴됨을 의미하고 미숙아의 25% 까지 보고되는 인지 능력의 저하를 설명하는 근거가 될 것으로 생각된다. 배아 기질 출혈이 심하면 뇌실막(ependyma)을 통과하여 뇌실 내 출혈이나 뇌 실질의 출혈 및 경색으로 진행하여 결국 뇌연화증(encephalomalacia)에 이른다. 한편 임상적으로 문제가 많은 미숙아의 생명을 보호하기 위해 시행되는 인공 호흡기의 고압 설정, 기관 내 흡입, 교환 수혈, 고장성 용액의 정맥 주입 등의 치료 방법이나 심근 기능 저하, 기흉, 대동맥관개존증 등에 의한 정맥압 증가도 역시 출혈을 초래할 수 있다. 이러한 여러 가지 혈압상승을 야기시키는 원인을 제거하여 배아 기질 출혈을 예방하는 것이 중요하다. 임상적으로 GMH-IVH 는 문제가 되지 않을 수도 있지만 정도에 따라 의식저하, 긴장감소, 자세이상, 발작, 무호흡 그리고 혼수상태 등의 소견을 보인다. GMH-IVH는 출혈 정도에 따라 예후가 다르기 때문에 뇌실의 크기 증가 유무와 뇌실 주위 실질의 손상 유무에 따라 4등급으로 나눈다. 4등급 출혈에 포함되는 뇌 실질의 출혈에 대해서는 뇌실 내 출혈의 연장이 아니라 정맥이 막혀서 생긴 출혈성 경색이라는 이견이 있고 따라서 뇌 실질의 출혈을 등급 체계에 포함시키지 않는 분류법도 있다. 1,2 등급과 2,3 등급의 GMH-IVH는 생존율과 신경학적 장애 유무에 의미 있는 차이가 있는 것으로 보고되었다.

1등급 출혈: 뇌실막 및 배아 기질에 국한된 출혈

2등급 출혈: 뇌실막 및 배아 기질 출혈과 뇌실 확장이 없는 뇌실 내 출혈

3등급 출혈: 뇌실 크기의 증가를 동반한 상의하와 뇌실 내 출혈

4등급 출혈: 뇌실 주위 뇌 실질의 출혈성 병변을 동반한 상의하와 뇌실 내 출혈

2. 진단과 추적에 적절한 초음파 시행 시점

일반적으로 뇌실 주위 및 뇌실 내 출혈은 출생 당일에 가장 많이(36~50%) 발생하고 차차 빈도가 감소하여 생후 6일 이내에 90% 이상의 출혈이 발생하게 된다. 5% 정도에서는 생후 1주일 이후에 출혈이 발생하는데 출생 초기에 비해 뇌실 내로 연결되는 빈도가 낮다. 그러므로 증상이 없는 미숙아의 일반적인 검사는 생후 4~7일에 처음 시행하는 것이 바람직하다. 물론 출혈이 의심되는 임상 소견, 즉 신경학적 이상, 헤마토크리트의 저하, 서맥 등의 증후가 보일 때는 언제라도 초음파를 시행해야 한다. 뇌실 내 출혈이 있는 환아

그림 18-2. 배아 기질 및 뇌실 내 출혈의 분류. A. grade I : small high echogenicity confined to germinal matrix B. grade II : hemorrhage extension to lateral ventricle C. grade III : hemorrhage fills and dilates left lateral ventricle D. grade IV : hemorrhage extends to cerebral parenchyma

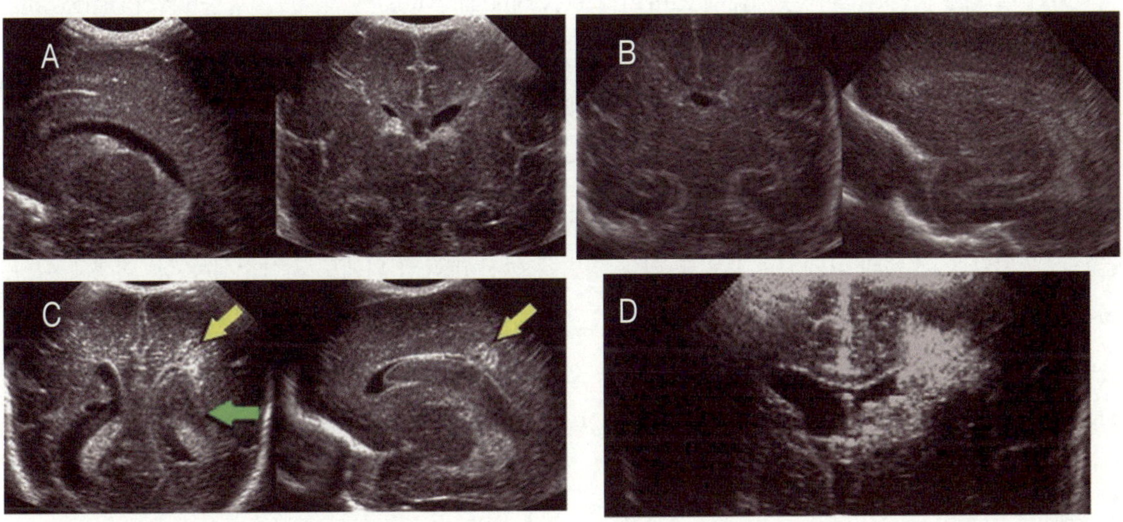

에서는 다시 1주 후에 추적검사를 시행하여 출혈과 뇌실 크기가 안정될 때까지 추적 검사를 계속해야 하고 뇌실 크기의 변화가 없더라도 3개월 후 지연된 뇌실 확장이(delayed ventriculomegaly) 있는지 확인하는 것이 좋다.

V. 두개 내 감염(intracranial infection)

1. 선천성 감염

TORCH 바이러스에 의한 자궁내 감염이 태아의 뇌수막염을 일으키는 원인이 될 수 있다. 이들은 대부분 태반을 통해 감염되고 헤르페스 2형 바이러스는 감염된 산도를 지나며 감염된다. 이들 바이러스는 괴사를 동반하는 염증을 일으키고 결국 수두증, 석회화, 공뇌증(porencephaly), 소뇌증(microcephaly), 무뇌수두증(hydranencephaly), 이소성 회백질(heterotopic gray mater), 다소뇌회증(polymicrogyria) 등을 초래한다. 임상적으로 감염된 환아들은 간과 비장의 종대, 빈혈, 발진, 맥락망막염, 골 간단의 변화 등의 전신 감염 증상과 함께 중추신경계의 감염에 의한 경련, 불안, 청각 장애, 그리고 강직(spasticity) 등의 소견을 보인다. 가장 흔히 볼 수 있는 선천성 감염의 초음파 소견은 석회화, 뇌실 확장, 그리고 기저핵의 고에코를 보이는 혈관들이다. 석회화는 매우 강한 에코를 보이는 점들로 그 분포는 감염의 종류와 정도에 따라 다양하다. 석회화가 잘 동반되는 감염원은 거대세포 바이러스(cytomegalovirus)와 톡소포자충증(toxoplasmosis)으로 정도가 심하지 않으면 주로 뇌실 주위에 국한된 석회화를 볼 수 있으나 정도가 심해지면 기저핵과 뇌 피질까지 석회화가 진행한다. 선천성 감염 때 기저핵에서 볼 수 있는 고에코의 선상의 병변들은 병리학적으로 석회화가 되거나 세포가 많은 혈관으로 도플러 초음파를 해보면 중간 크기의 동맥과 같은 파형을 볼 수 있다. 정상적으로 기저핵의 렌즈 선조체(lenticulostriate)동맥은 회색조(gray scale) 초음파에서는 볼 수 없는 구조물이다. 기저핵의 고에코로 보이는 선상 병변은 선천성 감염 외에도 저산소성 손상, 염색체 이상, 신생아 질식, 태내 코카인 및 알코올 중독 등에서도 볼 수 있는 비특이적 소견이다. 뇌실 크기의 증가는 염증반응에 의한 폐쇄성 수두증이나 뇌위축에 의한 소견인데 뇌실 벽의 에코가 증가하거나 내부에 격막이 있는 등 뇌실염을 시사하는 소견이 동반되기도 하고 주위 실질의 손상이 있기도 한다.

2. 후천성 감염

후천성 감염의 원인은 세균이 가장 많고 그 밖에 진균이 원인이 된다. 신생아 시기에 흔한 원인균은 B군 연쇄상구균(*Streptococus*) 과 대장균이고 그 이후에는 헤모필루스 인플루엔자균(*Haemophilus influenzae*), 연쇄상구균(*Streptococus pneumoniae*), 수막염균(*Neisseria meningitidis*) 등이 주 원인이 된다. 중추 신경계의 세균 감염은 패혈증에 동반되는 경우가 많으며 맥락막총으로부터 뇌실과 지주막하 공간으로 퍼져 뇌실염과 수막염을 유발하고 혈관염에 의한 뇌경색이 오기도 한다. 감염 후 합병증으로 뇌연화증, 수두증, 뇌 위축, 경막하 삼출액 등이 있다.

1) 뇌막염(meningitis)

보통 뇌막염으로 부르는 것은 지주막(arachnoid membrane)과 유막(pia mater)을 침범하는 연수막염(leptomeningitis)을 말한다. 진단은 임상증세, 이학적 소견 및 뇌척수액(CSF) 등의 검사소견에 의존하게 되며, CT 및 MR 영상은 뇌막염의 합병증을 찾아내는데 그 일차적인 목적이 있다. 초기 혹은 경미한 뇌막염에서는 CT나 MR 모두 정상으로 나오는 것이 보통이다. 그러나 중등도 이상의 심한 뇌막염에서는 연뇌막이 삼출물로 덮이고 뇌막혈관들은 충혈되고 경우에 따라 혈관염이 유발되어 허혈성 경색(ischemic infarct)이 생기기도 하며 뇌척수액의 순환장애가 생겨 교통성 수두증(communicating hydrocephalus)이 생기기 때문에 CT 나 MR 에서 뇌수조 및 뇌고랑이 소실되고 뇌수조를 따라서 뇌막이 조영 증강되고, 교통성 수두증 및 뇌경색 소견이 합병증으로 나타난다. 또한 경막하 삼출액(subdural effusion)과 축농증(empyema)도 생길 수 있다. 결핵성 뇌막염에서는 육아종(granuloma)이 동반되기도 한다. 뇌막염의 원인이 무엇이건 간에 뇌경색 및 부종은 T2 강조영상에서 가장 예민하게 고신호강도로 관찰되고, 뇌막의 미만성 활동성 염증은 조영증강 T1 강조영상에서 뇌막의 조영증강을 가장 뚜렷하게 나타낸다.

원인균은 신생아기에는 사슬알균 B군(*Group B streptococcus*, 45-50%), 대장균(*Escherichiae coli*, 15-20%), 기타 사슬알균군(*Other streptococci*, 7-10%), 리스테리아(*Listeria*, 2-10%)가 흔하고

그림 18-3. 세균성 뇌수막염 : 38일된 여아로 15일간 지속된 고열로 내원하였다. 정상 만삭아로 조영증강 뇌 자기공명영상(brain MRI) A. 축상면 영상(axial scan), B. 관상면 영상(coronal scan) 에서 반구간열(interhemispheric fissure)을 따라 강하게 조영되며 측두엽 기저부(temporal lobe base) 에도 연수막 조영증가(leptomenigeal enhancement) 가 보인다. 뇌척수액 배양검사에서 사슬알균 B군(group B streptococcus)이 동정되었다.

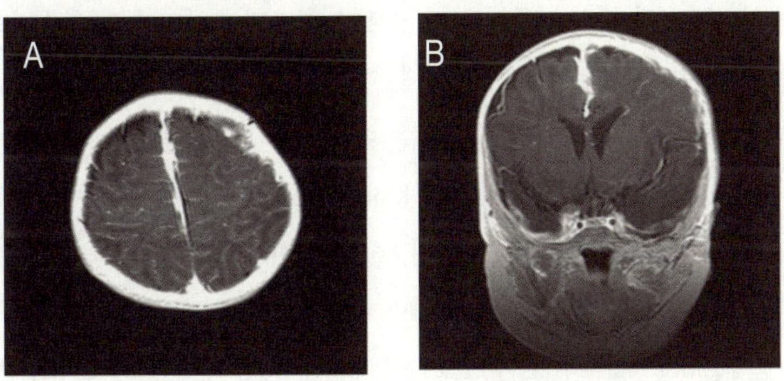

소아는 헤모필루스 인플루엔자균(*Haemophilus influenzae*, 40-60%), 수막염균(*Neisseria meningitides*, 25-40%), 연쇄구균(*Streptococcus pneumoniae*, 10-20%)이 흔하고 성인은 연쇄구균(*Streptococcus pneumoniae*, 30-50%), 수막염균(*Neiserria meningitidis*, 10-35%), 포도구균(*Staphylococci*, 5-15%) 등이 있다.

2) 육아종성 병변(granulomatous lesions)

뇌의 육아종은 만성 육아종성 뇌막염과 합병하여 발생하거나 혹은 단독으로 국소적으로 생길 수 있다. 우리나라에서는 결핵종(tuberculoma)이 가장 흔하다. 육아종은 뇌의 피질 혹은 피-수질 경계 부위에 잘 생기며, 그 크기는 대개 1~2cm 이고, 단발성이거나 다발성일 수도 있다. 이 육아종의 CT 밀도나 MR 신호강도는 보통 뇌회백질의 그것과 거의 비슷하다. 조영 후 CT 혹은 MR 에서 육아종은 보통 결절모양 혹은 고리모양으로 강한 조영증강(특히 basal cistern)을 보이며, 주위에는 다양한 정도의 부종이 관찰된다. 또한 뇌경색, 수두증, 석회화 등이 보일 수 있다.

그림 18-4. 결핵성 뇌수막염 : 11세된 남아로 시력소실을 주소로 내원하였다. 조영증강 뇌자기공명영상(brain MRI) 에서 고리모양의 조영증강이 기저핵 (basal ganglia), 좌측 소뇌 (left cerebellum) 에 보인다.

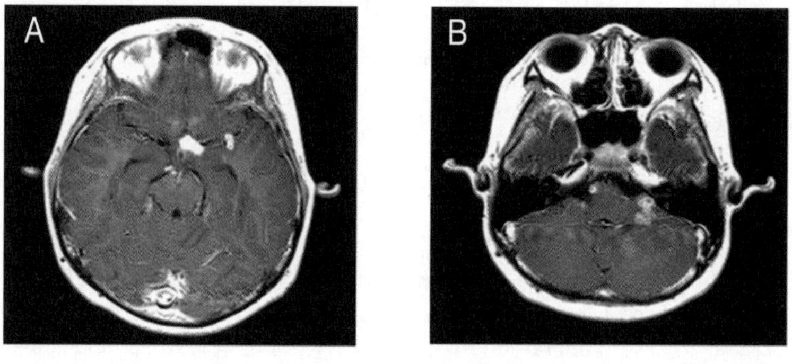

3) 뇌염(encephalitis)

뇌염은 바이러스에 의한 급성 염증이 가장 많으며, 일반적인 특징은 염증이 미만성이고 삼출성이면서 주로 비화농성이며 교세포보다는 신경세포를 더 많이 침범한다. 조기 혹은 경미한 염증은 CT 나 MR 에서 발견하기 어렵다. 뇌염이 심할 때는 이상소견이 나타나는데 CT보다는 MR 에서 병변을 더 잘 발견할 수 있다. 미만성 뇌부종(diffuse brain swelling)에 의해 뇌실이 압박되고 T2 강조영상에서 다발성의 비특이적 고신호강도를 보인다. 조영 후 MR 영상은 큰 도움을 주지 못 한다.

단순 헤르페스 바이러스 뇌염(Herpes simplex virus encephalitis)

HSV 1 은 영아(older infants), 소아(children), 성인(adult) 에서, HSV 2 감염은 신생아기에 호발

하며 경련, 고열, 두통, 언어장애 등을 보인다. HSV 1 은 타액이나 호흡기계 점막을 동해 5번 신경을 따른 신경주위 전파(Perineural spread)로 앞, 중간 두개와(anterior and middle cranial fossa)를 잘 침범한다 병리소견은 출혈을 동반한 괴사성 뇌수막염 (Necrotizing meningoencephalitis with hemorrhage)이다. 영상소견은 측두엽, 전두엽, 뇌섬엽에 더욱 국한되고(More localize to the temporal, frontal lobes, insular cortex, lingular gyrus), 변연계(limbic system), 해마와 해마주위(hippocampus, parahippocampus), 편도(amygdale)에 호발하며 렌즈핵(lentiform nucleus)은 보존되는 경향이 있다. 출혈과 석회화가 동반된다.

그림 18-5. 2개월전 활동성 결핵을 진단 받은 남아의 뇌 결핵회-백질 접합부에 결절성 조영증강 (Gray-white matter junction nodular enhancement)을 보이는 좁쌀결핵(miliary tuberculoma)의 양상을 보이는 결핵성 뇌수막염(tuberculous meningoencephalitis) 의 소견이다.

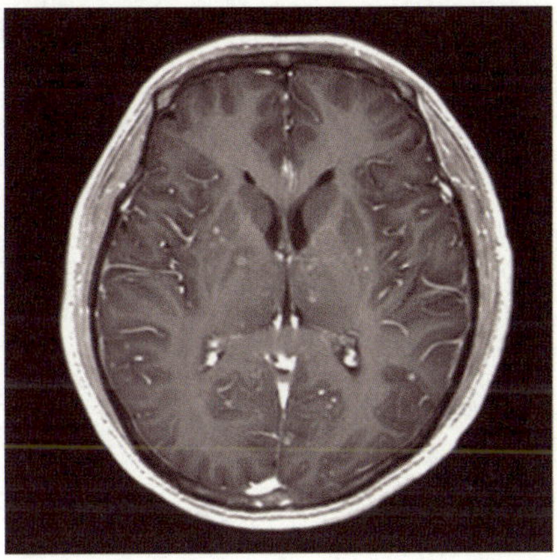

4) 뇌농양(cerebral abscess)

뇌 농양은 중심부에 액화괴사(liquefaction necrosis)를 가지며, 섬유교원성 피막(fibrocollagenous capsule)에 의해서 둘러싸인 국소적인 뇌실질의 염증의 한 형태로서 대부분의 경우 화농성 세균에 의하여 발생한다. CT 및 MR 소견은 시간 경과에 따라 다르게 나타난다. 초기에는 비화농성 뇌염(cerebritis)으로 국소적으로 변연이 뚜렷하지 않은 비특이적 부종성 종괴형태를 보인다. 점차 염증 내부에 괴사가 생기고 주위에 육아조직이 형성되고 말기에는 중심부에 농(pus)이 축적되고 육아종성 피막에 둘러싸이게 된다. 따라서 초기의 CT 혹은 MR에서는 비특이적 종괴로 나타나고 말기에는 고리모양의 강한 조영증강이 나타나는데 조영증강의 내벽이 매우 평활하며 규칙적인 것이 특징적이다.

■ 참고문헌

1. Kuhn JP, Slovis TL, Haller JO. Caffey's Pediatric diagnostic Imaging. 11th ed. Philadelphia: Mosby, 2008
2. Barkovich AJ. Pediatric neuroimaging. 4th ed. Philadelphia: Lippincott Williams & Wilkins, 2008
3. Volpe JJ. Neurology of the newborn. 4th ed. Philadelphia: WB Saunders Co, 2001
4. Huang BY, Castillo M. Hypoxic-Ischemic Brain Injury: Imaging Findings from Birth to Adulthood.1 Radiographics 2008; 28:417-439

소아성장과 발달의학

18 장. 소아 영상의학 II 흉부 질환

장 윤 우

1. 신생아 및 소아의 흉곽 및 흉부 방사선 사진의 특징

1) 정상 신생아 흉부

(1) 삼각 모양의 흉곽과 수평방향의 갈비뼈(trapezoid shaped thorax and horizontal rib) : 신생아에서는 흉곽의 전후와 수평 직경이 거의 비슷하다. 신생아의 흉부 방사선촬영은 AP view로 촬영하며, 흉곽는 사다리꼴 또는 램프모양(trapezoid or lampshade shape)으로 보이고 갈비뼈는 수평하게 보인다.

나이가 들수록 흉곽이 길고 좁아지게 되어 성인의 모양을 보이게 된다.

(2) 정상 공기 기관지 음영(normal air bronchograms) : 폐의 내측면 부위에서 기관지의 제 2 분지까지는 정상적으로도 공기-기관지조영(air-bronchogram)이 나타날 수 있다.

(3) 둥글고 큰 심장(globular, large appearing heart) : 상대적인 우심실 비대와 전후 척추전만의 촬영(apicography) 방향으로 인하여 심첨부가 융기되어 있는 형태를 나타내어 마치 팔로사징(tetralogy of Fallot)의 형태를 보일 수 있다. 또한 심흉곽 비율이 65% 까지는 정상으로 나타날 수 있다.

(4) 방사선 투과성이 증가된 폐와 작은 폐문(more radiolucent lung with less prominent hilum) : 신생아의 폐순환은 자궁내에서의 체순환으로부터 출생후의 폐순환으로 이행하는 과정에서 상대적으로 폐성 고혈압을 나타내어 전반적으로 혈류 감소의 소견을 보여 폐의 음영이 감소되어 보인다. 또한 폐문 혈관 구조가 충분히 발달되어 있지 않기 때문에 폐문의 크기도 작아 보인다.

그림 18-1. 정상 신생아 흉부사진

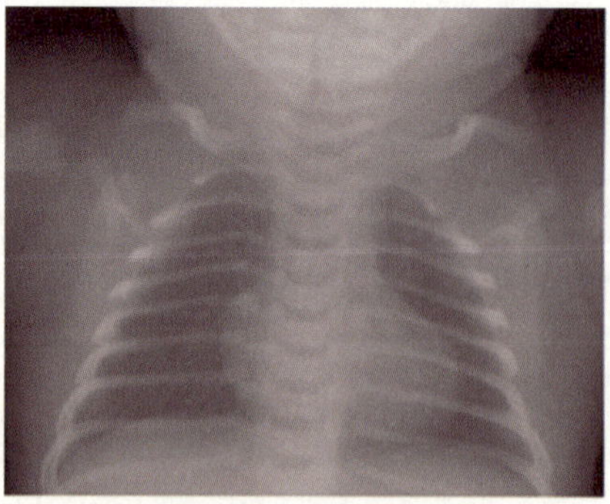

2) 정상 변이

(1) 흉부의 회전(rotation of the chest) : 흉부의 회전시에는 회전된 방향의 폐가 과통기 되어 보인다(pseudohyperlucent lung). 또한 흉골의 화골핵(sternal ossification center)과 폐과 겹치게 보여 거짓 종괴로 보이기도 한다. 이때는 대부분 목과 얼굴도 같은 방향으로 회전되어 있으며 척추체에서 쇄골 혹은 전방 갈비뼈의 변연까지의 거리가 양측이 다르게 측정된다. 회전된 방향의 갈비뼈는 짧은 전방 갈비뼈, 긴 후방 갈비뼈로 보인다.

(2) 흡기의 정도(degree of inspiration) : 적절한 흡기 정도는 대개 횡격막과 갈비뼈의 위치로 파악한다. 횡격막 돔의 위치가 후방 갈비뼈의 경우 8번째(7-9번째 범위), 전방 갈비뼈의 경우 6번째를 기준으로 삼는다. 호기시 촬영된 필름은 심비대, 현저한 중심부 혈관음영 증가, 양측 불분명한 음영을 보여 폐부종이나 양측 폐렴 같이 보일 수 있는데, 횡격막이 높고, 정상 우측 기관지 편향이 일어나 호기임을 알 수 있다. 심한 저호흡이 있을 때에는 유리질막증(respiratory distress syndrome(RDS)), 폐저형성증(pulmonary hypoplasia), 아기가 울어서 흡기시 얻어진 사진을 고려하여야 한다.

(3) 기관(trachea) : 영아에서는 기도 연골(tracheal cartilage)이 미성숙하여 기관이 보다 휘기 쉽고 움직이기 쉽다. 또한 기관내경도 변화하기 쉬워 흡인시에 확장되고 호기시에 수축된다.

(4) 흉막의 틈새(pleaural fissures) : 신생아에서는 정상적인 폐포낭 내 액 뿐만 아니라 흉막액이 존재하므로 흉부단순 촬영에서는 엽사이틈새(interlobar fissure)를 흔히 볼 수 있다.

(5) 수직 틈새(vertical fissure) : 횡격막에서 폐하부로 vertical or oblique하게 진행하는 직선으로 주열(major fissure)의 lower half를 나타내며 기흉으로 오인할 수 있다.

(6) 피부의 접힘(skin folds) : 신생아 특히 미숙아에서 피부가 redundant하고 촬영시 필름 카세트나 테이블 위에 눕히므로 접힘이 쉽게 생긴다. 대부분이 폐 가상자리에 비해 비스듬한 방향을 취하고 흉벽 혹은 복부까지 폐의 바깥까지 확장되는 경우가 많으므로 기흉과 쉽게 구분되며 선의 외측으로 혈관(vascular marking)을 볼 수 있다.

(7) 종격동 선(mediastinal lines) : 어린 소아에서는 흉곽이 작고 흉선이 크며 폐가 성인에 비해 덜 발달되어 정상 성인에서는 볼 수 있는 여러 종격동 경계면들이 가려져서 보이지 않는다.

3) 흉선(the thymus)

흉선은 출생 이후부터 서서히 크기가 자라 사춘기에 최대무게를 보이나 전체적인 흉곽의 크기에 비교해서는 영아 후기에 가장 크게 보인다. 흉부 방사선 사진에서 흉선은 출생 시부터 2-3세까지 보

그림 18-2. 정상 흉선

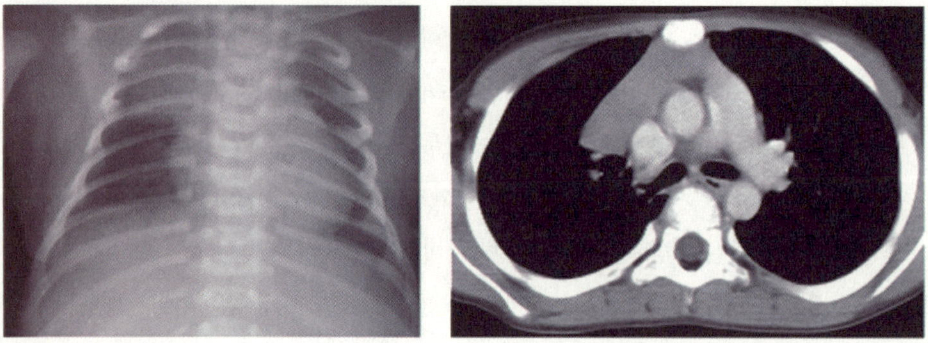

인다. 흉부 전후 촬영에서는 상부 종격동을 채우는 경계가 좋은 구조물로 보이며 아래쪽 경계는 심장 음영과 뒤섞여 경계를 구분할 수 없는 경우(thymicocardiac complex), sharp inferior edge로 인한 돛단배 사인(sail sign)이나 심장 경계와 명확한 패임(notch)를 보이는 notch sign을 보일 수 있다. 흉부 측면 사진에서는 앞쪽 상부 종격동 공간을 채우는 구조물로 보이며 하부 경계는 분명한 선(distinct line(straight or curved))으로 보인다.

흉선은 환아의 스트레스(illness, steroid, chemotherapy)상태에 따라서 크기가 변화하는데 대부분 환아의 스트레스의 정도에 반비례하여 크기가 변화한다(stress atrophy and regeneration). 매우 심한 초기 스트레스가 없어지거나, 항암치료를 끝낸 이후에는 스트레스 이전보다 심하게 커질 수 있다(rebound hypertrophy). 초음파 검사는 정상 흉선과 종격동 종괴(teratoma, neuroblastoma or lymphangioma) 를 감별하는데 도움이 된다.

2. 신생아 호흡곤란증

1) 유리질막증(surfactant deficiency disease: respiratory distress syndrome(HMD)

표면 활성물질(surfactnat)은 pneumocyte II에의해 생성되고 저장되는데 주성분은 phosphatidylcholine(lecithine)과 phosphatidylglycerol이다. 이들은 임신 34-35주에 급격히 증가하므로 이 이전에 태어나면 이 물질이 모자라 유리질막병의 빈도가 높아지게 된다. 표면 활성물질의 기능은 폐포의 표면 장력을 감소시키고, 호흡하는데 드는 노력을 줄이며, 폐표가 짜부라지는 것을 방지하는 역할이다. 태어난 직후에 촬영한 단순 흉부 촬영에서는 정상 소견 일 수 있으나, 대개 6시간 이후에는 전형적인 소견을 보이게 된다.

그림 18-3. 유리질막증의 단순흉부 사진과 합성 표면 활성 물질을 사용한 후 호전된 단순흉부사진

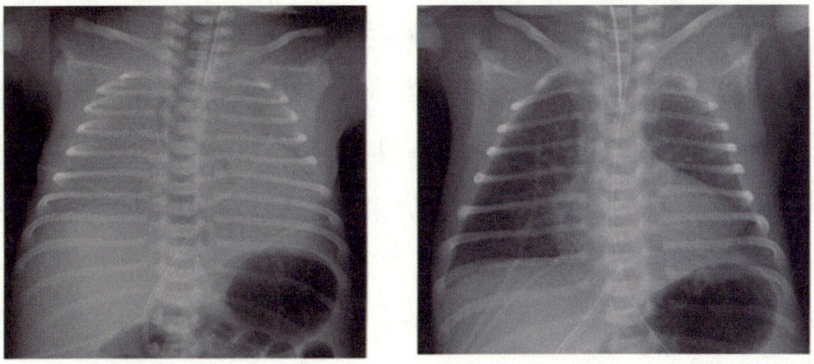

전형적인 소견으로는 1. 상대적으로 작은 폐용적, 2. 두꺼워진 폐 간질, 간질내 체액, 짜부라진 폐포들 때문에 생기는 작은 망상과립상 음영(reticulonodular opacity), 3. 기관지 공기 조영(air bronchogram)-이는 기관지의 팽창도는 상대적으로 폐포의 팽창도보다 좋기 때문에 폐포는 짜부라지고 기관지는 내강을 유지하여 보이는 현상이다. 4. 심장과 횡격막 경계가 불분명해지는 소견 등이 있으며 늑막 삼출액은 대개의 경우에 없다.

영상의학적으로 등급을 나누는 방법으로 1970년에 나온 bomsel에 의한 등급은 grade I은 미세한 망상 과립상 음영(reticulonodlar opacity)이 양폐에 있으나 기관지 공기조영(air bronchogram)은 보이지 않는 상태이고, grade II는 전반적으로 미세한 망상 과립상 음영(reticulonuldar opacity)이 좀 더 심하여 폐의 비투과성이 증가되며, 이로 인해 기관지 공기 조영이 뚜렷한 경우이다. Grade III는 grade II 보다 심한 망상 과립상 음영과 기관지 공기조영을 보이며 심장과 횡격막의 경계가 잘 그려지지 않는 경우이다. Grade IV는 비투과성이 매우 심하여 흉곽 전체가 하얗게 보인다.

치료에 합성 표면 활성물질을 사용하는데, 즉시 나타나는 임상적 결과로는 가스 교환의 호전, 동맥혈내 산소 분압의 증가, FiO2의 감소가 있다. 표면 활성물질을 사용하면 폐간질 기종(pulmonary interstitial emphysema)이나 기흉(pneumothorax)의 빈도가 감소된다고 알려져 있다. 방사선과적 변화로는 치료 후 대개 2-6 시간이 지나면 통기(aeration)가 좋아지고, 기흉과 같은 합병증이 없으면 2-4일 이내에 정상 흉부 소견을 보인다.

합병증

양압환기치료법(positive pressure ventilation therapy)은 이용한 폐포의 확장을 도모하여 공기 교환을 충분하게 하는데 있다. 그러나 이러한 치료 시 말단 폐포의 과대한 팽창으로 인하여 공기의 누

출이 발생할 수 있으며 이러한 공기의 누출은 폐간질기종(pulmonary interstitial emphysema)을 유발할 수 있으며 폐간질기종이 발생하면 폐의 탄성도가 매우 낮아지고 공기 교환이 매우 불안전하게 되어 호흡곤란이 심해지고 기종격증이나 기흉을 유발할 수 가 있다. 유리질막병에 의하여 유발되는 저산소증으로 두개내 출혈이나 조직손상에 의한 혈관작용성 물질의 분비로 인하여 2차적인 동맥관의 재개방(patent ductus arteriosus)에 의하여 폐부종이 유발될 수 있다. 그 외에도 폐출혈 및 감염에 의한 폐렴 등이 병발할 수 있으며 치료에 따르는 기압외상(barotrauma)과 고농도 산소의 독성에 의하여 모세혈관의 투과성이 증가되어 초기에는 부종, 허탈 등을 나타내다가 만성적으로는 섬유화 및 허탈과 기종이 산재하여 불균질성 통기의 소견을 나타내는 기관지 폐이형성증(bronchopulmonary dysplasia)을 형성하여 만성적인 호흡곤란을 초래할 수도 있다.

2) 신생아 일시적 빈호흡(transient tachypnea of newborn(TTN))

태아의 폐에는 정상적으로 체액이 차 있는데 이는 출생시 및 출생 직후에 몸 밖으로 배출되거나 흡수 된다. 준 만삭아(near term)에서 주로 발병하나 부종폐증의 20-30%는 미숙아 이다. 단순흉부소견은 비심인성 폐 부종과 유사하다. 생후 12시간후 촬영한 사진에서 이상호전을 보이는데, 폐문 주위에 대칭적 방사형의 선상음영(symmetrical parahilar radiating congestion), 경미한 과도 통기(mild overaeration), 두꺼워진 열구(thickened fissure) 및 늑막액, 심비대를 보인다. 이러한 소견은 대개 24시간이 지나면 호전되고, 2-4일 이내에 정상화 된다.

3) 태변 흡인 증후군(meconium aspiration syndrome(MAS))

태변은 생후 12시간 이내에 배변되는 첫변이다. 이 질환은 만삭아 및 과숙아에서 흔하다. 자궁내에서 태변이 배출되었을때 기도로 흡인되면서 생긴다고 알려져 있다. 일단 흡인되면 처음에는 기관 및 기관지 등 큰 기도를 부분적으로 막다가 시간이 지나면서 말단 기관지로 흡인된다. 말단 기관지로 흡인되면, 기계적 폐쇄로 인한 효과로 폐기종 및 허탈이 생기고 2차 감염 등이 일어난다. 예후는 대개 양호하며 합병증이 없는 경우 3-4일 내에 정상화 된다.

그림 18-4. 태변흡인 증후군의 단순흉부 사진

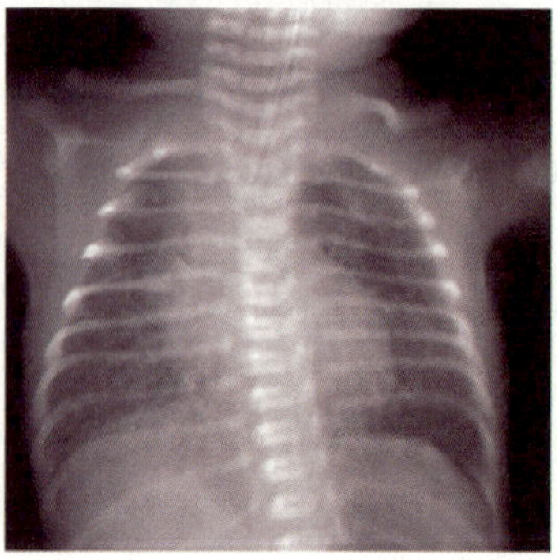

단순흉부촬영상 폐 전반에 걸쳐 미세하면서 거친 미세음영이 보이는데 이는 세기관지내에 흡인된 태변 및 주위의 허탈된 소엽(collapsed lobules)에 의한 음영이다. check valve 효과에 의해 부분적 혹은 전반적 과통가가 생기며, 가끔 늑막 삼출액을 동반하기도 한다. 합병증으로는 기흉, 기종격동이 있는데 발생 시기는 생후 24시간 이내이다.

4) 만성 폐질환(chronic lung disease(leaky lung syndrome), 기관지폐 형성이상(bronchopulmonary dysplasia))

기관지폐 형성이상에 대한 정의로는

(1) 출생 첫 주 동안 기계호흡을 시작하여 28일 이상 산소 공급을 시행하였을 때

(2) 흉부촬영에서 기관기폐형성이상의 특징적인 소견을 보일 때

그림 18-5. 만성 폐질환의 단순 흉부 사진

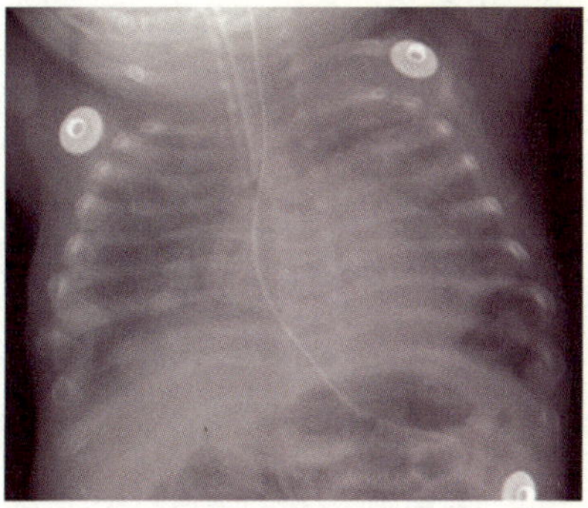

2-3일에는 병리적으로나 방사선과적으로 유리질막병과 거의 같은 양상을 보이고, 4-10일에는 병리적으로 폐포와 기관지 점막이 괴사되고 그에 따른 재생이 이루어진다. 또한 이 시기에 모세 혈관기저막의 비후가 생긴다. 방사선과적으로는 양폐가 전반적으로 증가된 음영을 보인다. 10-20일 이후에는 기관지 혹은 세기관지의 점막이 이형성 되고 과형성 된다. 이로 인해 폐기종과 허탈된 폐포가 관찰된다. 방사선과적으로는 이 시기에는 양폐에 기포 같은 음영이 보인다. 3주 이후가 되면 점막 주위에 섬유화가 이루어져 폐 고혈압과 폐 허탈이 생긴다 방사선학적으로는 선상음영과 고투과성의 병변이 혼합되는 양상을 보인다. 그러나 이러한 소견은 그 정도에 따라 차이를 보일 수 있고, 임상적인 면과 비교하는 것이 중요하다.

5) 폐출혈(pulmonary hemorrhage)

코, 입, 기도 삽관을 통하여 피가 스며나오는 것으로 알 수 있으며, 서서히 나타나는 경우와 갑자기 나오는 경우가 있다. 원인으로는 과도한 흡인으로 인한 점막의 손상, 폐렴, 중증 패혈증, 신생아 가사(neonatal asphyxia), 출혈성 질환 등이 원인이 될 수 있으나 대부분 원인이 밝혀지지 않는 경우가 많다. 단순 흉부 촬영에서는 공기 없는 무기폐에 증가된 음영이 보이나, 임상적인 면과 비교해야하며 단순촬영만으로는 다른 감염성 질환 등과 감별이 되지 않는다.

6) 공기누출(air leak)

유리질막병이 있는 폐는 비탄성인 폐(noncompliant lung)인데 여기에 양압 환기를 하면 세기관지-폐포계면의 파괴가 일어나 폐기관지 주위 및 혈관 주위에 공기의 누출이 될 수 있다. 폐간질 기종의 합병증 중 가장 흔한 것은 기흉인데 신생아 중환자실 치료 시 많게는 30-40%에서 생기고 일단 생기면 사망률이 50%까지도 보고되고 있다.

3. 흉부의 선천성 이상(congenital malformation of the chest)

(1) 선천성 엽 폐기종(congenital lobar emphysema)

엄밀한 의미의 낭종는 아니지만 폐포 파괴 없이 pleural envelop을 wall로 하는 엽의 과팽창이 신생아 호흡부전을 일으키는 공간을 차지하는 종괴로 작용한다. 신생아 호흡부전이 심할 때는 응급 폐 절제술을 해야 하지만 변화 없는 경과를 보이거나 소실되는 예도 있으므로 수술 여부의 결정에 신중을 기해야 한다. 남아가 많고 상엽과 중엽에 호발하며(LUL, RML, RUL) 하엽 또는 양측을 모두 침범하는 병변은 매우 드물다. 정상 엽의 과팽창(overexpansion)과 다폐포 엽(polyalveolar lobe)의 두 가지 형태(type)로 나뉘는데 전자의 경우 기관지 폐쇄에 의한 focal ball valve obstruction으로 이해되고 있으며 원인으로 segmental bronchial underdevelopment, redundant crinkling mucosa, congenital bronchial stenosis, intraluminal mucus plug등 내인성 폐쇄(intrinsic obstruction)과 종격동 종괴, 혈관에 의한 외인성(extrinsic compression)이 있을 수 있다. 처음 단순 촬영에서는 해당 엽의 고음영이 있다가 액체가 공기로 교체되면서 과팽창성 폐, 종격동의 이동, 한쪽 하부 엽의 압박, herniated lung등의 소견이 확실해 진다.

그림 8-6. 선천성 엽 폐기종의 단순 흉부사진과 CT사진

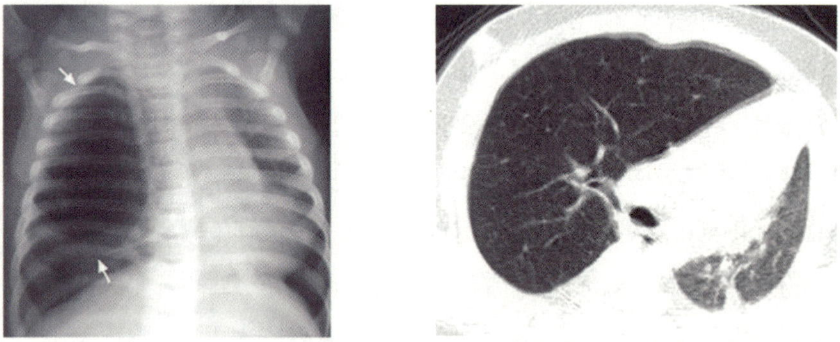

(2) 선천성 낭종성 선종양 기형(congenital cystic adenomatoid malformation)

태생 5-6주, 비정상적인 중배엽성 성분(mesenchymal element)의 증식과 세기관지의 성숙장애 때문에 생기고 낭종내에 선종양 기형(adenomatous malformation)을 보이는 세포 덩어리를 볼 수 있다. 한쪽 엽에 국한된 예가 95% 이상이고 대부분 기도와 통해 있으며 폐순환으로부터 혈액공급을 받는다. 낭종벽은 평활근과 탄성섬유로 이루어지며 연골을 포함하지 않는다. 세가지 형태로 나누는데 type 1 과 type 2 가 각각 50,40%를 차지한다. Type 1은 2-10 cm 크기의 낭종들을 가지는 경우로

예후가 가장 좋고 type 2는 많은수의 균일하지 않은 크기를 가지는 낭종으로 구성되며 type 3는 microcyst들로 구성되어 육안으로는 고형으로 보이며 전체 엽 또는 폐를 침범하고 일찍부터 심폐관계의 장애나 태아수종을 보이는 등 예후가 나쁘다. 신생아 때 처음 단순촬영 소견은 고형종괴로 보이나 type 1과 type 2인 경우 며칠 지나 공기가 찬 대형 낭종 또는 다수의 작은 기포(multiple small bubble)의 형태로 된다.

그림 18-7. 선천성 낭종성 선종양 기형의 단순촬영과 CT 사진

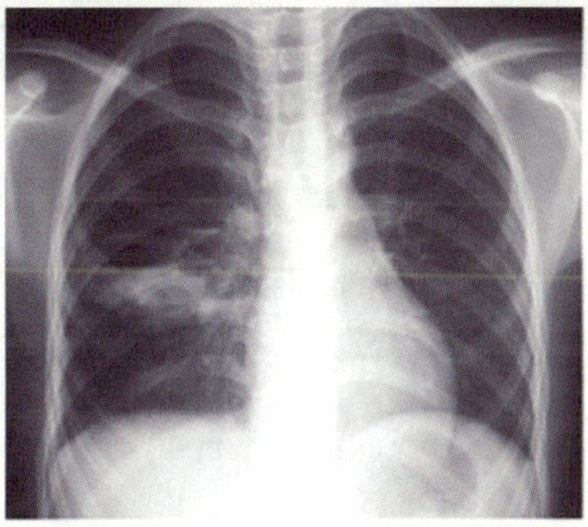

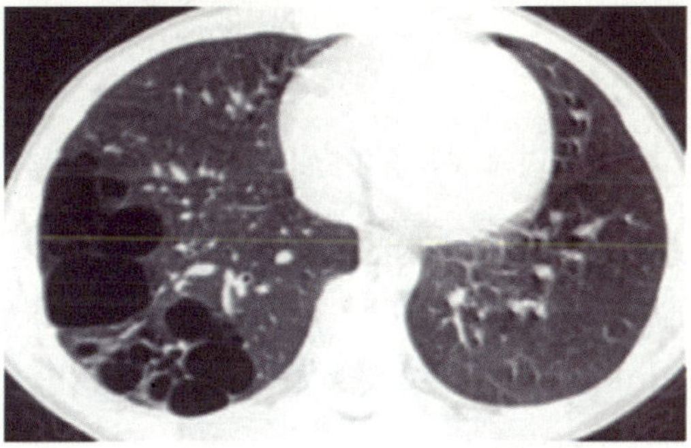

(3) 기관지폐 분리증(bronchopulmonary sequestration)

앞창자(Foregut)의 accessory budding으로 기관지 기관 구조(tracheobronchial tree)와 연결이 없이 배아 태아 전신 동맥연결(embryonic fetal systemic arterial connection)을 유지하고 있는 폐조직이다. 엽내(Intralobar) 및 엽외(extralobar) 기관지폐 분리증으로 나누기도 하지만 다양한 병변을 포괄적으로 표현하기 위해 bronchopulmonary foregut malformation이라는 용어가 사용되기도 한다. 동맥혈공급은 대동맥으로부터 받고 정맥혈 배액은 폐정맥(pulmonary vein), 전신동맥(systemic vein), 문맥정맥(portal vein)등으로 다양하게 이루어진다. 증상이 없거나 반복적인 폐감염이 문제가 되며 신생아기에 호흡곤란을 일으키는 예는 드물다.

엽외 기관지폐분리증(Extralobar sequestration)(25%)은 엽내 기관지폐분리증(intralobar sequestration)보다 발생학적으로 늦은 시기에 생겨 흉막 피막(pleural envelop)을 따로 갖는다. 왼쪽(90%) 폐하(subpulmonic location)가 많고 그밖에 횡격막, 부신 주위 등에서도 발생한다. 증상이 분명치 않거나 태아 수종, 호흡곤란, 폐형성저하증, 반복적인 폐감염 등 다양한 임상경과를 보인다. 50% 이상에서 다른 기형이 동반되며 선천성 횡격막 탈장이 가장 흔하다(30%). 비정상적인 혈류공급은 주로 흉부 대동맥에서 오고 복강동맥상부 횡격막하방 대동맥(supraceliac infradiaphragmatic aorta)에서도 가능하며 정맥혈 배액은 폐정맥 보다 전신(systemic) 또는 문맥 정맥(portal vein)으로 된다.

그림 18-8. 엽외 기관지폐 분리증

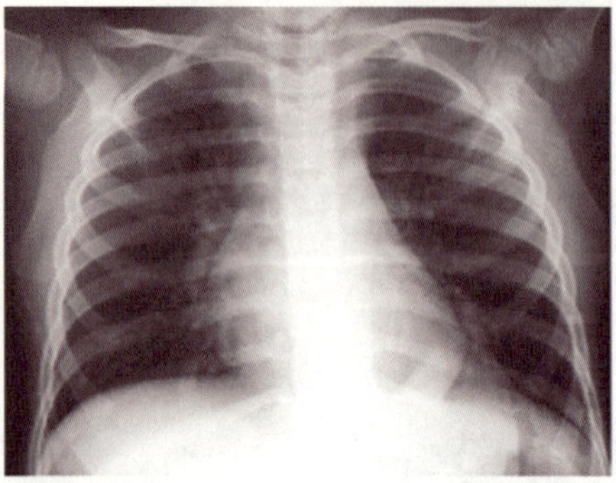

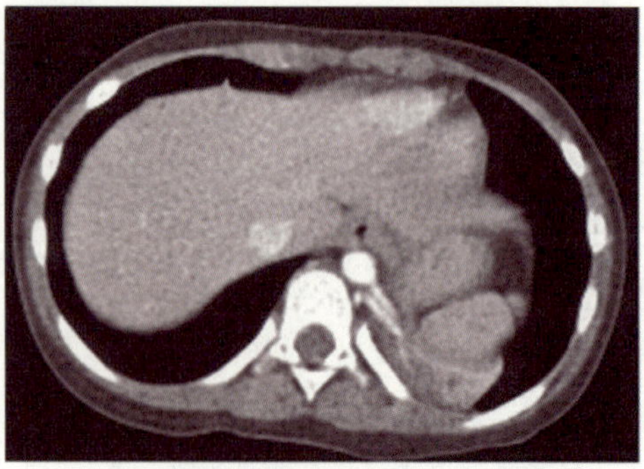

엽내 기관지폐 분리증(Intralobar sequestration)은 분리된 폐(sequestrated lung)가 주된 흉막 피막내에 싸여 있는데 반복적인 감염 때문에 소아나 젊은 성인때 발견되고 기관기관지구조(tracheobronchial tree)와 통하거나 낭성 기관지 확장증을 초래한다. 좌측 하엽의 뒤하방에 위치 하는 것이 특징이다. 주로 흉벽동맥으로부터 하방 폐간막(inferior pulmonary ligament)를 따라서 혈류공급을 받는다.

(4) 선천성 횡격막 탈장(congenital diaphragmatic hernia)

태생 7주경 흉복막(pleuroperitoneal membrane)의 융합부전으로 횡격막 후외측에 결손이 생기기 때문에 발생한다. 좌측 흉복막이 우측보다 늦게 닫히므로 좌측에 호발한다. 오른쪽으로 탈장되면 간이 눌리는 효과(tamponading effect)로 인해 늦게 발견되는 경우가 많다. 탈장된 장에 눌려 폐조직과 혈관의 발육이 지장을 받아 폐동맥압 상승의 원인이 된다. 이상회전과 심맥관계의 기형을 동반한다. 출생 직후 단순 촬영 소견은 장내에 액체가 차 있으므로 좌폐에 증가된 음영의 종과로 보이는데 흉강의 아래쪽에 치우쳐 있고 종격동이 반대쪽으로 밀리게 된다.

그림 18-9. 선천성 횡격막 탈장

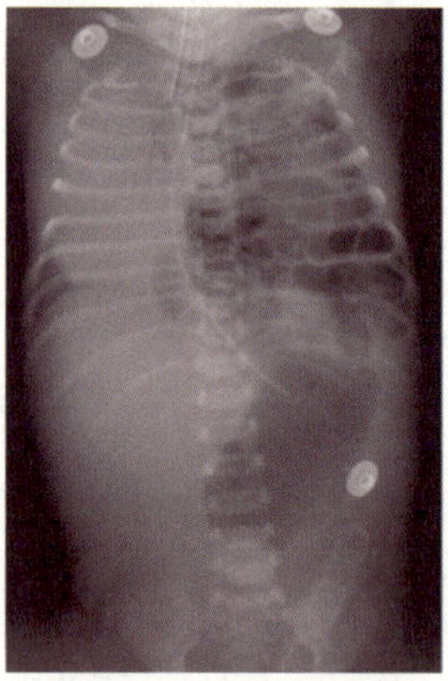

4. 소아의 감염성 폐질환

1)상기도 감염

(1) 크룹(croup) : 발작성 크룹은 1-3세에 잘 생기며, 흔히 경한 상기도 감염과 연관이 있는 것으로 알려져 있으나 원인을 모르는 경우도 많다. 낮에는 건강해 보이지만, 자정을 전후해서 증상이

나타난다. 그러나 응급처치가 필요할 정도로 기도가 폐색되는 경우는 거의 없다. 바이러스성 크룹은 3개월-5세에 잘 생기고, 원인 바이러스로는 parainfluenza가 2/3를 차지하고, 그 외에 많은 바이러스가 원인이 된다. 방사선과적으로는 경우 측면사진(neck lateral radiograph)에서 후두 1cm 이하부터 기도의 직경 감소가 있고 하인두(hypopharynx)의 확장이 있으나, 후두개(epiglottis)와 파열후두개 주름(aryepiglottic fold)은 정상이다. 경부 전후 사진 상 정상에서는 기관의 외측면이 궁융(laterally convex)되어 있는데 반해 이 질환에서는 이 궁융이 없어진다.

그림 18-10. 크룹의 전후면과 측면 사진

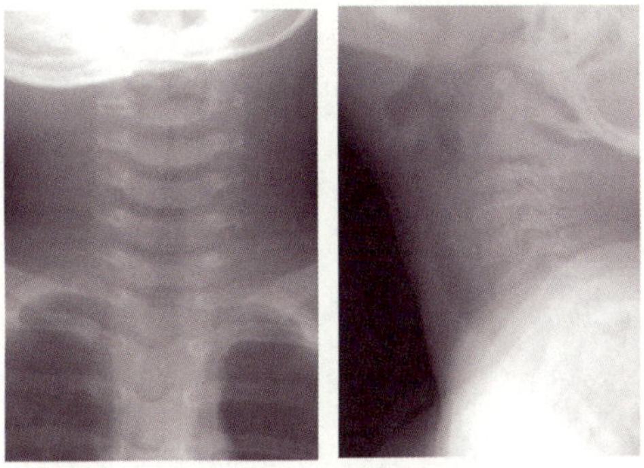

전후면사진에서 외측 궁융이 소실되어 있고 측면사진에서 파열후대개 주름의 내경이 좁아져 있다.

(2) 급성 후두개염(acute epiglottitis) : 호흡부전이 급격히 진행될 수 있기 때문에 크룹보다 위험한 질환이다. 3-6세에 호발하여 크룹보다 나이 많은 연령에서 오지만 2세 미만에서고 올 수 있다. 흔히 H.influenza와 같은 박테리아가 원인이 된다. 내과적 응급 상황이며, 기관 삽관이나 기관 절개의 준비없이 이학적 검사를 위해 후두를 건드려서는 안된다. 단순측면사진에서는 후두개의 심한 종창, 피열후두개 주름의 비후 소견이 보인다.

그림 18-11. 급성 후두개염

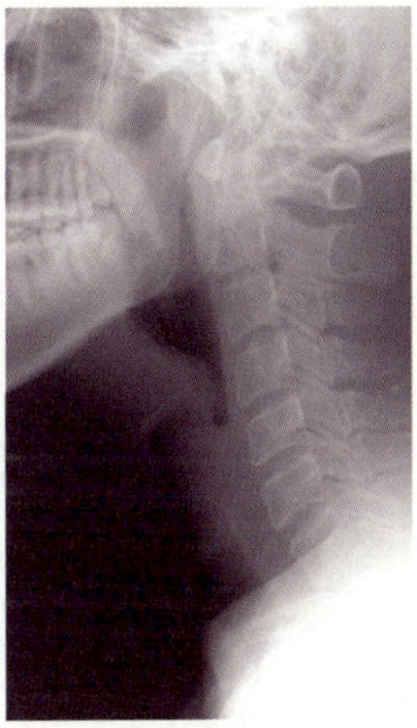

2) 소아 폐의 특징

소아의 폐 특히 신생아가 병에 약한 이유는 다음과 같은 특징 때문이다.

(1) 말단 기도의 크기가 작고, 또한 기도의 순응도가 커서 호기와 흡기 시 기도의 직경의 변화가 크기 때문에 부종 등에 의한 부분 폐색 시 역류저지판막(check valve)효과가 잘 일어난다.

(2) Kohn공과 Lambert 통로 등 측부순환(collateral ventilation)의 통로가 덜 발달되어 있기 때문에 통기장애의 소견을 나타날 기회가 훨씬 많다.

(3) 염증성 병변이 생기면 부종, 점액, 조직 파편 등에 의해 공기 포착이나 허탈이 쉽게 일어난다.

(4) 점액선이 상대적으로 많다.

3) 폐렴

소아의 폐감염 시에 추정되는 원인균을 규명하기 위하여서는 방사선학적 소견 뿐만 아니라 환자의 연령 및 임상 소견을 종합하여야만 한다. 방사선학적 검사의 목적은 임상적으로 의심되는 폐렴의 유무를 확인하고 병변의 위치를 규명하며 형태학적 및 병인적 분류는 크게 바이러스성 감염과 세균성 감염으로 나눌 수가 있으며 바이러스성 감염은 대부분이 RS 바이러스나 아데노 바이러스 또는 인플루엔자 바이러스로서 5세 이하의 어린이에 호발한다. 세균성 감염은 신생아나 5세 이하의 소아에 많으며 폐렴구균이 가장 흔한 원인이다. 학동기에는 마이코플라즈마 감염이 흔하며 병원내의 감염으로는 포도구균이 대표적이다. 감염의 합병증으로는 기흉, 늑막액 침착, 농흉 및 기관늑막루(bronchopleural fistula) 등이 병발할 수 있으며 이러한 합병증들은 포도구균이나 호혈균(hemophilus) 또는 결핵 감염에서 호발한다. 방사선학적으로는 폐감염을 크게 폐포성 병변과 기관감염병변, 그리고 두 병변의 혼합형 폐감염으로 나눌 수가 있다. 폐포성 병변은 말단 기관지 이하부위의 세엽 또는 폐포의 병변을 주로 일으키는 질환으로서 엽성, 분절성 또는 세분절성의 융합 음영으로 나타나는 것이 특징이며 흔히 공기-기관 조영상(air-bronchogram)을 동반한다. 이러한 양상은 감염이 폐의 말초분절을 침범하여 염증성 삼출액이 주변 폐포로 파급되는 것을 반영한다. 이러한 종류의 경화성 폐렴은 세균성 감염의 특징적인 소견이다. 그러나 드물게는 바이러스성 감염에서도 이러한 방사선학적 소견을 나타낼 수 있다. 기관지 감염을 유발하는 간질성 폐렴은 폐의 내측 1/3 부근에 병변이 가장 뚜렷하게 나타나며 폐간질성 조직의 비후를 나타내어 흔히 폐문으로부터 주변으로 방사되는 듯한 선상의 음영으로 보인다. 간질성 폐렴에서 흔히 폐의 전반적인 과통기와 음영증가의 소견을 보이며 횡격막이 평평해지는 전체적인 폐용적의 증가를 나타낸다. 이러한 소견은 바이러스성 기도 감염의 특징적인 소견이며 이는 소아폐의 해부학적 및 기능적 특징에 기인한다.

이러한 간질성 폐렴은 바이러스성 감염의 특징으로 흔히 양측성으로 나타나며 때로 습성 세기관지염으로 나타나거나 폐포성 폐렴으로 진행할 수 있다. 다수의 폐감염은 이러한 폐포성 질환과 간질성 질환의 특징을 동시에 갖는 기관지 폐렴의 양상으로 나타나며 바이러스성 감염이 흔한 원인이다.

(1) 바이러스성 폐렴 : 바이러스는 5세 이하의 소아폐렴의 흔한 원인이다. 폐감염의 흔한 바이러스성 병인체는 RS바이러스, 파라인플루엔자 바이러스, 아데노바이러스와 인플루엔자 바이러스 등이다. 이들 바이러스는 호흡점막의 표면 감염을 일으켜서 섬모상피세포, 배상세포(goblet cell) 와 기관지 점막선의 괴사를 일으켜서 기관지나 세기관지 벽이 붓고 염증세포가 침착하게

된다. 흔히 기관지 주위조직과 세엽간벽(interlobular septa)을 침범하여 괴사나 부종이 말단 공기통로와 폐포로 진행하게 된다. 이러한 염증성 병변은 주로 기도만을 침범하고 주변의 공기공간(air-space)은 침범하지 않는 경향을 갖는다. 바이러스성 폐렴의 방사선학적 소견은 병변의 기관 분포를 반영하여 병변은 대부분 양측성이며 거의 전례에서 과통기를 동반한다. 부분적으로 기관지벽 비후와 기관지 주위의 음영이 기관지 주위 울혈(peribronchial cuffing)의 소견을 나타내어 폐문 주변에 선상양의 방사선 불투과성 음영을 나타낼 수도 있다.

그림 18-12. 간질성 폐렴

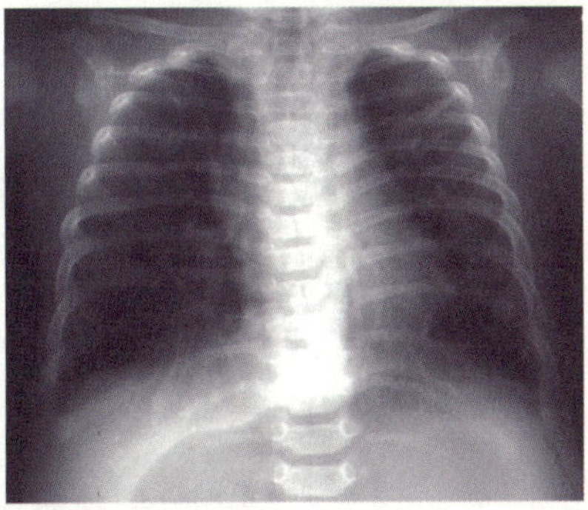

세기관지염은 1세 미만의 소아에서 흔히 발병하며 이는 방사선학적으로 심한 과통기 및 미약한 기관지 주변 울혈 및 선상 음영으로 나타난다. 바이러스성 기도 질환에서 보이는 불투과성 병변의 대부분은 기관지나 세기관지의 점액진에 의한 무기폐 때문에 나타난다.

(2) 세균성 폐렴 : 소아에서 세균성 폐렴은 폐렴구균, 연쇄구균 또는 포도구균에 의하며 다음으로 흔한 원인균은 호혈균, 폐렴간균과 녹농균 등이다. 세균성 감염은 특징적으로 말단부 공기공간(air-space)부의 삼출액이 원심적으로 진행하는 형태를 보이며 이는 폐분절이나 한 개의 폐엽으로 진행한다. 병리학적으로는 삼출액이 폐포를 채우고 있는 양상을 보인다. 방사선학적 경결(consolidation)은 대부분 엽성 또는 분절성으로 나타나고 흔히 공기-기관 조영상을 동반한다. 폐렴과 동반하여 늑막액 침착을 보이면 폐렴구균이나 포도구균 또는 결핵성 폐렴이나 호혈성 폐렴을 시사하는 소견이다.

그림 18-13. 엽성폐렴

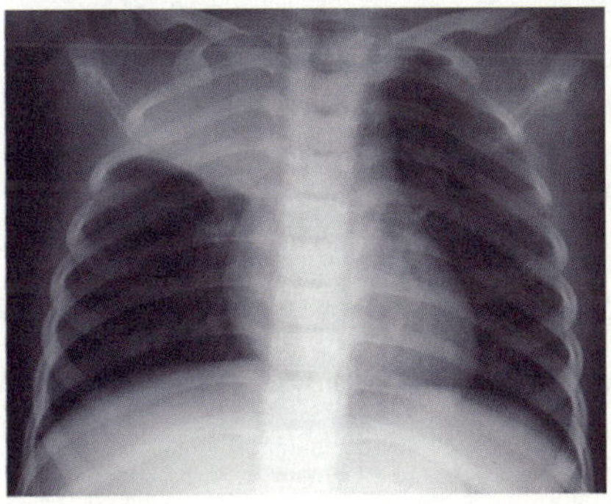

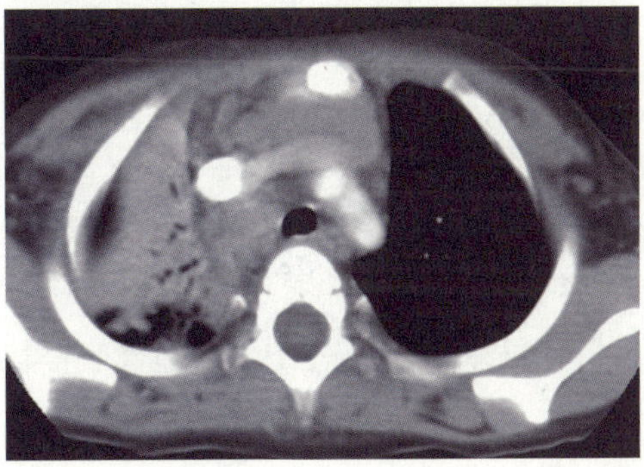

(3) 결 핵 : 결핵은 원발성 결핵과 이차 혹은 재활성화 결핵으로 나뉘고, 소아는 주로 원발성이며, 이차 결핵은 주로 성인에 생긴다. 대부분이 결핵균(Mycobacterium Tuberculosis)의 흡입에 의해 생기고 95%가 폐에서부터 일차성 병변을 일으킨다. 일차 폐결핵은 대엽성 폐렴으로 보이며, 림프절 종대와 흉막유출을 잘 동반한다. 대부분이 후유증 없이 회복되며 섬유화 혹은 석회화를 남긴다.

병인

흡입된 항산균은 폐포 대식세포에 의해 탐식되지만 세포 내에서 증식하여 결국에는 대식세포를 죽인다. 대식세포의 T 림프구 사이의 상호작용으로 대식세포는 상피양 조직구(epithelioid histiocyte)로 분화한다. 상피양조직구는 작은 집락을 이룬 뒤 육아종을 형성하며 수 주 뒤에는 중심부에서 괴사가 진행된다. 질병이 진행함에 따라 괴사부위는 점차 커지면서 융합을 한다. 세균의 빠른 증식은 초기 감염에서 2-10주 뒤 세포매개성 면역반응과 지연성 과민반응이 활성화되면서 늦추어지게 된다. 폐실질의 초기 병변을 Ghon 병소라고 한다. Ghon 병소의 크기는 매우 작아서 육안으로 확인되지 않을 수도 있고 흉부 x-선 촬영에 발견될 만큼 클 수도 있다. Ghon병소는 질병이 진행하면서 커지거나 더 흔하게는, 치유과정을 거쳐 반흔을 남기며 석회화를 동반하기도 한다. 병변 중심부에는 괴사물질이 잔존하게 된다. 이 단계의 질병이 비록 비활동성일지라도 피막으로 둘러싸인 괴사부위에는 생존한 균들이 남아있어 이후 재활성화의 잠재적인 병소가 된다.

감염 초기 결핵균은 대개 림프관을 통해 폐문 및 종격동 림프절로 전파되면, 간혹 혈류를 통해 체내 원위부로 전파되기도 한다. Ghon병소와 결핵균에 감염된 림프절을 합쳐 ranke 복합체라 부른다. 림프절의 질병은 폐실질의 경과와 유사하게 육아종성 염증과 괴사, 이후 섬유화 및 석회화의 순서를 밟는다. 혈행성 파종이 흔한 편이며, 극히 드물지만 속립성 결핵으로 진행하기도 한다.

대개 초기감염에서는 무증상이다. 면역성이 발달하여 결핵균의 증식을 억제한다. 생존한 균들은 수 년간 잠복상태로 남아있게 되는데, 이 시기를 잠복감염이라 부른다. 이 시기 동안에는 폐실질 내 초기 병소와 림프절의 석회화를 발견함으로써 결핵을 의심할 수 있다. 결핵균에 감염된 환자의 약 5%는 1년 내 면역체계의 이상이 있는 경우 임상적으로 활동성 결핵으로 발전한다.

결핵균에 감염된 환자의 5%는 수 년 뒤 잠복 감염의 체내 재활성화로 이차결핵으로 진행한다. 재활성화는 영양실조, 쇠약 또는 면역억제와 관련이 있다. 이차 결핵은 상대적으로 산소농도가 높고 림프유출이 적은 상엽의 폐첨부와 후분절, 하엽의 상분절에 호발하는 경향이 있다. 염증과 괴사가 진행하면서 기도 간에 소통을 만들거나 공동을 형성한다. 공동 내부의 괴사물질이 기관지내 전파를 통해 같은 대엽이나 다른 대엽에 결핵균을 감염시킬 수 있다. 혈행성 파종은 속립성 결핵을 야기한다. 대부분의 이차 결핵이 초기감염 병소에 머물러 있던 결핵균의 재활성화로 인한 것이지만, 일부는 새로운 결핵균의 재감염으로 인해 발생하기도 한다.

방사선학적 소견

i) 일차결핵 : 결핵균의 초기 폐실질 병변(ghon focus)이 커지면서 기강경화가 형성되거나, 더 흔하게는 치유과정을 거치면서 육아종성 조직이 섬유성 조직으로 변환된다. 이러한 치유과정은 종종 괴사조직의 이소성 석회화를 동반한다. 국소 림프절로 파급된 결핵균 역시 육아종성 염증반응 및 림프절종대를 야기한다. Ghon 병소와 림프절종대를 합쳐 Ranke 복합체라 부른다. 일차 결핵은 대부분 소아에서 발생하지만 점차 성인에서도 증가하는 양상을 보이고 있다. 성인과 소아에서 보이는 결핵의 방사선 소견에는 상당한 차이가 있다. 소아 결핵의 가장 흔한 소견은 림프절종대로 90-95%에서 나타나며, 대개 편측성으로 폐문이나 기관주위 림프절에서 발생한다. CT에서 국소적인 저음영과 변연부 조영증강으로 나타난다. 전자는 중앙부 괴사부위와 일치하며 후자는 육아종성 염증조직을 둘러싸고 있는 혈관 분포와 일치한다. 림프절종대로 인해 주변 기관지를 압박하여 무기폐를 초래할 수 있으며, 이는 주로 대엽성으로 우측에 호발한다. 폐실질의 육아종성 염증반응으로 인한 기강경화는 대개

그림 18-14. 일차 결핵

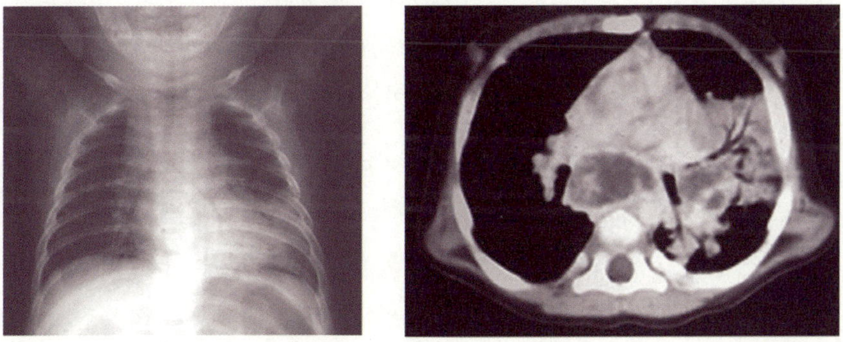

편측성으로 나타나며 일차 결핵을 앓고 있는 소아 70%의 방사선 사진에서 발견할 수 있다. 이는 특정 폐구역에 편중되어 나타나지는 않는다. 소아와 비교하였을 때, 일차 결핵을 가진 성인에서는 림프절종대가 비교적 드물게 나타나는 반면(10-30%) 폐실질의 경화 소견은 더 흔히 나타난다(약 90%). 일차 결핵에서 폐실질의 경화소견은 대부분 균질한 양상으로 나타나나, 반점형이나 선형, 결절형, 종괴형으로 나타날 수도 있다. 흉막 삼출은 소아의 5-10%에서, 성인의 30-40%에서 발생하며, 대개 편측성으로 원발 병소의 동측에서 나타난다. 대량의 흉막삼출이 발생할 수 있으며 흉부 방사선사진에서 폐실질 병변의 증거가 없는 환자에서 나타나기도 한다.

ii) 이차결핵 : 이차 결핵은 전형적으로 상엽의 폐첨부와 후분절, 하엽의 상분절에 발생한다. 일차 결핵과 마찬가지로 이차 결핵 역시 조직학적으로 괴사성 육아종성 염증반응을 보인다. 다발 병소의 융합 및 비후로 폐결절 혹은 기강경화가 형성된다. 괴사조직이 파급되고 한 개 이상의 공동이 형성되면서 기도까지 결핵이 확산될 수 있다. 기관지내 전파로 폐의 다른 부위에서 또 다른 병소가 형성되기도 한다. 이차 결핵의 가장 흔한 방사선 소견은 상엽의 폐첨부와 후분절, 하엽의 상분절을 침범하는 국소형이나 반점형의 불균질한 경화 소견이다. 다른 소견으로는 경계가 불분명한 결절, 선상음영(결핵의 섬유결절형, fibronodular pattern of tuberculosis)등이 있다. 이차 결핵의 5%는 결핵종의 형태로 나타나기도 한다. 결핵종이란 직경 0.5-4.0 cm 크기의 경계가 뚜렷한 원형 또는 난원형 병변을 일컫는다. 조직학적으로 결핵종의 중심부는 건락성 괴사물질로 구성되며 변연부는 유상피성 조직구와 다핵성 거대세포, 교원질로 구성된다. 주로 상엽에 호발하며 이들 중 80%는 단일 결절, 20%는 다수 결절을 형성한다. 위성 결절은 대개 1-5 mm 크기로 조직학적으로 원발 결절과 동일하다. 대부분의 결핵종 경계는 뚜렷하나 혈관이나 소엽간 중격, 결절 주위 폐실질의 섬유화로 인해 침사형 경계를 보일 수도 있다. 결절 내 석회화 소견이나 위성 결절은 결핵종의 20-30%에서 관찰된다. CT상에서 조영제 정주 후 결핵종은 환상 또는 곡선형의 조영증강을 나타낸다. 조영증강이 되는 부분은 조직학적으로 섬유화 조직 및 육아종성 염증조직으로 구성된 변연부에 해당하며, 조영증강이 되지 않는 저음영 부위는 중심부 괴사조직에 해당한다. 이차 결핵에서 폐문이나 종격동 림프절 종대는 5-10%로 흔한 소견은 아니다. 흉막삼출은, 전형적으로는 편측성으로 나타나는 데, 15-20%에서 관찰된다. 대개 흉막삼출은 폐실질의 병변으로 인해 나타나지만 폐실질의 병변없이 흉막삼출만 단독으로 나타날 수도 있다. 흉막삼출은 결핵 공동이 흉막강으로 파열하면서 발생한다. 그 결과로 결핵성 농흉이나 때때로 기관지흉막루를 형성하여 흉막내 공기액체층을 보이기도 한다.

iii) 속립성 결핵 : 일차 결핵과 이차 결핵 모두 결핵균의 속립성 전파를 야기할 수 있다. 이차 결핵의 경우, 앞서 언급했던 전형적인 폐실질 병변의 변화에 이어 나타날 수 있으며 단독 이상 폐소견으로도 나타날 수 있다. 속립성 감염 각각의 병소에서 국소적인 육아종이 발달하는데 역시 중심부 괴사와 유상피성 조직구 및 섬유조직으로 이루어진 비교적 경계가 뚜렷한 변연부로 구성된다. 흉부 x-선과 고해상 CT의 특징적인 소견은 양측 전 폐야에 걸쳐 분포하는 직경 1-3 mm의 소결절들이다. 소엽간 중격의 비후와 미세한 대엽간 그물망 또한 자주 관찰된다.

5. 이물에 의한 폐쇄

소아에서 흡입되는 이물질들은 주로 식물성이며 이중 땅콩이 가장 흔하다. 이물질은 그 자체에 의한 폐색의 증상을 나타낼 수 도 있고 혹은 땅콩 같은 물질은 염증반응을 유발하기 때문에 기관지 벽이 두꺼워져 폐색이 심해지기도 한다. 흡인된 이물질의 80%는 기관지에 걸리게 되어, 기침, 천명, 호흡곤란을 일으킨다. 오른쪽 기관지로의 흡인이 왼쪽 기관지로의 흡인보다 많은데 이유는 오른쪽 기관지의 기관에 대한 각도가 왼쪽보다 크고 길이도 짧기 때문이다.

흉부 사진에서 이물질을 직접 볼 수는 없지만 역류저지판막 기전(check-valve mechanism)에 의해 병변이 있는 쪽은 호기 시에도 폐용적이 감소하지 않기 때문에 정상부위에 비해 상대적인 폐의 용적 증가와 방사선 투과성이 증가된다. 흡기와 호기의 사진을 함께 촬영하는 것, both decubitus view가 진단에 도움이

그림 18-15. 땅콩에 의한 기관 흡인

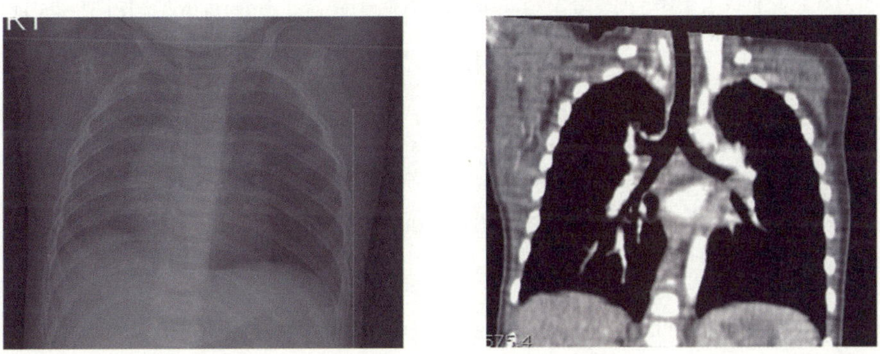

되며 정확하지 않은 경우에는 전산화 단층촬영(CT 스캔)이 사용되기도 한다.

6. 종양 및 종양으로 오인될 수 있는 병변(tumor or tumor like lesion)

1) 경부의 선천성 낭종성 종괴(congenital cystic masses of the neck)

갑상혀관낭종(thyroglossal duct cyst), 아가미틈새낭종(branchial cleft cyst), 림프물주머니(cystic hygroma), 유피낭과 표피낭종(dermoid and epidermoid cyst), 흉선낭과 기관지기원낭(thymic and bronchogenic cyst), 후두낭종(laryngocele), 혈관종(hemangioma)

2) 기운목, 사경(torticollis, fibromatosis colli)

목빗근(sternocleidomastoid muscle)의 양성병변으로 생후 2주에 앞쪽 목의 종괴로 보이며, 우측에 호발한다. 보통 보전적 치료로 4-8달에 퇴행하며, 경부 초음파 검사에서 국소적 혹은 넓게 두꺼워진 목빗근을 보인다.

3) 두경부 종양(Neoplasm)

림프종(Lymphoma): 소아 악성 경부 종양 중 가장 흔한 원인이다.(50-60%)

기타 횡문근육종(Rhabdomyosarcoma)(10-15%), 신경모세포종(Neuroblastoma), 랑게르한스 조직구증(Langerhans' histiocytosis)도 감별을 요한다.

4) 폐종양

(1) 염증성 가종양(Inflammatory pseudotumor(형질세포 육아종, 황색종, 섬유황색종 : Plasma cell granuloma, xanthoma, Fibroxanthoma, histiocytoma))

소아의 양성 폐 종양 중 가장 흔하고 진정한 의미의 종양 이라기보다 염증 후 재생산성 반응으로 생각되고 성숙 형질세포(mature plasma cell), 조직구(histiocyte), 과립구(granulocyte) 등의 증식으로 이루어진 종괴로 형질세포 육아종(plasma cell granuloma)이라고 불리기도 한다. 증상없이 발견되는 경우가 많고 대부분 경계가 좋은 종괴로 폐의 변연부 특히 하엽에 호발한다. 석회화는 흔치 않아 20% 정도에서 발견되고 늑막 삼출액은 동반되지 않는다. CT는 경계가 뚜렷하고, 굴곡진 종괴, 비균질성 음영, 다양한 조영증강 정도를 보인다.

(2) 흉벽의 신경 외배엽 기원성 종양(primitive neuroectodermal tumor of the chest wall(Askin tumor)

흉벽의 연부조직, 흉막, 폐의 주변부에서 생기는 undifferentiated small round cell tumor에

속하는 종양으로 소아와 젊은 성인에 호발한다. 영상조건으로는 비교적 큰 흉벽의 종괴로 흉벽, 늑골, 흉막등을 침범하고 폐 실질로도 침습할 수 있어 intra- and extrathoracic component를 가질 수 있고, 출혈과 괴사가 흔하여 종괴내부는 불균질하며 석회화는 드물다.

(3) 전이암(metastasis)

소아 악성 폐종양의 대부분을 차지하여 윌름씨 종양(wilm' tumor)의 전이가 가장 흔하고 골육종(osteosarcoma)이나 다른 육종(sarcoma)전이가 있다. 주로 혈행성으로 전파되어 경계가 명확한 다발성의 결절이 폐의 변연부, 특히 하엽에 많다.

7. 종격동 질환

1) 기종격동(Pneumomediastinum)

급성 종격동염, 식도 혹은 기도의 천공, 외상에 의해 생긴다. 종격동에 선상 혹은 기포모양의 공기음영이 보이며, 목부위의 피하기종과 연결된다.

2) 종격동 종양

종양과 낭종은 기존의 장기나 조직을 근간으로 하여 발생하므로 나이와 위치에 따라 감별해야함.

(1) 전 종격동 종양

a) 생식세포종(germ cell tumor)

소아와 젊은 연령에 호발하며, 양성 기형종이 가장 흔함. CT에서 경계가 분명하고 낭벽이 평활하고 균등한 두께를 가진 낭성 종괴로서 내부에 지방과 석회화를 함유할 수 있다.

양성(Benign): 유피낭(Dermoid cyst)

악성(Malignant): 생식세포종(seminoma), 비생식세포종(nonseminomatous tumor)

b)림프종(lymphoma):균질성의 엽상의 윤곽을 보이는 엽상의 윤곽을 가지는 고형종괴이다.

(2) 중종격동 종양

a)림프종

b)림프절 종대:결핵, 전이, sarcoidosis, Castleman' s disease 등

c)기관지원성 낭종(bronchogenic cyst): 기관 분기부의 하방이나 기관의 우측에 호발, 경계가 명확한 저음영의 종괴

d)심막낭종(pericardial cyst):우측 심횡격막(cardiophrenic angle)에 호발하는 낭성종괴

(3) 후종격동 종양

소아에서 종격동 종괴의 30-40%가 후 종격동에 있고 이중 대부분이 신경종(neurogenic tumor)이고 소아에서는 주로 교감신경절(sympathetic ganglia)에서 생기는 신경모세포종(neuroblastoma), 신경절신경모세포종(ganglioneuroblastoma), 신경절신경종(ganglioneuroma)이 신경초종(nerve sheath tumor)인 신경섬유종(neurofibroma), 신경집종(schwannoma)보다 월등히 많다. 신경모세포종(neuroblastoma)은 5세이하, 신경절신경종(ganglioneuroma)은 10대에 호발한다.

■ 참고문헌

1. Kuhn JP, Slovis TL, Haller JO, Caffey's Pediatric Diagnostic imaging, Mosby.
2. Donnelly, Diagnostic imaging, Pediatircs, AMIRSYS
3. Swischuk LE, Imaging of the newborn, infant, and young child. 5th edition, LWW
4. Kirks, DR, Practical pediatric imaging; diagnostic radiology of infants and children. 3rd edition Lippincott-Raven
5. 김승철, 소아 방사선 진단학
6. Berrocal T, Madrid C, Novo S, Gutiérrez J, Arjonilla A, Gómez-León N. Congenital anomalies of the tracheobronchial tree, lung, and mediastinum: Embryology, radiology, and pathology. Radiographics 2003:24:e17.
7. Lee EY, Boiselle PM, Cleveland RH. Multidetector CT evaluation of congenital lung anomalies. Radiographics 2008:247:632-648.
8. Agrons GA, Courtney SE, Stocker JT, Markowitz RI. Lung disease in premature neonates: Radiologic-pathologic correlation. Radiographics 2005:25:1047-1073.

소아성장과 발달의학

18 장. 소아 영상의학 III 복부 및 비뇨기 질환

장 윤 우

III. 복부 질환

1.복부 질환의 검사

1) 검사방법

(1) 단순 복부 촬영(plain radiography, 복부사진)

- 식도폐쇄(esophageal atresia), 십이지장폐쇄(duodenal atresia), 공장폐쇄(jejunal atresia), 항문직장기형(anorectal malformation) 등 폐쇄성 장 질환의 진단에 유용하며, 임상 정보가 중요하다.

(2) 상부위장관조영술(upper G-I series)

- 식도기관루(tracheoesophageal fistula, TEF), 위식도 역류(gastroesophageal reflux, GER) , 비후성 위 유문부 협착(hypertrophic pyloric stenosis, IHPS), 중장염전(midgut volvulus)의 확인에 이용됨.

(3) 초음파(ultrasound, US)

- 비후성 위 유문부 협착, 중장 염전 등의 진단과 동반된 신장 기형이 많으므로 US 검사를 시행하여야 한다.

(4) 대장조영술(lower G-I series, colon study)

- 회장 이하의 장 폐쇄가 있는 경우

2) 전처치(preparation)

금식(NPO)은 신생아일 경우 한 번 수유를 건너뛰는 정도가 적당하며 특히 신생아 황달을 주소로 초음파 검사를 시행하는 경우 NPO가 중요하다. 연령에 따른 금식 시간은 다음과 같다.

영아 Infant	4 시간
유아 Young children(1-2Yrs)	6 시간
소아 Older children	8 시간
미숙아 Premature infant	2-3 시간

3) 조영제 선택

상부 위장관 조영술은 바륨을 사용하는 것이 원칙이나 다음과 같은 적응증 에서는 흡인시 위험이 적은 수용성 제재(Low osmolarity, non-ionic, water soluble agent) 를 사용한다.

적응증 : 식도폐쇄의 근위부 식도 검사, 식도파열, 흡인의 위험이 높은 환자(neurologically impaired), 위식도 역류가 심한 경우, 미숙아 등

그러나 수용성 제제중 가스트로그라핀은 오스몰 농도(osmolarity)가 높아 흡인이 있으면 폐부종을 야기할 수 있으므로 금기이다.

대장 조영술을 시행하는 경우 소아의 경우 장 세척은 원칙적으로 필요 없고 금식만 시행한다.

- 전처지(colon cleansing)가 필요 없는 경우: 만성 변비, 급성 염증성 장질환, 다른 급성복증
- 필요한 경우 : 직장 출혈이 주소인 경우 용종이나 염증성 장질환의 감별에 이용

1. 장 폐쇄가 의심되는 신생아: 수용성 제재
2. 유소아 : 바륨(barium)을 쓴다(예외: 장 천공 의심될 때)
3. 가스트로그라핀은 진단용으로 사용하지 않음.
   태변성 일레우스(meconium ileus)에는 치료 목적으로 이용 가능.

2. 위 장관 질환

생후, 위장관내에 공기가 도달하는 시간은 일반적으로 위장은 수 분 이내, 소장은 3시간 이내에, S자 결장은 8-9 시간 이내에 도달한다.

완전한 상부위장관의 폐쇄가 의심 될 때는 복부사진으로 진단이 충분하고, 완전한 하부장관 폐쇄일 때는 대장 조영술을 먼저 시행한다.

1) 선천성 식도 폐쇄 및 식도기관루(esophageal atresia and tracheoesophageal fistula, TEF)

태생기 기도와 식도의 분리부전으로 발생하며 기관과 누공이 없는 식도 폐쇄(5~10%), 근위부 식도와 식도 기관루를 형성하는 식도폐쇄(1%), 원위부 식도와 식도기관루를 형성하는 식도 폐쇄(80~90%), 근위부 및 원위부 식도와 각각 누공을 형성하는 식도 폐쇄(1~3%), 식도 폐쇄를 동반하지 않는 H형의 식도기관루(5~8%)로 나누어지며 원위부 식도와 식도기관루를 갖는 식도 폐쇄가 가장 흔하다. H형 식도기관루를 제외한 모든 형에서 생후 즉시 발견된다.

H형 식도기관루는 만성적 폐 흡인에 의한 반복성 폐렴으로 나타나며 진단이 힘들어서 늦게 발견되는 경우가 많다. 선천성 식도 폐쇄는 십이지장 폐쇄 또는 협착 등 다른 위장관의 기형과 잘 동반되며 특히 Down 증후군에서 자주 동반된다. 척추, 심혈관계, 항문직장, 비뇨생식기, 골 기형을 동반하

면 VATER(vertebrae, anorectal, tracheoesophageal, renal anomaly) 증후군이라 한다.

흉부사진에서 근위부의 식도가 늘어나고 공기- 액층을 보일 수 있다. 식도기관루가 없는 식도 폐쇄가 있으면 위장관내 공기 음영을 볼 수 없다. 경비위관(nasogatric tube)를 삽입하여 관이 통과하지 못하고 꼬이는 것을 관찰하면 확진할 수 있다. 흡인성 폐렴 또는 무기폐의 소견이 흔히 있으며 우상엽에 호발한다. 조영제의 사용은 폐 흡인 및 합병증을 초래하므로 H형을 제외하고는 금기이다.

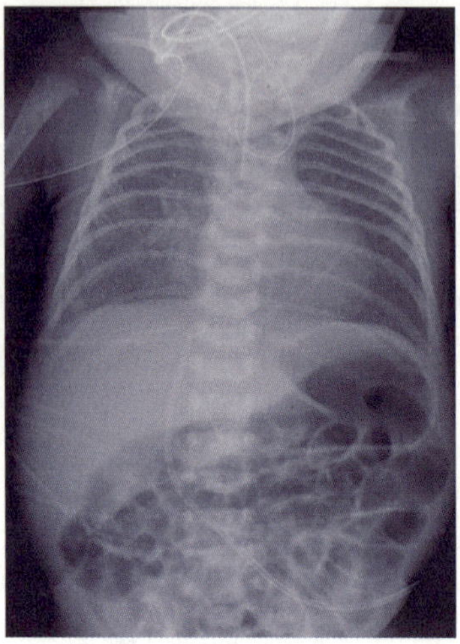

그림 18-1. 선천성 식도폐쇄 및 식도기관루: 경비위관이 식도내에서 꼬여있으나 장관내 가스는 정상으로 보임.

H형의 진단에는 머리쪽을 약간 낮춘 복와위(prone position) 또는 우측와위(right lateral decubitus) 자세에서 경비위관을 위에서부터 후진시키면서 조영제를 주입하여 검사하며 이 때 고삼투압성 수용성 조영제는 폐 흡인이 있으면 폐부종을 초래할 수 있으므로 사용해서는 안된다.

수술 후 식도 조영술로 접합 부위에서의 누출, 연동운동 이상, 식도열공 탈장, 위식도 역류 및 수술 후 협착 유무를 관찰한다. 수술 후 협착의 치료에는 풍선 확장술이 좋다.

2) 비후성 유문 협착증(hypertrophic pyloric stenosis)

확실한 병인은 밝혀지지 않았으며 후천적인 유문근의 비후로 인하여 유문관이 좁고 길어져서 위 폐색을 일으키는 것이다. 남아에서 더 흔하며 생후 2-4 주부터 시작해서 점점 심해지는 담즙이 섞이지 않는 사출성 구토(nonbilious projectile vomiting)가 나타난다.

복부사진에서 위의 심한 팽창과 소장 및 대장의 공기 음영 감소가 있다.

US 검사는 유문근의 비후를 직접 보여줌으로써 확진할 수 있는 가장 좋은 검사 방법으로 정착되었다. 유문근이 3-4 mm 이상으로 두꺼워져 횡단 스캔에서 마치 도우넛 또는 과녁 모양(doughnut, target sign)으로 보이고, 종단 스캔에서 유문관의 길이가 15 mm 이상으로 길어져 마치 자궁 경부(cervix sign)처럼 보여 쉽게 진단할 수 있다. 과거 US 검사가 보급되기 전 확진을 위해 상부위장관조영술이 시행되었으나 최근에는 US소견이 확정적이지 못한 경우에만 행해진다.

상부위장관조영술에서 좁고 평평해진 유문관에 바륨이 두세 줄(double, triple tract sign)로 고이고 좀 더 좁아지면 유문관이 실처럼 길고 가늘어진다(string sign). 비후된 유문근에 의해 눌린 유문동(antrum)과 십이지장 구부가 각각 shoulder sign과 umbrella sign을 보일 수 있다. 항진된 연동운동이 두꺼워진 유문근에 이르러 멈춰지면 젖꼭지 모양(tit sign)을 가지게 되고, 좁아진 유문관 내로 들어간 바륨이 새 부리 모양(beak sign)으로 보일 수도 있다. 위 배출시간이 지연되며 약 70% 에서 위 식도 역류가 나타난다. 유문근층 절제술(pyloromyotomy)을 시행한 후 6주－6개월 걸쳐 정상 유문근 두께로 돌아온다.

그림 18-2. 비후성유문 협착증의 초음파 사진

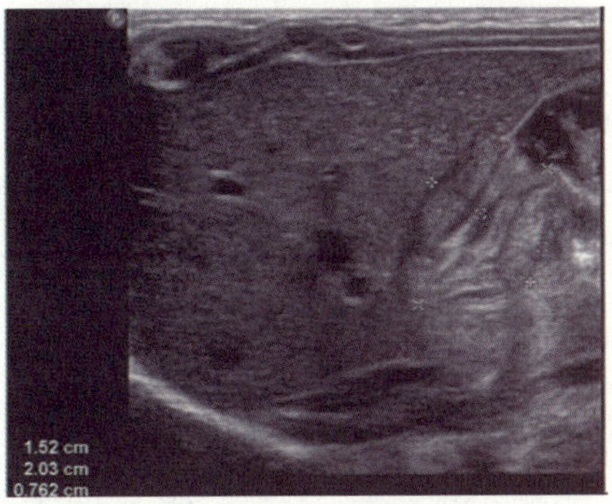

유문 경련(pylorospasm)

유문근의 경련으로 유문관이 좁아져 위 배출 시간이 길어지는 것으로, 보존적 치료를 한다. 상부 위장관조영술에서 위문관의 내경이 좁아지고 연동운동이 항진되어 비후성 유문협착증과 유사하게 보이나 glucagon 투여 후 재 검사를 시행하면 유문관경이 넓어진다. US 검사에서 유문근의 두께가 정상으로 보여 비후성 유문협착증과 감별된다.

3) 선천성 십이지장 폐쇄 및 협착(duodenal atresia/ stenosis)

태생기 장관의 공포화 실패(failure of recanalization)에 의한 병변이라고 생각되고 있다. 완전 폐쇄, 협착, 또는 다양한 정도의 폐쇄를 초래하는 격막(web)의 형태로 나타나며 완전 폐쇄가 가장 흔하다. 대부분 유두(ampulla of Vater) 직하부에서 막히므로 담즙성 구토로 나타난다. 산전 US에서 양수과다증(polyhydramnios)이 있고 복부사진에서 늘어난 위와 십이지장에 의한 특징적인 쌍기포 징후(double bubble sign)가 나타난다. 불완전한 폐쇄에는 소량의 바륨으로 검사를 시행하여 폐쇄의 위치와 외부 요인에 의한 폐쇄를 감별한다.

그림 18-3. 단순촬영에서 쌍기포 징후가 보이는 십이지장 폐쇄

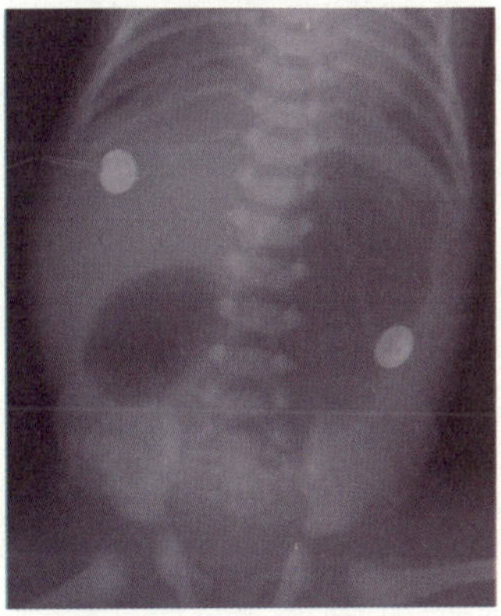

33%에서 다운증후군이 동반되며 장 이상회전(malrotation), 식도 폐쇄, 항문직장 기형, 윤상 췌장(annular pancreas), 담도 폐쇄, 척추 이상, 신장 및 심장 기형의 동반율이 높다.

쌍기포 징후가 나타나는 다른 질환은 윤상 췌장, 전십이지장 간문맥(preduodenal portal vein), 십이지장대(duodenal band or Ladd' s band)가 있으며 감별을 요한다.

4) 소장 폐쇄 및 협착(Jejunal/ ileal atresia/ stenosis)

태생기의 장간막 혈관 사고로 인한 허혈성 괴사로 인하여 발생한다. 발생 빈도는 원위부 회장, 근

위부 공장, 원위부 공장, 근위부 회장 순이다. 산전 US 검사에서 양수과다증이 나타나며 태변이 배출되지 않는다.

복부사진에서 폐쇄 근위부 장관이 여러 개의 공기-액층을 보이며 늘어나며 폐쇄된 소장 벽에 석회화 음영이 보이기도 한다. 대장 조영술을 시행하여 결장 패쇄와 구별을 하고 소결장(microcolon) 유무도 확인 할 수 있다. 소결장은 소장 내용물이 결장으로 유입되지 않아 생긴 비사용 소결장(unused microcolon)으로 결장 전체를 침범한 선천성 거대결장과 감별이 필요하다.

5) 장 이상회전(malrotation)과 중장염전증(midgut volvulus)

위장관은 발생학적으로 전장(foregut), 중장(midgut), 후장(hindgut)의 세 부분으로 나눈다. 정상적으로 중장은 태생 6주에 급격한 발육으로 인해 제대 안으로 탈장되며 이때 십이지장은 90° 반시계 방향으로 회전한다. 태생 8~9 주 때 탈장되었던 장이 180° 반시계 방향으로 회전하며 다시 복강내로 들어온다. 또한 하부 회장과 대장도 270° 반시계 방향으로 회전을 하여 우상복부의 맹장이 우하복부로 내려오게 되는 것이 정상 장회전이다. 이러한 과정의 어느 단계에서 정지되면 장 이상회전이 발생하며 이것을 더 정확히 말하자면 회전 및 장간막 고정이상이라 한다.

제 1 단계 정지(1st stage arrest)는 제대탈출증(omphalocele)을 초래하여 중장이 제대 내에 있게 된다. 제 2 단계 정지는 중장이 회전하지 않고 복강 내로 돌아오게 되어 전체 소장이 우측에, 대장이 좌측에 위치하며 십이지장의 C-loop가 제대로 형성되지 않으나 증상은 없어 우연히 발견되는 경우가 대부분이다. 제 3 단계 정지는 고정단계의 이상으로 장간막의 부착이 좁아 중장 전체, 혹은 맹장이 염전을 일으킬 수 있고 복막대(band)에 의해 십이지장 폐쇄가 일어날 수 있다.

중장염전은 고정이상으로 인해 장간막 부착부위가 비정상적으로 좁아져 상장간막동맥(superior mesenteric artery, SMA)을 축으로 상장간막정맥(superior mesenteric vein, SMV)과 장간막이 급성 또는 반복적으로 시계방향으로 회전하여 꼬임으로써 장폐쇄와 혈류장애를 초래하는 것으로, 장괴사 및 천공이 생길 수 있다.

복부사진에서 중장염전의 위치, 정도, 시간 경과에 따라 다양한 정도의 위 또는 십이지장 폐쇄 소견이 나타나며 위의 연동운동 소실과 십이지장 구부의 확장이 없는 점 등은 선천성 폐쇄와의 차이점이다.

상부위장관조영술에서 늘어난 십이지장이 새 부리 모양의 끝(beak-like obstruction) 양상을 보이며 폐쇄되고, 십이지장 공장 연결부위가 비정상적 위치(abnormal duodenojejunal junction)에 있으면서 공장이 우복부에 위치한다. 꼬여진 소장이 코르크마개 모양(cork screw appearance)을 보이고, 정맥 폐쇄로 인한 부종으로 점막이 두꺼워지고 좁아진 내강 내로 바륨이 가늘게 보인다.

대장조영술에서 맹장과 충수의 위치 이상을 볼 수 있다. US 및 색조도플러 검사에서 SMV가 SMA의 좌측에서 관찰되고 SMV와 장간막이 SMA을 중심으로 소용돌이 모양을 이루는 소위, 와류증후(whirlpool sign)를 보면 진단에 도움을 줄 수 있다.

그림 18-4. 중장 염전증의 컬러도플러 초음파. 와류증후가 보임

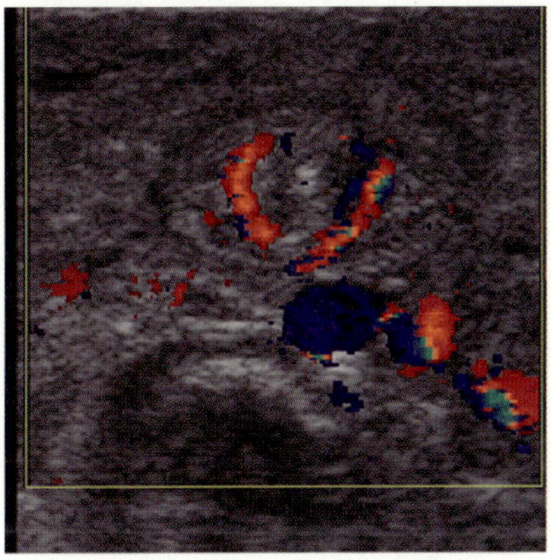

6) 선천성 거대결장증(Congenital megacolon, Hirschsprung' s disease)

신경아세포의 근위부에서 원위부로의 이동의 정지로 결장장근 신경총(myenteric plexus of Auerbach) 내 부교감 신경절 세포(parasymphathetic ganglion cell)가 없어서 생긴다. 장이완 장애와 정상 연동운동의 소실로 인해 기능성 장폐쇄가 온다. 신생아 장폐쇄 중 가장 흔한 원인으로 성숙아에서 주로 나타나며 남아에서 더 흔하다. 직장과 S자결장이 약 80%에서 침범되며 5%에서는 전 결장 및 원위부 소장이 침범된다.

복부사진에서 원위부 장폐쇄를 시사하는 소장과 결장의 확장이 나타나며 직장 내 공기가 가늘게 보이거나 보이지 않는다.

대장조영술이 필수적 검사이며 병변이 있는 좁아진 부위와 늘어난 근위부 장관 사이의 이행부를 확인해서 진단한다. S자 결장이 직장보다 직경이 넓어 직장/S자 결장 지수가 1 이하로 보이거나, 좁아진 침범 부위에 불규칙한 톱날같은 수축(sawtooth contraction)을 보이면 진단에 도움을 준다. 이행부가 확실히 보이지 않으면, 24 시간 또는 48 시간 후 지연 촬영을 하여 조영제가 결장에 남아 있는 것을 확인하여 진단에 도움을 받을 수 있다.

그림 18-5. 선천성거대 결장증의 대장조영술 : 직장이 S장 결장지수보다 좁아진 이행부(transitional zone)이 보임.

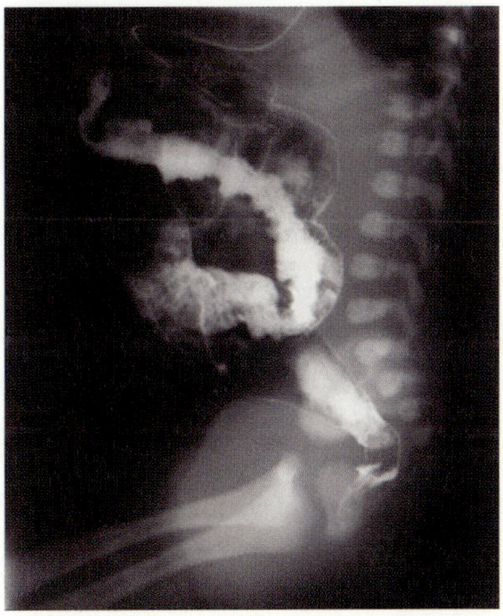

선천성 거대결장이 의심되는 환아에서 대장조영술 전 관장이나 수지 직장 검사는 금기이며, Foley 도관 사용도 이행부의 관찰을 힘들게 하므로 금기이다.

7) 태변전 증후군(functional immaturity of colon, small left colon syndrome, meconium plug syndrome)

결장의 미성숙으로 인한 기능적 병변으로서 좌측 대장이 태변으로 막힌 경우이며 small left colon syndrome 이라고도 불린다. 미숙아와 당뇨병 또는 임신 중독증 엄마의 아기에서 흔하다. 복부사진에서 소장과 대장이 늘어나고 태변에 섞인 공기로 인하여 비누방울 모양이 보이며 선천성 거대결장과는 달리 공기-액층이 적게 나타난다.

대장조영술에서 하행결장과 S자결장이 좁아져 있으며 좁아진 결장 안에 태변전에 의한 결손음영이 보인다. 선천성 거대결장과의 감별이 힘든 경우가 많다. 고 삼투압성 수용성 조영제를 사용하여 태변 전을 제거할 수 있다.

8) 항문직장기형(Anorectal malformation)

이소성 항문, 무공 항문(imperforated anus), 항문직장 폐쇄 및 협착을 포함하는 광범위한 항문과 직장의 기형을 통칭한다. 치골직장근(puborectalis muscle) 과 직장맹관의 위치 관계로 고위 기형, 중간 기형, 저위 기형으로 나눈다. 치골직장근의 위치는 치골미골선(pubococcygeal line)을 기준으로 하였으나 최근에는 좌골(ischium) 하부 1/3을 지나는 M-line이 더 신빙성이 있는 기준으로 알려져 있다.

고위 기형(high type)은 비뇨생식기와 누공 형성이 흔하다. 남아 아이에서는 요도와의 누공(rectourethral fistula)이 가장 많고, 방광 및 회음부와도 누공을 형성 할 수 있다. 여아에서는 질과의 누공이 가장 흔하다. 저위 기형은 대개 회음부와 누공을 형성한다. 항문직장 기형은 VATER 증후군 등 다른 기형을 잘 동반한다.

항문 직장 기형에서 방사선학적 검사의 목적은 직장맹관의 수준 결정(obstruction level), 치골직장근의 상태 평가, 누공의 유무와 위치 평가, 다른 동반 기형의 유무를 결정하는 것이다.

출생 후 복부사진에서 원위부 장관 폐쇄 소견이 보이며 드물게는 태변에 석회화 음영이 있을 수 있다. 방광과 누공이 있으면 방광 내 공기 음영이 나타날 수 있다. Prone shoot through radiography가 진단에 이용되며,(과거에는) 항문 위치를 표시하고 환아를 거꾸로 하여 촬영하는 invertogram을 이용하여 맹관 끝의 공기 음영을 보고 막힌 부위를 추정할 수 있으나 부정확한 경우가 많다. 결장조루(colostomy)를 받는 경우 이를 통한 검사로 맹관의 위치를 알 수 있으며 누공을 확인 할 수도 있다. 필요에 따라 배뇨성 방광요도조영술 등 비뇨기계에 대한 검사를 한다. 최근 MRI를 통해 회음부 근육의 발육상태 및 항문 괄약근의 형태를 볼 수 있다.

9) 괴사성 장염(Necrotizing enterocolitis)

주로 회장과 근위 결장에 궤양, 출혈, 경색, 천공을 동반하는 장괴사이다. 원인은 장혈류의 감소와 허혈, 고삼투 식이, 염증 매개체, 감염등 네가지 인자가 단독으로 혹은 공동으로 관여하여 생겨나는 것으로 되어 있다. 가사(asphyxia), 저체온, 교환 수혈, 제대 동맥 삽관, 청색증성 심장 질환이 장 혈류의 감소와 허혈을 일으킨다. 90-95%의 환자가 경구 식이를 한 병력이 있는데, 경구 식이를 하면 장의 운동이 일어나고 그로 인해 산소의 요구량이 많아지면서 상대적으로 장 혈류의 감소가 일어나는 것으로 알려져 있다. 신생아 집중 치료실에서 치료받은 환아의 1-5%에서 생기며 대부분 미숙아이나 만삭아에서도 생긴다. 체중이 작을수록 제태기간이 짧을 수록 잘 생긴다. 초기에는 복부 팽만및 위 저류(gastric retention), 잠혈변(occult blood in stool)혹은 혈변이 있고 수일 내에 천공, 복막염을 일으킬 수 있으며 패혈증, DIC, shock으로 사망 할 수 있다. 단순 복부 촬영의 조기 소견으로는 우하복부 혹은 복부 전체에 늘어난 장이 있다. 그후에 장벽내 공기음영(pneumatosis intestinalis)이나 간 문맥에 공기가 있는 경우와 우상복부에 가지 모양의 공기 음영이 보일 수 있으나 그리 흔히 볼 수 있는 소견은 아니다. 천공이 있으면 기복(pneumoperitoneum)이 생긴다. 초음파로는 두꺼워진 장벽과 복수(ascites) 그리고 고에코의 선상 음영이 우하복부의 장벽이나 간 문맥내에서 보일 수 있다. 영상의학적으로 외과적 수

그림 18-6. 항문직장기형. 회음부 누공을 보이는저위기형. 직장요관 누공을 보이는 고위기형.

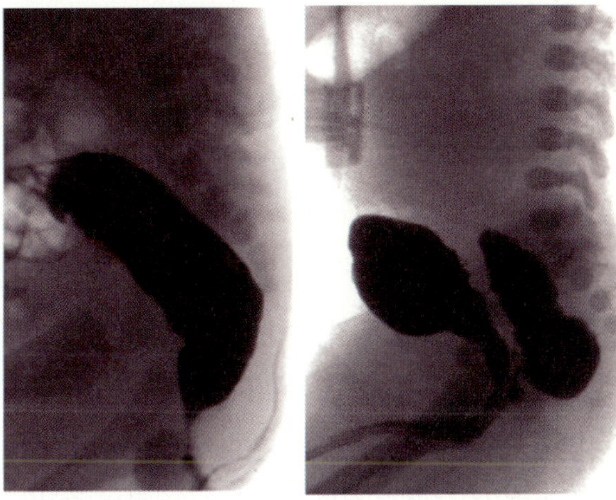

그림 18-7. 괴사성 장염 : 장벽과 간문맥의 공기가 보임. 초음파에서 장벽내 공기가 고에코의 선상음영으로 보임.

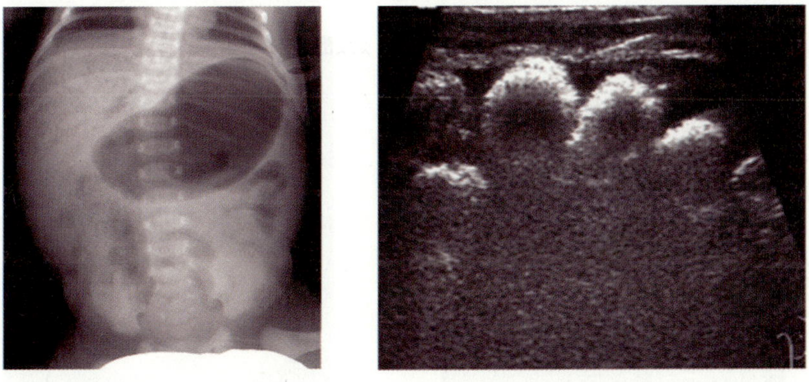

술을 권유해야 하는 경우는 기복, 복수, 장폐색이 있는 경우이며 괴사된 장 루프가 한곳에 지속적으로 있는 경우도 수술의 적응증이 된다.

10) 장중첩증(intussusception)

근위부 장관이 하부 장관 속으로 말려들어가 장폐쇄가 생기고, 장간막 혈류의 정맥성 울혈 또는 장괴사까지 초래할 수 있는 질환으로 회맹부가 결장 안으로 말려들어가는 회결장(ileocolic) 장중첩증이 가장 흔하다. 6개월에서 2살 사이에 가장 흔하고(90%) 특발성인 경우가 많다. 신생아에서는 Meckel 게실이나 장중복(duplication cyst), 5세 이상에서는 폴립, 종양 등 선행 원인 질환이 있을 가능성이 있으므로 유의해야 한다.

복부사진에서 우측 복부의 공기 음영이 적으면서 장폐쇄 소견이 보일 수 있으며, 결장 안에 종괴 음영이 나타나기도 한다.

US 검사는 최초 선별검사로서 유용하며 중첩된 장벽의 부종과 눌린 점막으로 인하여 횡단 스캔에서 저에코의 다중환상고리가 보여 도우넛 또는 표적 모양으로, 종단 스캔에서 콩팥 모양(pseudokidney sign)을 나타낸다. 장괴사 및 천공으로 인한 복막염이 의심되지 않는 한 공기 또는 바륨관장을 통한 정복술을 시행한다. 공기 정복술이 천공이 있으면 바륨 복막염을 초래할 가능성이 없어 최근 널리 쓰이고 있으며, 바륨 정복술은 원인 질환 발견에는 공기 정복술보다 유리하다. 바륨 검사에서 감입부가 반월상 결손음영(crescent like filling defect)으로 나타나며, 감입부와 외초(intussuspiences) 사이에 끼인 바륨이 용수철 모양(coiled spring appearance)을 나타내기도 한다. 소장으로 공기 또는 바륨이 역류하는 것을 확인해야 성공적으로 정복되었다고 할 수 있다.

소장 중첩증은 중첩증의 10%를 차지하며 원인 질환인 leading point가 있는 경우가 많다. Peutz-

그림 18-8. 장중첩증 : 초음파에서 도우넛 모양의 중첩된 장이 보임. 공기 정복술에서 감입부가 결손음영으로 보임.

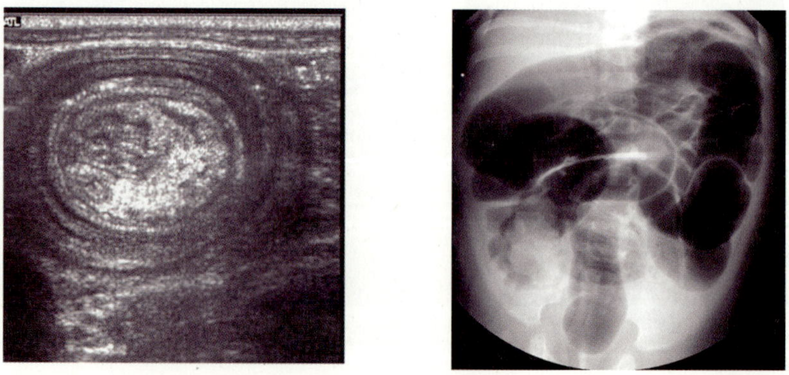

Jegher 증후군에서 소장의 과오종이 흔히 중첩증을 초래한다.

11) 급성 충수돌기염(Acute appendicitis)

임상적으로 진단이 불명확할 때 US와 CT가 진단에 유용하다. US에서 손가락 모양의 저에코성 구조물로 보이며 눌러도 compression 되지 않으며 6 mm이상 직경이 커지고, 국소적 압통이 있을때 진단할 수 있다. 동반된 appendicolith, 천공에 의한 농양이나 복막염을 발견할 수 있고 골반 내 염증성 질환과 종괴와도 감별진단이 가능하다.

그림 18-9. 급성 충수돌기염의 초음파 : 충수돌기가 6mm이상으로 커져있으며 appendicolith를 동반하고 있음.

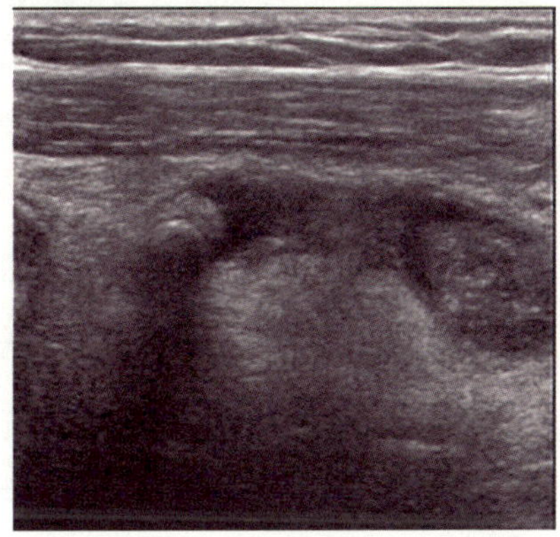

3. 간, 담도계 질환

1) 신생아 담도 폐쇄증과 신생아 간염(biliary atresia, neonatal hepatitis)

이 두 질환은 신생아 황달의 많은 부분을 차지하지만 담도 폐쇄증은 수술적 치료를 요하므로 두 질환의 감별이 중요하다. 담도 폐쇄증은 확실한 병인은 알려져 있지 않으나 태생기에 시작한 간담도염이 생후에 진행되어 간담도의 일부 또는 전체를 폐쇄시키는 것으로 알려져 있다. 간외 담도, 담낭 및 간내 담도가 대부분 같이 침범된다.

US는 처음 시행되는 영상검사로서, 간외 담도 자체가 보이지 않고, 작은 폐쇄성의 담낭을 봄으로써 담도폐쇄증의 가능성을 생각할 수 있다. 불규칙한 간내 담도의 확장이 드물게 보일 수 있으며 총수담관 낭종(choledochal cyst)이 동반될 수 있다. 간문맥 주위 섬유화로 인하여 에코의 증가가 보일 수 있다.

DISIDA 간 담도 스캔을 시행하면 간에서는 동위원소 섭취가 일어나지만 소장으로의 배출이 되지 않

그림 18-10. 신생아 담도폐쇄증 : 초음파에서 간문맥 주위 섬유화로 에코의 증가를 보임. DISIDA 간 담도스캔에서 동위원소의 섭취가 간에서는 보이나 장으로 배출되지 않음.

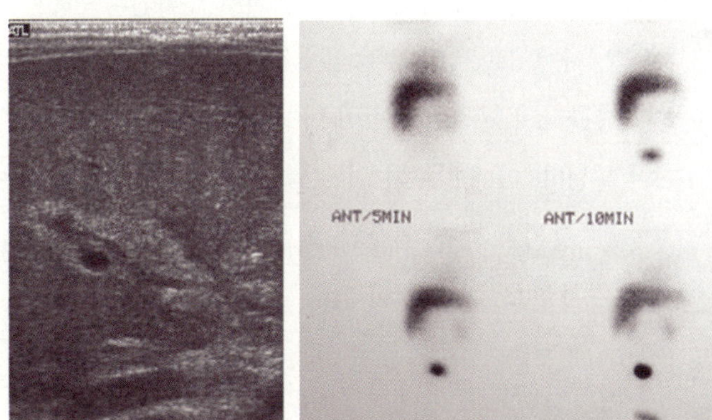

으며, 2시간 이상 지연되면 의심할 수 있다. 페노바르비탈 투여 후 스캔하면 진단율을 높일 수 있다.

수술장에서 담도 조영술(operative cholangiogram)을 시행해 확진한다. 다비증후군, 전십이지장 문맥(preduonal portal vein), 간동맥 이상, 양측 이엽성 폐 등이 동반되기도 한다. Kasai수술을 시행하나 결국은 담도성 간경화가 잘 오고 담관암과 간세포암이 생길 수 있다.

신생아 간염 환자에서는 US에서 담낭이 정상 크기이며 우유를 주었을 때 수축을 보인다. 간, 비장 종대가 있는 경우가 흔하며 담도의 이상 소견은 보이지 않는다.

DISIDA 스캔에서 간에서의 동위원소 섭취율이 떨어질 수 있으나 정상적인 장관내로의 배설이 보인다. 그 외 십이지장내 담즙 검사 등 여러 검사를 시행하지만 이 두 질환의 감별이 어려운 경우가 있으며 이때에는 지체하지 말고 수술장 담도조영술과 간 생검으로 진단해야 담도폐쇄증에서 수술 후 좋은 예후를 기대할 수 있다.

2) 소아의 간 종양

간아세포종(hepatoblstoma)은 소아 간종양중 가장 흔하며 3세이하에서 주로 발견된다. 간세포암(hepatoma)은 5세 이상 소아에서 주로 생기며 담도폐쇄증이나 시스틴증 또는 Wilson disease 같은 대사성 질환 환아에서 발생률이 높다. 간아세포종은 보통 큰 단일 종괴로 나타나고 석회화가 올 수 있으며, 간문맥 및 간 정맥 침범을 할 수 있다.

3) 담석증(gallstone)

신생아 담석은 대개 무증상이나 담낭관을 막아서 담낭염을 일으킬 수 있다. 원인으로는 전비경구적 영양, 패혈증, 미성숙된 생리적 요인, 담도계 기형등이 있으나 원인을 살 수 없는 경우도 많다. 영아기에 생기는 것이 영아기 이후보다 많으며 임상적으로는 대부분 증세가 없으며 우연히 발견된다. 단순 복부 촬영에서 방사선 비투과성으로 보일 수 있고 초음파 소견은 다양하며 추적 검사상 형태나 에코가 변하기도 하며 대부분 저절로 없어진다.

4) 담낭 수종(Hydrops of Gallbladder)

장간막의 커진 림프절이 담낭관을 폐색시키고 담낭 경우가 각형성(angulation)을 일으켜 폐색이 심화된다. 이때 탈수가 있건 없건 금식이 상황을 심화시킨다. 염증이 없어도 급속하게 담낭이 늘어난다. 상기도 감염, 위장염, 패혈증, 화상, Kawasaki병 등 많은 질환에서 나타날 수 있다. 그러나 보통은 자연스럽게 정상화 된다.

IV. 비뇨기계 질환(Genitourinary system)

1. 비뇨기계 질환의 검사

1)영상검사방법

초음파, 배뇨중 방광 요도 조영술(voiding cysourethorography, VCUG), 경정맥 요로 조영술(intravenous pyelography, IVP), 99mTc-DTPA renogram, DMSA scan 등이 많이 이용되고, CT나 MRI도 이용된다.

(1)초음파 검사

비뇨기계 질환을 검사하는데 초음파는 널리 쓰이는 기본적인 검사방법으로 정상 신장의 초음파 소견을 이해하는 것이 중요하다. 신장의 크기는 복와위에서 길이를 측정한다.

정상 신생아의 신장 초음파 소견은 성인과 크게 3가지 면에서 다른 양상을 보인다.

i) 성인에서는 신 피질의 에코가 간이나 비장에 비해 낮은데 비해 신생아에서는 에코가 같다. 이유는 성인에 비해 신생아에서 신피질내 사구체가 차지하는 비율이 높고 세포의 밀집도가 높기 때문에 이들간의 접촉면이 생기기 때문이다. ii)수질이 크고 저에코를 보여 상대적으로 에코가 높은 피질과의 분리가 잘 되어 보인다. iii)신동(renal sinus)의 지방질이 많지 않기 때문에 신동이 성인에 비해 고에코로 보이지 않고 용적도 작다. 이러한 신생아의 신장 초음파 소견은 2-3 개월이 지날 때부터 변화하기 시작하여 6개월이 되면 거의 성인과 같은 양상을 보인다.

(2)경정맥 요로 조영술

신생아는 미성숙한 신기능 때문에(newborn; 20% of adult renal functon, 10days ; 50%) 생후 2주 이내에는 경정맥 요로 조영술(IVP) 검사는 피하는 것이 좋다. 특히 신생아의 경우 장내 공기가 많아 신장의 모양, 신우 및 신배에 모인 조영제가 잘 보이지 않을 수 있다. 18 개월이상 소아에서 경정맥 요로조영술상 신장의 크기는 첫 4개 척추 길이(추간판두께포함) 의 합에 해당한다.

2) 방광 요관 역류의 진단을 위한 방사선 검사

(1) 방사선 투시를 이용한 배뇨성 방광 조영술(VCUG)

Foley 도관보다 소아에서 사용되는 영양관(flexible feeding tube)을 사용하면 요도의 손상 없이 쉽게 검사를 시행할 수 있다. 영양관을 삽입하여 방광내 잔류 소변을 제거하고(이 소변으로 임상병리검사를 시행할 수 있다) 조영제(방광 점막의 자극을 줄이기 위해 요도 농도를 줄인다)

를 주입한다. 조영제 용량은 환자의 나이에 따라 방광 용적에 해당되는 용량을 준다. 조영제가 방광 용적의 절반을 채울 때, 완전히 채울 때 촬영을 하지만 방광 요관 역류가 심한 경우 조영제 주입이 시작되면서 바로 배뇨증 요도검사도 하여야 한다. 방광 요관 역류 발견하면 필히 신장, 요관 방광연결부 등을 촬영한다. 방광 요관역류가 의심되는 환자에서 VCUG에서 VUR이 발견되지 않으면 재차 배뇨증 방광 요도 조영술(Cyclic VCUG)을 시행하면 VUR를 발견할 수 있다. 이러한 점으로 보아 Foley 도관보다는 가는 영양관이 요도손상을 줄이면서 반복검사를 용이하게 한다.

(2) 동위원소를 이용한 VCUG

방사선 피폭량이 적고 일정 기간 동안 지속적인 관찰이 가능한 것이 장점이지만 해상도가 떨어져서 요로와 방광의 질환 유무를 확인할 수 없는 것이 단점이다. 그러나 가족력이 있는 형제들의 검사나 수술 후 추적 검사를 할 때 유용하게 쓰인다.

(3) US

방광 요관 역류 진단 자체에는 큰 도움이 되지 못한다. 그러나 간혹 배뇨 후 갑자기 신배 확장이 보이면 간접적으로 방광 요관 역류를 의심할 수 있다.

3) 역류성 신증(reflux nephropathy) 에 의한 신반흔 정도의 검사

DMSA 스캔은 정상 신장의 근위 곡세뇨관(proximal convoluted tubule)에 의해 흡수되고 신세뇨관 독성 및 신 허혈에 의해 광 결손부(photon defect area)가 생긴다. 급, 만성 염증 및 신 반흔 유무와 그 정도를 조사할 수 있다. 결손부의 양상은 국소적, 분절성 혹은 양측 신장에 다발성 광 결손부위를 보일 수 있다.

한편 소아의 요로 감염이 있을 때 DMSA를 많이 시행하는데 감염 후 신장에 반흔이 형성되기까지는 최소 4-6 개월이 걸리므로 그 이후에 US나 경정맥 요로 조영술을 실시해야 반흔 유무를 알 수 있다.

2. 신장의 선천성 기형

1) 신장 무형성증

양측성 신장 무형성증은 자궁내 사망하거나 태어나도 곧 사망한다. 일측성 신장 무형성증은 90% 환자에서 같은 쪽 요관이 없다. 하부 비뇨 생식기계의 기형을 동반 할 수 있다. 반대쪽 신장은 커진다.

2) 이소성 신장

신장은 태생기에 골반강에서 발생하여 정상적으로 위쪽으로 이동하며 회전하게 되어있는데 이 과정에 이상이 생기면 하복부나 골반강에 위치하는 이소신(ectopic kidney)이 된다. 이소신은 대부분 회전의 이상을 동반하여 신우가 정상적인 전내측 대신 전방을 향하는 경우가 많다. 이소신을 가진 경우 한쪽 신장의 무발생(agenesis)이나 하복부 또는 골반강의 종괴로 오인할 수 있다.

3) 마제신(horseshoe kidney)

신장의 유합을 일으키는 기형중 비교적 흔한데 1000명 중 1명 꼴이다. 대부분 하극(lower pole)에서 유합이 일어난다. 서로 연결되는 부위를 협부(isthmic portion)라 하는데 대동맥과 대정맥의 앞쪽에 위치하고 하장간막 동맥(inferior mesenteric artery)뒤쪽에 위치한다. 상부 요관, 신우, 신배 등에 폐색을 일으킬 수 있고 wilms씨 종양이나 신세포암, 신혈관성 고혈압이 일어나기 쉽다.

그림 18-11. 마제신의 CT 소견

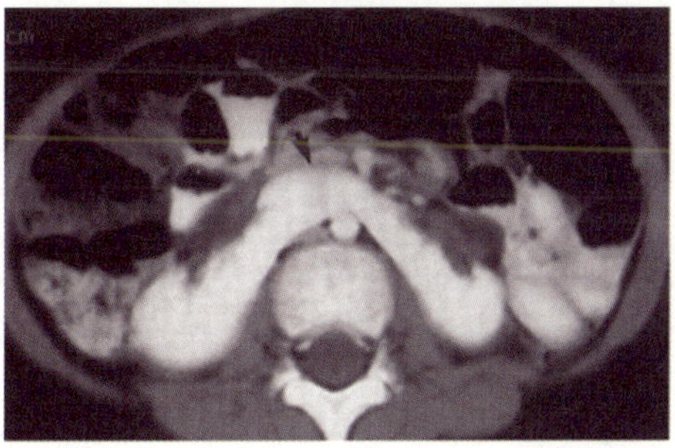

3. 요로의 선천성 기형

1) 신우 요관의 중복(duplication)

단순히 신우만이 갈라진 경우로부터(bifid pelvis) 요관이 완전히 중복되어 두 개의 요관구(ureteral orifice)를 갖는 경우까지 그 정도가 다양하며, 완전히 중복된 경우에는 신장의 위쪽 반(upper moiety)으로 부터 나오는 요관이 이소성(ectopic)인 경우가 많고 요관류(ureterocele)를 자주 동반하며 폐색을 일으키는 경우가 많다. 완전 중복 신우 요관에서는 신장의 위쪽 반(upper moiety)에서 나오는 요관은 방광의 정상 삽입 부위보다 아래쪽 내측(inferomedial side)에 삽입하면서 이소성 요관류(ectopic ureterocele)을 형성하게 되며, 아래쪽 반(lower moiety)에서 나오는 요관은 정상 위치에 삽입하게 된다. 이 때 아래쪽 반(lower moiety)에서 나오는 요관에서는 방광 요관 역류가 일어나며 만성 신우신염이 잘 일어나며 위쪽 반(upper moiety)에는 이소성 요관류에 의한 만성폐색으로 인해 수신증이 일어나게 된다.

그림 18-12. 신우 요관 중복 : 우측신은 완전 신우뇨관 중복으로 위쪽반으로부터 나오는 이소성 뇨관이 요관류를 동반하고 있음. 좌측신은 부분 신우뇨관 중복.

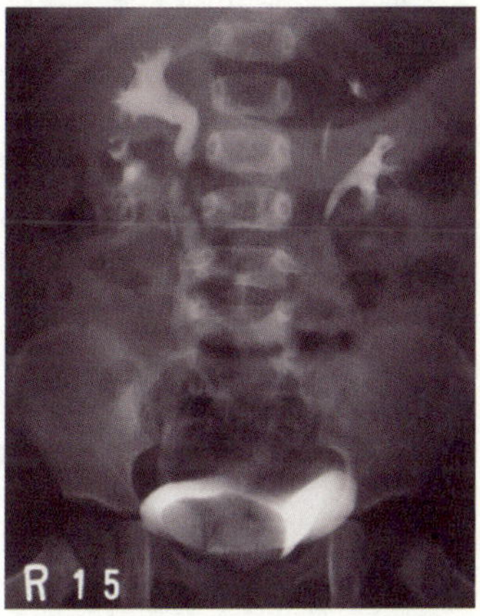

2) 요관류(ureterocele)

완전 중복 신우 요관에서 동반되는 요관류를 이소성 요관류(ectopic ureterocele)라 하고 이와는 달리 정상적인 요관구 위치의 요관류를 단순 요관류(simple ureterocele) 라고 한다. 요도나 질에 이소성 요관구(ectopic orifice)를 가지면 요실금(incontinence)의 원인이 된다. 대부분의 단순 요관류는 임상적 중요성이 없다. 요관류(ureterocele)의 진단은 IVP에서 방광내에 충만결손이 보이고 다양한 정도의 수신증을 나타낸다. 요관 중복기형에서는 신장 상부에 국한된 수신증이나 종괴로 신장축이 상부로 벌어지게 된다. US에서는 신우확장과 늘어난 요로와 연결된 방광내의 낭종을 관찰하면 진단할 수 있다.

4. 수신증(hydronephrosis)

신생아에서 대부분의 복부종괴는 신장이나 신주위에서 발생하며 수신증, 다낭신(multicystic kidney), 부신 출혈, 신경아세포종 등의 빈도가 많다. 수신증은 신우나 신배가 늘어난 상태를 말하며 폐쇄성과 비폐쇄성으로 구분된다. 폐쇄성수신증의 원인은 신우-요관 이행부협착(UPJ stenosis), 요관-방광 이행부협착(UVJ stenosis), 요관류(ureterocele) 그리고 요도협착 등이 있고, 비폐쇄성수신증의 원인은 방광-요관역류(vesicoureteral reflux), Prune belly 증후군 등이 대표적이다.

수신증을 진단하는 데는 US가 가장 좋아서 신우, 신배가 늘어난 정도를 알 수 있고 신실질의 상태를 판정할 수 있다. 그러나 수신증의 정도가 너무 심하면 신실질도 없어져 낭종과의 감별이 진단이 힘든 경우도 있다. 여러 가지 검사로 알아야 할 사항들은 i) 폐쇄부위 ii) 폐쇄정도 iii) 신기능의 회복 가능성 등이다.

1)선천성 신우-요관 이행부협착(congenital UPJ stenosis)

선천성 신우-요관 이행부협착이 질환은 신생아에서 일측성 수신증의 원인 중 가장 흔한 것으로 요관근육협착, 선천성 띠 band 또는 이상혈관(aberrant vessel)에 의한 압박 등이 원인이 된다. 진단은 초음파가 가장 좋아서 확장된 신우, 신배와 정상의 요관이 그 소견이다.

그림 18-13. 좌측 신우-요관 이행부 협착의 IVP

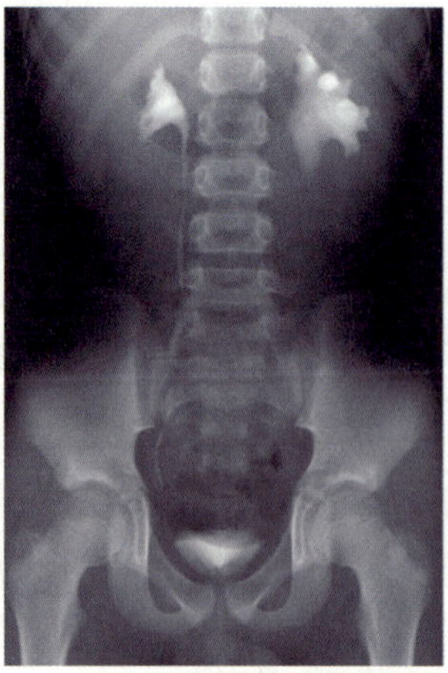

2) 요로폐색증(urinary tract obstruction)

요로폐색증의 진단에는 경정맥 요로 조영술과 초음파가 가장 유용한 방법이다. 경정맥 요로 조영술에서는 요로 조영이 지연되기 때문에 지연촬영이 필요하다. 요관에 완전한 폐색이 되었다 하더라도 사구체여과가 일어나는 한 대부분의 경우 지연촬영에서 요로가 조영된다. 요관결석 등에 의한 급성 요로폐색의 경우 신세뇨관 내에서 조영제가 농축되어 짙고 지속적인 신조영상(nephrogram)을 보인다. 간혹 진한 신조영에서 안에 조영되지 않은 늘어난 신우가 낮은 음영으로 보이는데 이를 음성 신우조영상(negative pyelogram) 이라고 한다. 요로폐색이 장시간 지속되면 신실질이 위축되어 얇아진다. 요로내의 조영제의 농도가 높지 못할 경우에는 폐색의 위치와 원인을 진단하기에 충분치 못하고 역행성 또는 하행성 요로조영술이 필요하다.

초음파에서 늘어난 신우, 신배에 의하여 신장도 에코가 나뉘어 보인다. 요로의 확장이 좀 더 심해지면 늘어난 신우, 신배가 다수의 낭종처럼 보일 수 있는데 이들 낭성구조들이 서로 연결되어 있는 것을 확인하면 낭종과 구별할 수 있다. 늘어난 근위부 요관은 초음파에서 보이는 경우가 많지만 그 이하 요관은 보기 어렵고 초음파로 요로폐색의 원인을 진단할 수 있는 경우는 흔치 않다.

요로폐색의 원인으로는 결석이 가장 흔하고 선천성 요관신우 이행부폐색, 요로상피종양, 결핵 등의 염증성 요관 협착 등이 있으며 후복막강 질환으로 종양이나 섬유화증 등이 있다. 후복막강 질환에 의한 요로폐색의 경우에는 그 원인을 알기 위해 CT가 가장 적절한 진단법이다. 방광암, 전립선비대, 요도협착, 후요도판막(posterior urethral valve), 신경성 방광 등에 의한 방광출구폐색(bladder outlet obstruction)의 경우 양측 수신증과 방광요관역류가 일어날 수 있다.

3) 후요도판막(posterior urethral valve)

남아에서 심한 양측성 수신증을 일으키는 가장 흔한 원인이다. 초음파는 양측성수신증과 요관확장, 방광벽 비후 등이 있으나 특이소견은 아니고 VCUG를 시행하면 요도후방의 확장과 판막을 볼 수 있어 확진할 수 있다.

5. 요로 감염(urinary tract infection)과 방광 요관 역류(vesicoureteral reflux)

소아 환자의 요로감염은 다음과 같은 원인들에 의해 일어난다.

첫째, 요 정체를 일으키는 선천적 구조 이상, 둘째, 면역 결핍증과 동반 전신 질환, 셋째, 균혈(bactremia) 및 신장에 폐혈성 색전을 일으키는 선천성 심장질환, 심내막염(endocarditis), 넷째, 방광 요관 역류 등 이다. 요로 감염 환자의 영상 진단에는 US, VCUG, IVP, 동위원소 검사, CT 등을 이용할 수 있다. 그러나 상부 요로 감염인지 하부 요로 감염인지에 따라 검사 방법의 우선 순위가 달라진다. 선별검사로 많이 이용되는

그림 18-14. 방광요관 역류의 분류 grade 1-5

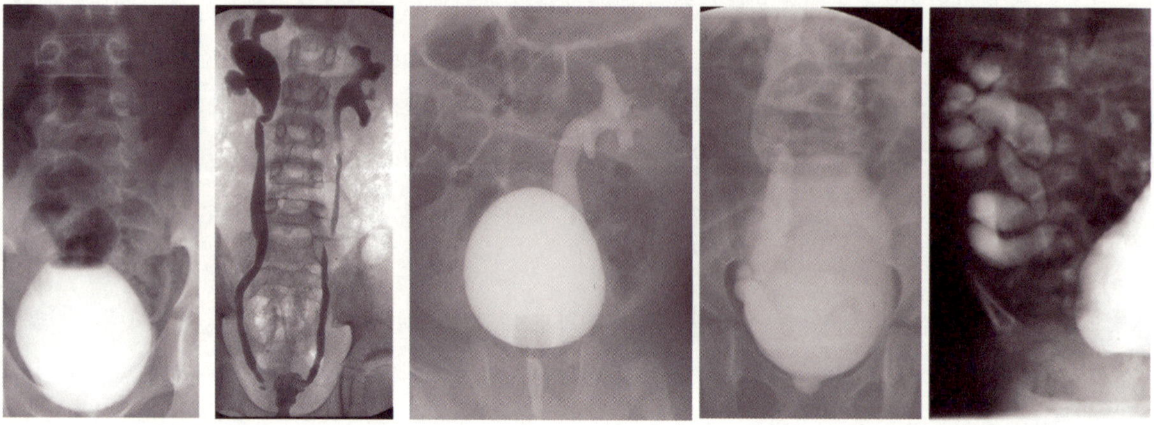

초음파는 구조적 이상 및 반흔(scar) 유무를 찾는데 도움이 되나 급성 신우신염에서는 다양한 소견을 나타낸다. 급성 신우신염에서는 신실질의 에코가 감소하거나 증가하며, 신우(pelvis)가 약간 확장을 보일 수 있고, 피질-수질 분별(corticomedullary differentiation)이 되지 않으며 신장이 커진다.

방광과 요관의 이행부위의 기형(삼각부trigone로 삽입되는 요관 말단부위에 위치, 각도 및 방광벽을 통과하는 요관의 길이 등)에 의해 방광내의 소변이 요관으로 역류하게 된다. 방광 요관 역류가 있는 환자의 30-50%에서 신장의 반흔이 발견되며 반흔은 방광요관 역류에 동반된 상행성 요로 감염때문일 수도 있고 요로 감염이 없더라도 방광요관 역류의 등급이 높으면 water hammer effect에 의해서도 신장의 반흔이 생기게 된다.

방광 요관 역류의 국제적 분류는 grade 1; 하부 요관까지의 역류, grade 2; 신우부위까지 역류가 있지만 요관 확장은 없다, grade 3; 경미한 요관의 신우의 확장이 있다. Grade 4; 중등도의 요관, 신우 신배의 확장이 있다. Grade 5; 심한 요관, 신우 신배 확장과 사행성(tortuous)요관이 있다.

6. 신장의 낭성질환(cystic disease of the kidney)

신장의 낭성질환은 다양하며 분류법도 통일되어 있지 않다. 대표적인 낭성질환으로는 성인성 다낭신 질환, 영아성 다낭신 질환, 다낭성 이형신(multicystic dysplastic kidney), 수질해면신(medullary sponge kidney) 등이 있다

1) 영유아성 다낭신 질환(Infantile polycystic disease)

상염색체 열성으로 유전되며 양측 신장이 커지고 수많은 작은 낭종으로 이루어져 초음파에서 높은 에코로 보이는 것이 특징적이다. 신기능이 매우 감소되어 있고 산전 초음파로 진단된다

영아성(infantile form): 미세신낭종과 간섬유화(hepatic fibrosis)가 동반, 신장에 병변이 심함

유년성(juvenile form): 간섬유화병변이 심함, renal tubular ectasia with hepatic fibrosis으로 구분한다.

신세뇨관의 10-90%에 병변이 생기며 1-2 mm의 작은 낭종이 신피질과 수질에 생겨 US에서 양측 신비대와 미세낭종에 의한 에코성 병변이 신전체에 퍼져서 신피질-수질 경계를 구별할 수 없게 된다. 영아성에서는 간 에코는 정상이다. IVP는 최근 거의 사용하지 않으나 양측 신비대, 신장기능저하와 피질에서 신 중앙쪽으로 방사형의 선상의 음영증가소견이 보이는데 이는 늘어난 세뇨관내의 조영제 때문이다.

유년성은 10세 이후에 간비대와 문맥고혈압 증세로 발현한다. 신세뇨관의 10% 이하에만 병변이 있기 때문에 신기능은 비교적 좋으며 초음파에서 신 크기는 정상이거나 약간 커지고 다양한 크기의 낭종이 보이고 에코가 증가한다.

2) 다낭성 이형신(Multicystic dysplactic kidney)

요관아(ureteral bud)의 발생이상으로 신우와 신배누두(infundibulum)의 폐쇄를 가져오는 선천성 질환이며 대부분 편측 신장에 서로 연결이 없는 다수의 낭종으로 보인다. 신생아 시기의 복부종괴의 가장 흔한 원인으로 신장 형성부전의 가장 심한 형태이다.

일측성 다낭성 이형신은 신형성 과정 중 요로폐쇄로 인한 심한 수신증과 신실질 형성부전에 기인한다고 생각하고 있다. 일부 남아있는 사구체에서 요 분비가 계속되어 수신증은 더욱 심해지고 신기능은 더욱 나빠져 형성부전증(dysplastic) 형태로 된다.

가장 좋은 진단방법은 초음파로서 초음파에서 커다란 여러개의 무에코 낭종이 보이고 신실질은 나타나지 않으며 신우 부분이 발견되지 않으면 진단이 확실하다. 수신증과의 감별점은 요관확장이 없고 낭종 배열이 일정치 않고 낭종 내부 벽이 불규칙하고 서로 연결되지 않는 점 등이다.

그림 18-15. 영유아성 다낭신질환의 초음파 : 미세낭종에 의한 에코성 병변이 신전체에서 보임.

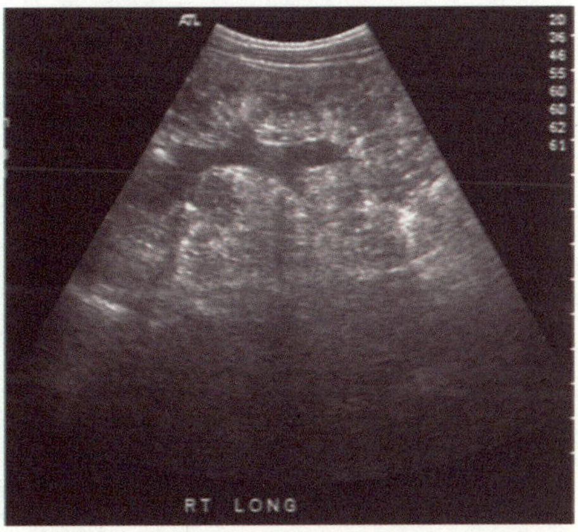

7. 신장, 부신 후복막의 종양성 병변

1) 윌름 종양(wilm`s tumor)

윌름종양은 소아의 복부 고형종양 중 가장 빈도가 높고 3세 전후에 가장 호발한다. 복부사진에서 옆구리 연부조직 음영이 증가하고 psoas muscle의 음영이 소실되기도 하고 장의 공기음영이 밀린다. 석회화는(선상, 비정형) 약 5%에서 발견되고 IVP에서 신우 신배가 밀리고 변형되며 때로 신우를 압박하여 수신증을 보일 수 있다. 약 10%에서 신기능이 소실되는데 종양이 신우로 침범하여 요관이나 신정맥을 막아서 생긴다. US에서 신장내의 에코성 종괴로 보이며 종괴는 대부분 크고 경계가 좋고 에코가 증가되어 보인다. 괴사나 출혈부위는 저에코로 보이고 신정맥으로 자라는 경향이 많으므로 신정맥, 하대정맥의 세심한 관찰이 필요하다(CT, MRI). CT검사는 종양의 위치, 크기, 파급정도 외에 혈관침범 유무, 신주위 림프절 전이, 간 전이 유무, 반대측 신장도 평가할 수 있다. 종괴는 신실질보다 저음영으로 보이고 석회화는 15%에서 보이며 괴사나 출혈이 동반된다. 종양주위 혈관은 밀리며 복부대동맥을 건너가더라도 대동맥 뒤로는 가지 않는 것이 신경아 세포종과 다르다. 수술 후 종괴재발이나, 다른 장기로의 전이를 보이는데 유용하다. 폐전이 유무를 찾아내는 데 좋은 방법으로서 처음 진단당시 약 15%이상의 환자에서 이미 폐에 전이가 되어 있다. MRI과 CT는 US검사와 함께 병소를 찾아내는데 우수한 검사법으로 윌름종양에서 여러 각도에서의 다면영상능력, 우수한 해상력, 특히 혈관을 잘 볼 수 있어 최근에는 자주 사용하고 있다.

2) 신경아세포종(neuroblastoma)

신경아세포종은 소아종양의 약 10%를 차지하며 악성 종양으로 교감신경절(symphathetic ganglion) 또는 부신수질이 있는 부위 어디나 생긴다. 환아의 70%정도에서 발견당시 다른 장기로

그림 18-16. 윌름종양의 초음파와 CT

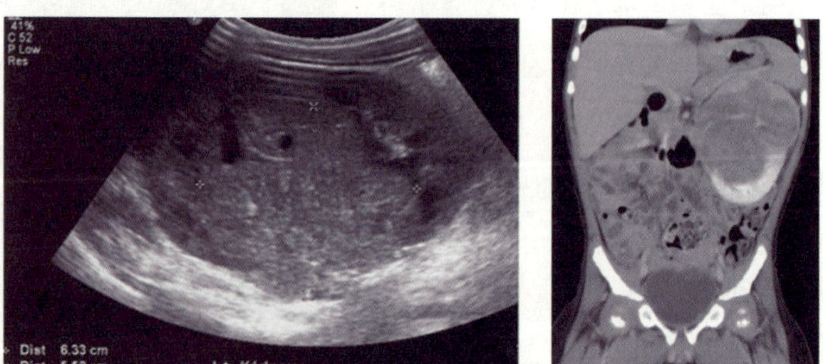

전이가 되어 이차적인 증상을 초래한다. 전이는 골격, 골수, 간장, 림프절, 피부로 잘 간다

복부사진에서 55%의 환아가 석회화 음영을 보이고(미만성 점상) 척추주위 연부조직의 팽대(paraverebral widening), 골조직 파괴, 척추경간 거리확장(widened interpedicular distance), 간비대 등을 보인다. IVP에서 신장밖에 생긴 종양이므로 신장이 밀리고 내부구조의 변화는 없다(윌름종양은 내부구조의 변형이 많다). US는 복부종괴의 선별검사로 이용되며 혼합성 에코종괴로 보이며 부신이나 척추 옆에 위치한 불규칙한 모양의 엽상 종괴로 보이고 종양내 출혈과 석회화(85% on CT) 음영이 균일하지 못한다. CT, MRI는 척추침범상태, 골파괴 정도, 혈관의 상태, 척추 경막의 파급, 골수전이에 유용하다. 종양의 60%에서 99m-Tc phosphate 혼합물의 섭취를 보여 MIBG 스캔이 이용된다.

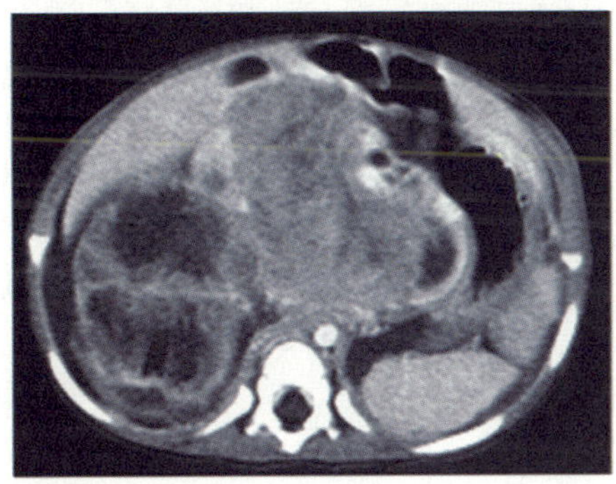

그림 18-17. 신경아세포종

3) 부신 혈종(adrenal hemorrhage)

대부분이 복부종괴와 황달 등의 증세가 있으며 치료에 수술이 필요 없어 정확한 진단이 필요하다. 진단에 여러 가지 검사가 사용될 수 있으나 손쉬운 US검사로 부신 부위에 낭종이 발견되면 가능성이 많다. 낭

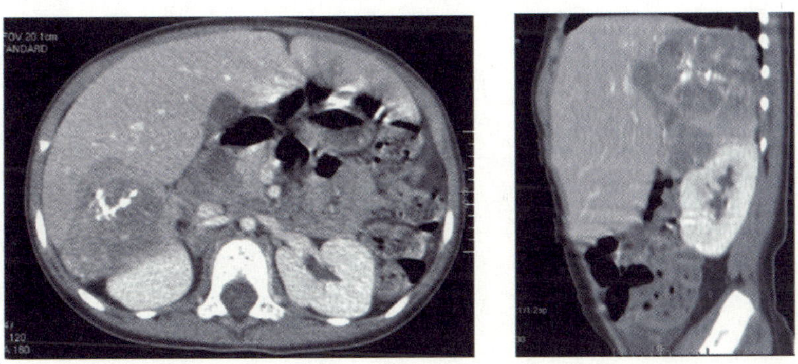

그림 18-18. 신경아세포종

종의 에코정도는 다양하며 이는 혈종의 상태에 따라 다르다. 추적검사에서 낭종의 에코가 점차 무에코로 변하고 낭종 크기가 줄어들고 낭종벽에 석회침착이 생기는 소견이 보이면(대개 2-4주 이내) 확진할 수 있다. IVP는 신장의 전방전위와 선상의 석회화가 보이나 특이한 소견은 아니다.

■ 참고문헌

1. Kuhn JP, Slovis TL, Haller JO, Caffey's Pediatric Diagnostic imaging, Mosby.
2. Donnelly, Diagnostic imaging, Pediatircs, AMIRSYS
3. Swischuk LE, Imaging of the newborn, infant, and young child. 5th edition, LWW
4. Kirks, DR, Practical pediatric imaging; diagnostic radiology of infants and children. 3rd edition Lippincott-Raven
5. 김승철, 소아 방사선 진단학
6. Berrocal T, Torres I, Gutieérrez J, Prieto C, del Hoyo ML, Lamas M. Congenital anomalies of the upper gastrointestinal tract. Radiographics 1999;19:855-872.
7. Berrocal T, Manuel L, Gutieérrez J, Torres I, Prieto C, del Hoyo ML. Congenital anomalites of the small intestine, colon, and rectum. Radiographics 1999:19:1219-1236.
8. Applegate KE, Anderson JM, Klatte EC. Intestinal malrotation in children: a problem-solving approach to the upper gastrointestinal series. Radiographics 2006;26:1485-1500.
9. Fernbach SK, Feinstein KA, Schmidt MB. Pediatric voiding cystourethrography: a pictorial guid. Radiographics 2000;20:155-168.
10. Mercado-Deane MG. Beeson JE, John SD. US of renal insufficiency in neonate. Radiographics 2002;22:1429-1438.

소아성장과 발달의학

펴낸날 : 2011년 8월 23일 초판 1쇄 발행

엮은이 : 순천향대학교 의과대학
펴낸이 : 손풍삼
펴낸곳 : 순천향대학교 출판부
주 소 : 충남 아산시 신창면 읍내리 646
Tel (041) 530-1115, 1175 | Fax (041) 530-1719
www.sch.ac.kr
편집 · 인쇄 : 네오프린텍(주) 02)718-3111~9

출판등록 : 2010년 6월 14일 제 251-2010-5호

ISBN 978-89-966347-7-5 93510
정가 30,000원